EP Conference

EPカンファレンス

症例から学ぶ不整脈・心臓電気生理

第2版

著 宮崎 利久　宮崎クリニック院長・慶應義塾大学医学部非常勤講師

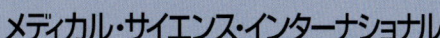

EP CONFERENCE : Case Studies of Arrhythmias and Cardiac Electrophysiology
Second Edition
by Toshihisa Miyazaki, M.D.

© 2011 by Medical Sciences International, Ltd., Tokyo

ISBN 978-4-89592-662-1

Printed and Bound in Japan

序文

　研修医，専修医，医学生，医療スタッフ向けに不整脈診療の自習書として本書を出版してから12年が経過した．幸いなことに，当初予想した以上に多くの読者を得ることができ，数年前から本書を入手できないという話を耳にしていた矢先，出版元から改訂版のお話をいただいた．

　不整脈の分野ではこの12年間に多くの発見・知見が報告され，診断・治療技術はさらに進歩した．主なものを列挙すると，カテーテル・アブレーション法による発作性心房細動の根治，心房細動患者に対する抗凝固療法の重要性の認識と普及，QT延長症候群やBrugada症候群をはじめとする不整脈患者の遺伝子変異・遺伝子多型の解明と遺伝性不整脈の概念の確立，致死性不整脈に対するICD治療の普及，心室内伝導障害を伴う心不全患者に対する心臓再同期療法(CRT)の普及，などである．

　本改訂版ではこれらの進歩を少しでも紹介するよう努めた．すなわち，発作性心房細動(症例15)を追加しカテーテル・アブレーション法を呈示，同症例のSIDE MEMOでは心房細動患者に対する抗凝固療法の重要性について述べた．

　また，症例24，25のSIDE MEMOでは不整脈症例の遺伝子解析の成果を紹介した．LECTURE 2では植え込み型ループレコーダーについて加筆し，LECTURE 3～7では初版(米国のガイドライン)に準拠しつつ，日本循環器学会の「循環器病の診断と治療に関するガイドライン(2005-2006)」に基づいて加筆した．さらにLECTURE 8で心臓再同期療法(CRT)について紹介した．

　引き続き本書が不整脈診療に関わる医師，看護師，パラメディカルスタッフの方々に広く読まれることを期待してやまない．

　最後に，循環器疾患患者の日常診療で大変お世話になり，新しい知識・技術を教えていただいている慶應義塾大学病院循環器内科，武蔵野赤十字病院循環器科の諸先生方に感謝を申し上げます．本書の出版まで適切な示唆と励ましをいただいたメディカル・サイエンス・インターナショナルの藤堂保行氏に感謝の意を表します．

2011年1月

宮崎　利久

第1版 推薦の言葉

　抗不整脈薬ならびに非薬物療法の飛躍的進歩は不整脈で苦しむ多くの症例への福音である．しかし一方では，個々の症例で取りうる選択肢の中から最適な治療法を選ぶ上で，医師の側に多くの心臓電気生理学の知識が求められるようになったことも事実である．循環器医師ばかりでなく，一般内科医にとっても日常診療上不可欠な知識が増えてきている．薬物療法に関しては，すでに「Sicilian Gambit」の考え方が臨床の場へ紹介され，これに基づいた治療体系ができつつあるが，そこでも，不整脈の発生機序，不応期や伝導性，あるいはイオンチャネルといった様々な電気生理学的考え方を避けて通れなくなっている．

　心臓電気生理学的検査は不整脈の中でもさらに専門的な領域で，これまでは循環器医にとっても馴染みの薄い分野であった．しかし，最近のようにカテーテルアブレーション法が頻脈性不整脈治療法として確立されてくると，心内心電図の読み方から始まってプログラム電気刺激による頻拍の誘発・停止法の習得，さらにはエントレインメントに代表されるような専門用語の理解が不可欠となっている．心臓電気生理学を専門に志すものへの入門書あるいは解説書は既に出版されているが，ベッドサイドで患者を管理する立場の者に心臓電気生理学を理解してもらうための解説書はないと言って良いであろう．その点，本書は研修医との対話形式で発作時の心電図の読み方から始まり，読み進むうちに自然に心臓電気生理学の分野へ読者を導くよう意図されている．

　著者の宮崎利久博士は昭和53年に東京医科大学を卒業されたあと母校を離れ，慶應義塾大学病院の内科研修医になられたが，その時以来，慶応の不整脈グループの一員として活躍してこられ，今では不整脈に関する私自身の良き相談相手である．博士の研究者としての実績は，虚血性不整脈の心臓電気生理学が中心であり，中でも昭和62年から平成元年まで米国 Indiana 大学 D. P. Zipes 教授のもとへ留学して行った自律神経による虚血性不整脈の修飾に関する研究業績は際だっている．一方，臨床電気生理学の領域においては，赴任先の国立埼玉病院において慶応に先立ってアブレーション治療を始めるなど，豊富な症例を背景に心臓電気生理学的検査の経験を積まれ，平成4年以後にはこの実績をもとに慶応でのカテーテルアブレーション治療法の立ちあげに尽力してくれた．平成9年4月に東京歯科大学市川総合病院に循環器科が創設されたのを機に部長として赴任し，臨床電気生理学を中心とした診療体系の充実に努力

されている.

　本書は，こうした博士の長年にわたる症例の蓄積と研究者としての綿密な分析力をもとに書き上げられたものであり，必ずや読者に満足してもらえる出来映えに仕上がったと信じている．特にこれから循環器を目指そうという若手医師に心電学，不整脈学のおもしろさを判ってもらえる良い手引き書となることを祈っている．

1998 年 9 月

慶應義塾大学医学部内科

小川　聡

目　次

「EPカンファレンス　症例から学ぶ不整脈・心臓電気生理」第2版

I　房室回帰性頻拍（AVRT）　1

症例1　AVRTを反復する顕性WPW症候群　2
　▶SIDE MEMO　上室頻拍（PSVT）の機序別内訳　11

症例2　Coumel現象を示したAVRT　12
　▶SIDE MEMO　副伝導路の部位診断　15

症例3　副伝導路の過常伝導によるAVRT　19
　▶SIDE MEMO　過常伝導とは？　25

症例4　顕著な自律神経修飾が認められたAVRT　28
　▶SIDE MEMO　副伝導路の伝導に及ぼす自律神経系の影響　32

症例5　wide QRS頻拍を呈した顕性WPW症候群　33
　▶SIDE MEMO　regular wide QRS頻拍の鑑別診断と対処法　36

II　房室結節回帰性頻拍（AVNRT）　39

症例6　心房興奮が不明瞭なAVNRT　40
　▶SIDE MEMO　頻拍時の心電図によるAVRTとAVNRTの鑑別　46

症例7　顕著な自律神経修飾が認められたAVNRT　48
　▶SIDE MEMO　AVNRTの発生機序と自律神経系による修飾　53

症例8　2：1房室ブロックを伴うAVNRT　55
　▶SIDE MEMO　peeling back現象　59

症例9　long R-P′頻拍を呈した稀有型AVNRT　60
　▶SIDE MEMO　EPSにおける上室頻拍の鑑別診断　65

III　心房頻拍　69

症例10　inappropriate sinus tachycardia（IST）　70
　▶SIDE MEMO　ISTのカテーテル・アブレーション治療　75

症例 11　心房内リエントリー性頻拍（IART）　76
　▶SIDE MEMO　心房内リエントリー性頻拍（IART）と異所性心房頻拍（EAT）　80

症例 12　アデノシン感受性心房頻拍　83
　▶SIDE MEMO　アデノシン，ベラパミルの電気生理学的作用　90

症例 13　通常型心房粗動　92
　▶SIDE MEMO 1　通常型心房粗動の興奮旋回路　94
　▶SIDE MEMO 2　entrainment 現象　96

症例 14　心房細動・失神発作を合併した WPW 症候群　105
　▶SIDE MEMO　WPW 症候群の心房受攻性　111

症例 15　発作性心房細動　117
　▶SIDE MEMO 1　心房細動のリズム・コントロールとレート・コントロール　127
　▶SIDE MEMO 2　心房細動患者に対する抗凝固療法の重要性　128

IV　心室頻拍（VT）　131

症例 16　持続性 VT を合併した急性心筋梗塞　132
　▶SIDE MEMO　虚血性心疾患にみられる不整脈　134

症例 17　持続性 VT を合併した陳旧性心筋梗塞　137
　▶SIDE MEMO　mitral isthmus VT　143

症例 18　心停止から蘇生された陳旧性心筋梗塞　146
　▶SIDE MEMO　心筋梗塞後の突然死とその予防　149

症例 19　持続性 VT を合併し突然死した拡張型心筋症　151
　▶SIDE MEMO　AVID 試験　154

症例 20　DDD ペースメーカにより左室流出路閉塞が改善し，
　　　　 非持続性 VT が消失した肥大型心筋症　155
　▶SIDE MEMO　肥大型心筋症への DDD ペースメーカ療法　159

- 症例21　持続性 VT による意識消失発作を合併した右室異形成（ARVD）　163
  - ▶SIDE MEMO　薬物？ 手術？ それともカテーテル・アブレーション？　170
- 症例22　右室由来の特発性 VT　172
  - ▶SIDE MEMO　アデノシン感受性 VT　178
- 症例23　左室由来の特発性 VT　182
  - ▶SIDE MEMO　アデノシン（ATP），ベラパミルによる上室頻拍と心室頻拍との鑑別　188

V　QT 延長症候群　193

- 症例24　失神発作を繰り返す Romano-Ward 症候群　194
  - ▶SIDE MEMO 1　QT 延長症候群の分類と遺伝子・心筋イオンチャネル異常と臨床的特徴　199
  - ▶SIDE MEMO 2　遺伝性不整脈　201
- 症例25　運動中に心停止をきたした潜在性 QT 延長症候群　205
  - ▶SIDE MEMO　QT 延長・TdP をきたす疾患および薬物　209

VI　心室細動（Vf）　213

- 症例26　特発性 Vf　214
  - ▶SIDE MEMO　Brugada 症候群と青壮年急死症候群　225
- 症例27　急性心筋梗塞に対する再灌流療法により生じた Vf　228
  - ▶SIDE MEMO　再灌流不整脈とは？　231

VII　洞不全症候群（SSS）　233

- 症例28　失神発作をきたした SSS　234
  - ▶SIDE MEMO　SSS の成因と分類　235
- 症例29　失神発作を繰り返した SSS　238
  - ▶SIDE MEMO　pacemaker syndrome　242

Ⅷ 房室ブロック（AVB） 245

症例 30　迷走神経遮断により改善を認めた高度房室ブロック　246
　▶SIDE MEMO　房室結節伝導の特徴と自律神経系の影響　250

症例 31　房室伝導障害を合併したサルコイドーシス　251
　▶SIDE MEMO　サルコイドーシスに伴う心病変と不整脈　255

付録　LECTURES　257

　1　動悸の鑑別診断　258
　2　失神の鑑別診断　262
　3　心臓電気生理学的検査（EPS）のガイドライン　269
　4　高周波カテーテル・アブレーションのガイドライン　272
　5　頻拍の停止法：薬物・直流通電・抗頻拍ペーシング　277
　6　植え込み型カルディオバーター・除細動器（ICD）のガイドライン　280
　7　恒久的ペースメーカ植え込みのガイドライン　285
　8　心臓再同期療法のガイドライン　292
　9　不整脈のメカニズムと抗不整脈薬療法　295
　　　──Sicilian Gambit による病態生理学的アプローチを中心に
　10　不整脈・突然死と自律神経系　302

　和文索引　309
　欧文索引　314

略語と凡例

▶ 略語一覧

不整脈

Af：心房細動
AFL：心房粗動
AT：心房頻拍
AVNRT：房室結節回帰性頻拍
AVRT：房室回帰性頻拍
EAT：異所性心房頻拍
IART：心房内リエントリー性頻拍
IST：inappropriate sinus tachycardia
PSVT：発作性上室頻拍
PVC：心室期外収縮
TdP：torsades de pointes
VT：心室頻拍
VF：心室細動

その他

CL：周期
CS：冠状静脈洞
CSos：冠状静脈洞開口部
EPS：心臓電気生理学的検査
HBE：His 束心電図
HRA：高位右房
LV：左室
RV：右室
RVA：右室心尖部
RVOT：右室流出路

▶ 凡 例

本書では，理解を助けるために，3つのアイコンを用いました．それぞれのアイコンはおおむねカンファレンス中の以下の趣旨の発言に付し，アイコンに対応する個所を色の下線で示してあります．

不整脈評価/診療のポイント，注目すべき波形/所見/心電図，鑑別の進め方/精度の高い鑑別診断法，EPS 適応の判断の仕方，診断の根拠，治療方針決定の際に考慮すべき点，キーワード，患者への説明，など．

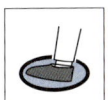
診療上のピットフォール/禁忌/リスク，注意を要する所見，難治疾患/症候群，現時点における診断/治療の限界，見過ごされやすい不整脈/疾患，誤解されやすいポイント，臨床上心してかかるべき点，など．

診療のヒント/手順/ストラテジー（投薬方針など），代替的治療法，従来の見解の修正/新しい捉え方，知っておきたい不整脈の機序，考慮すべき研究結果/新知見，アブレーションの至適部位，不整脈誘発法，など．

注　意

　本書に記載した情報に関しては，正確を期し，一般臨床で広く受け入れられている方法を記載するよう注意を払った．しかしながら，著者ならびに出版社は，本書の情報を用いた結果生じたいかなる不都合に対しても責任を負うものではない．本書の内容の特定な状況への適用に関しての責任は，医師各自のうちにある．

　著者ならびに出版社は，本書に記載した薬物の選択，用量については，出版時の最新の推奨，および臨床状況に基づいていることを確認するよう努力を払っている．しかし，医学は日進月歩で進んでおり，政府の規制は変わり，薬物療法や薬物反応に関する情報は常に変化している．読者は，薬物の使用にあたっては個々の薬物の添付文書を参照し，適応，用量，付加された注意・警告に関する変化を常に確認することを怠ってはならない．これは，推奨された薬物が新しいものであったり，汎用されるものではない場合に，特に重要である．

Ⅰ　房室回帰性頻拍（AVRT）

Ⅱ　房室結節回帰性頻拍（AVNRT）

Ⅲ　心房頻拍

Ⅳ　心室頻拍（VT）

Ⅴ　QT 延長症候群

Ⅵ　心室細動（Vf）

Ⅶ　洞不全症候群（SSS）

Ⅷ　房室ブロック（AVB）

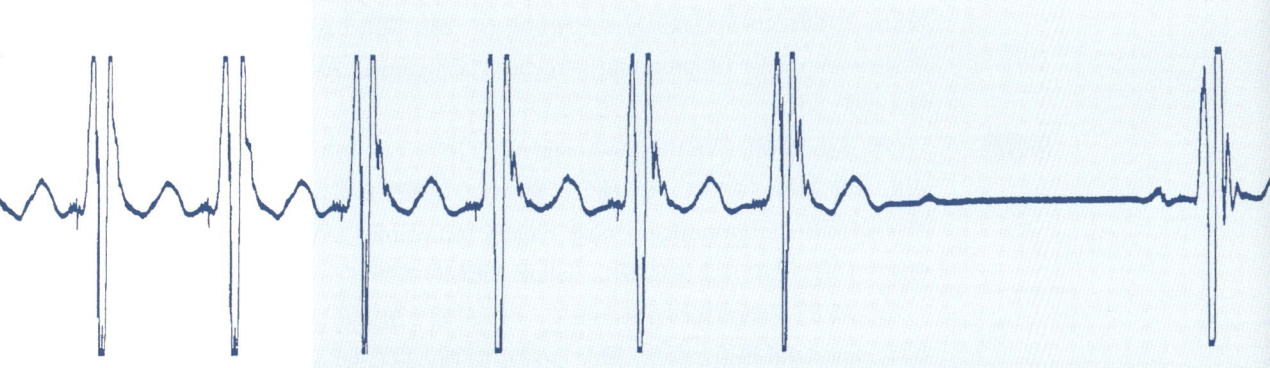

症例 1

AVRTを反復する顕性WPW症候群

▶SIDE MEMO　上室頻拍(PSVT)の機序別内訳

症例は35歳，女性．主訴は動悸．小学校6年生の時に初めて動悸発作を自覚，某病院を受診しWPW症候群と診断された．当初，動悸発作は年に数回程度であったが，30歳を過ぎてから頻度が増え，持続時間も長くなって12時間に及ぶこともあった．I群抗不整脈薬とβ遮断薬の投与を受けたが，依然として動悸発作が起こるため，カテーテル・アブレーション目的で1996年6月当科に入院となった．図1-1に安静(非発作)時の心電図を，図1-2に動悸発作時の心電図を示す．理学所見・胸部X線検査・心エコー図検査には異常を認めなかった．

診断・治療をめぐって

指導医　図1-1の心電図を読んでください．
研修医　心拍数80/分の洞調律です．PQ(PR)時間は0.08〜0.1秒に短縮，QRS幅は0.14〜0.16秒に延長しています．QRSの前半になだらかな立上りのデルタ波を認めます．この心電図所見と臨床症状からWPW(Wolff-Parkinson-White)症候群と診断できます．つまり，房室副伝導路(Kent束)をもつ症例と考えられます．
指導医　副伝導路の部位を診断してください．
研修医　V1誘導のR/S<1，左脚ブロック波形からB型顕性WPW症候群と診断され，副伝導路は右自由壁または右側中隔にあると思われます(症例2，SIDE MEMO参照)．
指導医　次に図1-2の頻拍を診断してください．
研修医　心拍数150/分の頻拍で，QRS幅は0.08秒前後で正常です．したがって，この上室頻拍は生理的な房室刺激伝導系を順伝導し，副伝導路を逆伝導する房室回帰性頻拍(atrioventricular reciprocating(=reentry) tachycardia：AVRT)の可能性が高いと考えます．
指導医　いわゆる正方向性AVRT(orthodromic AVRT)ですね．頻拍時の心電図のII，III，aVR，aVF誘導において，ST部分に異所性心房興奮を認めることからも，房室結節回帰性頻拍(atrioventricular node reentry tachycardia：AVNRT)よりもAVRTの可能性が高いと言えます(症例6，SIDE MEMO参照)．
　もしAVRTの興奮旋回方向が逆で，副伝導路を順伝導し，房室結節を逆伝導すれば，wide QRS頻拍となり，図1-1の洞調律時に似たQRS波形となります．これを逆方向性AVRT(antidromic AVRT)と呼びます．しかし，臨床的に逆方向性AVRTを認めることはきわめて稀で，大多数のAVRTは正方向性です．

　本症例はAVRTによると思われる動悸発作を反復する顕性WPW症候群で，薬

症例1　AVRTを反復する顕性WPW症候群　3

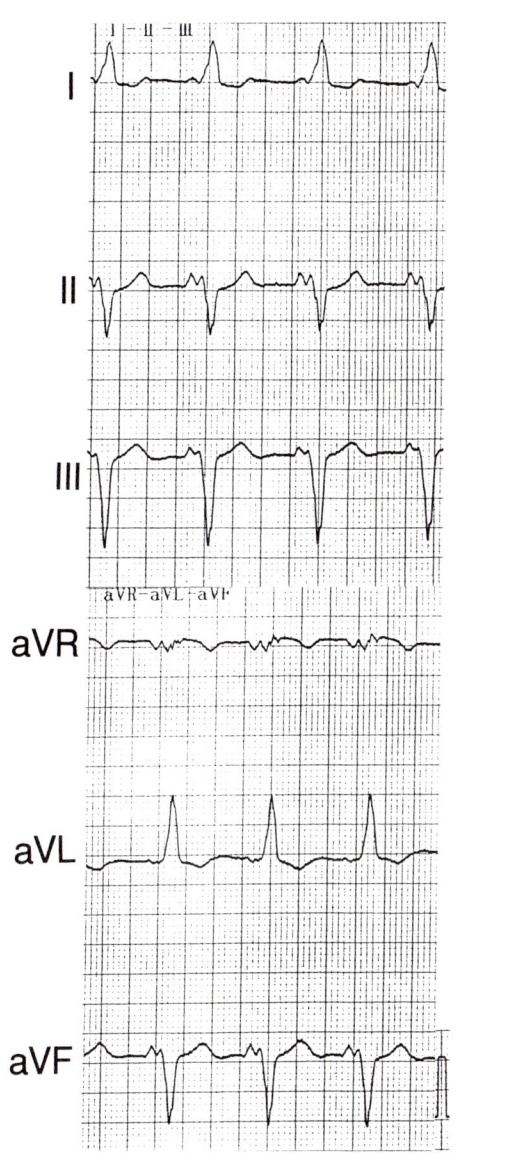
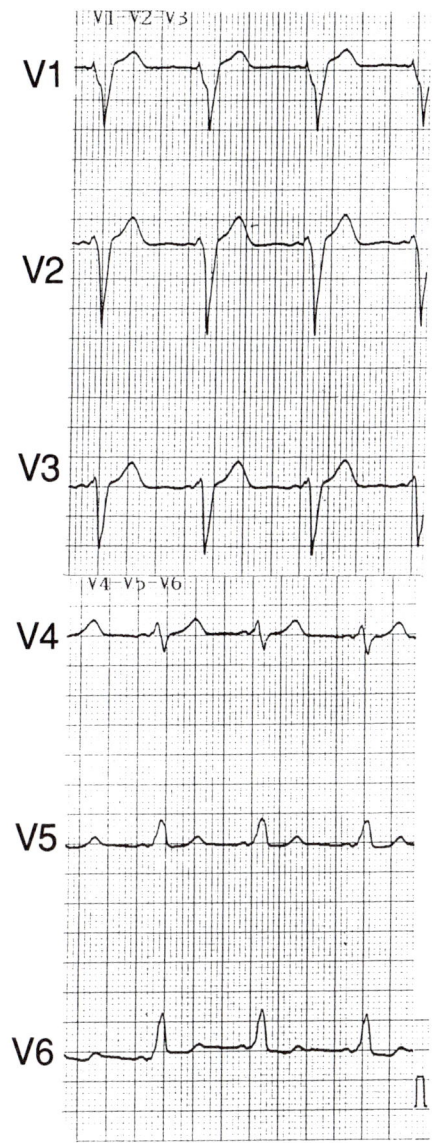

図 1-1　洞調律時の心電図

物の予防効果が十分でないため，高周波カテーテル・アブレーションを行うことになりました．このような症例に対する心臓電気生理学的検査(EPS)ではまず，副伝導路の伝導能の評価と頻拍の誘発を行います．次に，マッピング法によって副伝導路の局在診断をしてから高周波通電による副伝導路焼灼を行います．
　図 1-3 は高位右房(HRA)からの早期刺激法(S1・S2)による副伝導路順行不応期の測定と頻拍の誘発を示しています．この図を説明してください．

研修医　図上段の S1-S2 間隔 270 msec の早期刺激時には心室早期興奮(デルタ波)を伴う心室捕捉が認められます．図下段では刺激間隔を 260 msec に短縮しています．す

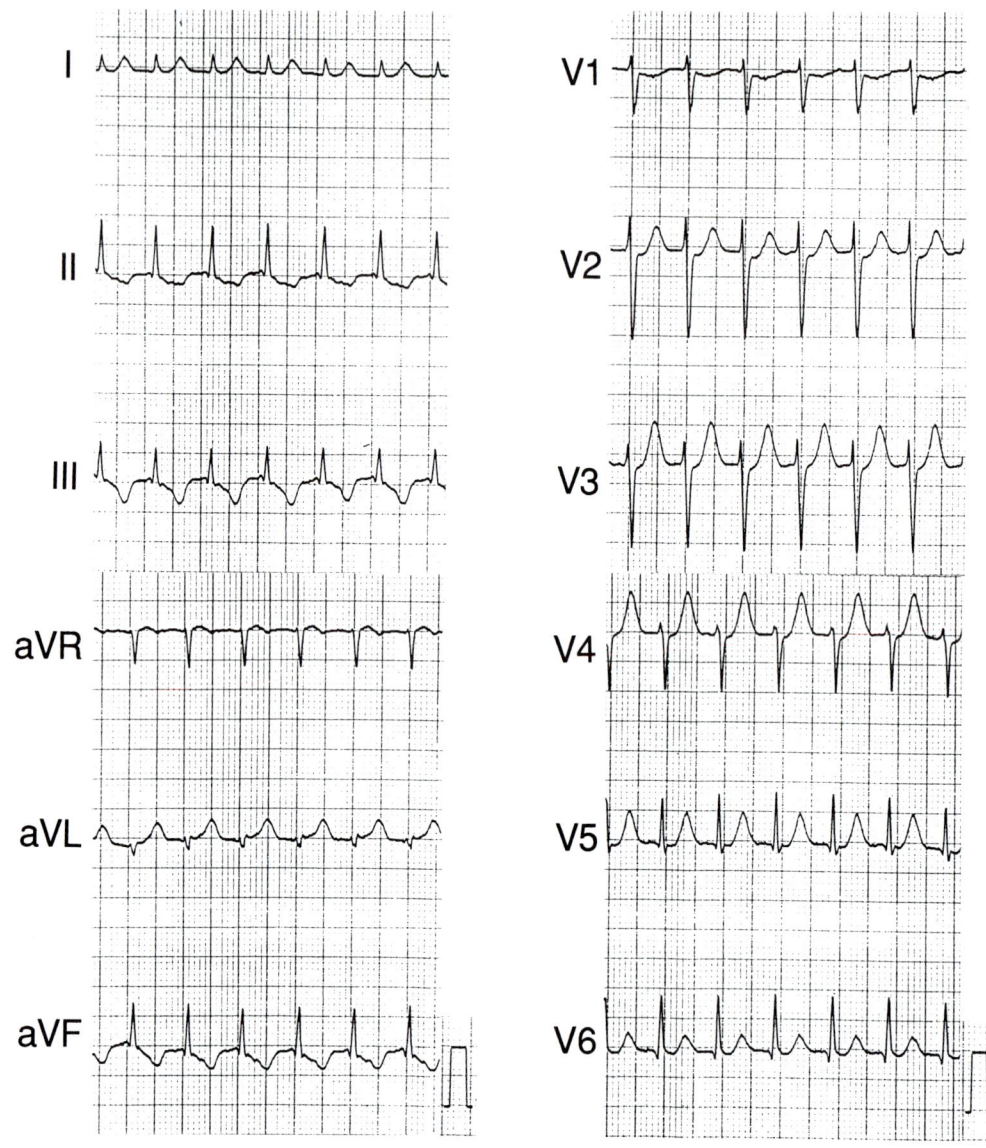

図 1-2 動悸発作時の心電図　詳細は本文参照.

　　　　　ると心室早期興奮は消失し，心房興奮は His 束興奮(H)を経て心室に伝播されて
　　　　　正常 QRS の心室興奮を生じ，それ以降頻拍が誘発されています．つまり，早期刺
　　　　　激間隔 260 msec で副伝導路の順伝導がブロックされていますので，有効不応期
　　　　　は 260 msec となり，比較的短いことがわかります．
指導医　頻拍の機序について説明してください．
研修医　副伝導路の順伝導がブロックされ，房室伝導時間も延長したため，副伝導路を介
　　　　　する室房伝導が可能となり，正方向性 AVRT が誘発されたと考えます．
指導医　そうですね．正方向性 AVRT はリエントリー機序によることが臨床的に最も確実

症例1　AVRTを反復する顕性WPW症候群　5

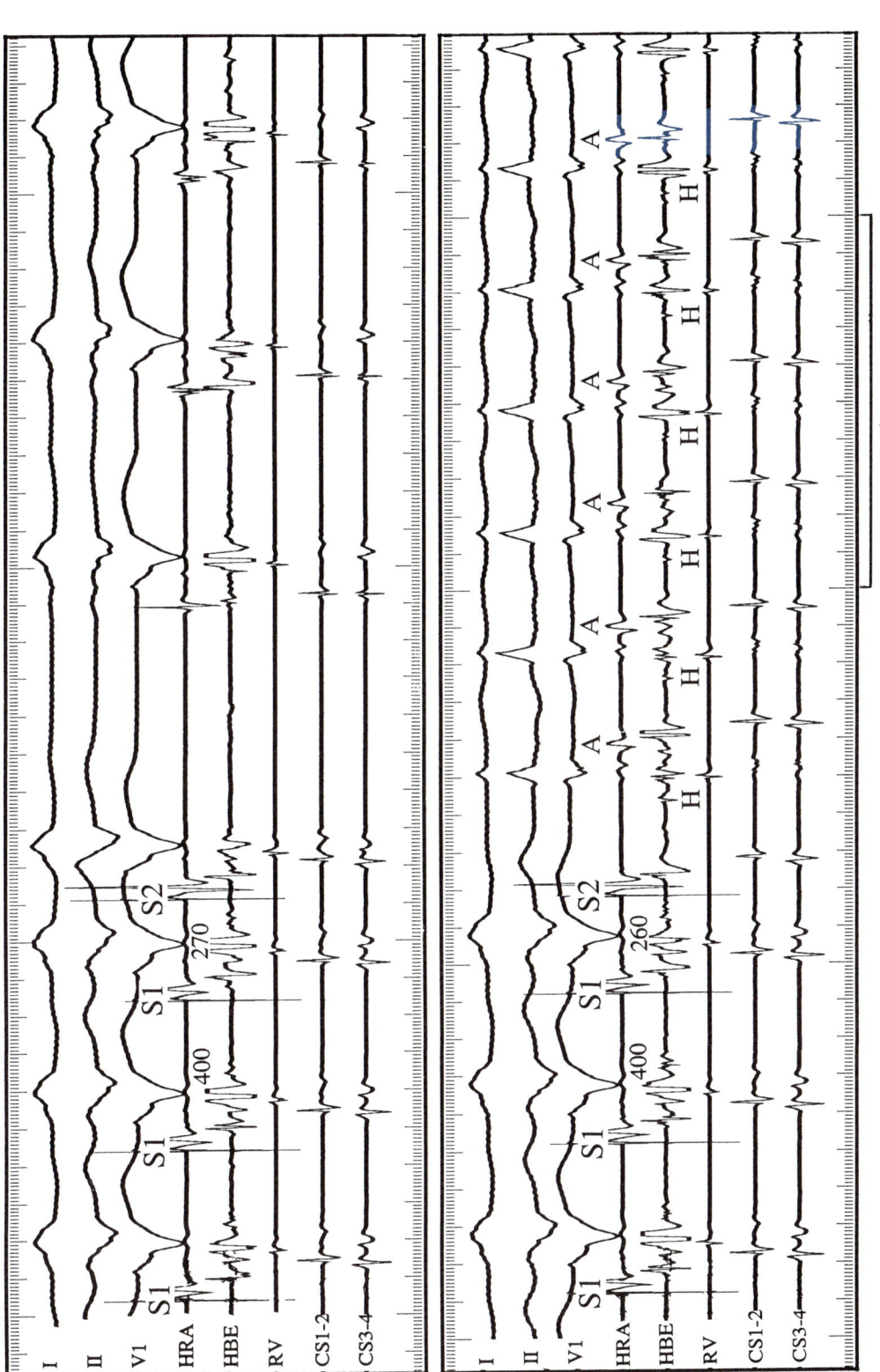

図 1-3　高位右房 (HRA) の早期刺激法 (S1・S2) による副伝導路順行不応期の測定と頻拍の誘発　詳細は本文参照.

な頻拍の1つです．リエントリーの成立には一方向性伝導ブロックと伝導遅延が必要ですが，この場合副伝導路において一方向性ブロックが生じ，同時に房室結節における伝導遅延(A-H時間の延長)が生じたためにリエントリー(副伝導路を介する室房伝導)が成立したと考えることができます．

他に鑑別すべき頻拍を挙げてください．

研修医 ――――――――――――．

指導医 頻拍中の心房興奮(A)はHRA，His束電位(HBE)，冠状静脈洞CS3-4，CS1-2の順序で出現しています．この心房興奮順序から，右自由壁副伝導路を介するAVRTと考えて矛盾はありませんが，右房由来の心房頻拍(AT)の可能性も除外できません．とくに心房内リエントリー性頻拍(IART)は心房早期刺激法によって容易に誘発されます(症例11参照)．一方，房室結節回帰性頻拍(AVNRT)であれば，HBEの心房興奮がHRAに先行するはずですから，AVNRTは否定的です．

AVRTとATの鑑別には心室ペーシングが有用です(図1-4)．この時，マッピングのためにアブレーション(ABL)カテーテルは三尖弁輪側壁に置かれています．右室(RV)刺激にて1：1室房伝導を認め，心房興奮(A)はABL，HBE，CS(カテーテルは図1-3の時よりも近位に置かれている)の順序で出現しています．この興奮順序は頻拍時と同じと推測され，頻拍時の心房興奮は副伝導路を介する室房伝導によると考えられます．したがって，頻拍はAVRTと考えられます．ABL部の電位は心室波(V)と心房波(A)が連続し，かつ同部のA波が最早期に出現している点に注目してください．これはABLカテーテルが副伝導路のごく近傍にあることを示します．

図1-5は洞調律時の電位です．これを読んでください．

研修医 ABLカテーテルの電位はA-Vが連続性で，A-V間隔が20 msecと短く，V波の起始部はデルタ波の起始部におよそ20 msec先行しています．したがって，心室ペーシングの所見(図1-4)と同様に，副伝導路近傍であることを示しています．

指導医 そこで，副伝導路焼灼を目的として同カテーテルの先端電極に高周波通電(RF：40〜45 V，20〜25 W)を行いました(図1-6)．通電開始直後にデルタ波が消失しPQ時間が延長しており，副伝導路の順伝導が消失したことがわかります．通電は1分間継続しました．図1-7にアブレーション成功部位のカテーテル位置を示します．通電終了後，室房伝導の消失と頻拍誘発陰性化を確認し，セッションを終了しました．

この症例はカテーテル・アブレーション後18か月間，デルタ波の再発や動悸発作を認めず，治癒したと考えられます．

症例1 AVRTを反復する顕性WPW症候群 7

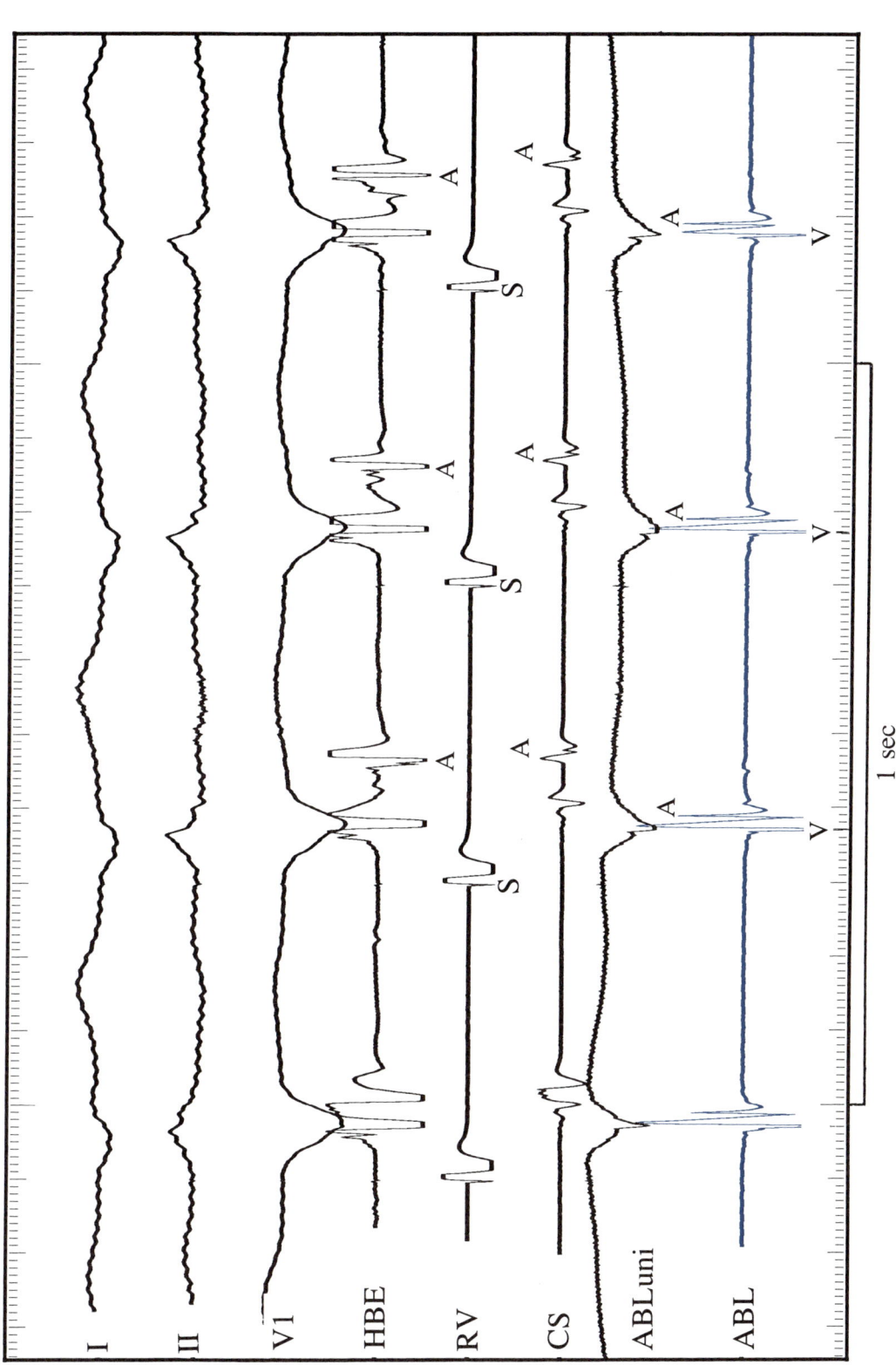

図1-4 右室刺激(S)による室房伝導の評価 詳細は本文参照.

8　I　房室回帰性頻拍（AVRT）

症例 1

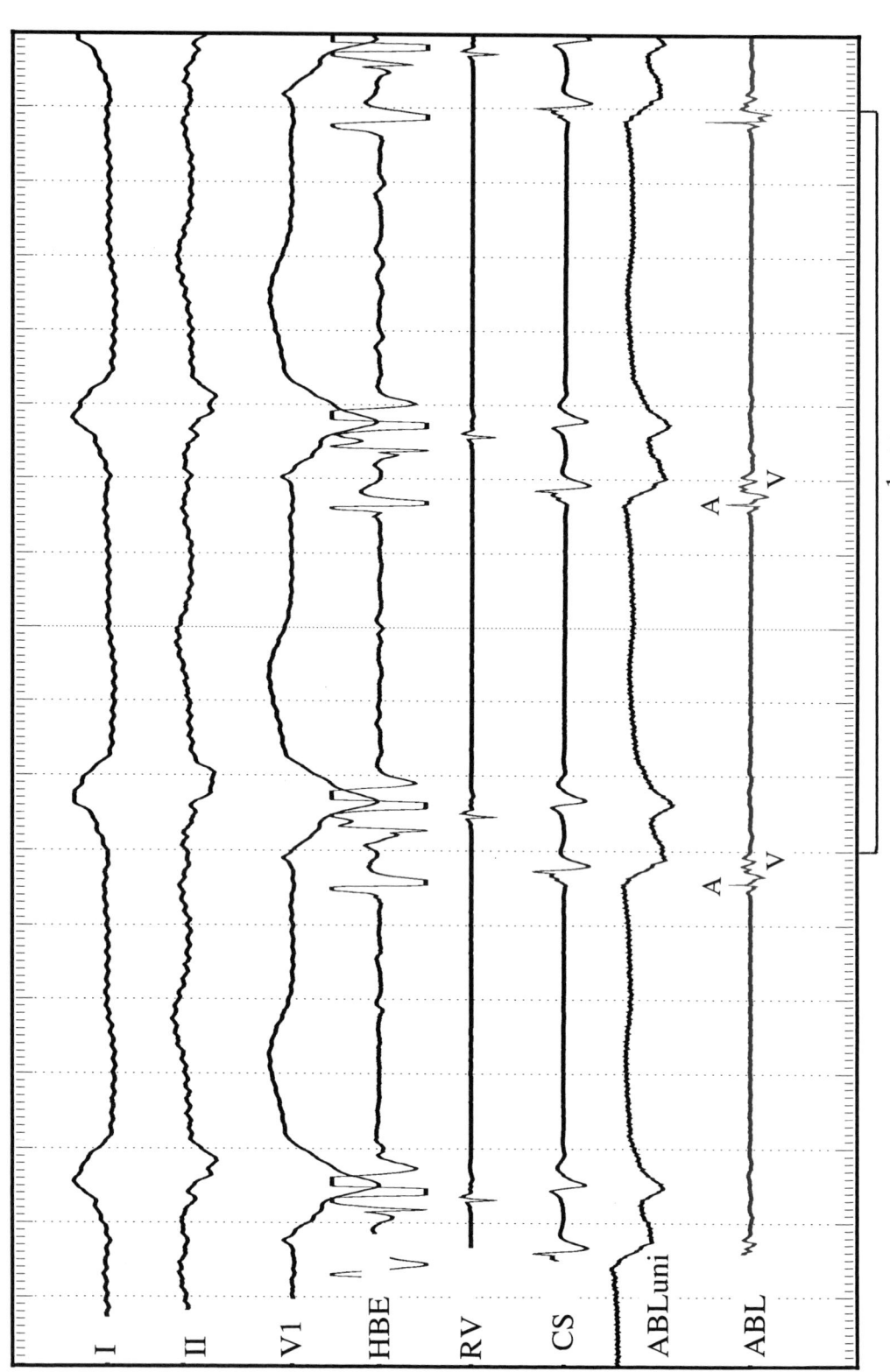

図 1-5　洞調律時の心内電位　三尖弁輪側壁に置かれたアブレーションカテーテル（ABL）の心房波（A）と心室波（V）の間隔は 20 msec と短く，かつ V 波の起始部はデルタ波の起始部におよそ 20 msec 先行しており，同部が副伝導路心室付着部であることを示す．

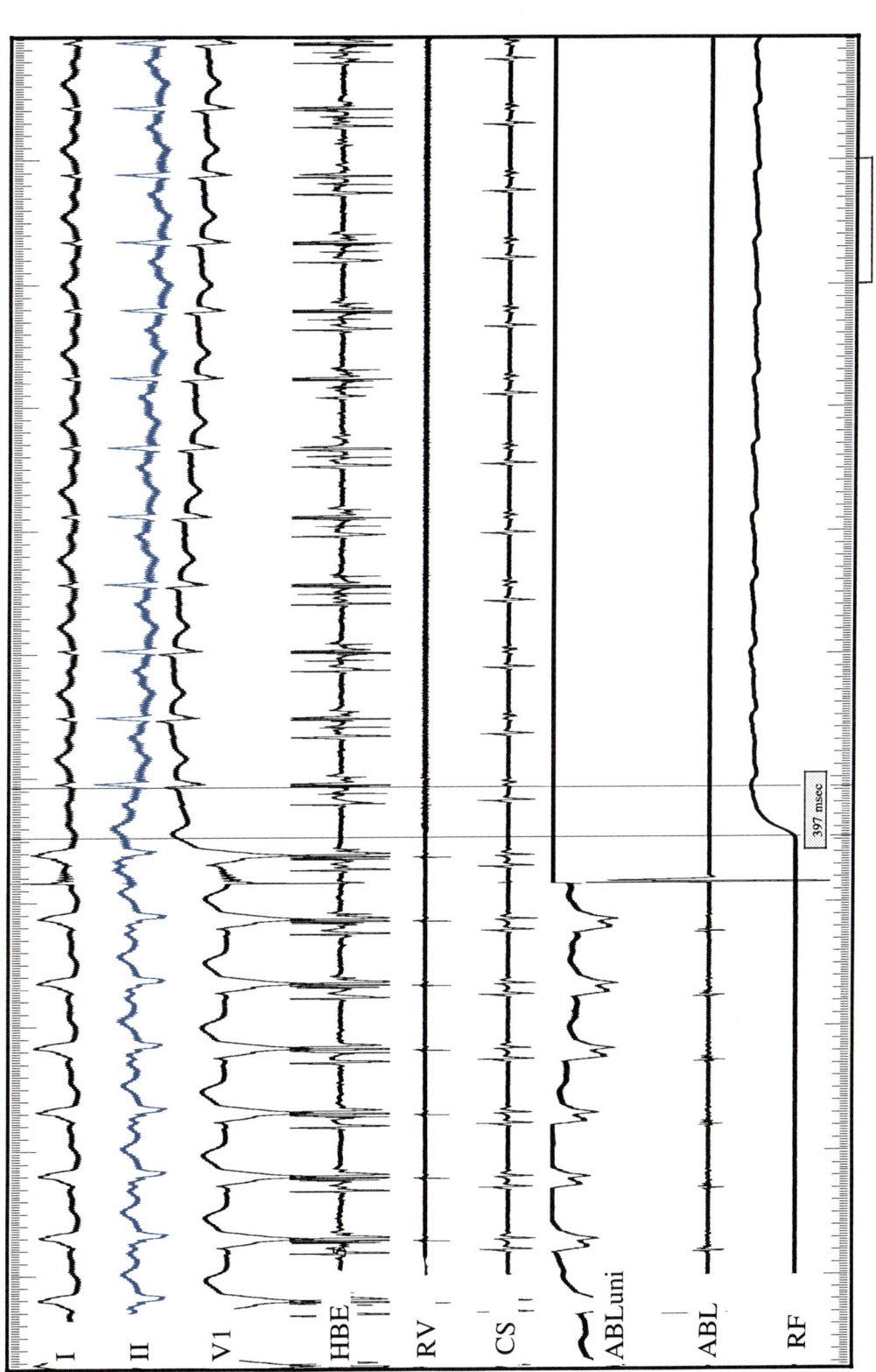

図 1-6 高周波通電によるデルタ波の消失と PQ 間隔の延長　詳細は本文参照.

10　I　房室回帰性頻拍（AVRT）

Accessory Pathway Ablation

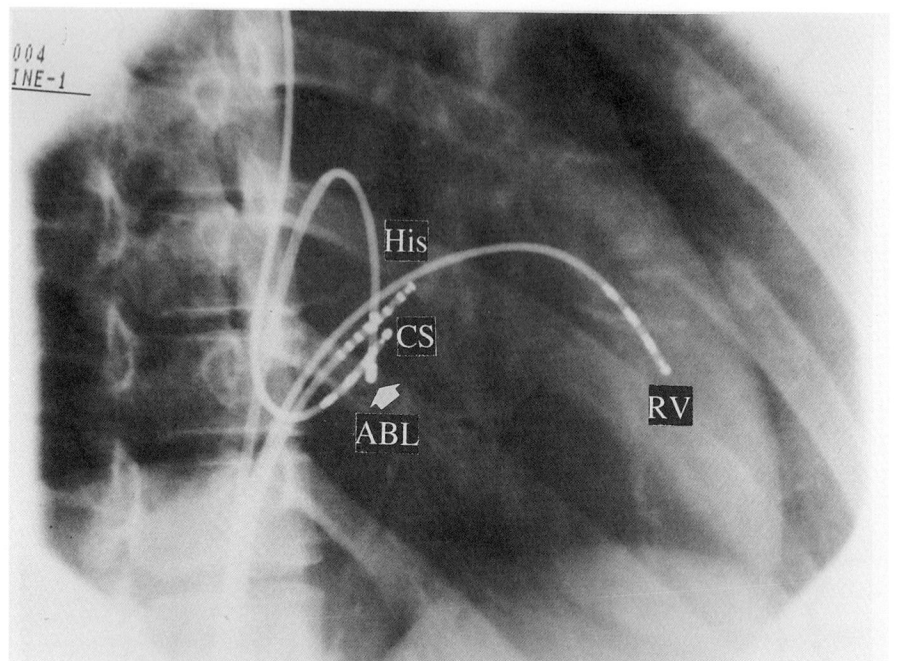

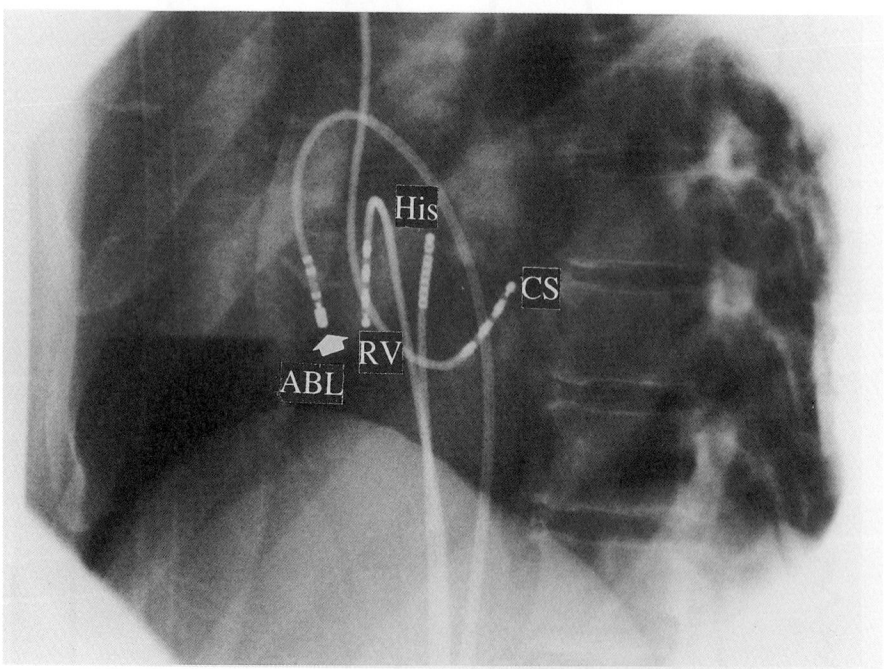

図 1-7　アブレーション成功部位のカテーテル位置（ABL）　上段は右前斜位 30 度，下段は左前斜位 60 度．ABL カテーテルは三尖弁輪側壁に置かれている．

▶SIDE MEMO 上室頻拍（PSVT）の機序別内訳 発作性上室頻拍（PSVT）はその発生機序・部位により，(1)副伝導路を介する AVRT，(2)房室結節二重伝導路による房室結節回帰性頻拍（AVNRT），(3)心房頻拍（AT），に分類される．欧米からの報告では AVNRT が約半数を占めるが[1]，本邦では AVNRT よりも AVRT の頻度が高いと報告されている[2]．著者が EPS によって機序を検討しえた連続 125 症例においても AVRT が PSVT 全体の 58% を占めていた（表 1-1）．顕性または間欠性 WPW 症候群に伴うものが PSVT 全体の 34% を占め，潜在性 WPW 症候群も 24% を占めていた．後者は AVNRT の 32% よりは低率であるものの，けっして少なくない．したがって，洞調律時にデルタ波が認められない症例の PSVT をすべて AVNRT と考えるのは誤りであり，室房伝導のみ可能な潜在性副伝導路を介する AVRT が少なくないことを銘記すべきである．

AT の機序は心房筋の伝導遅延によるリエントリー（intraatrial reentrant tachycardia：IART，症例 11 参照），洞結節をリエントリー回路に含むもの（sinus node reentrant tachycardia：SNRT），撃発活動（triggered activity）によるもの（症例 12 参照），自動能亢進による異所性心房頻拍（ectopic atrial tachycardia：EAT）など，さまざまである．また，洞結節領域の自動能亢進による頻拍を inappropriate sinus tachycardia（IST）と呼ぶ（症例 10 参照）．AT は比較的稀であり，著者の経験では PSVT 全体の 10% にすぎず，臨床でしばしば遭遇する心房細動に比べてもはるかに少ない．

近年本邦でも高周波カテーテル・アブレーション法が普及し，PSVT の治癒が期待できるようになってきた[3]．したがって，動悸を主訴とする症例の診療においては，発作時の心電図記録と EPS 検査の意義を認識しておく必要がある．

表 1-1 発作性上室頻拍（PSVT）の機序別内訳

	Wellens HJJ (383 症例)	Josephson ME (280 症例)	著者 (125 症例)
AVRT	115 (30%)	108 (39%)	72 (58%)*
AVNRT	197 (51%)	141 (50%)	40 (32%)
AT	71 (19%)	31 (11%)	13 (10%)

*顕性または間欠性 WPW 症候群 42 例（全体の 34%），潜在性 WPW 症候群 30 例（全体の 24%）

文　献

1) Josephson ME：Supraventricular tachycardia. In Josephson ME, ed. Clinical Cardiac Electrophysiology, Lea & Febiger, Malvern, 1993, p269
2) 橋場邦武：上室性頻拍の臨床．日本内科学会雑誌 77：1789-1800，1988
3) 宮崎利久，三田村秀雄，副島京子，他：頻拍症の根治療法としての高周波カテーテルアブレーション-慶應義塾大学病院における連続 100 例のセッション成績と慢性期効果．慶應医学 74：463-478，1997

症例 2 Coumel現象を示したAVRT

▶SIDE MEMO　副伝導路の部位診断

症例は48歳，男性．主訴は動悸発作．1984年頃から動悸を自覚するようになった．某病院にて発作性上室頻拍と診断され，ベラパミル（ワソラン）を投与された．近年，服薬にもかかわらず発作の頻度が増えてきたため，1996年12月EPS・カテーテル・アブレーション目的で当科に入院した．12誘導心電図は正常範囲内で，デルタ波は認められなかった．理学所見・胸部X線検査・心エコー図検査に異常なく器質的心疾患の合併は否定的であった．

診断・治療をめぐって

指導医　発作時の心電図は手元にありませんが，病歴から発作性上室頻拍が疑われる症例です．ただし，非発作時の心電図でデルタ波は認められず，顕性WPW症候群ではありません．
　頻拍の鑑別診断をあげてください．

研修医　デルタ波はなくても潜在性WPW症候群に伴う房室回帰性頻拍（AVRT）の可能性は残ります．他の上室頻拍として，房室結節回帰性頻拍（AVNRT），心房頻拍（AT）の可能性があげられます．

指導医　図2-1はEPSにおいて，心房早期刺激によって誘発された頻拍を示します．この心電図から頻拍を診断してください．

研修医　前半は左脚ブロック型のwide QRS頻拍で，後半は正常QRSの上室頻拍です．心拍数は前半が195/分前後，後半は230/分前後です．前半のwide QRS頻拍と後半の上室頻拍が一連のものとすれば，前半は心室内変行伝導（機能的左脚ブロック）を伴う上室頻拍の可能性が考えられます．別の可能性として，最初に心室頻拍（VT）が誘発され，次にVTから上室頻拍が誘発されVTは停止した，とも考えられます．

指導医　つまり，上室頻拍のみと考えるか，2種類の頻拍，すなわちVTと上室頻拍が順に誘発されたと考えるかですね．
　上室頻拍のみと仮定した場合，心拍数が195/分から230/分前後へと突然変化したことをどう説明しますか？

研修医　-------------．

指導医　もしこの上室頻拍がAVNRTまたはATであれば，心室内変行伝導（機能的左脚ブロック）が生じても，心拍数がこのように突然変化することはありません．しかし，AVRTであれば，リエントリー回路の一部を構成する心室内における伝導性の変

症例2 Coumel現象を示したAVRT 13

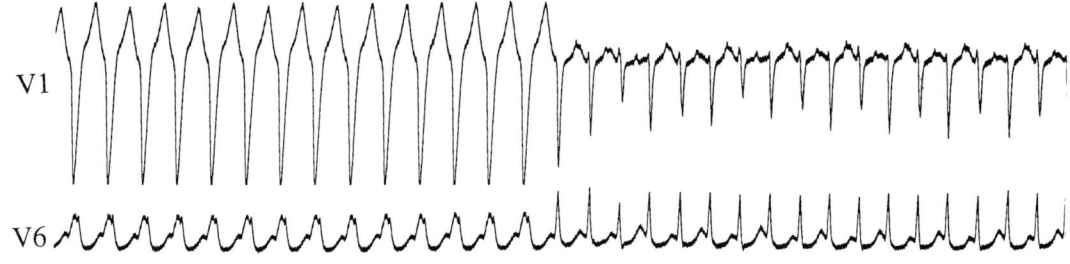

図 2-1 頻拍時の心電図　詳細は本文参照．

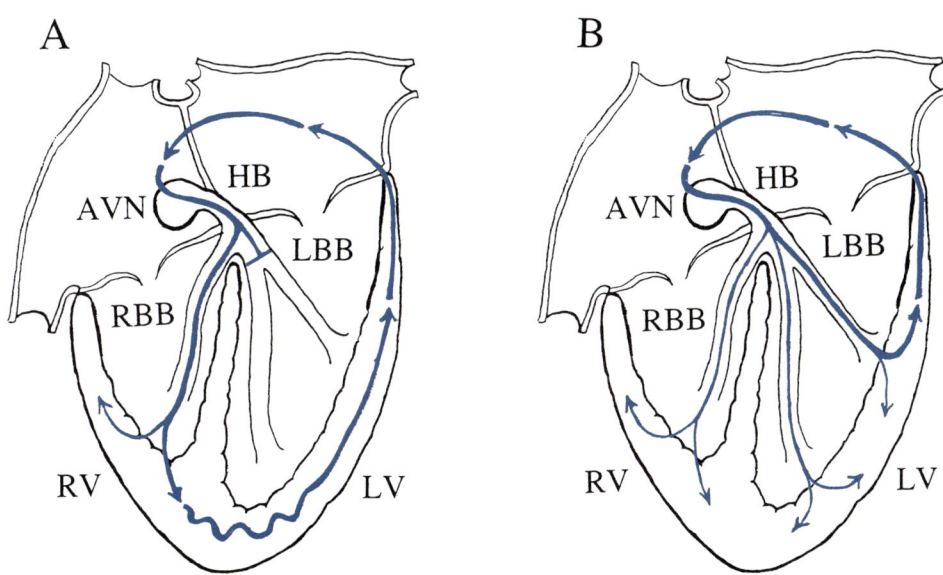

図 2-2 Coumel現象のシェーマ　左自由壁副伝導路を介するAVRTでは，正常QRS時(B)に比し，機能的左脚ブロック時(A)にはリエントリー回路(図中赤の太い実線)が大きくなり，心室内伝導時間が延長するため，AVRTの周期が延長する．AVN＝房室結節，HB＝His束，LBB＝左脚，RBB＝右脚，RV＝右室，LV＝左室．

化によって心拍数は変化します．この症例が左自由壁副伝導路を有していれば，機能的左脚ブロックに伴い興奮が左自由壁副伝導路に到達するまでの心室内伝導時間が延長し，AVRTの周期が延長します．この機能的左脚ブロックが解消されると，AVRTの周期が突然短縮し，心拍数が増加します．これをシェーマで示したものが図2-2です．

　実際，この症例は左前壁副伝導路を有する潜在性WPW症候群であり，図2-1の頻拍はAVRTでした．図2-3は図2-1に対応する心内電位記録を示します．前半のwide QRS頻拍時にも，心室興奮(V)の前にHis束興奮(H)が認められ，その極性も後半と同じであることから，VTは否定され，AVRTと診断できます．右脚を順伝導し，左脚を逆伝導する脚リエントリー性VTでもV波の前にHが認め

14　I　房室回帰性頻拍（AVRT）

症例 2

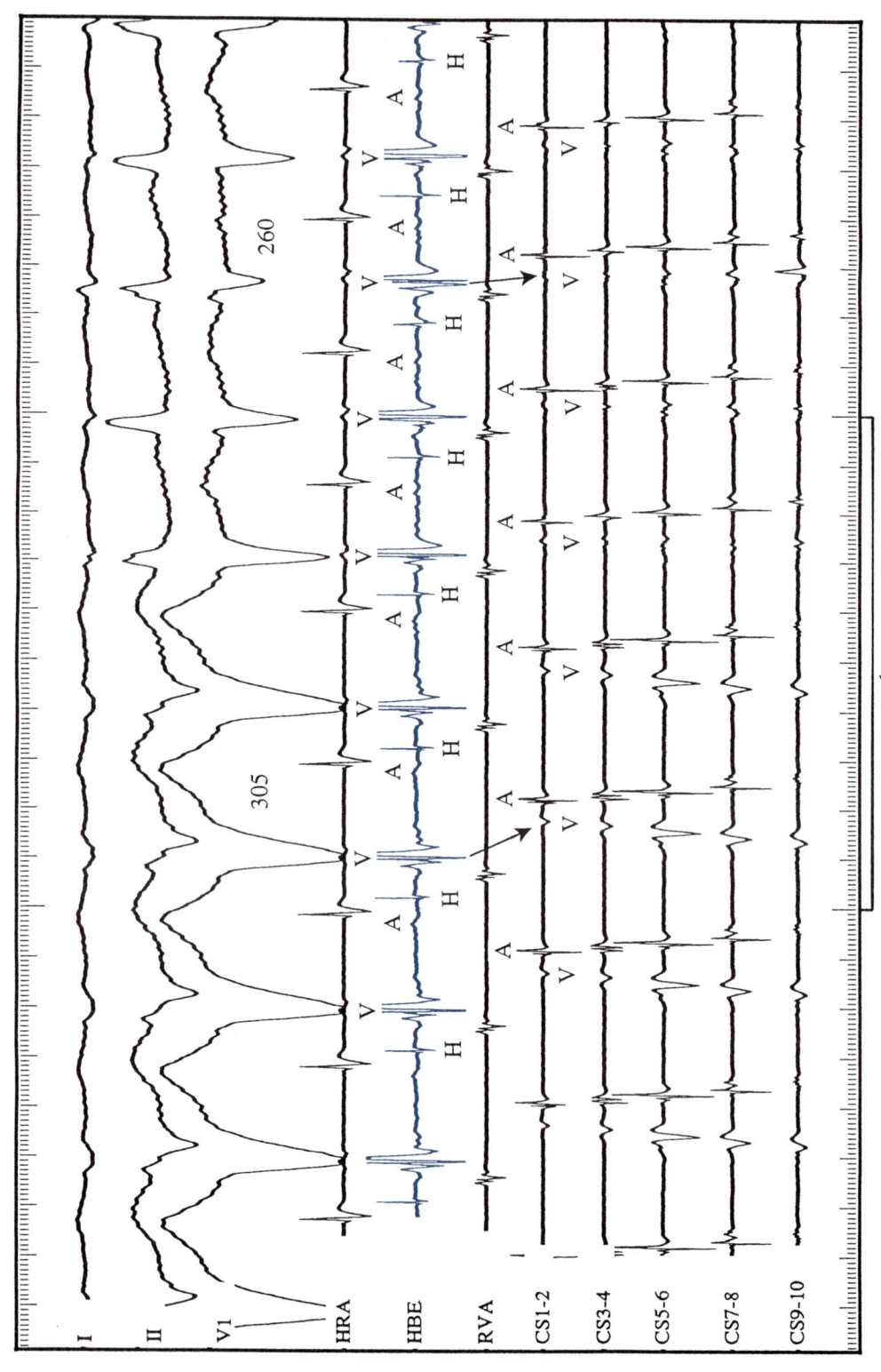

図 2-3　頻拍時の心内電位記録（図 2-1 に対応している）　詳細は本文参照．

られますが，その極性は上室頻拍時と逆になることから，除外できます．心房興奮(A)も後半の正常QRS時と同様に左前壁副伝導路を介する室房伝導によるものです(冠状静脈洞遠位部CS1-2が最早期)．

AVRTの周期は前半が305 msec，後半が260 msecですが，この際のHis束心電図でのA-V時間は120 msecから140 msecへとむしろ延長しているのに対し，V-A時間は180 msecから120 msecへと著しく短縮しています．この短縮は，左脚ブロックが解消されたために，左前壁副伝導路の心室端までの心室内伝導時間が短縮したためであり(図中矢印)，副伝導路を介する室房伝導時間は変化していません(CS1-2のV-A時間は40 msecと一定)．

この例のように，AVRTの周期が機能的脚ブロックによって影響される現象は古くから報告され[1,2]，Coumel現象とも呼ばれています．機能的右脚ブロック時にAVRTの周期が35 msec以上延長すれば副伝導路は右自由壁に，機能的左脚ブロック時に周期が35 msec以上延長すれば左自由壁に存在すると診断できます．一方，中隔副伝導路の例では脚ブロックによるAVRTの周期の延長は25 msec以下と報告されています[2]．脚ブロックが生じてもAVRTの周期がまったく影響を受けなければ，副伝導路は脚ブロックと反対側に存在すると推測できます．Coumel現象を理解しておくと，頻拍時の心電図からAVRTを診断したり，さらには副伝導路の部位を推測するうえで，役立ちます．

> ▶SIDE MEMO　副伝導路の部位診断　最近では高周波カテーテル・アブレーション法が上室頻拍に対する第一選択治療となっている．したがって，顕性WPW症候群や潜在性WPW症候群症例における副伝導路部位診断の重要性が増している．もちろん，EPS中に詳細な局在診断が行われるが，検査前におおまかな部位診断をしておくにこしたことはない．カテーテル・アブレーション法による副伝導路離断の成功率はその局在によって異なり，著者の経験では左自由壁，中隔，右自由壁の順であり[3]，また右自由壁副伝導路は伝導の再発が稀ではない．一方，左自由壁副伝導路のアブレーションには脳血栓などの重篤な塞栓症のリスクが伴い，後中隔副伝導路のアブレーションでは冠状静脈洞開口部あるいは冠状静脈洞内におけるカテーテル操作や通電が必要な場合も少なくないため，心タンポナーデのリスクが伴う．こうした成功率の相違や合併症のリスクは術前に説明しておく必要がある．
>
> 　副伝導路の部位診断の手がかりは，顕性WPW症候群であればデルタ波の極性であり，潜在性WPW症候群であれば，上記症例のようなAVRT中のCoumel現象や逆行性心房興奮波(P')の極性である．図2-4は洞調律時のデルタ波初期20 msecの極性による副伝導路部位診断のフローチャートを示す[4]．これは初回高周波通電による限局性病変によって副伝導路離断が得られた症例をもとにして作成されたもので，診断精度は高いと思われる．図2-5は上室頻拍(AVRT)中の心電図を示す．(A)におけるP'の極性はI, aVL誘導で陰性，aVR誘導で陽性を示し，心房興奮は左→右に向かうことから左側壁副伝導路が推測され，実際EPSにおいて左側壁副伝導路が確認された．(B)では逆にaVR誘導で陰性のP'を認める．この症例はtype B WPW症候群で，右側壁副伝導路が確認された．このように，AVRT中のP'の極性から副伝導路部位が推測できる場合がある．

16　I　房室回帰性頻拍（AVRT）

症例 2

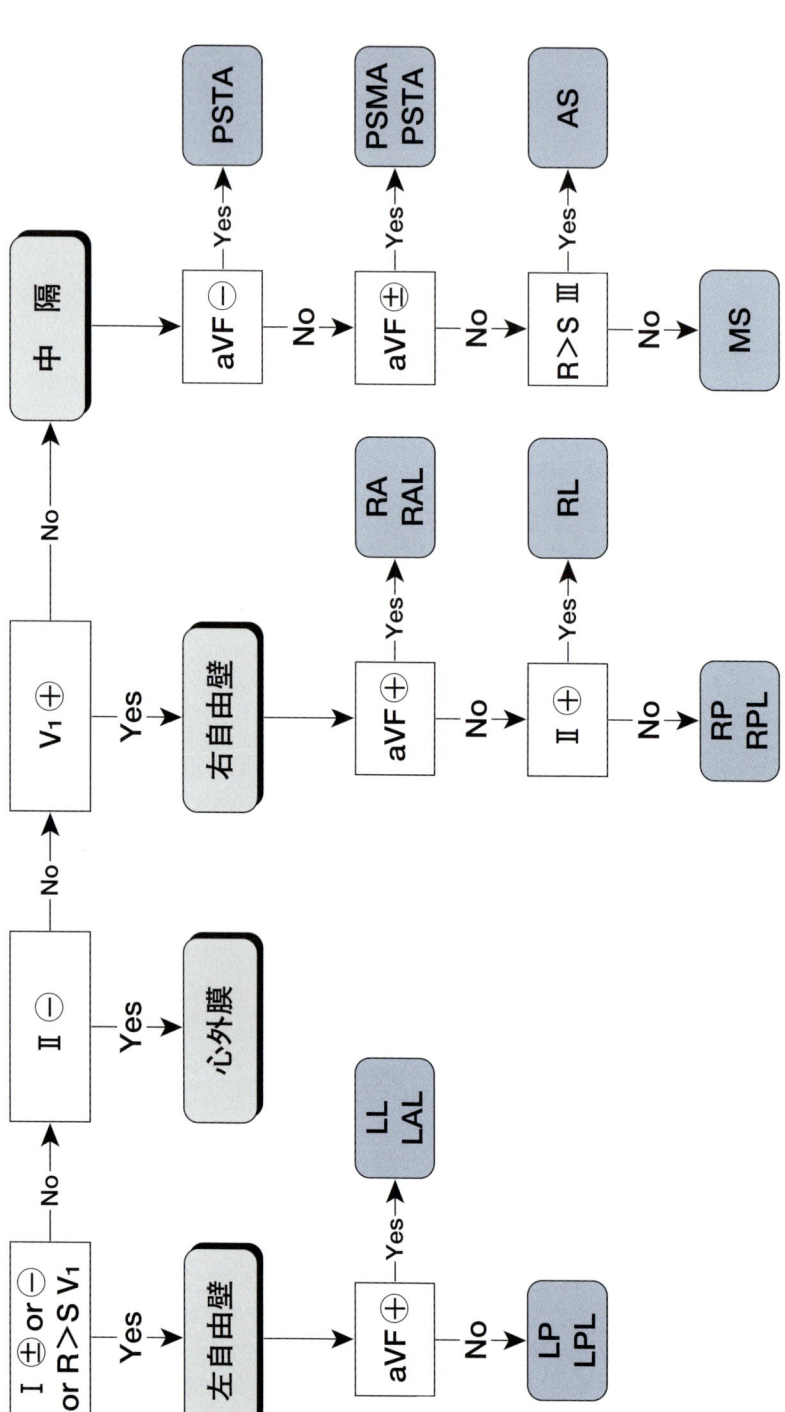

図 2-4　洞調律時のデルタ波の極性（初期 20 msec）による副伝導路部位診断のフローチャート（文献 4 から一部改変して引用．John Wiley and Sons より許可を得る）

略号　LL＝左側壁，LAL＝左前側壁，LP＝左後壁，LPL＝左後側壁，RA＝右前壁，RAL＝右前側壁，RL＝右側壁，RP＝右後壁，RPL＝右後側壁，PSTA＝後中隔三尖弁輪，PSMA＝後中隔僧帽弁輪，AS＝前中隔，MS＝中部中隔．

症例2 Coumel現象を示したAVRT 17

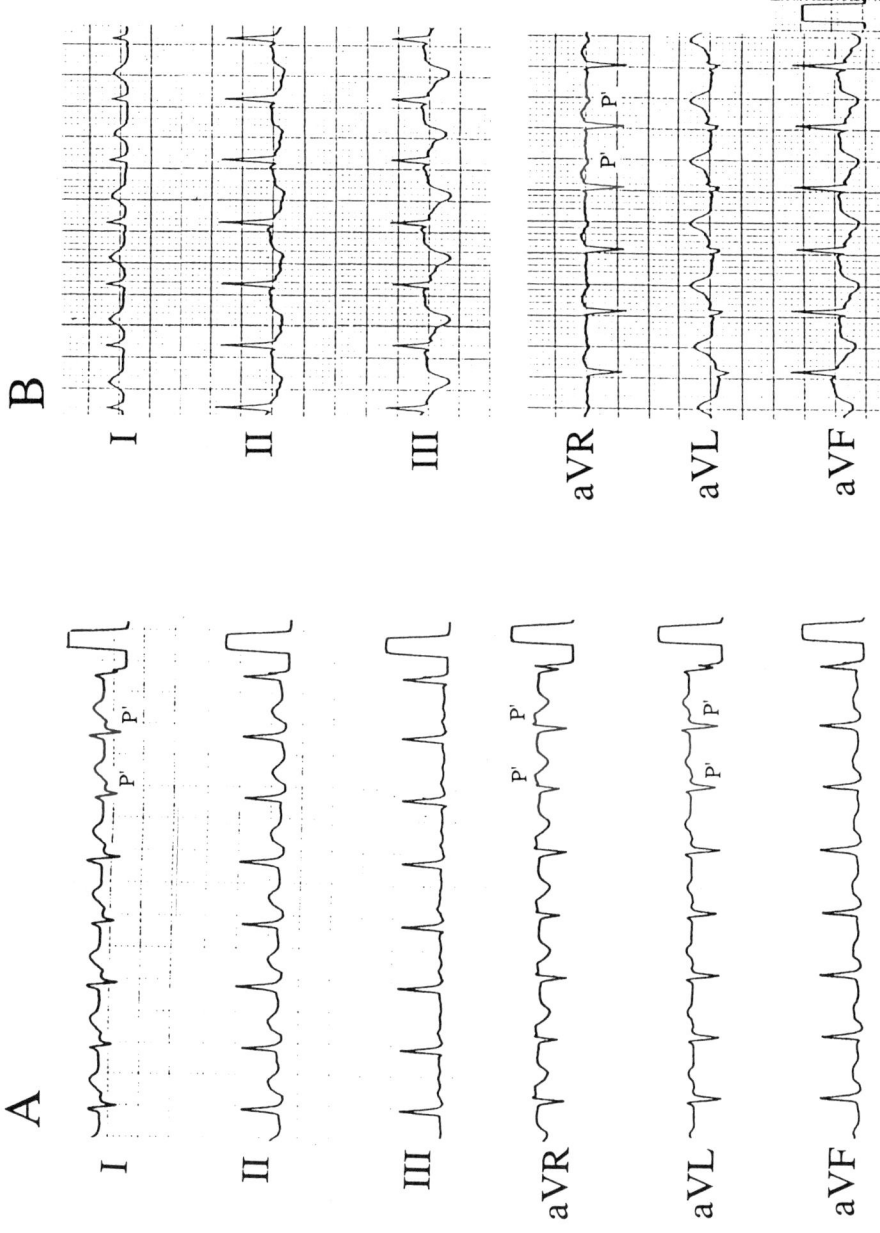

図 2-5 AVRT 中の異所性心房興奮波(P')の極性と副伝導路部位 (A) 潜在性 WPW 症候群(左側壁副伝導路), (B) type B WPW 症候群(右側壁副伝導路). 詳細は SIDE MEMO 参照.

この症例は，左前壁副伝導路の高周波カテーテルアブレーションに成功し，以後無症状で経過しています．

文 献

1) Coumel P, Attuel P：Reciprocating tachycardia in overt and latent pre-excitation. Influence of functional bundle branch block on the rate of the tachycardia. Eur J Cardiol 1：423, 1974
2) Kerr C, Gallagher JJ, German L：Changes in ventriculoatrial intervals with bundle branch block aberration during reciprocating tachycardia in patients with accessory atrioventricular pathways. Circulation 66：196, 1982
3) 宮崎利久，三田村秀雄，副島京子，他：頻拍症の根治療法としての高周波カテーテルアブレーション-慶應義塾大学病院における連続100症例のセッション成績と慢性期効果．慶應医学 74：463-478，1997
4) Arruda MS, McClelland JH, Wang X, et al：Development and validation of an ECG algorithm for identifying accessory pathway ablation site in Wolff-Parkinson-White syndrome. J Cardiovasc Electrophysiol 9：2-12, 1998

3 副伝導路の過常伝導によるAVRT

▶SIDE MEMO　過常伝導とは？

症例は44歳，男性．主訴は動悸・失神発作．25歳頃から主として労作時に20分から90分間持続する動悸を自覚した．動悸は突然出現し，発作中は規則的で速い心拍動を自覚していた．動悸発作の頻度は1か月に1回程度であった．動悸出現時に失神したことが1度あり，前失神が2度あった．非発作時の心電図ではデルタ波を含め特記すべき異常はなく，理学所見・胸部X線検査・心エコー図検査にも異常なく器質的心疾患の合併は否定的であったが，発作性頻拍症が疑われ，1995年6月 EPS目的で当科に入院した．

診断・治療をめぐって

指導医　動悸・失神発作時の心電図が記録されていない症例ですが，病歴は発作性頻拍症に典型的です．すなわち，規則的で速い心拍動が突然出現し，発作の持続時間を明瞭に答えられ，起こりやすい状況が比較的はっきりしている点です．息ごらえによる停止の有無は病歴聴取でははっきりしませんでした．この病歴からどのような頻拍症の可能性を考えますか？

研修医　発作中，規則的で速い心拍動を自覚していたことから，発作性上室頻拍，すなわち房室回帰性頻拍（AVRT），房室結節回帰性頻拍（AVNRT），心房頻拍，心房粗動の2：1伝導，心室頻拍などの可能性を考えます．不規則な心拍動をきたす心房細動やtorsades de pointes，心室細動は考えにくいと思います．動悸出現時に失神をきたしたことがあることから，上室頻拍よりも心室頻拍の可能性がより高いと考えます．

指導医　たしかに心室頻拍は上室頻拍よりも血行動態悪化の程度が強いため，より失神を伴いやすいと考えられます．しかし，上室頻拍でもレートが高い場合や，もともと器質的心疾患を有する症例に起こった場合，失神をきたすことがあります．図3-1を見てください．別の症例（顕性WPW症候群）からの記録ですが，EPSにおけるAVRT誘発時の心電図と動脈圧を示します．右室高頻度刺激によりAVRTが誘発されています．誘発直後動脈圧は20〜30 mmHgまで低下しています．その後徐々に回復していますが，10秒後にも50 mmHgと低値です．この症例は器質的心疾患を認めませんが，AVRTが205/分と速いため心室拡張が障害され低心拍出となったと考えられます．このような上室頻拍では失神を伴うことがあると推測されます．

　動悸発作の発症が25歳と比較的若い点からは上室頻拍（AVRT，AVNRT），特

発性心室頻拍の可能性が比較的高く，心房頻拍，心房粗動の可能性は低いと思われます．労作時に多いという病歴も上室頻拍や特発性心室頻拍ではしばしば認められます(LECTURE 10 不整脈・突然死と自律神経系参照)．上室頻拍にせよ特発性心室頻拍にせよ，EPSによって診断と高周波カテーテル・アブレーションによる治療を一期的に行うことが可能です．

研修医 この症例はデルタ波を認めませんが，WPW症候群に伴うAVRTの可能性を考えるべきでしょうか？

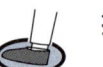

指導医 副伝導路を介する房室伝導(デルタ波)がなくても，室房伝導が認められる場合が稀ではありません．この病態はAVRTなり動悸発作なりがあり，EPSを行ってはじめて診断されるもので，潜在性WPW症候群と呼ばれます．したがって，デルタ波が認められなくても，AVRTは鑑別診断に挙げるべきです．

　実際，本症例では，左側壁の副伝導路を逆伝導路とするAVRTが誘発され，潜在性WPW症候群と診断されました(図3-2)．すなわち，頻拍中興奮は房室結節→His(H)を順伝導し，逆行性心房興奮はCS(冠状静脈洞遠位部)に最も早期に認められます．AVRTの周期は300 msec(200/分)と短く，誘発直後血圧は50～60 mmHgまで低下しました．二重房室結節伝導路やAVNRTの誘発，心室頻拍の誘発は認めず，洞機能は正常でした．したがって，本症例の動悸・失神発作の原因はこのAVRTと考えることが妥当です．

　図3-3左は右室早期刺激時の室房伝導曲線，右は右房刺激時の房室伝導曲線です．右室基本刺激(S1)および早期刺激(S2)時副伝導路を介する室房伝導を認めましたが，興味深い所見は，S1-S2 500 msec前後の早期刺激時にいったん室房伝導ブロックとなった後，より短い早期刺激で再び室房伝導が認められる点です．こうした現象を過常伝導と呼びます(SIDE MEMO参照)．一方，房室伝導は良好で，210/分の右房高頻度刺激まで1：1の房室結節伝導が認められました．

　図3-4は右室刺激(S1・S1)時の記録です．100/分では1：1の室房伝導が認められますが，130～140/分でいったんブロックが生じ，より高頻度刺激で再び1：1伝導が認められます．すなわち，本症例のAVRTは良好な房室結節伝導と副伝導路の逆行性過常伝導によって成立したものと言えます．

　この後，副伝導路の局在を正確にマッピングし，僧帽弁直下における高周波通電により副伝導路のアブレーションに成功しました．以後2年以上経過しますが，動悸・失神発作の再発はありません．

症例3 副伝導路の過常伝導によるAVRT

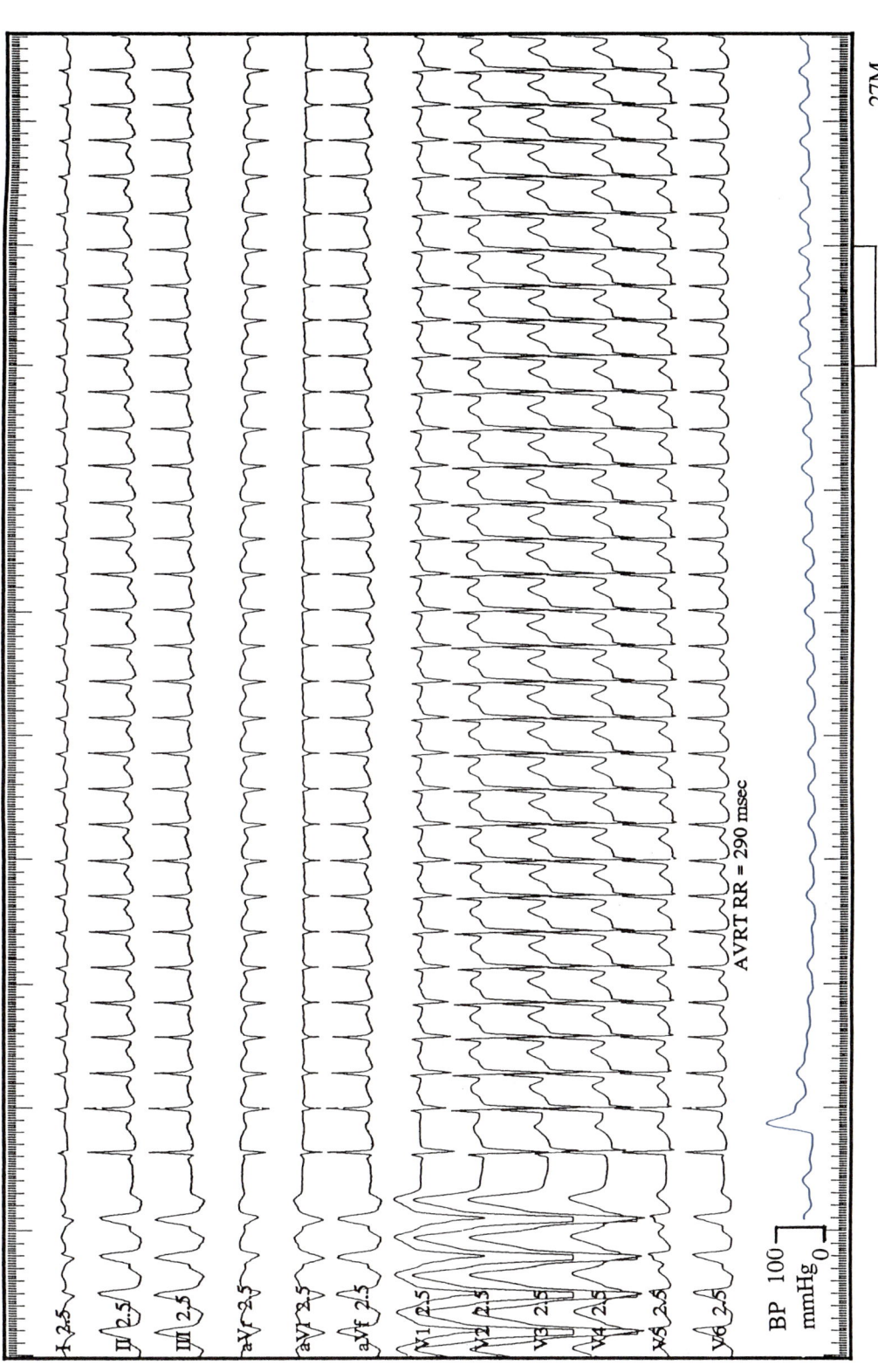

図3-1 AVRT誘発直後の血圧低下(顕性WPW症候群症例) 右室高頻度刺激により周期290 msec (207/分) のAVRTが誘発され、それに伴い血圧の低下が認められる.

22 　I　房室回帰性頻拍（AVRT）

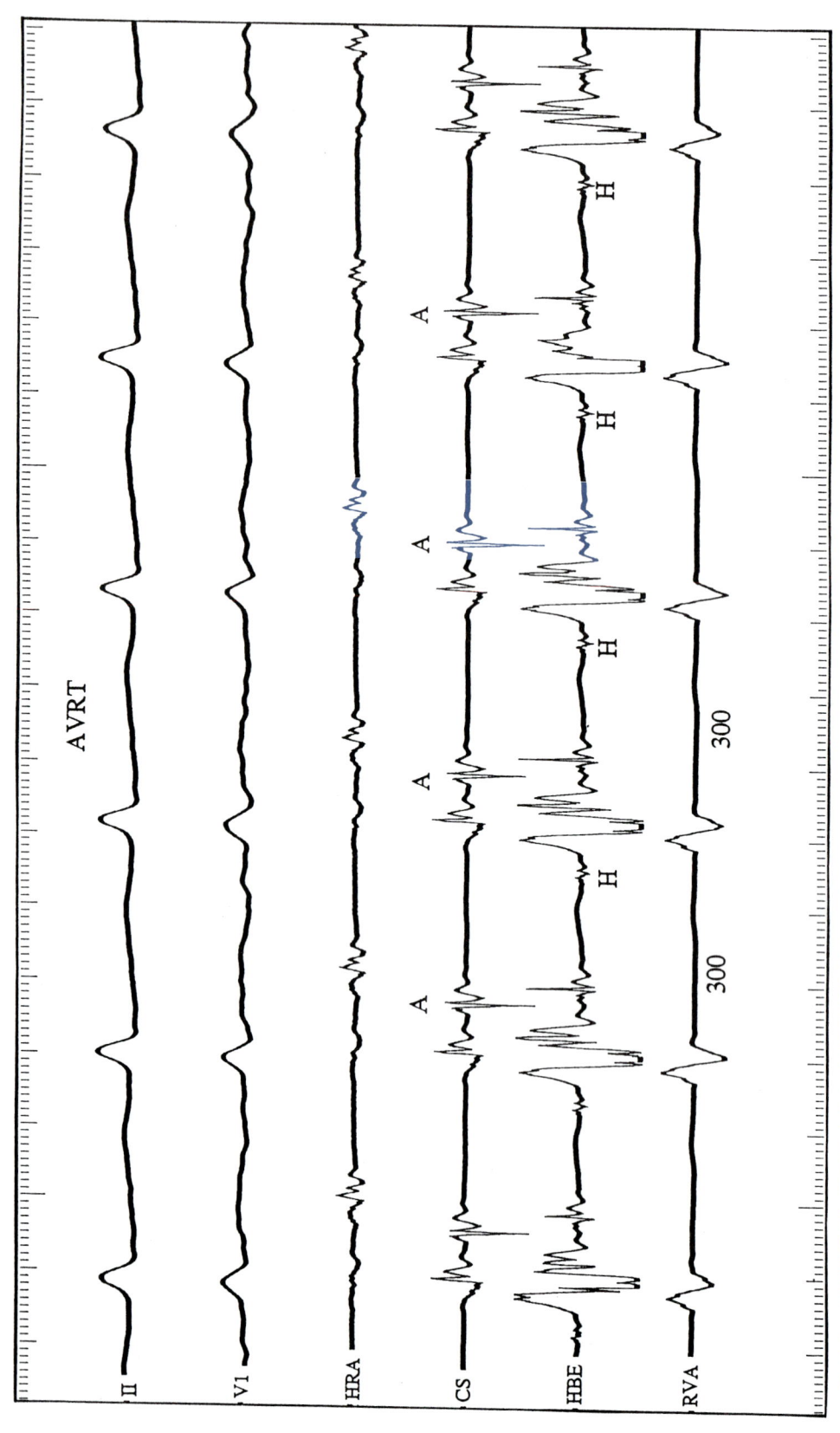

症例 3

図 3-2　本症例において誘発された AVRT（200/分）　ヒス束興奮（H）が心室興奮に先行し、心房波（A）は CS（冠状静脈洞遠位部）、ヒス束（HBE）、高位右房（HRA）の順序で出現している。すなわち、刺激伝導系を順伝導し、左側自由壁の副伝導路を逆伝導する orthodromic AVRT（正方向性房室回帰性頻拍）である。

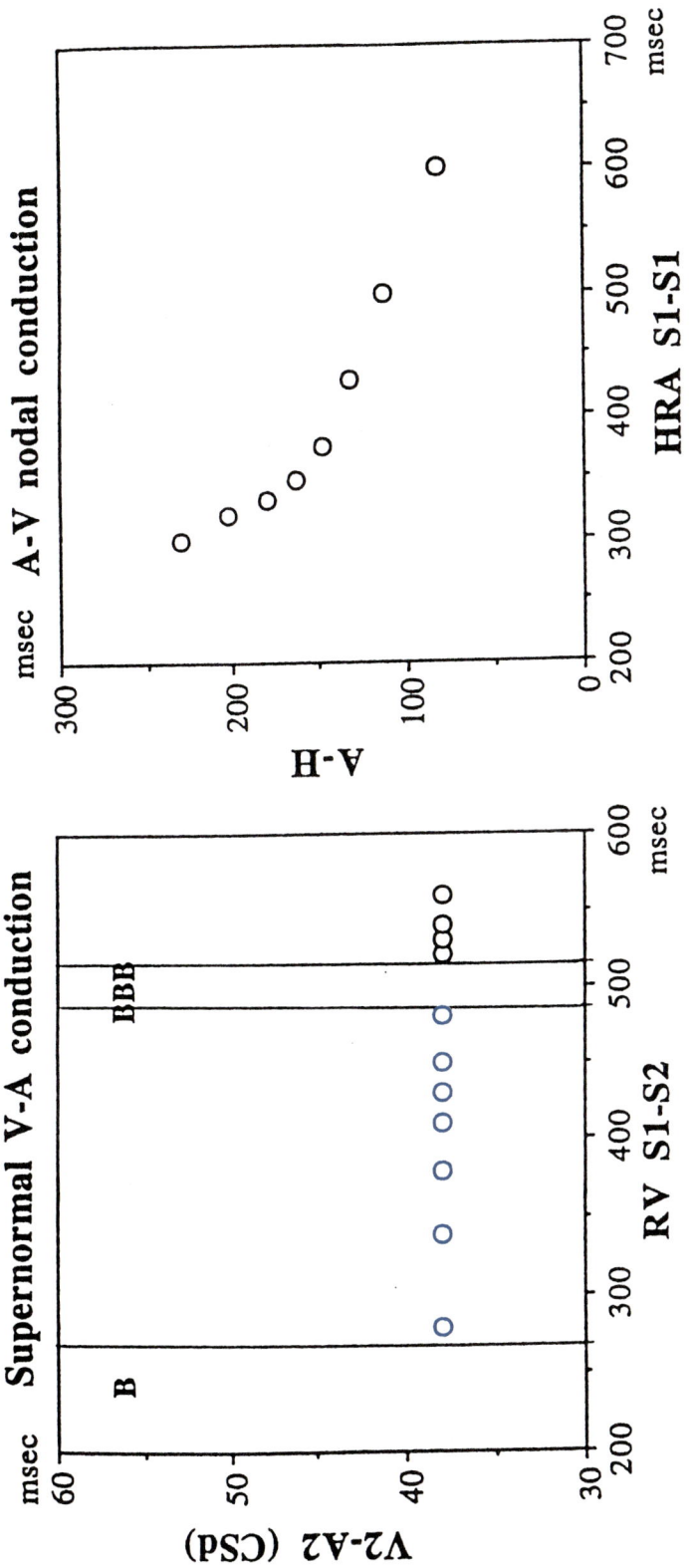

症例 3　副伝導路の過常伝導による AVRT　23

図 3-3　**本症例の室房伝導（左）と房室伝導（右）**　副伝導路を介する室房伝導は 500 msec 前後の早期刺激でいったんブロック（B）された．より短い刺激間隔で再び室房伝導が認められ，過常伝導であることがわかる．一方，本症例の房室伝導は良好で，200/分以上の右房高頻度刺激でも 1：1 伝導が認められた．すなわち，良好な房室伝導と副伝導路の逆行性過常伝導によって図 3-2 の AVRT が成立したことがわかる．

24　I　房室回帰性頻拍（AVRT）

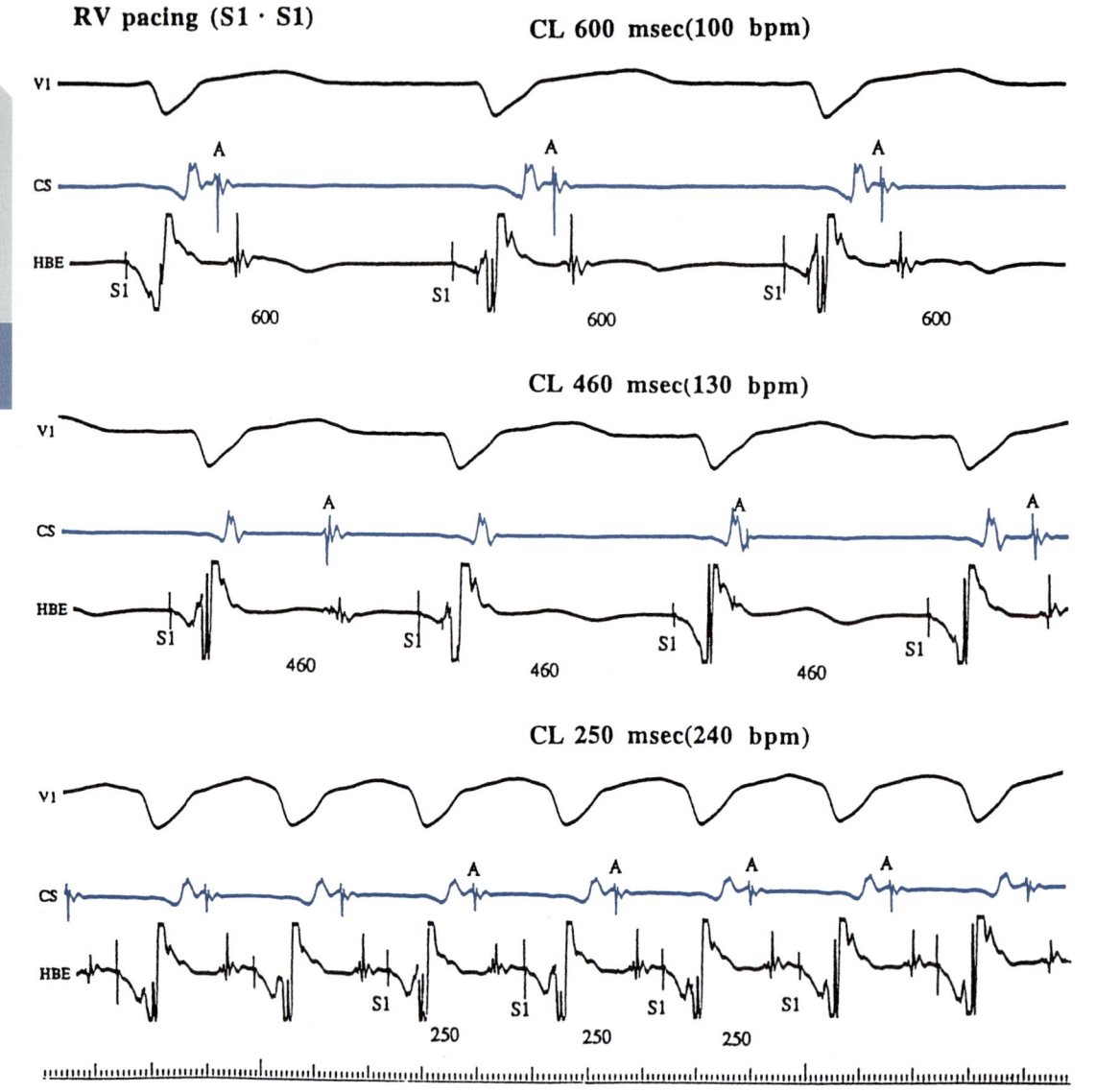

図 3-4　副伝導路の逆行性過常伝導　100/分の右室刺激で副伝導路を介する1:1室房伝導が認められ（上段），130-140/分の刺激で伝導ブロックとなった（中段）．しかし，160/分以上で再び1:1室房伝導が認められた．この過常伝導は240/分の高頻度刺激まで認められた（下段）．

▶SIDE MEMO　過常伝導とは？　過常伝導(supernormal conduction)は心組織が不応期と考えられる時相で予期せずに伝導が回復する現象である．すなわち，不応期よりも短いタイミングの刺激を伝導できる時相が存在する場合をいい，副伝導路やヒス-プルキンエ系において報告されている[1-3]．過常伝導という用語には通常の伝導よりもよいというニュアンスが感じられるが，実際には不応期が長く，伝導機能が悪い組織で認められることが多い．上記の症例でも副伝導路の室房伝導の有効不応期は520 msecと長く，130/分の右室刺激でいったん室房伝導ブロックになっている．図3-5にヒス-プルキンエ系において認められた過常伝導の実例を示す．

　過常伝導は狭義にはこれらの症例のように機序が不明のものを指すことが多いが，広義にはphase 4 blockによると推測される場合などを含む．phase 4 blockは，自動能を有する組織で活動電位第4相の拡張期脱分極が著しい場合，拡張期の延長に伴い膜電位が浅くなり，その結果次の活動電位0相のNa電流が抑制され，伝導遅延・ブロックを生じる現象をいう[4]．心周期が比較的長い洞調律時や低頻度刺激時には認められなかった伝導が，心周期の短縮に伴って初めて認められた場合，この可能性が示唆される．

　図3-6に失神発作の既往を有する間欠性WPW症候群に認められた，phase 4 blockによると思われる副伝導路の房室過常伝導の実例を示す．洞調律時および130/分までの右房刺激ではデルタ波を認めなかったが，140～180/分刺激時にはじめてデルタ波が出現し，過常伝導の存在が示された．また，この症例では右房早期刺激により一過性心房細動が再現性をもって誘発され，その際副伝導路付着部近傍の心房筋において連続性電位が認められた．一方，副伝導路の室房伝導は認められず，AVRTは誘発できなかった．したがって，一過性心房細動出現時に副伝導路の順行性過常伝導により頻脈を生じ，失神をきたした可能性が推測された．

　過常伝導は電気生理学的に興味ある現象であるが，その臨床的意義に関する検討は意外に少ない．我々の検討では，WPW症候群連続71例中7例(10%)に過常伝導が認められ，7例中5例(全体の7%)において副伝導路の過常伝導が頻拍および失神・眩暈などの臨床症状に関与していたことが推測された[5]．

　一方，過常伝導と区別すべき現象としてgap現象をあげることができる．gap現象は心組織の遠位部の有効不応期が近位部の機能的不応期よりも長いためいったん伝導ブロックを生じるものの，連結期を短縮していくと近位部で伝導遅延が生じ，その結果遠位部が不応期を脱し伝導が回復する現象をいう．例えば，心房早期刺激に伴う伝導が房室結節でいったんブロックされた後，早期刺激間隔の短縮に伴い心房内伝導時間が延長し，その間に房室結節が不応期を脱し房室伝導が回復する現象はEPSにおいてしばしば経験される．こうしたgap現象は伝導特性の異なる2つの組織間で認められる点で，過常伝導と異なる．

文　献

1) Rosenbaum MB, Levi RJ, Elizari MV, et al.：Supernormal excitability and conduction. Cardiol Clin 1：75-92, 1983
2) Chang MS, Miles WM, Prystowsky EN：Supernormal conduction in accessory atrioventricular connections. Am J Cardiol 59：852-856, 1987
3) Luzza F, Oreto G, Donato A, et al.：Supernormal conduction in the left bundle branch unmasked by the linking phenomenon. PACE 15：1248-1252, 1992
4) Lerman BB, Josephson ME：Automaticity of Kent bundle：Confirmation by phase 3 and phase 4 block. J Am Coll Cardiol 5：996-998, 1985
5) 佐伯公子，宮崎利久，好本達司，他：副伝導路過常伝導と臨床症状・不整脈との関連．心電図17：564, 1997(抄録)

26　I　房室回帰性頻拍（AVRT）

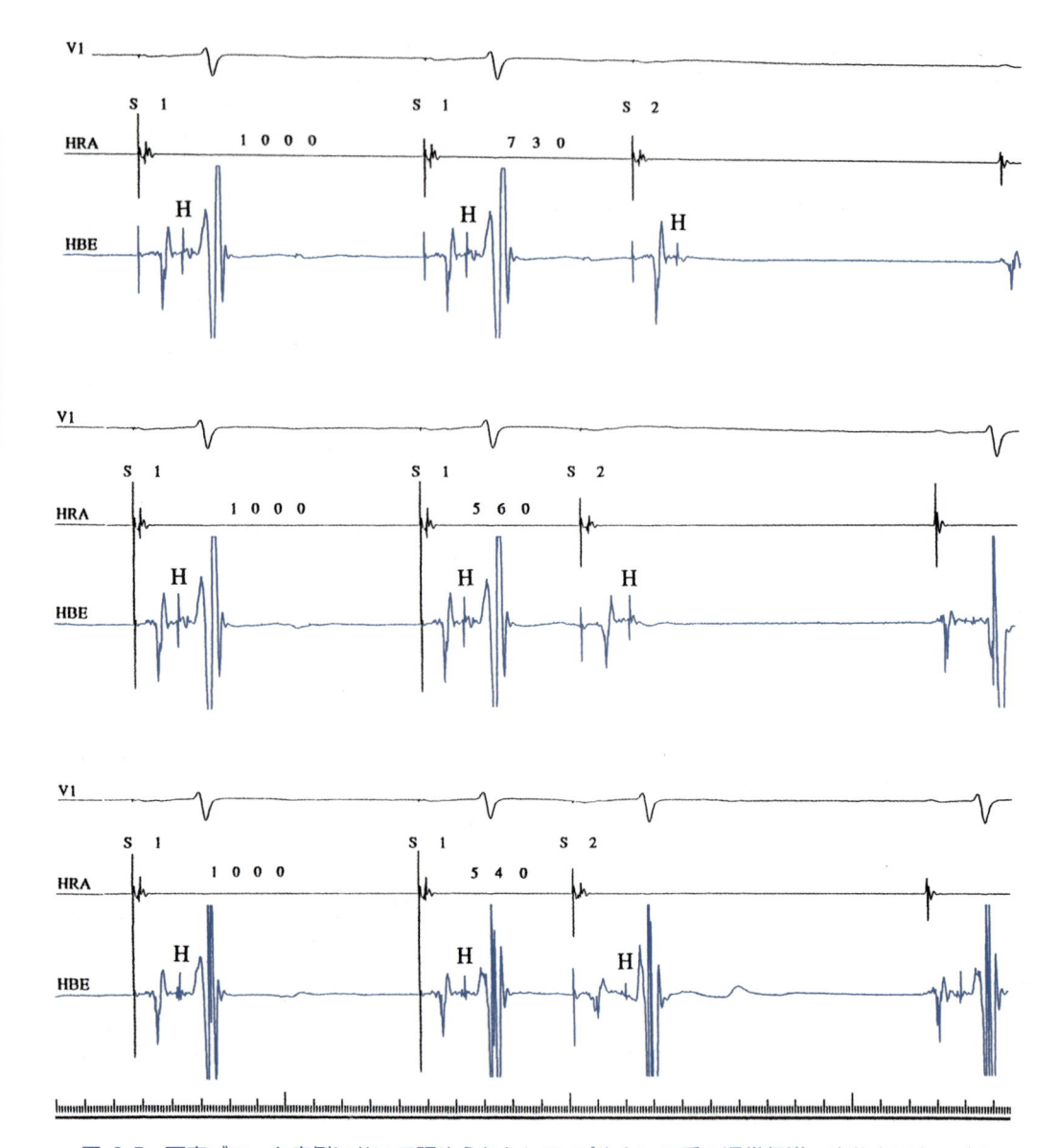

図 3-5　房室ブロック症例において認められたヒス-プルキンエ系の過常伝導　高位右房（HRA）からの S1・S2 刺激時の記録を示す．S1-S2 間隔 740 msec まで房室伝導が認められたが，730-560 msec の比較的長い早期刺激で房室ブロック（H-V ブロック）となっている（上・中段）．しかし，540-490 msec の早期刺激で再び房室伝導（過常伝導）が認められる（下段）．この際の H-H（H1-H2）間隔は，730-560 msec の早期刺激でブロックを生じた時の H-H 間隔よりも短い．したがって，gap 現象は否定され，真の過常伝導である．

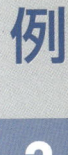

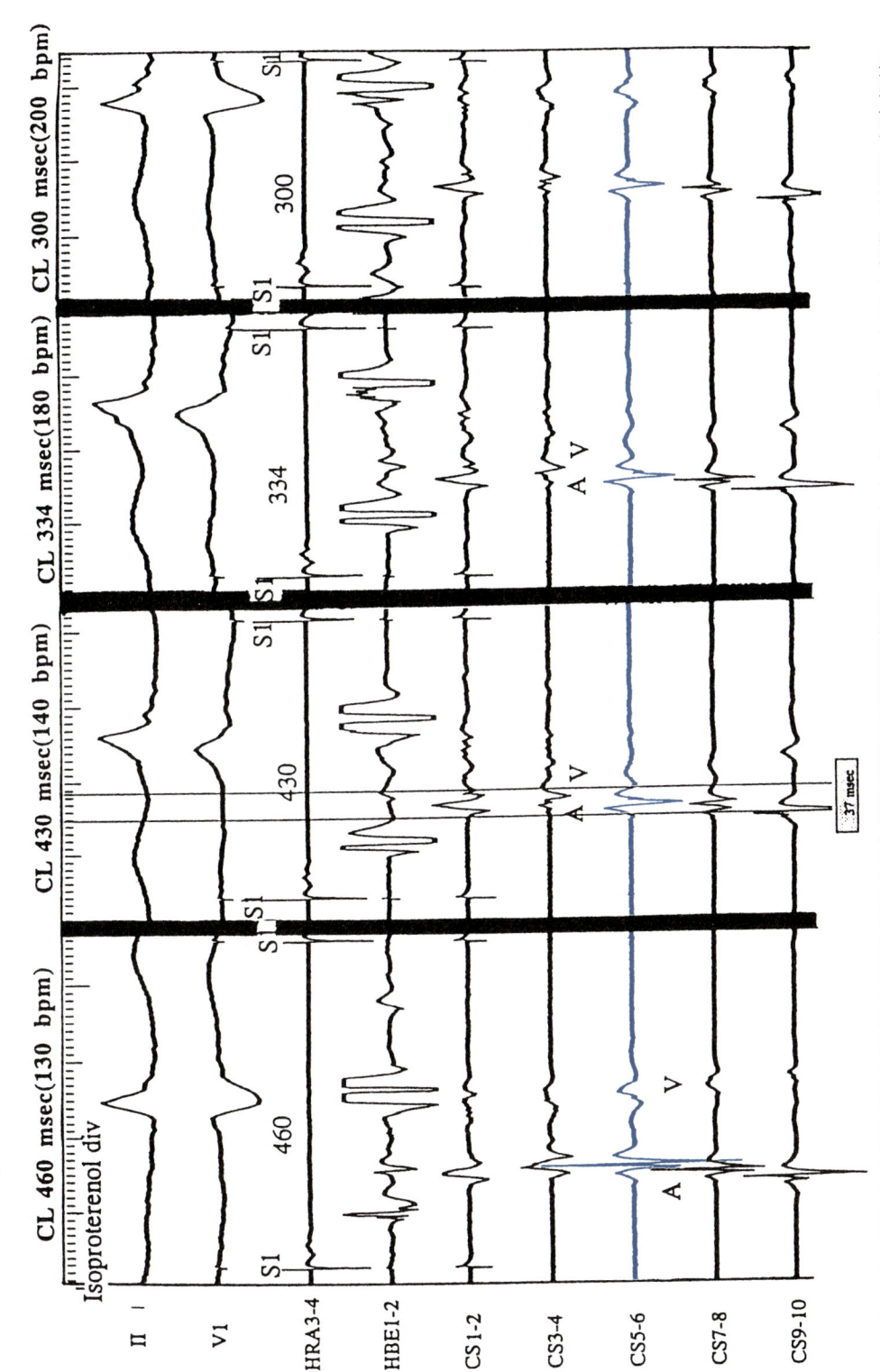

症例 3　副伝導路の過常伝導による AVRT

HRA pacing (S1・S1)

図 3-6　間欠性 WPW 症候群症例において認められた副伝導路の房室過常伝導　洞調律および 130/分までの HRA 刺激ではデルタ波（副伝導路の房室伝導）を認めなかったが、140-180/分の刺激でデルタ波が出現（過常伝導）し、200/分では再びデルタ波が消失している。デルタ波が出現した際の局所心室波（V）は CS5-6 が最早期であり、左後側壁副伝導路と診断される。

症例 4

顕著な自律神経修飾が認められたAVRT

▶SIDE MEMO　副伝導路の伝導に及ぼす自律神経系の影響

症例は29歳，女性．主訴は動悸．21歳頃から労作時・運動中に脈拍が180/分前後と規則的で速くなる動悸発作を自覚するようになったため当科外来を受診，心電図（図4-1）および病歴からWPW症候群と診断された．当初ジソピラミド（リスモダン），次いでプロカインアミド（アミサリン）を投与されたが，依然として動悸発作が起こるため，EPS・カテーテルアブレーション目的で1996年2月当科に入院となった．胸部X線，心エコー図検査で異常を認めなかった．

診断・治療をめぐって

指導医　図4-1の心電図を読んでください．

研修医　洞調律で，PQ時間は0.12秒弱と短縮し，QRS前半にデルタ波を認めます．V1でR波を呈し，type A WPW症候群（左自由壁副伝導路）と診断できます．

指導医　この症例の動悸発作の原因として考えられる頻拍は？

研修医　規則的な頻拍ということから心房細動は除外され，房室回帰性頻拍（AVRT）の可能性が最も高いと思います．それ以外では，心房粗動（AFL）が副伝導路を2：1あるいは1：1伝導した可能性も考えられます．

指導医　通常型AFLの興奮頻度は240～300/分であり，それが2：1あるいは1：1伝導した場合，脈拍は180/分前後にはなりませんので，AVRTであった可能性が高いと思われます．いずれにせよ，I群抗不整脈薬の効果が十分でなかったため，EPS・カテーテルアブレーションを行うことになりました．

　しかしベースラインのEPSでは，AVRTを誘発できませんでした．それは図4-2左に示すように，副伝導路の逆（室房）伝導が不良で，120/分の右室刺激で室房伝導ブロックとなったためです．そこでイソプロテレノール（ISP）1μg/分の点滴静注を行ったところ，200/分以上でも1：1室房伝導が可能となり（図4-2右），右室早期刺激により正方向性AVRT（180/分）が誘発されました（図4-3）．これは，動悸発作が労作時・運動中などの交感神経刺激状態で出現したという病歴とよく一致します．自律神経系による修飾を受けやすい頻拍としては房室結節回帰性頻拍（AVNRT）が代表的なものですが（症例7参照），<u>AVRTでも交感神経刺激により順行性の房室結節伝導が促進され，あるいは本症例のように副伝導路を介する室房伝導が促進されて頻拍発作を生じやすくなる場合のあることを覚えておいてください．</u>

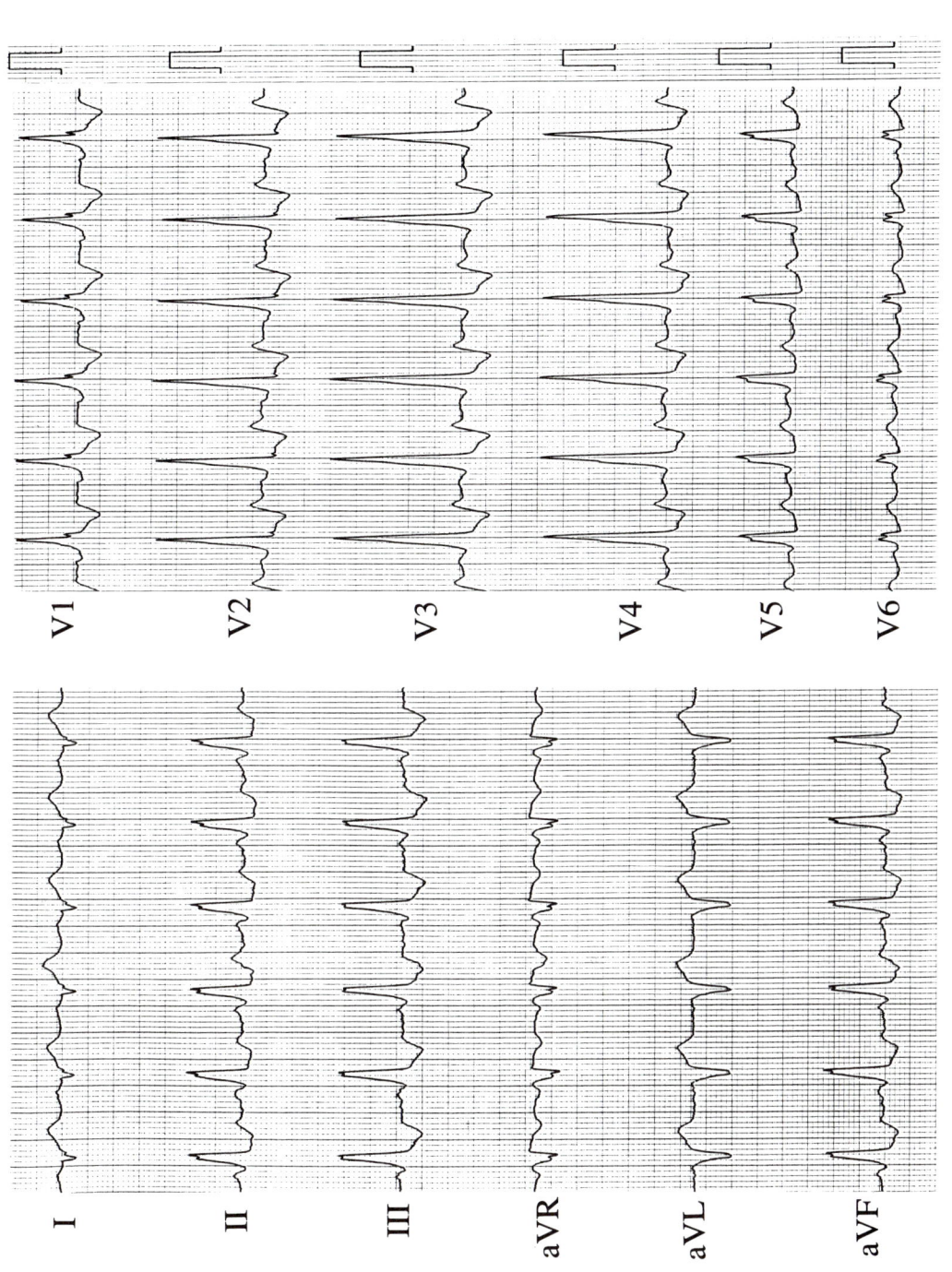

症例 4　顕著な自律神経修飾が認められた AVRT　29

図 4-1　非発作時の心電図　詳細は本文参照．

30　I　房室回帰性頻拍（AVRT）

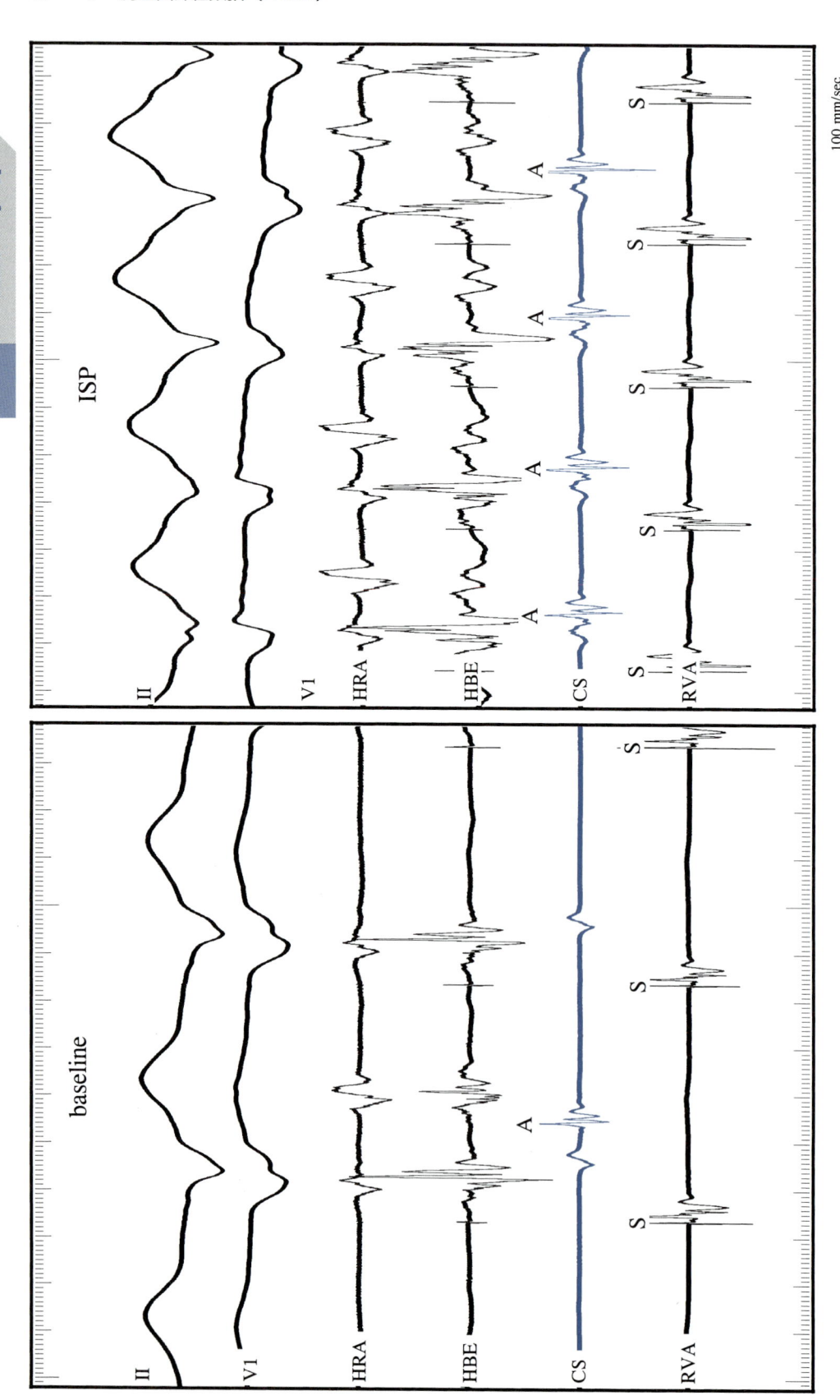

図 4-2　イソプロテレノールによる副伝導路の伝導促進　ベースラインの右室心尖部（RVA）刺激時には 120/分で室房伝導ブロックとなっているが（左），イソプロテレノール（ISP）1 μg/分の点滴静注時には 200/分でも 1：1 室房伝導を認める（右）．逆行性心房興奮の最早期部位は冠状静脈洞近位部（CS）であり（A），左側副伝導路を介する室房伝導であることがわかる．

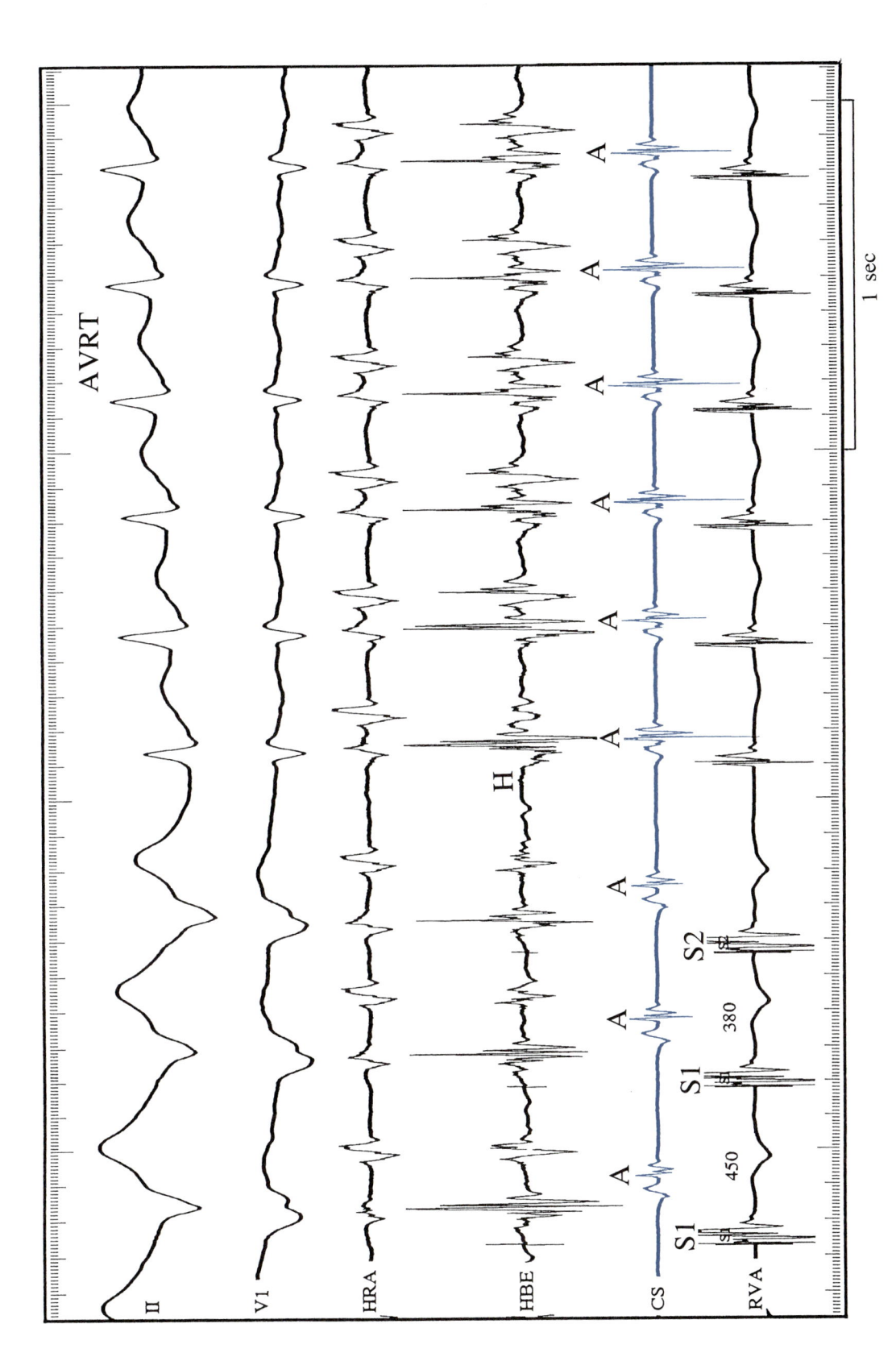

症例 4　顕著な自律神経修飾が認められた AVRT　31

図 4-3　イソプロテレノールの点滴静注下での右室心尖部(RVA)早期刺激による AVRT の誘発

なお，本症例は僧帽弁輪直下の左室前側壁での高周波通電により副伝導路のアブレーションに成功しました．その後，無投薬下で動悸発作の再発はありません．

> ▶SIDE MEMO　副伝導路の伝導に及ぼす自律神経系の影響　交感神経β受容体刺激はWPW症候群における副伝導路の不応期を短縮し順伝導ならびに逆伝導を促進することが報告されている[1,2]．副伝導路の逆伝導の促進は，房室結節の順行伝導の促進と相俟って，AVRTの発生を容易ならしめ，かつその興奮頻度を高める結果となる．また，顕性WPW症候群症例に発作性心房細動・粗動が生じた場合，頻脈による血圧の低下によって交感神経系が賦活され（圧受容体反射），副伝導路の順伝導がさらに促進され頻脈の増悪，血圧低下，心室細動への移行（突然死）という一連の悪循環が招来される．一方，迷走神経のトーヌスは副伝導路の伝導に対して抑制的に作用することが報告されている[3]．
> 　交感神経刺激によって抗不整脈薬の薬効が減弱することも報告されている[4,5]．すなわち，β受容体刺激によってIA・III群薬の心筋不応期延長効果やIV群薬の房室結節伝導抑制効果が減弱し，抗不整脈効果が消失してしまう場合がある．この意味で，上室頻拍に対する薬物療法の際にβ遮断薬を併用投与することは有意義と思われる．実際著者の経験では，β遮断薬を併用した場合，上室頻拍の再発は稀である[6]．

文　献

1) Wellens HJJ, Brugada P, Roy D, et al：Effect of isoproterenol on the antegrade refractory period of the accessory pathway in patients with Wolff-Parkinson-White syndrome. Am J Cardiol 50：180-184, 1982
2) Yamamoto T, Yeh S-J, Lin F-C, et al：Effects of isoproterenol on accessory pathway conduction in intermittent or concealed Wolff-Parkinson-White syndrome. Am J Cardiol 65：1438-1442, 1990
3) Morady F, Kadish AH, Schmaltz S, et al：Effects of resting vagal tone on accessory atrioventricular connections. Circulation 81：86-90, 1990
4) Markel ML, Miles WM, Luck JC, et al：Differential effects of isoproterenol on sustained ventricular tachycardia before and during procainamide and quinidine antiarrhythmic drug therapy. Circulation 87：783, 1993
5) Morady F, Kou WH, Kadish AH, et al：Epinephrine-induced reversal of verapamil's electrophysiologic and therapeutic effects in patients with paroxysmal supraventricular tachycardia. Circulation 79：783, 1989
6) 宮崎利久，新村健，井上詠，他：電気生理学的検査による発作性上室性頻拍への薬効評価と有効薬剤の慢性効果．心臓 24：1233, 1992

5 wide QRS頻拍を呈した顕性WPW症候群

▶SIDE MEMO　regular wide QRS 頻拍の鑑別診断と対処法

症例は20歳，男性．主訴は動悸・眩暈．生来健康でこれまで動悸発作の既往はなかったが，1989年12月，仕事中に主訴が出現したため当院救急外来に受診した．その際の心電図を図5-1に示す．血圧は80/50 mmHg であった．

診断・治療をめぐって

指導医　図5-1の心電図を読んでください．

研修医　規則的な wide QRS 頻拍 (QRS 幅 0.18 秒前後) で右脚ブロック波形を呈し，心拍数は約 250/分です．鑑別診断にあがる頻拍は，(1) 心室頻拍 (VT)，(2) 上室頻拍あるいは 1：1 伝導の心房粗動 (AFL) で心室内変行伝導 (機能的右脚ブロック)，あるいはもともと右脚ブロックを合併している場合，(3) 心室早期興奮 (顕性 WPW 症候群) を伴う上室頻拍あるいは心房粗動 (AFL)，です．

指導医　このような規則的な wide QRS 頻拍をみた場合，鑑別診断の第一に VT があがりますが，VT とすると右脚ブロック波形を呈しているので左室由来と考えられます．しかし電気軸は右軸 (下方軸) であり，左室心尖部由来でベラパミル感受性の特発性 VT (右脚ブロック・左軸偏位波形，症例23参照) とは異なります．

　一方，規則的な上室性の頻拍として，房室回帰性頻拍 (AVRT)，房室結節回帰性頻拍 (AVNRT)，心房頻拍 (AT)，AFL の可能性があります．もっと具体的にいえば，正常の刺激伝導系を順伝導し右脚ブロックを合併した AVRT (正方向性 AVRT, orthodromic AVRT)，AVNRT，AT，AFL の可能性と，副伝導路を順伝導し房室結節を逆伝導する AVRT (逆方向性 AVRT, antidromic AVRT) あるいは副伝導路を 1：1 伝導する AFL の可能性が考えられます．後者の場合，左側壁の副伝導路を順伝導し心室早期興奮波形を生じていると考えることができます．

　以上のようにいろいろな可能性があるわけですが，図5-1で V5, V6 誘導の rS ないし QS パターンに注目してください．この所見は (機能的) 右脚ブロックでは通常認められない所見であり[1]，したがってこの頻拍は VT, antidromic AVRT, あるいは副伝導路を 1：1 伝導する AFL のいずれかの可能性が高いといえます．

　さて，この時点でこの症例にどう対処しますか？

研修医　低血圧・眩暈を伴っているので，いずれにせよ頻拍を停止しなければなりません．薬物としては，VT (心室筋)，antidromic AVRT (副伝導路)，AFL (心房筋・副伝導路) のいずれであっても抑制効果が期待できる IA 群・IC 群抗不整脈薬がよいと思

34　I　房室回帰性頻拍（AVRT）

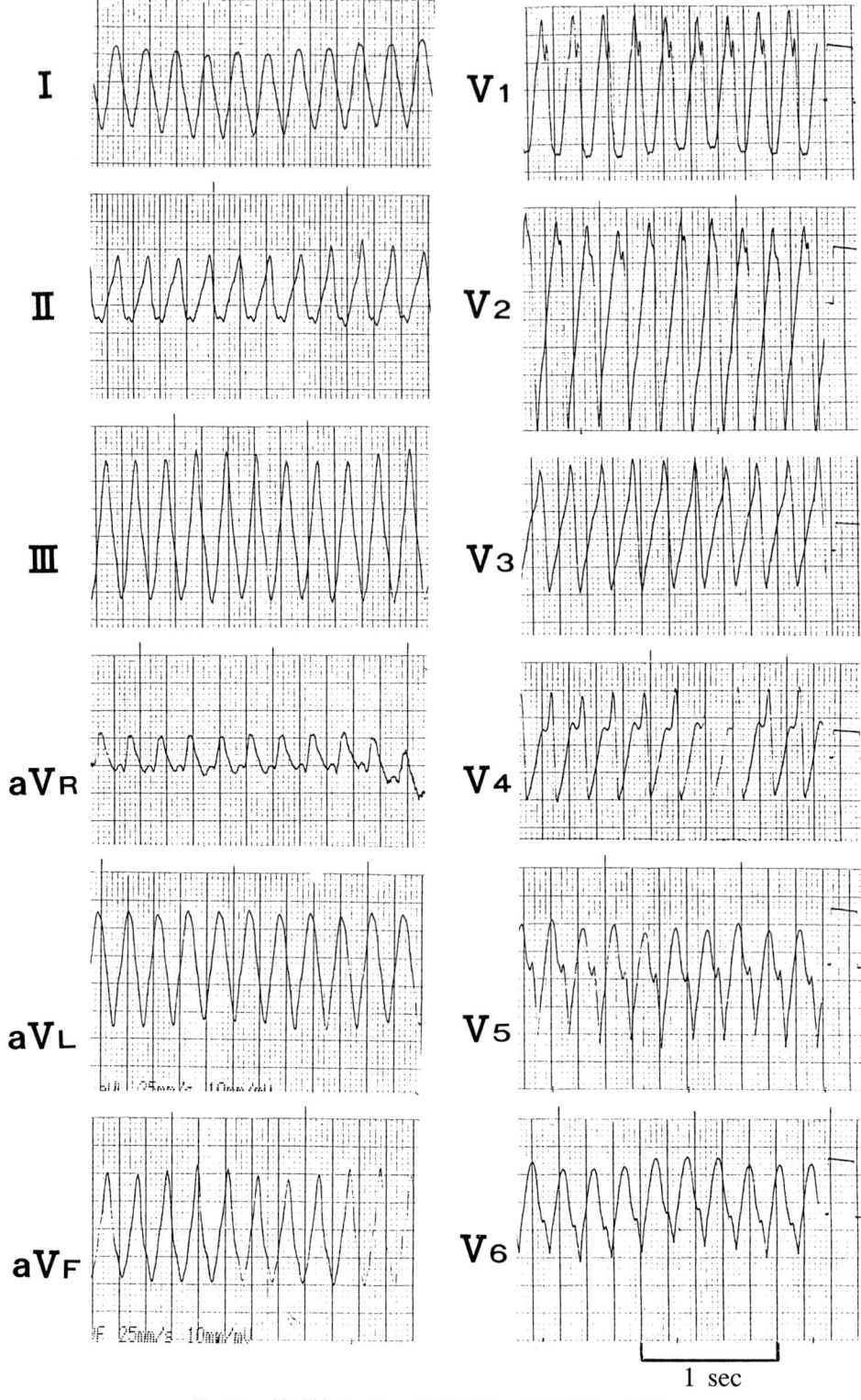

図 5-1　持続性の wide QRS 頻拍　詳細は本文参照.

症例 5　wide QRS 頻拍を呈した顕性 WPW 症候群　35

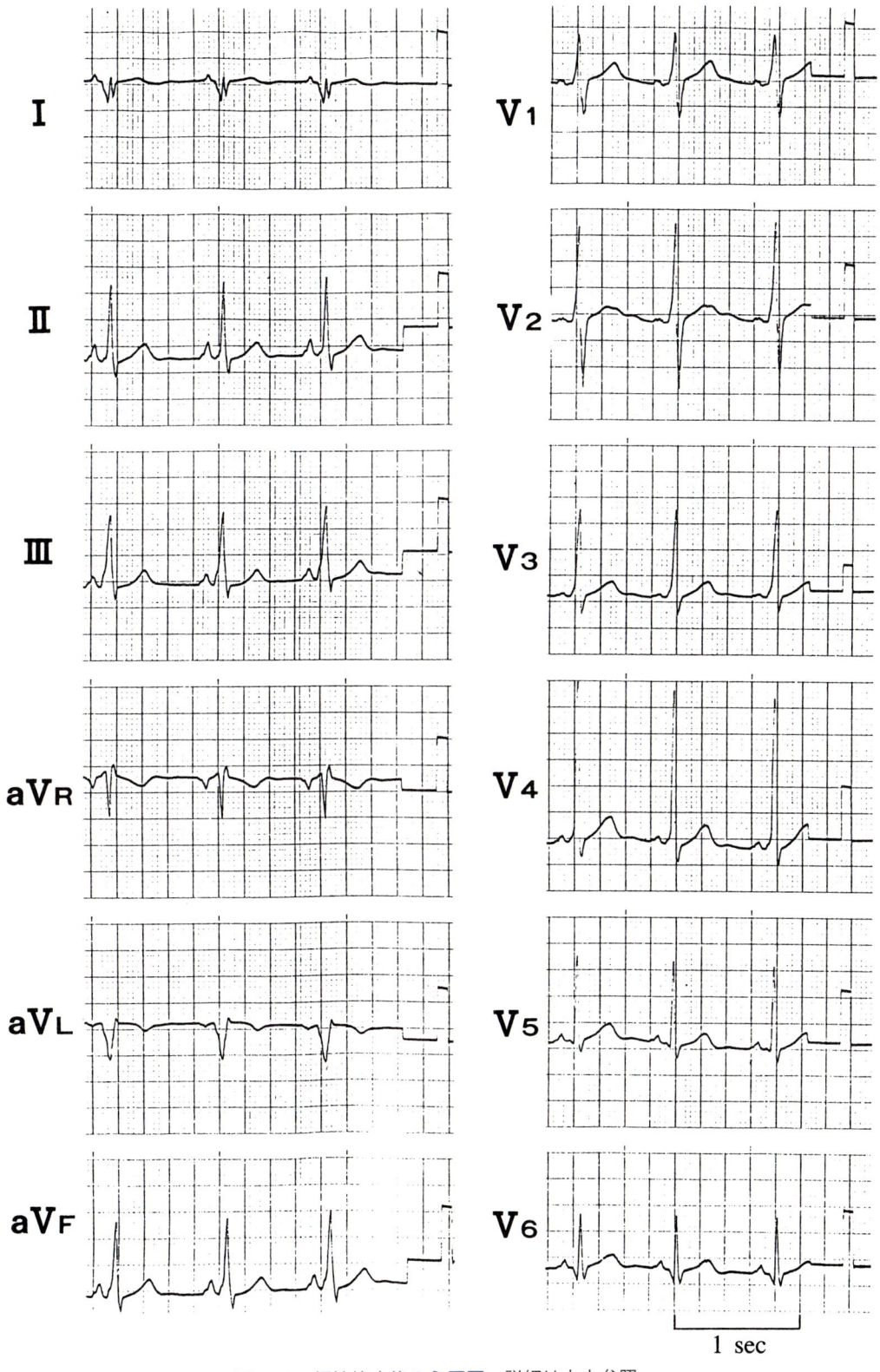

図 5-2　頻拍停止後の心電図　詳細は本文参照.

指導医 います．
IA群のプロカインアミド(アミサリン)10 mg/kg 前後を10分間以上かけて点滴静注する方法がよく用いられ，比較的有効で安全であると思います．房室結節の伝導を抑制するベラパミル(ワソラン)，ジギタリスはVTであった場合に停止効果が期待できず，またベラパミルは血圧をさらに低下させる危険があるため，この症例に対しては避けるほうがよいと思います．代わりにATP(アデホス)10～15 mgを静注するほうが，作用時間が10数秒と短いだけに，停止効果がなかった場合でも害は少ないでしょう．いずれにせよ，<u>血行動態がさらに悪化した場合にただちに頻拍を停止できるように直流除細動器をスタンバイしておくこと</u>を忘れないでください．

実際，この頻拍はプロカインアミドの点滴静注によって停止しました．停止後の心電図(図5-2)を読んでください．

研修医 洞調律で，PQ時間は0.12秒と短く，デルタ波を認めます．V1はRs波形で，デルタ波の極性はI, aVLでマイナスですから，type AのWPW症候群で，副伝導路は左側壁と診断します．

指導医 結局，早期興奮症候群で antidromic AVRT または副伝導路を1：1伝導する AFL をきたしたと思われます．

顕性WPW症候群に認められる規則的な wide QRS 頻拍には (1) antidromic AVRT, (2) 脚ブロックを伴う orthodromic AVRT, (3) 副伝導路を1：1または2：1伝導する AFL, そして (4) VT が知られていますが[2,3]，厳密な鑑別はEPSによらなければなりません．顕性WPW症候群に antidromic AVRT や VT を合併することは稀であり，実際には (2) と (3) が多いように思われます．

本症例に対して後日EPSを行いました．250/分の右房高頻度刺激にて副伝導路を介する1：1伝導を認め，いわゆる高リスク群(症例14参照)と判断しました．antidromic AVRT, AFL は誘発できませんでしたが，250/分の心室刺激時には室房伝導を認めなかった点で，図5-1の頻拍は antidromic AVRT よりも副伝導路を1：1伝導するAFLであった可能性が高いと考えました．

本症例に対して，最近であれば高周波カテーテル・アブレーション法を選択しますが，1989年当時はそれが普及していなかったため，外科的副伝導路離断術を施行しました．

▶SIDE MEMO　regular wide QRS頻拍の鑑別診断と対処法　規則的な wide QRS 頻拍の場合，VTを第一に考えなければならないが，脚ブロック・心室内変行伝導を伴う上室性頻拍，あるいは心室早期興奮を伴う上室性頻拍との鑑別が必要である．もともと脚ブロックあるいはWPW症候群と診断されている症例であれば，非発作時の心電図と見比べることで鑑別診断は比較的容易であるが，呈示した症例のように飛び込みで受診した頻拍の場合，慎重に鑑別診断をすすめなければならない．

症例22の表22-1に列挙した心電図所見のうち1)～4)はVTに特異的とされ[1,4]，かかる所見を認めた場合 wide QRS 頻拍をVTと診断し対処する．VTあるいは心

室早期興奮を伴う上室性頻拍が疑われる場合，プロカインアミド（アミサリン）10 mg/kg 前後を 10 分間以上かけて点滴静注する方法が比較的有効で安全な停止法である．脚ブロック・心室内変行伝導を伴う上室性頻拍を疑う場合，ATP（アデホス）10〜15 mg を静注する方法が推奨される．

　いずれの頻拍であれ血行動態の悪化が著しい場合には，直流通電によって停止する方法が安全と思われる．この際，静脈麻酔薬のチオペンタール（ラボナール）を少量（1〜2 mg/kg）静注して浅く麻酔しておき，通電は 50 J 前後から開始する．無効であれば 50 J ずつアップしていく．R on T から心室細動を誘発する危険を回避するため，通電は QRS 同期モードにて行うことを忘れてはならない．

　もし血行動態がそれほど悪化していない頻拍の場合，静脈から電極カテーテルを挿入し His 束心電図を記録するのも一法である．心室波の前に His 束波が認められれば，正常の刺激伝導系を順伝導する上室性頻拍の可能性が大であり（注：脚枝間リエントリー性 VT の可能性は除外できない），His 束波が認められなければ VT か副伝導路を順伝導する上室性頻拍かのいずれかである．この方法の利点は，診断後に心房あるいは心室のオーバードライブペーシングによって大多数の頻拍を停止できることである．

文　献

1) Wellens HJJ, Bar FWMM, Lie KI, et al.：The value of electrocardiogram in the differential diagnosis of a tachycardia with a widened QRS complex. Am J Med 64：27, 1978
2) Benditt G, Prichett ELC, Gallagher JJ：Spectrum of regular tachycardias with wide QRS complexes in patients with accessory atrioventricular pathways. Am J Cardiol 42：828, 1978
3) 宮崎利久，三田村秀雄，原　幹，他：Kent 束-心室筋接合部近傍由来の持続性心室頻拍．臨床心臓電気生理 17：217, 1994
4) Brugada P, Brugada J, Mont L, et al.：A new approach to the differential diagnosis of a regular tachycardia with a wide QRS complex. Circulation 83：1649, 1991

Ⅰ　房室回帰性頻拍（AVRT）

Ⅱ　房室結節回帰性頻拍（AVNRT）

Ⅲ　心房頻拍

Ⅳ　心室頻拍（VT）

Ⅴ　QT延長症候群

Ⅵ　心室細動（Vf）

Ⅶ　洞不全症候群（SSS）

Ⅷ　房室ブロック（AVB）

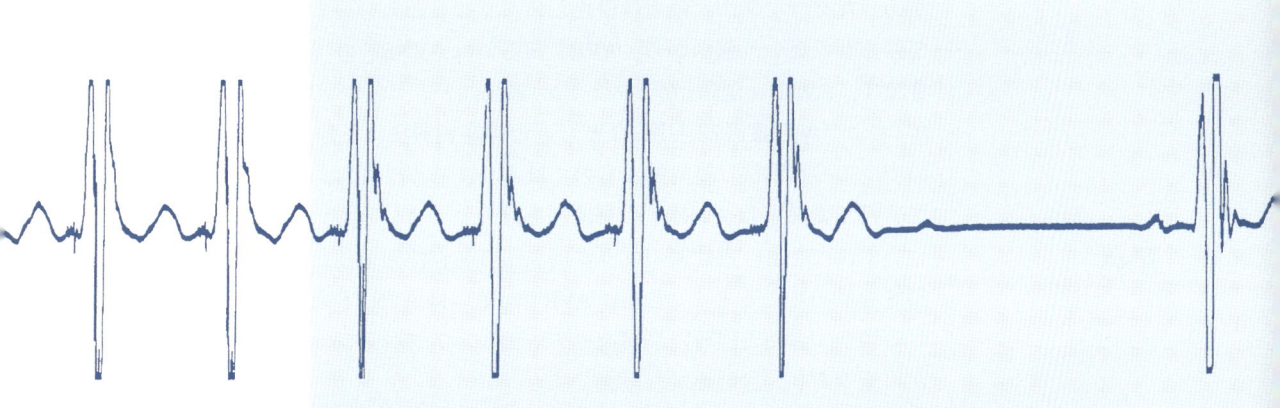

6 心房興奮が不明瞭なAVNRT

▶SIDE MEMO　頻拍時の心電図によるAVRTとAVNRTの鑑別

症例は18歳，女性．主訴は動悸．数年前から主として労作時に動悸を自覚するようになった．動悸は突然出現し，数分から30分間持続し突然停止した．この間，心鼓動は速くかつ規則的であったという．発作性頻拍症が疑われ，EPS目的で1994年1月当科に入院した．胸部理学所見，安静時の心電図，胸部X線検査，心エコー図検査にて異常を認めなかった．

診断・治療をめぐって

指導医　発作時の心電図は記録されていないものの，典型的な発作性頻拍症の病歴をもち，器質的心疾患を認めない症例です．可能性のある頻拍症をあげてください．

研修医　まず発作性上室頻拍の可能性が考えられます．デルタ波がありませんので顕性WPW症候群は除外されますが，潜在性WPW症候群に伴う房室回帰性頻拍(AVRT)，房室結節回帰性頻拍(AVNRT)，心房頻拍(AT)の可能性は残ります．また，特発性心室頻拍(VT)の可能性も除外できません．

☞ **指導医**　病歴聴取において，上室頻拍かVTかの鑑別に重要なポイントは？

研修医　頻拍(動悸)発作が息ごらえなどの迷走神経刺激法にて停止するか否かです．停止すれば，房室結節が頻拍回路に含まれるAVRTあるいはAVNRTである可能性が高いと思います．

指導医　この症例は，動悸を自覚するようになった当初は息ごらえによって停止することがあったそうですが，最近は停止しにくくなったといいます．迷走神経刺激法にて停止したという病歴から，AVRTあるいはAVNRTの可能性を第一に考えるべきです．ただし，運動(カテコラミン)誘発性・アデノシン感受性のAT(症例12参照)およびVT(症例22参照)なども迷走神経刺激法にて停止することがありますので，この鑑別法は絶対的なものではありません．また，停止しないからといってAVRTあるいはAVNRTの可能性を除外してよいともいえません．

☞ 　いずれにせよ，本症例のように病歴から発作性頻拍症が強く疑われる場合は，EPSを勧めることです．とくにAVRTあるいはAVNRTの可能性が第一に考えられる場合，診断と同時に高周波カテーテル・アブレーションによって高率に根治が可能であり，きわめて有意義です．

　以下に本症例のEPS所見を呈示します．図6-1は高位右房早期刺激(S1・S2)時の房室伝導曲線です．S1-S2間隔を370 msecから360 msecへと10 msec短縮したとき，房室結節伝導時間(A2-H2)は180 msecから275 msecへと95 msec延長

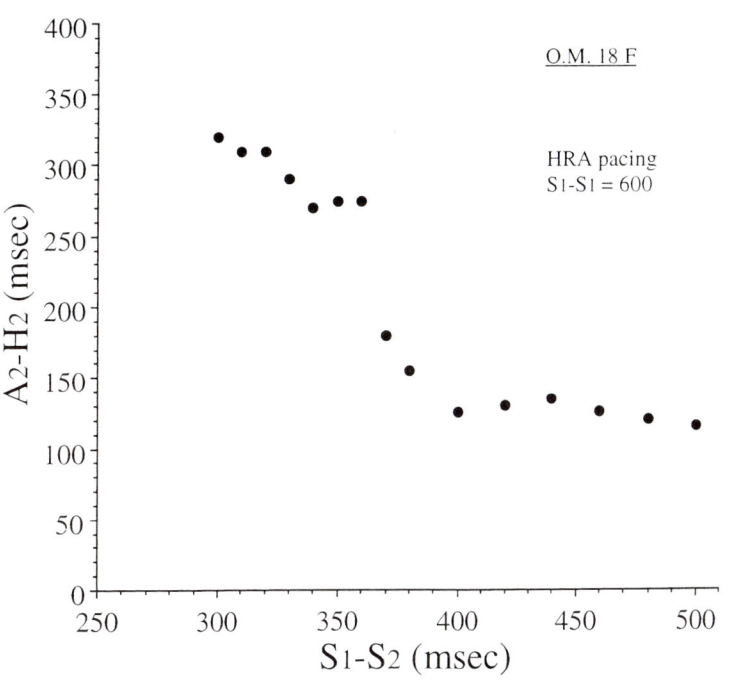

図 6-1 高位右房早期刺激(S1・S2)時の房室伝導曲線　詳細は本文参照.

しています．50 msec 以上の延長を示す場合は jump 現象陽性とされ，速伝導路(fast pathway)を介する房室結節伝導がブロックされ，より伝導時間の長い遅伝導路(slow pathway)を介する房室結節伝導へと変化したと解釈され，房室結節二重伝導路の存在を示す所見です．この場合，速伝導路の有効不応期が遅伝導路のそれよりも長いために，より長い早期刺激で順伝導ブロックが生じた結果，遅伝導路の順伝導が顕在化したと解釈できます．

図 6-2 は右房早期刺激(S1・S2)による房室結節回帰性頻拍(AVNRT)の誘発を示します．基本刺激後に 300 msec 間隔の早期刺激を与えると，A-H 間隔が延長し，頻拍が誘発されています．この頻拍は A-H 間隔が長く，H-A 間隔は短いことから，遅伝導路を順伝導し，速伝導路を逆伝導する通常型房室結節回帰性頻拍(common type AVNRT)と考えられます．ここで，Koch 三角の三尖弁輪部(TA)から記録された slow pathway potential (Asp)に注目してください．Asp は局所心房興奮(A)の後に認められ，冠状静脈洞近位部(CSp)の心房興奮よりも遅れて出現しています．また，早期刺激(S2)時にも A-Asp 間隔の延長はなく，いわゆる減衰伝導特性は示しません．こうした所見から，Asp は遅伝導路の興奮そのものではなく，心房端の興奮を反映すると考えられています[1]．

房室結節伝導や AVNRT に関してはいまだ未知の点が少なくありませんが，通常型 AVNRT の頻拍回路の局在は現時点では図 6-3 のように理解されています[2]．すなわち，心房中隔の冠状静脈洞開口部(CSos)を底部とし，房室結節(compact AN node, c. AVN)を頂点とする Koch 三角の後下方に存在する遅伝導路(SPW)を順伝導し，前上方に存在する速伝導路(FPW)を逆伝導する興奮旋回路です．従来，

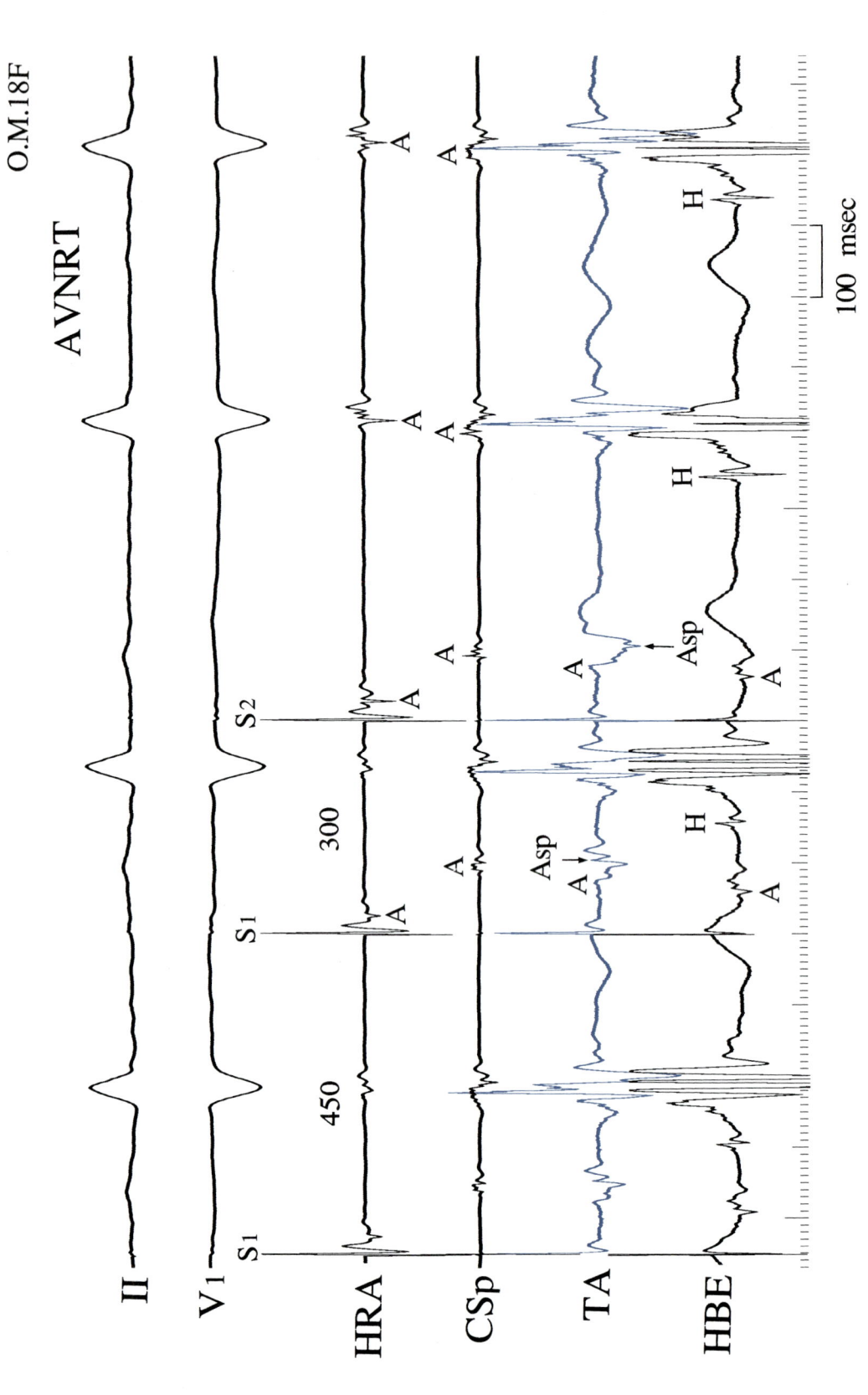

42　Ⅱ　房室結節回帰性頻拍（AVNRT）

図 6-2　右房早期刺激（S1・S2）による房室結節回帰性頻拍（AVNRT）の誘発と三尖弁輪部（TA）における slow pathway potential（Asp）記録
詳細は本文参照．

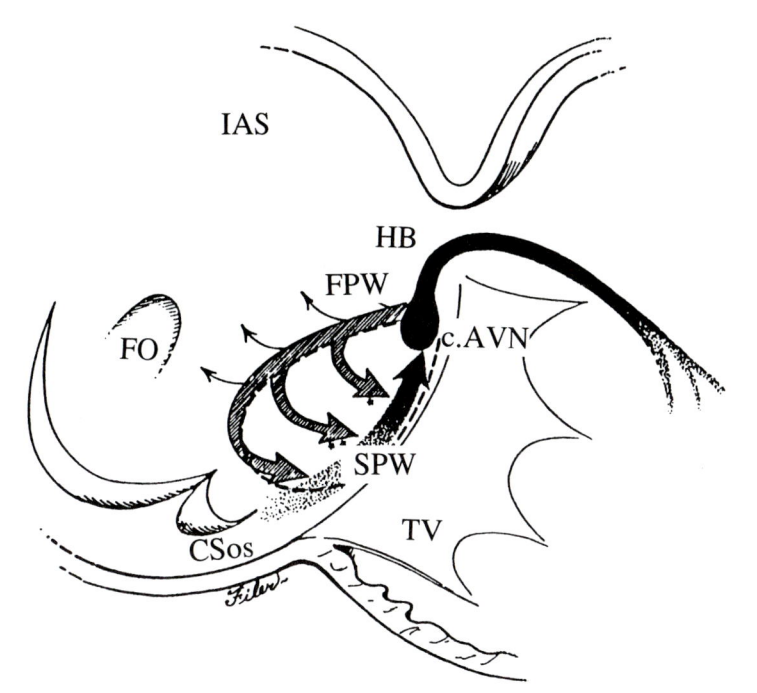

図 6-3 房室結節回帰性頻拍（AVNRT）における順行性遅伝導路（SPW）と逆行性速伝導路（FPW）の局在を示すシェーマ（文献 2 から引用，一部改変）
c.AVN＝房室結節，HB＝His 束，CSos＝冠状静脈洞開口部，TV＝三尖弁（中隔尖），FO＝卵円窩，IAS＝心房中隔．詳細は本文参照．

AVNRT の興奮旋回路は房室結節内に限局し，心房筋はその維持に関与しないと考えられてきました．しかし，薬物抵抗性の AVNRT 症例に対し，房室ブロックの作成を目的として外科手術を行った後，房室ブロックは作成できなかったものの AVNRT が根治したという報告がなされました[3]．それ以後の手術治療やカテーテル・アブレーションによる AVNRT の根治成績[1]から，房室結節外の刺激伝導路（速伝導路・遅伝導路）および心房筋も興奮旋回路に含まれると考えられるようになりました．

高周波カテーテル・アブレーション法により速伝導路または遅伝導路のいずれかを焼灼すれば AVNRT を根治することができますが，最近では遅伝導路の選択的アブレーションが好んで行われます．これは合併症としての完全房室ブロックの発生がより低率であるためです．図 6-4 は本症例の遅伝導路アブレーション成功部位（矢印，図 6-2 の TA 電位記録部位）を示します．この部位は Koch 三角の中部です．洞調律時にカテーテル先端電極に高周波を通電すると，4 秒以内に房室接合部頻拍（＊）が出現しています（図 6-5）．この所見は，通電によって発生する熱の影響が房室結節に及んでおり，遅伝導路組織を含めて焼灼していることを示しています．遅伝導路アブレーション成功時にはこの所見がしばしば認められます．

本症例はこの後，約 4 年間無治療・無症状で経過し，AVNRT は治癒したと考えられます．

44　II　房室結節回帰性頻拍（AVNRT）

Slow Pathway Ablation

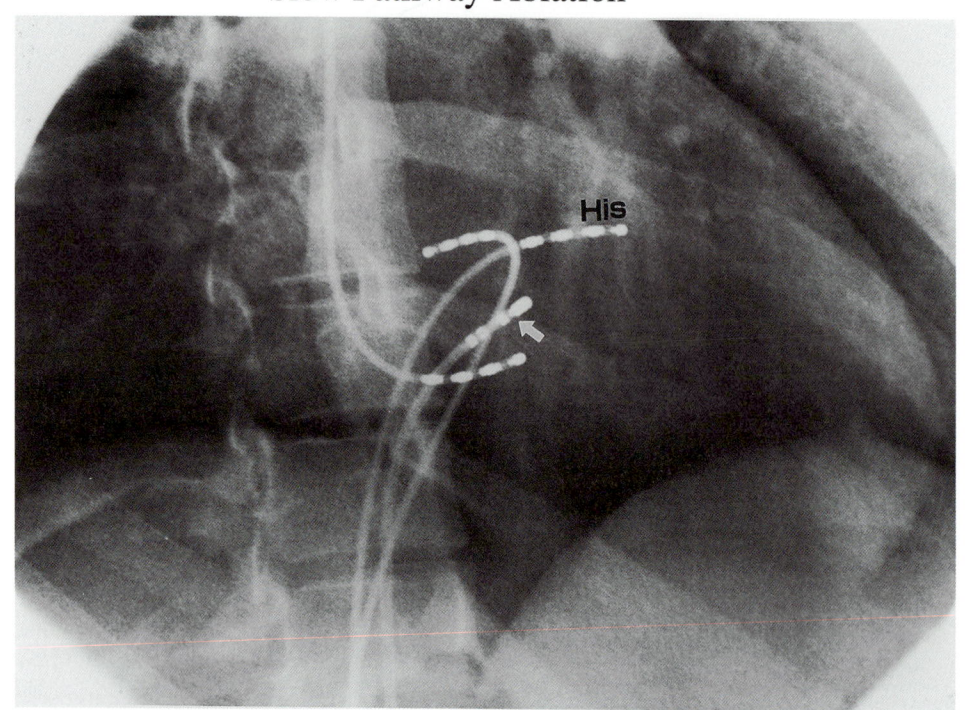

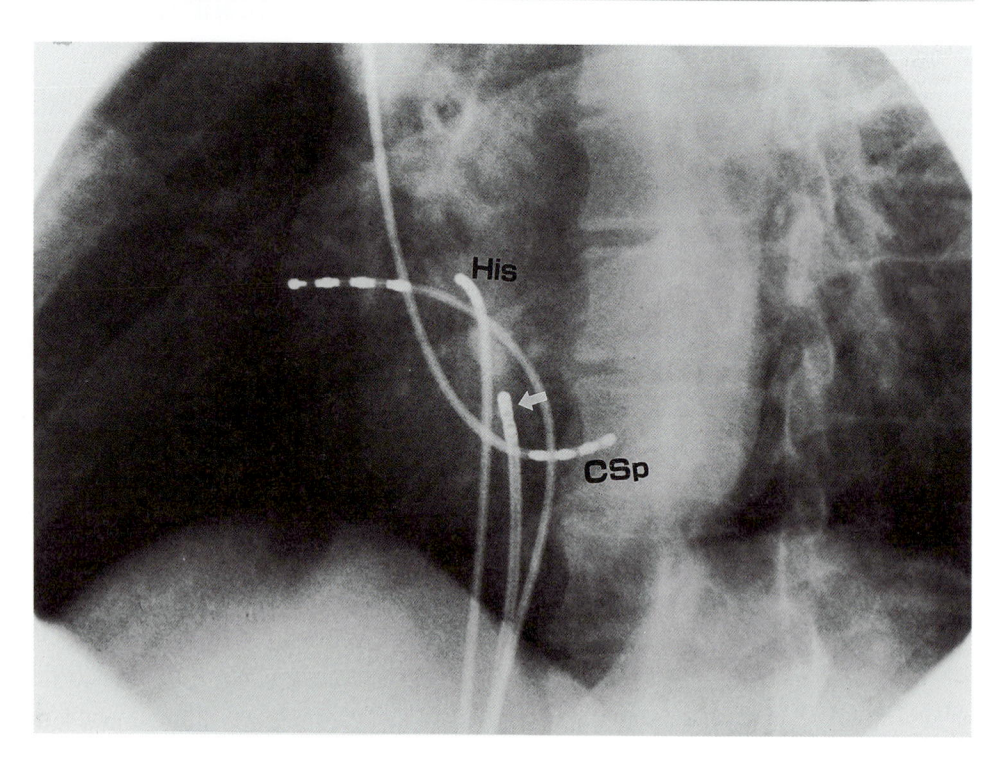

図 6-4　遅伝導路（slow pathway）アブレーション時の電極カテーテル位置（矢印）
　　　　上は右前斜位 30 度．下は左前斜位 60 度．

症例6　心房興奮が不明瞭な AVNRT　45

図 6-5　高周波通電時に認められた房室接合部頻拍(*)　詳細は本文参照.

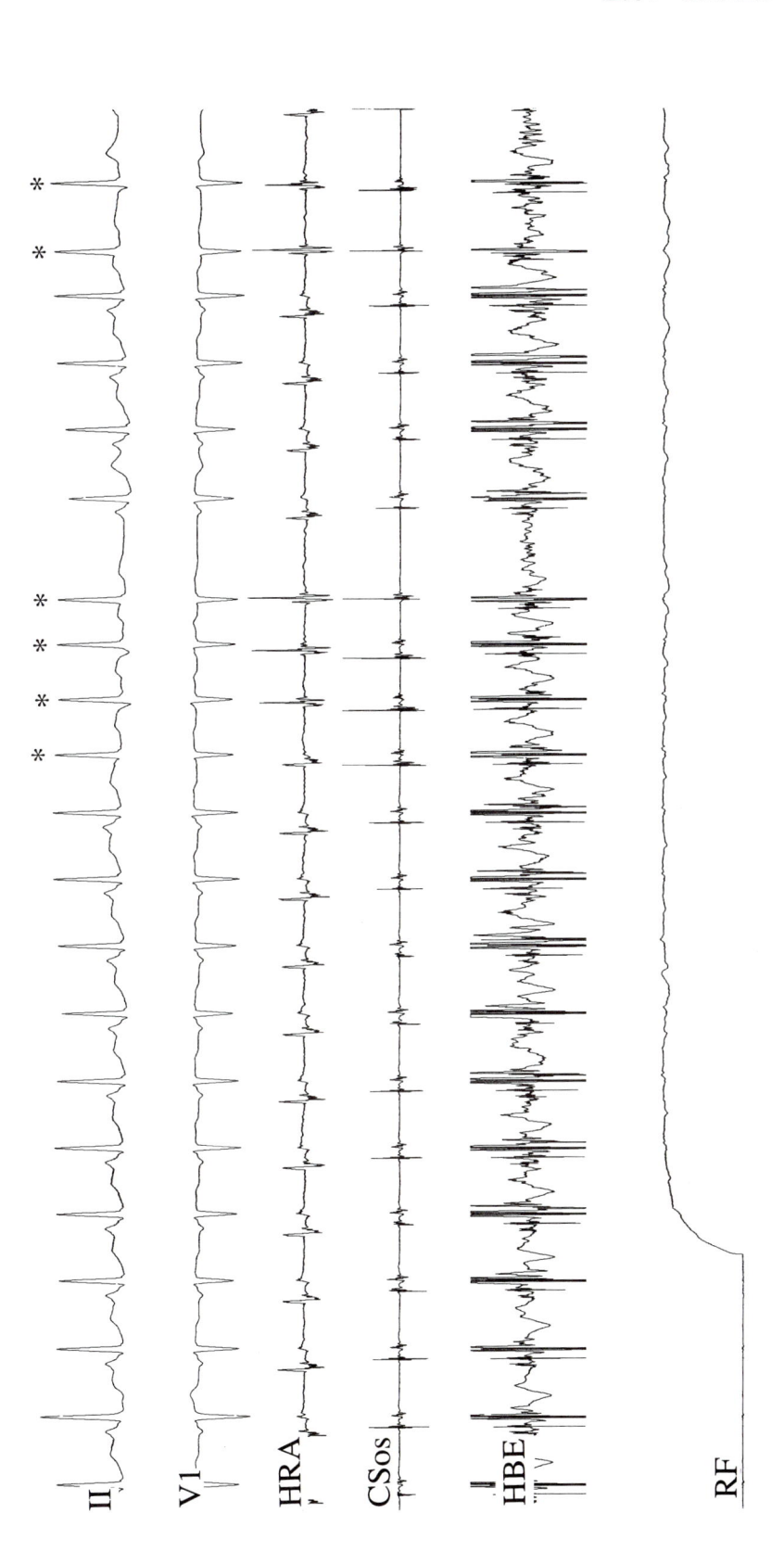

▶SIDE MEMO　頻拍時の心電図によるAVRTとAVNRTの鑑別　非発作時の心電図でデルタ波を認める症例の上室頻拍は副伝導路を介する房室回帰性頻拍（AVRT）の可能性がきわめて高いと考えてよいが，デルタ波がない症例の上室頻拍の機序を推測する場合には，発作時の心電図におけるQRSと心房興奮（P′）との位置関係やP′波の極性に注目する（図6-6参照）．

Josephson[4]によれば，潜在性副伝導路を介するAVRTの大多数（91％）では，P′波がST部分に認められる（症例2，SIDE MEMO図2-5参照）．まれに潜在性副伝導路の室房伝導時間が長い症例があり，この場合P′波はQRSの前に認められ，いわゆるlong R-P′頻拍を呈する（9％）．

一方，AVNRTの大多数は遅伝導路を順伝導し，速伝導路を逆伝導するいわゆる通常型であり，この場合P′波はQRSに重なり不明瞭であったり（48％），QRSの直後，とくにS波のタイミングに一致して認められることが多い（46％）．まれにP′波がQRSにわずかに先行して認められることもある（2％）．呈示した通常型AVNRT（図6-2）では心房興奮（A）と心室興奮がほぼ同時であるため，心電図上P′波はQRSに重なり不明瞭である．速伝導路を順伝導し，遅伝導路を逆伝導するいわゆる稀有型AVNRTでは，P′波がQRSの前に認められ，いわゆるlong R-P′頻拍を呈する（4％）．

心房頻拍や洞結節リエントリー性頻拍の大多数もlong R-P′頻拍を呈する．洞結節リエントリー性頻拍やinappropriate sinus tachycardia（IST，症例10参照）の場合，P′波は洞調律と同様である．

以上の成績に基づいて，次のように鑑別診断をすすめるとよい．すなわち，上室頻拍時のP′波がST部分に認められた場合AVRTを疑い，P′波が不明瞭であったり，QRSの直後または直前にある場合は通常型AVNRTを疑う．long R-P′頻拍の場合，稀有型AVNRT，心房頻拍，その他の頻拍との鑑別が必要である（症例9，long R-P′頻拍の鑑別診断参照）．

こうした上室頻拍の鑑別診断は，EPSを施行せずに予防的抗不整脈薬治療を行う場合，適切な薬物の選択に有益と思われる．すなわち，AVRTや心房頻拍が疑われる場合，ⅠA・ⅠC群抗不整脈薬の効果が期待でき，AVNRTが疑われる症例に対してはⅣ群薬・Ⅱ群薬あるいはジギタリスなどが第一選択となる．また，上室頻拍患者にEPS・カテーテルアブレーションを勧める場合，期待される成功率や起こり得る合併症についての説明に際して，この鑑別診断が役立つであろう．

文　献

1) Jackman WM, Beckman KJ, McClelland JH, et al.：Treatment of supraventricular tachycardia due to atrioventricular nodal reentry by radiofrequency catheter ablation of slow pathway conduction. N Engl J Med 327：313-318, 1992
2) Keim S, Werner P, Jazayeri M, et al.：Localization of the fast and slow pathways in atrioventricular nodal reentrant tachycardia by intraoperative ice mapping. Circulation 86：919-925, 1992
3) Pritchett ELC, Anderson RW, Benditt DG, et al.：Reentry within the atrioventricular node：surgical cure with preservation of atrioventricular conduction. Circulation 60：440-446, 1979
4) Josephson ME：Supraventricular tachycardia. In Josephson ME, ed. Clinical Cardiac Electrophysiology, Lea & Febiger, Malvern, 1993, p269

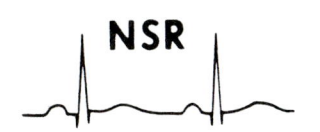

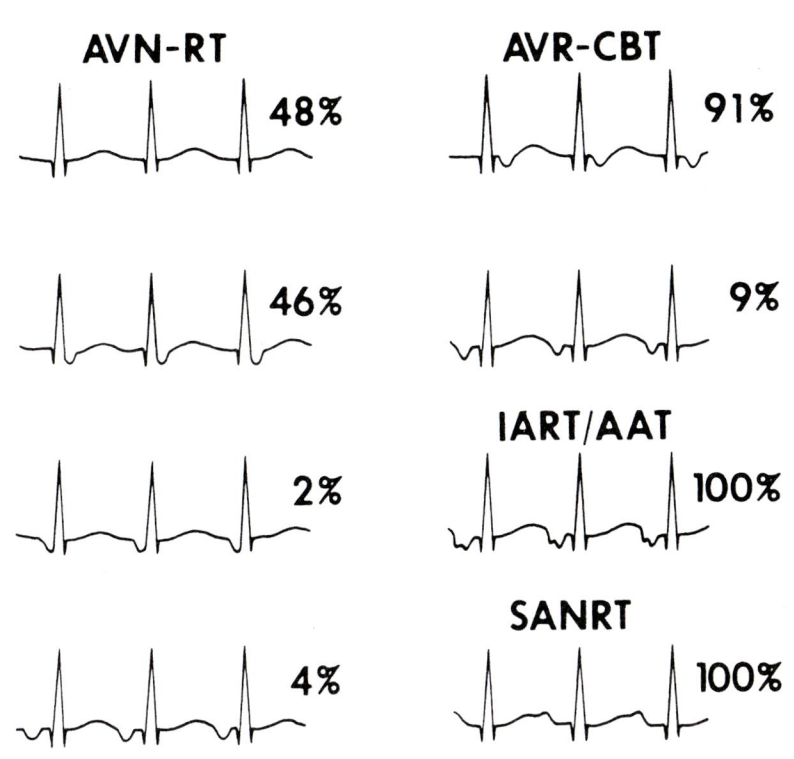

図 6-6 上室頻拍時のQRSと心房興奮（P'）との位置関係（文献4から引用） NSR＝正常洞調律，AVN-RT＝房室結節回帰性頻拍，AVR-CBT＝潜在性副伝導路を介する房室回帰性頻拍，IART/AAT＝心房内リエントリー性頻拍/自動能性心房頻拍，SANRT＝洞結節リエントリー性頻拍．詳細はSIDE MEMO参照．

7 顕著な自律神経修飾が認められた AVNRT

▶SIDE MEMO　AVNRT の発生機序と自律神経系による修飾

症例

症例は 54 歳, 女性. 主訴は動悸. 生来健康であったが, 1994 年 2 月, 家事に追われていたとき突然動悸が出現したため, 当院救急外来で受診した. その際の心電図を図 7-1 に示す. 血圧は触診で 70 mmHg であった.

7　診断・治療をめぐって

指導医　図 7-1 の心電図を読んでください.

研修医　規則的な narrow QRS 頻拍で心拍数は約 170/分です. 心房興奮（P'）は明瞭ではありませんが, II, III, aVF 誘導で QRS の直後に陰性の P', V1 誘導の QRS の直後に陽性 P' があるように見えます（矢印）. 上室頻拍でこの位置に P' を認める場合, 房室結節回帰性頻拍（AVNRT）が最も疑われます（症例 6 の SIDE MEMO 参照）.

指導医　頻拍時の心電図では P' が不明瞭であっても, 洞調律時の心電図と見比べるとはっきりすることがしばしばあります. この頻拍は ATP（アデホス）10 mg の静注によって停止しましたが, 図 7-2 はその直後の心電図です. 洞調律時には II, III, aVF 誘導で QRS の直後に陰性の振れはありませんが, 頻拍時にはこれが明らかであり, P' であることがわかります（図 7-1 の矢印）. 同様に, V1 誘導の陽性 P'（図 7-1 の矢印）もはっきりします. V1 誘導の QRS 直後の陽性 P' は pseudo-r' と呼ばれ, AVNRT でしばしば認められる特徴的な所見です.

　この症例はその後ベラパミル（ワソラン）を服用し外来で経過観察を受けていましたが, 労作時に動悸発作が再発したため, EPS・カテーテルアブレーション目的で当科に入院しました.

　図 7-3 は高位右房（HRA）の早期刺激（S1・S2）時の所見です. 早期刺激間隔（S1-S2）を 310 から 300 msec に 10 msec 短縮すると, A-H 間隔は 50 msec 延長（jump）し, 房室結節二重伝導路が示唆されました. しかし, 心房エコーや AVNRT の誘発は認められませんでした. また, 右室ペーシングにより房室結節を介する室房伝導を認めましたが, 周期 500 msec（120/分）でブロックを生じ, 逆行性の房室結節伝導が不良であるため, 心房エコーや AVNRT の誘発が認められないと解釈されました.

　そこで, イソプロテレノール（ISP）1 μg/分の点滴静注を行ったところ, 180/分まで 1:1 室房伝導が可能となり, HRA の早期刺激により通常型 AVNRT（180/分）を誘発できました（図 7-4）. ここで, 頻拍時の V1 誘導に注目してください. 心房

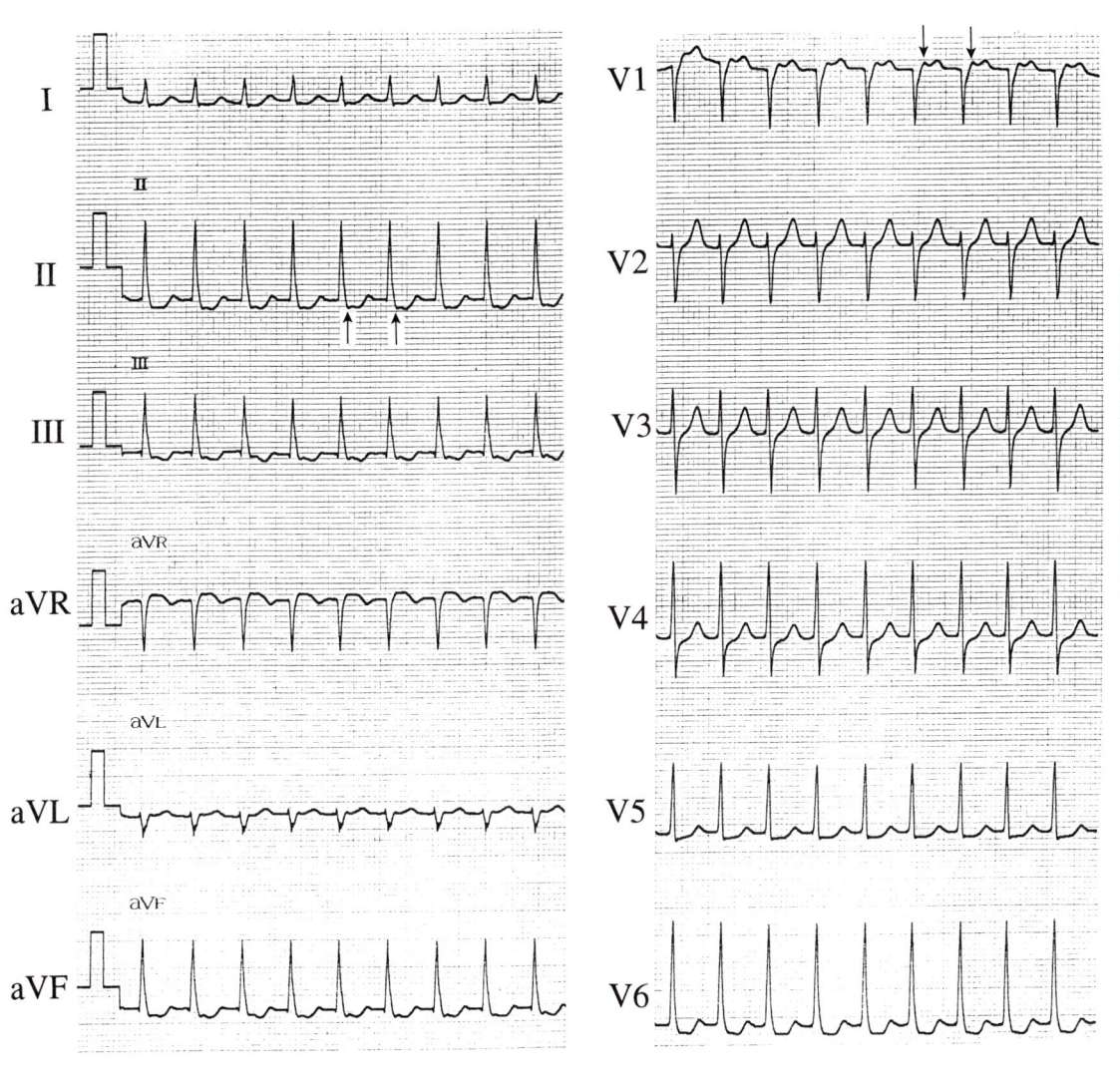

図 7-1 動悸発作時の心電図　詳細は本文参照.

刺激時にはなかった pseudo-r′ を認めますが，このタイミングが HRA の興奮（A）と一致し，P′ であることがわかります．ISP を中止し，硫酸アトロピン 1 mg を静注後にも持続性 AVNRT の誘発が可能でした．すなわち，本症例では交感神経刺激あるいは迷走神経遮断によって AVNRT の誘発，維持が可能になることがわかりました．これは，動悸発作が労作時に起こったという病歴と一致します．

　このように，AVNRT の誘発，維持に自律神経系が大きな影響を与えることがわかります（SIDE MEMO 参照）．実際，私の経験では，頻拍時の心電図記録が得られている症例でも，EPS 時にベースラインのプログラム電気刺激法によってAVNRT を誘発・再現できる症例は 60％弱で，AVRT や持続性 VT の誘発・再現率よりも低率です（図 7-5）．しかし，交感神経刺激（ISP）あるいは迷走神経遮断（アトロピン）を行うことによって全例で誘発が可能となります．一方，心房頻拍（AT）や心室頻拍・細動（VT・Vf）の誘発陽性化はこれよりも低率であり，これらの頻拍

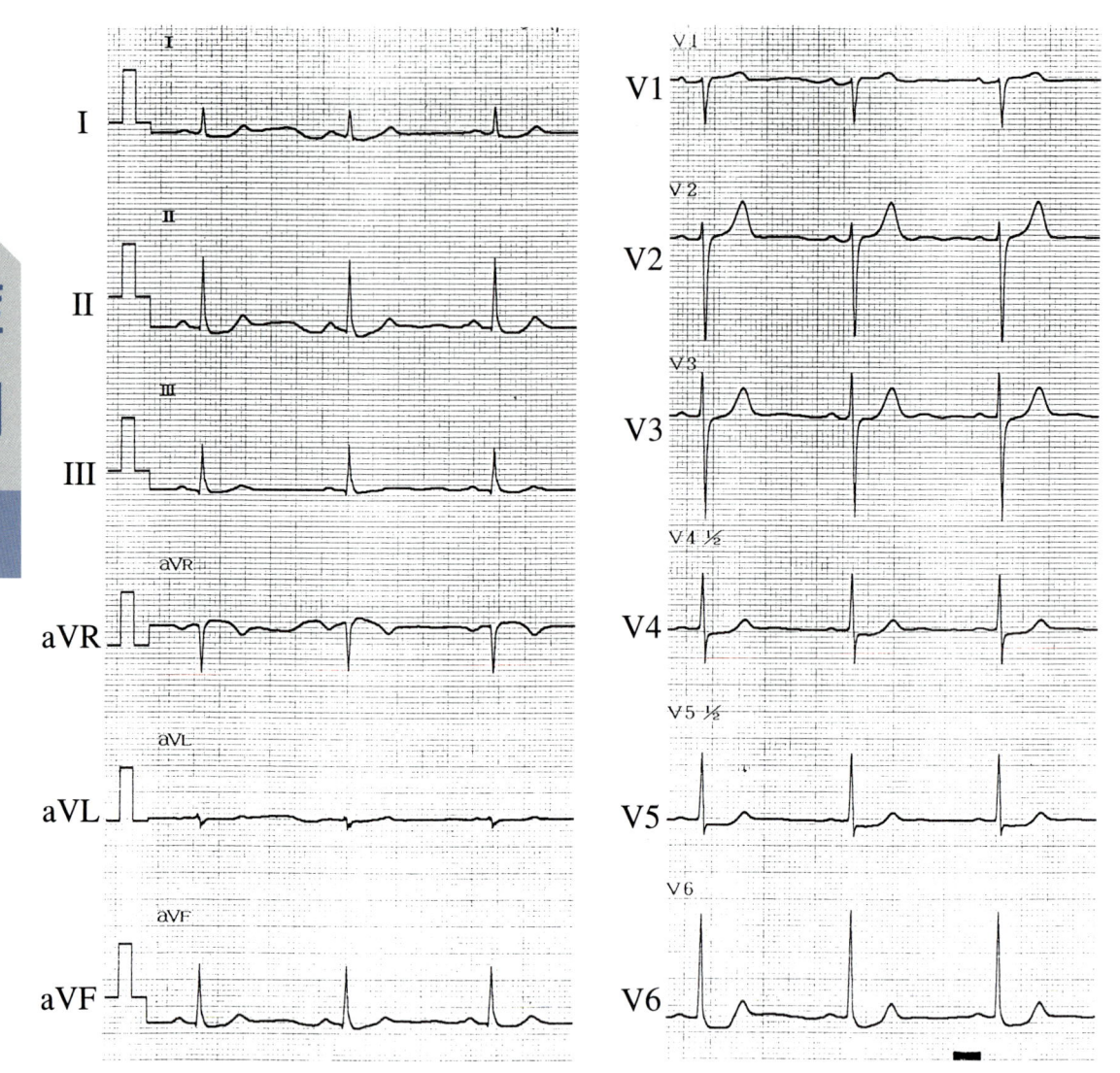

図 7-2 頻拍停止直後の心電図　詳細は本文参照.

　の誘発(発生)には自律神経系による電気的修飾以外に，心臓の機械的負荷や心筋虚血などの一過性因子も関わっていることを示唆していると思われます．
　なおこの AVNRT は，Koch 三角中部の slow pathway potential (Asp) 記録部での高周波通電によって ISP 投与下でも誘発不能となりました．その後，無投薬で経過観察中ですが，動悸発作の再発はありません．

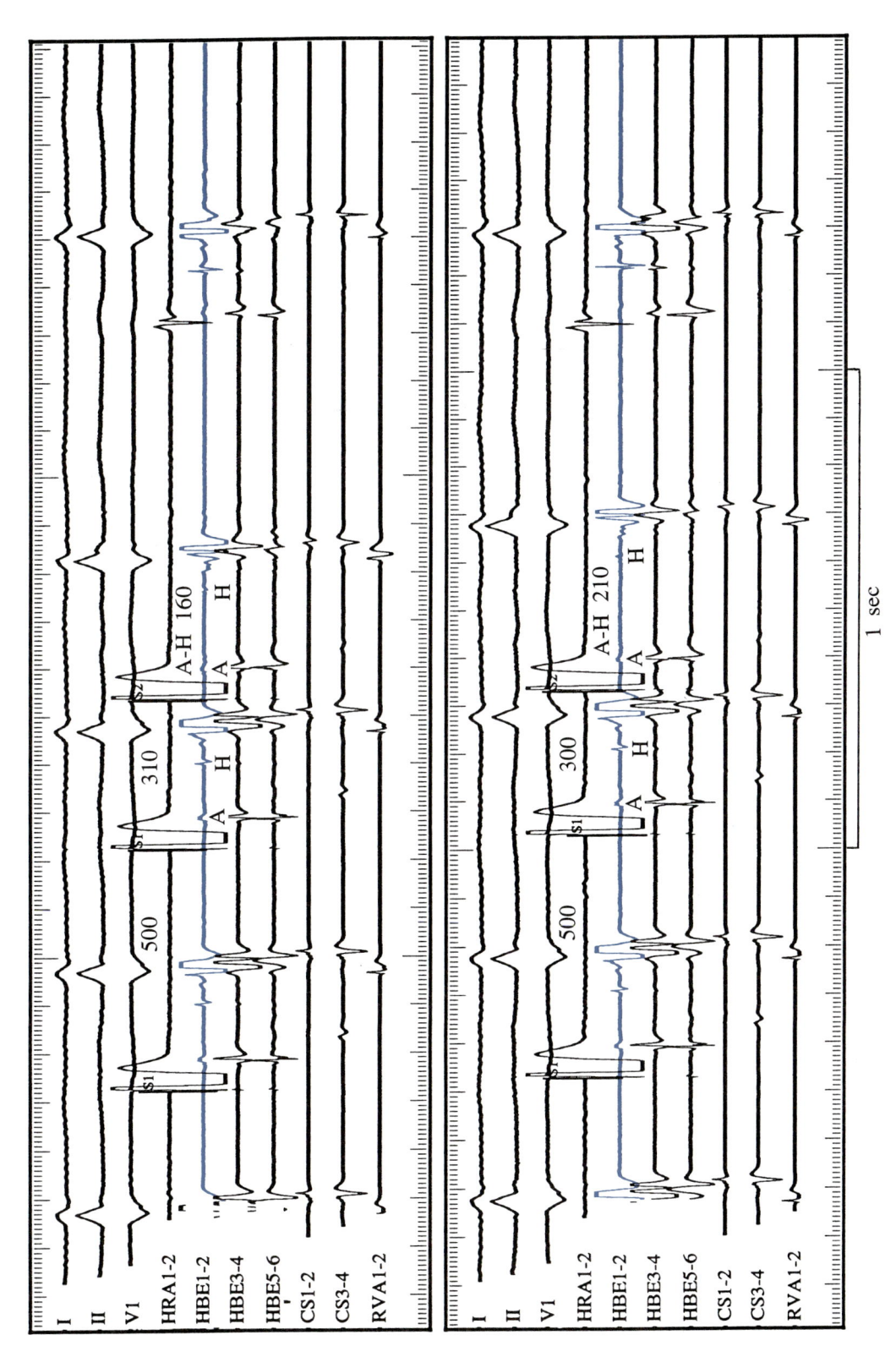

症例7　顕著な自律神経修飾が認められたAVNRT　51

図7-3　ベースラインの高位右房早期刺激　詳細は本文参照.

52　Ⅱ　房室結節回帰性頻拍（AVNRT）

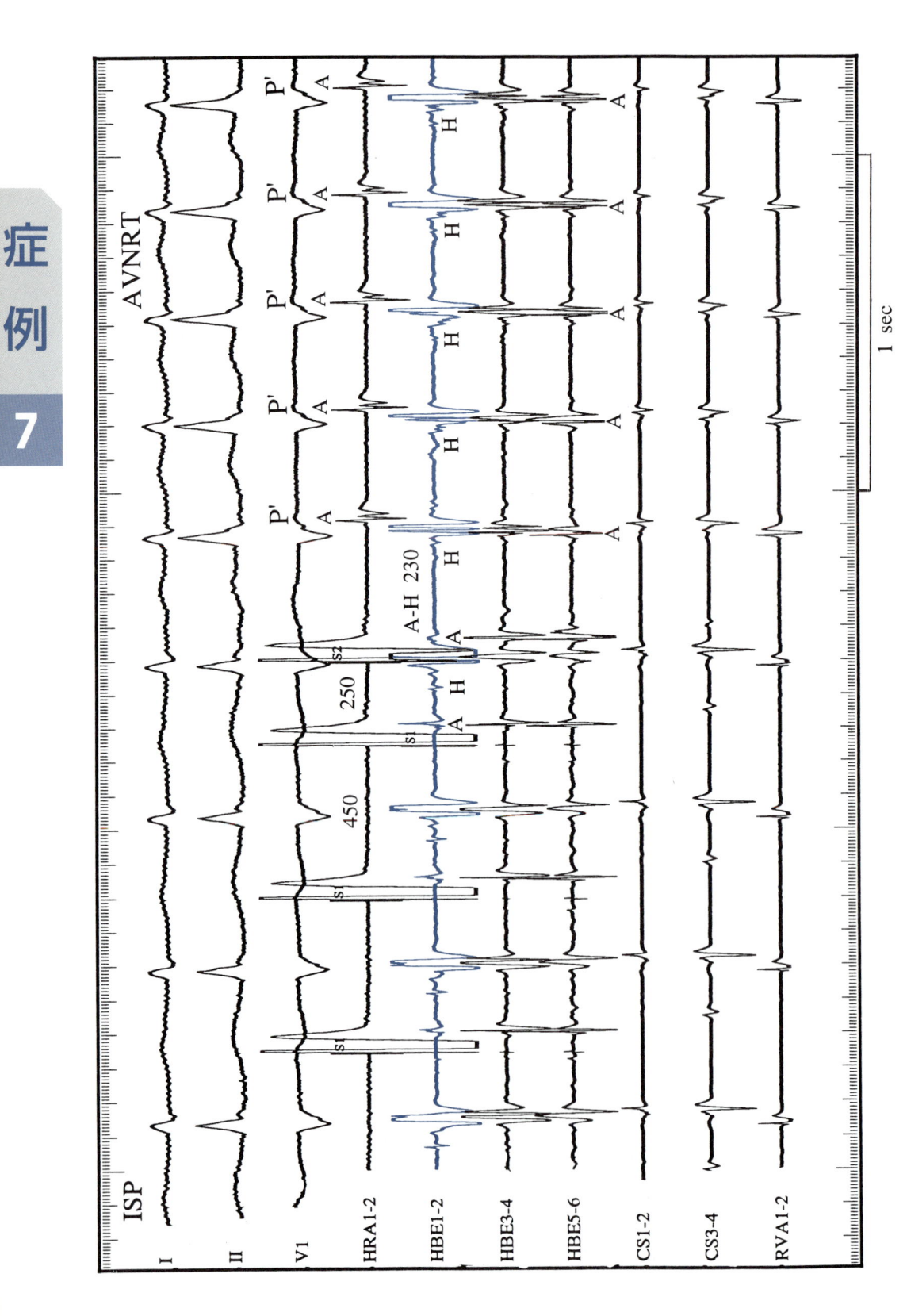

図 7-4　イソプロテレノール(ISP)点滴静注時の高位右房早期刺激　詳細は本文参照．

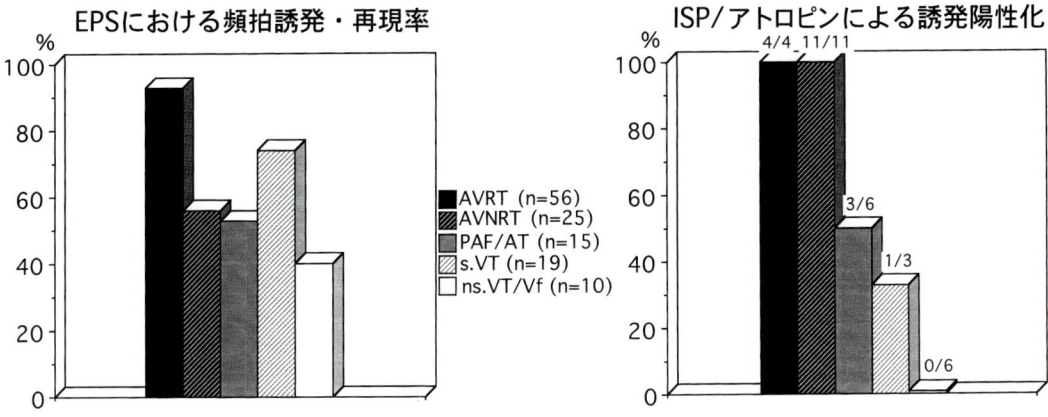

図 7-5 頻拍時の心電図記録が得られた症例における EPS 時の誘発・再現率(左)と誘発陰性例に対するイソプロテレノール(ISP)またはアトロピンの効果(右)　略号：AVRT＝房室回帰性頻拍，AVNRT＝房室結節回帰性頻拍，PAF/AT＝発作性心房粗動/心房頻拍，s.VT＝持続性心室頻拍，ns. VT/Vf＝非持続性心室頻拍/心室細動．詳細は本文参照．

▶SIDE MEMO　AVNRT の発生機序と自律神経系による修飾　房室結節回帰性頻拍(AVNRT)は機能的に縦解離した房室結節二重伝導路を基盤として発生する．従来，AVNRT の興奮旋回路は房室結節内に限局するとされてきたが，現在では房室結節外の刺激伝導路(速伝導路・遅伝導路)および心房筋も興奮旋回路に含まれると考えられるようになった(症例 6 参照)．

図 7-6 は通常型 AVNRT の発生機序のシェーマである．図左は洞調律もしくは心房基本刺激(S1)時の房室結節の伝導様式で，心房興奮は速伝導路(FPW)を通って心室へ伝えられ，遅伝導路(SPW)を介する興奮は FPW からの逆行性興奮と衝突し，途中で消滅する．しかしもし，FPW の有効不応期(ERP)が SPW よりも長い状態の時に，これより短い連結期の心房期外刺激(S2)が房室結節に到達すると，FPW を介する伝導はブロックされ，興奮は SPW を通って下行し心室へ伝えられる(図中央)．この際，A-H 間隔が突然延長するいわゆる jump 現象が認められる．同時に興奮は下部共通路(lower common pathway)を介して FPW を上行し，この時に心房筋および SPW が不応期を脱していれば図右に示すようなリエントリーが成立・

図 7-6　通常型房室結節回帰性頻拍の発生機序のシェーマ
略号：SPW＝遅伝導路，FPW＝速伝導路，A＝心房，AVN＝房室結節，H＝His 束，ERP＝有効不応期

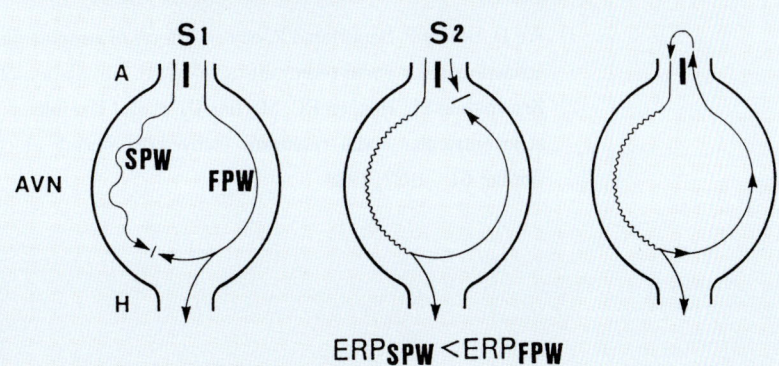

$ERP_{SPW} < ERP_{FPW}$

持続する．FPW の ERP が SPW よりも短く，かつ SPW の逆伝導能が良好であれば，稀有型(速-遅型)AVNRT が成立する．

本文で述べた通り，AVNRT の誘発・維持は自律神経系によって大きく左右される．すなわち，一般に AVNRT の誘発・維持は交感神経刺激あるいは迷走神経遮断によって促進される[1,2]．これは，交感神経刺激あるいは迷走神経遮断の効果が FPW よりも SPW に強く現れ，SPW の不応期を短縮しその伝導を促進するためと解釈されている[1,2]．逆に，交感神経 β 受容体遮断によって，SPW の順伝導が抑制され，jump 現象や AVNRT の誘発が抑制される場合がしばしば経験される．図 7-7 左にそうした実例を示した．また，呈示した症例のように，交感神経刺激あるいは迷走神経遮断により FPW の逆伝導能が改善されて通常型 AVNRT の誘発・維持が可能になる場合も認められる．稀に，交感神経刺激あるいは迷走神経遮断が FPW の順伝導をより強く促進し，コントロール時に認められた誘発が陰性化する場合もある（図 7-7 右）．このように，AVNRT への自律神経系の影響は多様であり，また自律神経刺激・遮断の強弱によっても異なることが推測される．

図 7-7 右房早期刺激(S1・S2)時の房室結節伝導曲線と自律神経修飾
(左)プロプラノロール静注による jump 現象および房室結節リエントリーの抑制
(右)アトロピン静注による jump 現象および房室結節リエントリーの抑制

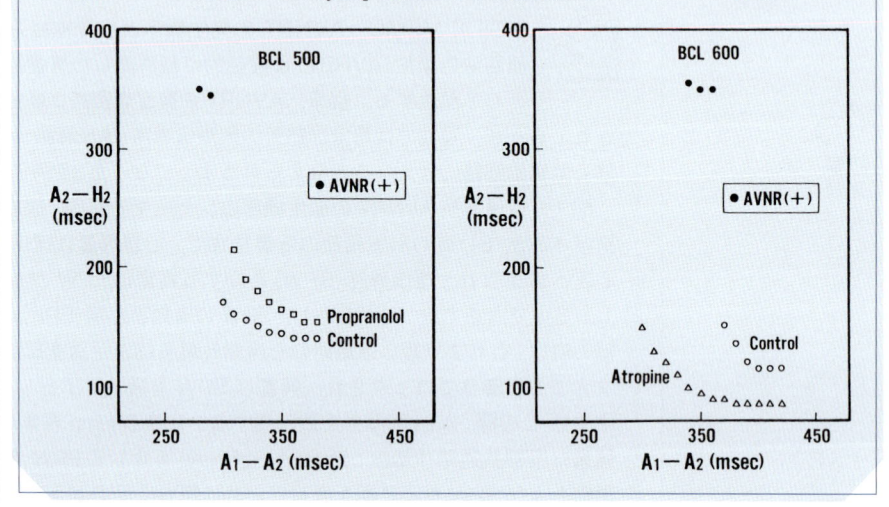

文献

1) Wu D, Denes P, Bauerfeind R, et al.：Effects of atropine on induction and maintenance of atrioventricular nodal reentrant tachycardia. Circulation 59：779, 1979
2) Brownstein SL, Hopson RC, Martins JB, et al.：Usefulness of isoproterenol in facilitating atrioventricular nodal reentrant tachycardia during electrophysiologic testing. Am J Cardiol 61：1037, 1988

8 2:1房室ブロックを伴うAVNRT

▶SIDE MEMO　peeling back 現象

症例は28歳，男性．主訴は動悸．15歳頃から運動後に数分から数時間持続する動悸発作を自覚するようになった．発作は月に1回程度であったが，27歳から頻度が増加したため，EPS目的で1995年11月当科に入院した．胸部理学所見，安静時の心電図，胸部X線検査，心エコー図検査にて異常を認めなかった．

診断・治療をめぐって

指導医　発作時の心電図は記録されていないものの，発作性頻拍症が疑われ，EPSを施行した症例です．図8-1は高位右房からの2連発早期刺激による頻拍の誘発を示します．可能性のある頻拍症をあげてください．

研修医　誘発された頻拍は正常QRS幅であり，上室頻拍と診断できます．心房興奮の周期は285 msec前後と短く，2:1房室ブロックを伴っています．房室ブロックにもかかわらず頻拍が持続していることから，房室回帰性頻拍（AVRT）は除外できます．心房頻拍（AT）の可能性が最も高いと考えます．

指導医　房室結節回帰性頻拍（AVNRT）は除外できますか？

研修医　房室ブロックの際His波が認められませんので，A-Hブロックと診断できます．房室結節でのブロックにもかかわらず頻拍が持続していますので，AVNRTは考えにくいと思います．

指導医　これに関する議論はまた後ですることにします．ATかAVNRTかの診断確定のために，いくつかの鑑別法を試みました．図8-2は頻拍中に1拍の心室早期刺激（PVS）を加えたところ，房室ブロックが消失し1:1伝導となったところを示しています．この頻拍はATP 15 mgの静注により，A-H間隔の漸増後A-Hブロックにて停止しました（図8-3）．また，本症例では図8-1の頻拍誘発の前に，右房早期刺激により，A-H間隔のjump現象と心房エコーを認め，二重房室結節伝導路の存在が示唆され，さらに，右室刺激時に1:1室房伝導を認め，これによる心房興奮は頻拍時と同じでした．

　以上の所見は，この頻拍がAVNRTであることを支持します．すなわち，ATPによりA-H間隔の漸増後A-Hブロックにて停止した所見は，この頻拍の維持に房室結節の順伝導が必須であることを示唆しており，AVNRTを支持する所見です（注：アデノシン感受性心房頻拍[症例12参照]は除外できない）．また，二重房室結節伝導路の所見や心房興奮が室房伝導時と同じであることも，AVNRTを支

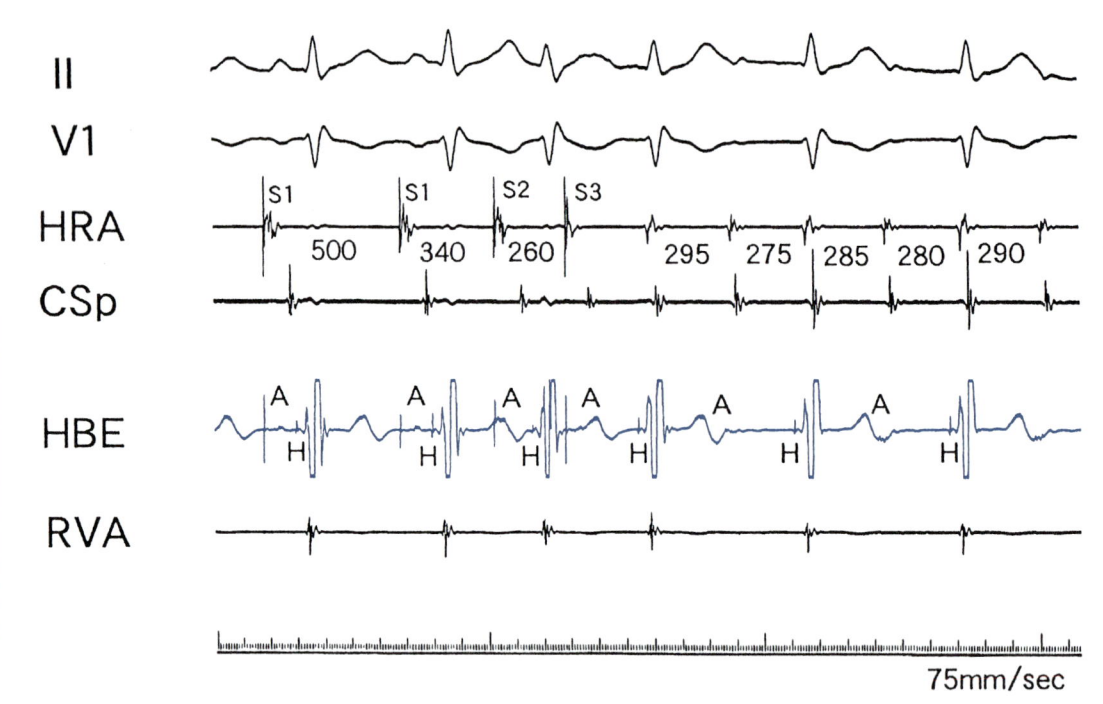

図 8-1　高位右房(HRA)の2連発早期刺激(S1・S2・S3)による頻拍の誘発　頻拍中，2：1房室(A-H)ブロックが認められる．

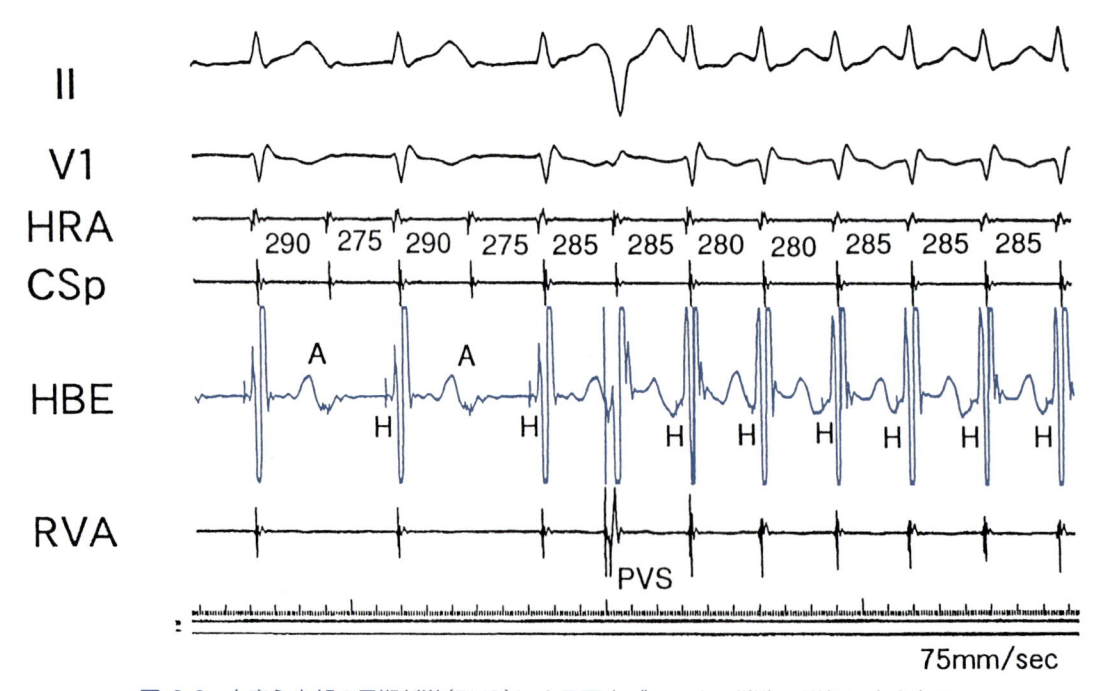

図 8-2　右室心尖部の早期刺激(PVS)による房室ブロックの消失　詳細は本文参照．

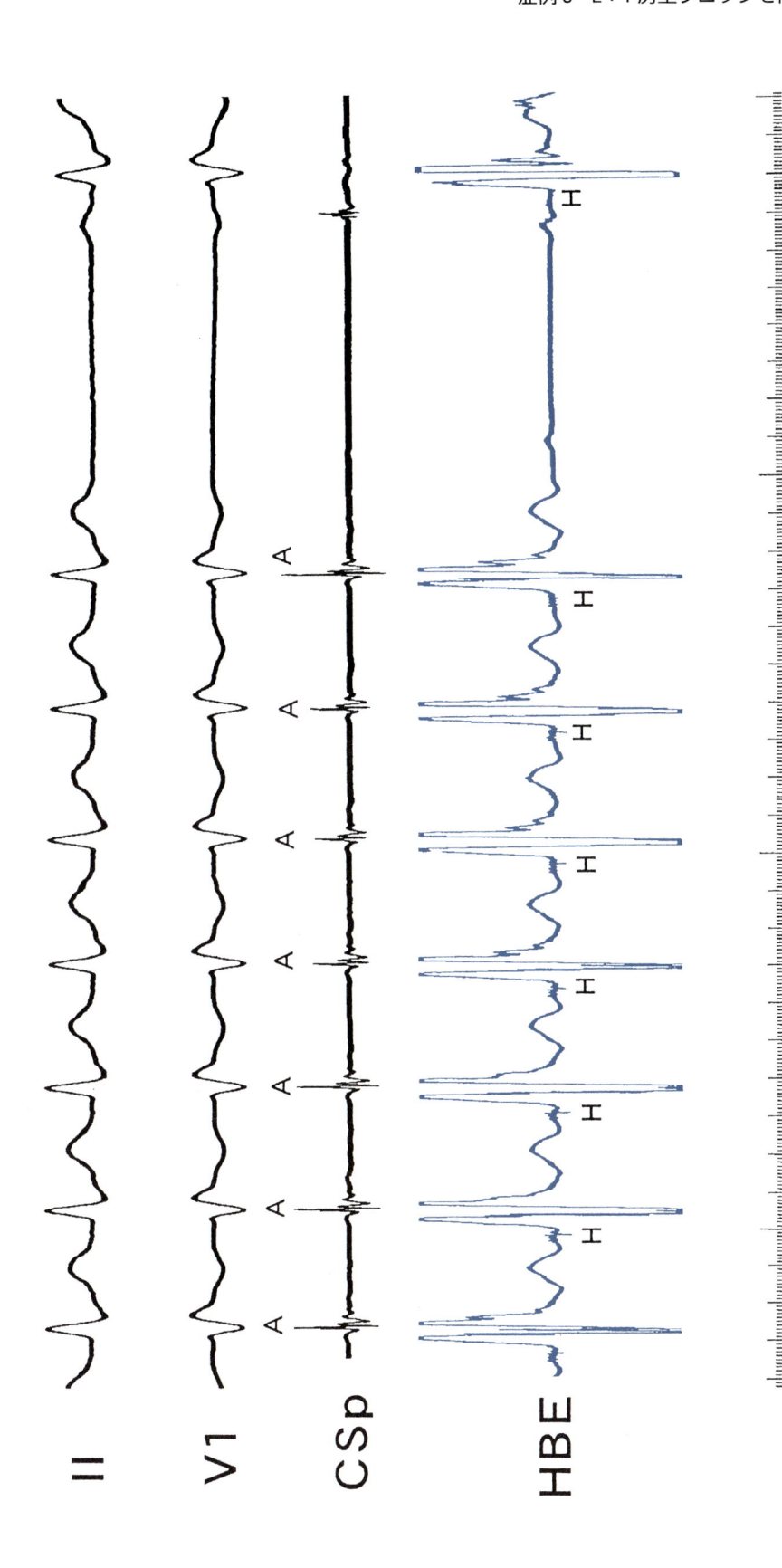

症例8 2:1房室ブロックを伴うAVNRT 57

図 8-3 ATP 15 mg 静注による頻拍の停止 詳細は本文参照.
75mm/sec

Ⅱ 房室結節回帰性頻拍（AVNRT）

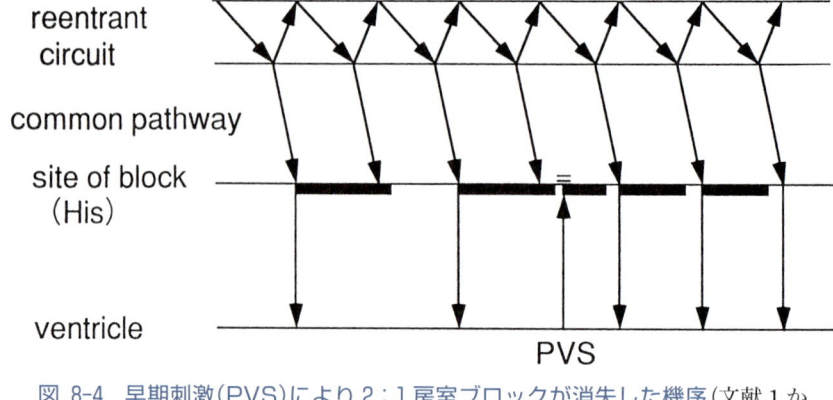

図 8-4 早期刺激(PVS)により2：1房室ブロックが消失した機序（文献1から引用）詳細は本文参照．

持します．

結局，遅伝導路を順伝導し速伝導路を逆伝導する通常型 AVNRT と診断し，slow pathway potential(Asp，症例6参照)が記録できた Koch 三角中部において，遅伝導路の高周波アブレーションを行いました．本症例はその後約2年間無治療・無症状で経過し，AVNRT は治癒したと考えられます．

最後に，A-H ブロックにもかかわらず頻拍が持続した所見から AVNRT は考えにくいという見解について，議論したいと思います．図8-4を見てください．おおまかに言えば，AVNRT 中の A-H 間隔は遅伝導路の順伝導を反映することは間違いありません．しかし，そればかりではなく，二重房室結節伝導路の下部共通路(lower common pathway)の伝導や His 束との結合部の伝導をも反映するものです．もし下部共通路あるいは His 束との結合部でブロックが生じた場合，His 束心電図にて A-H ブロックが認められますが，より上位(reentrant circuit)での興奮旋回(AVNRT)はそのまま持続するということが起こり得ます．したがって，<u>A-H ブロックにもかかわらず頻拍が持続した所見から AVNRT を除外することはできません</u>．

次に，PVS によって房室ブロックが消失し1：1伝導となった所見を説明します．当初，房室ブロック時 His 波が認められなかったことから，房室結節内下部共通路におけるブロックを考えましたが，実際はブロックがなかった場合 His 波が出現するべき時点よりも遅いタイミングで加えた心室早期興奮により1：1伝導となったことから，His 束上部でのブロックであったと考えられます．図8-4中，黒帯はブロック部(His 束上部)における有効不応期(ERP)を示します．興奮旋回路からの興奮は下部共通路を下降し，一心拍ごとに His 束上部における不応期のためにブロックが生じます．そこで図のようなタイミングで PVS を行うと，ブロック部の ERP が短縮します．その結果，次の興奮が通過可能となり，こうした先行周期の短縮に伴って ERP が短縮するため，それ以降1：1伝導が可能になったと考えられます．このような先行周期の短縮に伴う不応期の短縮を peeling back 現象[2]と呼びます（<u>SIDE MEMO</u> 参照）．

Man ら[3]は，2：1房室ブロックを伴う AVNRT の 8 例全例で，ブロック部位は本症例と同様に，房室結節内ではなく His 束内であったと報告し，両者の鑑別にはアトロピン静注に対する反応とともに PVS に対する反応が重要であることを強調しています．

房室ブロックが出現しても持続する上室頻拍をみた場合，AT を第一に考えるべきですが(症例 11 参照)，本症例のように AVNRT であることもあり，注意深い鑑別診断が必要です．

▶SIDE MEMO　peeling back 現象　peeling back 現象はもともと，与えられた早期刺激により局所の興奮が上位からの刺激よりも早く始まり，その結果，再分極が早く終了する現象を意味したが，現在では，先行周期の短縮に伴い局所の不応期が短縮する現象を意味することが多い(図 8-4 参照)．

peeling back 現象は fast response(Na 電流に依存する伝導)を示す細胞，すなわち His-プルキンエ系，心室筋，心房筋で認められるとされている[2]．

一方，Shenasa ら[4]，金沢ら[5]は，基本刺激時に心房・心室同時刺激を用いた期外刺激法により，通常の心房期外刺激法に比し房室伝導が改善されることを観察し，slow response(内向き Ca 電流に依存する伝導)を示す房室結節においても peeling back 現象が認められるとしている．

文　献

1) 村田光繁，宮崎利久，三好俊一郎，他：房室結節リエントリー性頻拍中に 2：1 AH ブロックを認め，心室早期刺激によりブロックが消失した症例．臨床心臓電気生理 20：107-111，1997
2) Josephson ME：Electrophysiologic investigation：General concepts. In Josephson ME, ed. Clinical Cardiac Electrophysiology, Lea & Febiger, Malvern, 1993, pp22-70
3) Man KC, Goyal R, Daoud E, et al.：Site of atrioventricular block during atrioventricular nodal reentrant tachycardia. Circulation 92(Suppl)：593, 1995
4) Shenasa M, Denker S, Mahmud R, et al.：Atrioventricular nodal conduction and refractoriness after intranodal collision from antegrade impulses. Circulation 67：651, 1983
5) 金沢芳樹，鈴木文男，沖重薫，他：心房・心室同時刺激を用いた期外刺激法による房室および室房伝導の検討．心電図 7：29，1987

9 long R-P′頻拍を呈した稀有型 AVNRT

▶SIDE MEMO　EPSにおける上室頻拍の鑑別診断

症例は29歳，女性．主訴は動悸．23歳頃から動悸発作を自覚していた．1996年（28歳時）8月，発作時某病院にて発作性上室頻拍（long R-P′頻拍）と診断された．頻拍はATP静注により停止した．高周波カテーテル・アブレーション治療を目的として1997年2月当科に入院となった．安静時の心電図ではデルタ波を認めず，胸部理学所見，胸部X線検査，心エコー図検査にも異常を認めなかった．

診断・治療をめぐって

指導医　他院において long R-P′頻拍と診断されている症例です．long R-P′頻拍は心電図上異所性 P 波（P′）が認められ，かつ R-P′間隔が P′-R 間隔よりも長い（R-P′／P′-R>1）上室頻拍です[1]．long R-P′頻拍の鑑別診断をあげてください．

研修医　心房頻拍（AT）と稀有型（速-遅型）房室結節回帰性頻拍（AVNRT）が代表的なものです．また，たえず出没を繰り返す稀な上室頻拍である permanent form of junctional reciprocating tachycardia（PJRT）[2]をあげることができます．

指導医　上室頻拍としては副伝導路を介する房室回帰性頻拍（AVRT）と通常型（遅-速型）AVNRT の頻度が高いわけですが（症例1の **SIDE MEMO** 参照），これらの大多数ではR-P′間隔が P′-R 間隔よりも短く（R-P′／P′-R<1）なります．したがって，心電図上 long R-P′を呈する上室頻拍は限られてきます．実際，臨床で AT や稀有型 AVNRT の症例に遭遇することは比較的稀です．PJRT は出没を繰り返す（incessant）上室頻拍で，若年者にみられますが，AT や稀有型 AVNRT よりもさらに稀です．PJRT は AVRT の一種で，副伝導路の伝導時間が長く減衰伝導特性を示すため，long R-P′頻拍を呈します．副伝導路は後中隔に存在することが多いのですが，他の部位に存在したり，複数のことも稀でないと報告されています[3,4]．また，AVRT 例で enhanced AV nodal conduction と心房内逆伝導時間の延長が併存する場合，long R-P′頻拍の心電図波形を呈することがあります[5]．

　前置きはこれくらいにして，本症例の EPS の成績を呈示します．EPS において誘発された頻拍時の心電図（図9-1）を読んでください．

研修医　心拍数155/分の上室頻拍で，不完全右脚ブロックが認められます．心房興奮は明瞭ではありませんが，II，III，aVF 誘導の T 波の終末部分に陰性 P 波（P′）があるように思われます．この読みが正しいとすれば，R-P′／P′-R>1 であり，他院で指摘された long R-P′頻拍と同じ頻拍と考えられます．

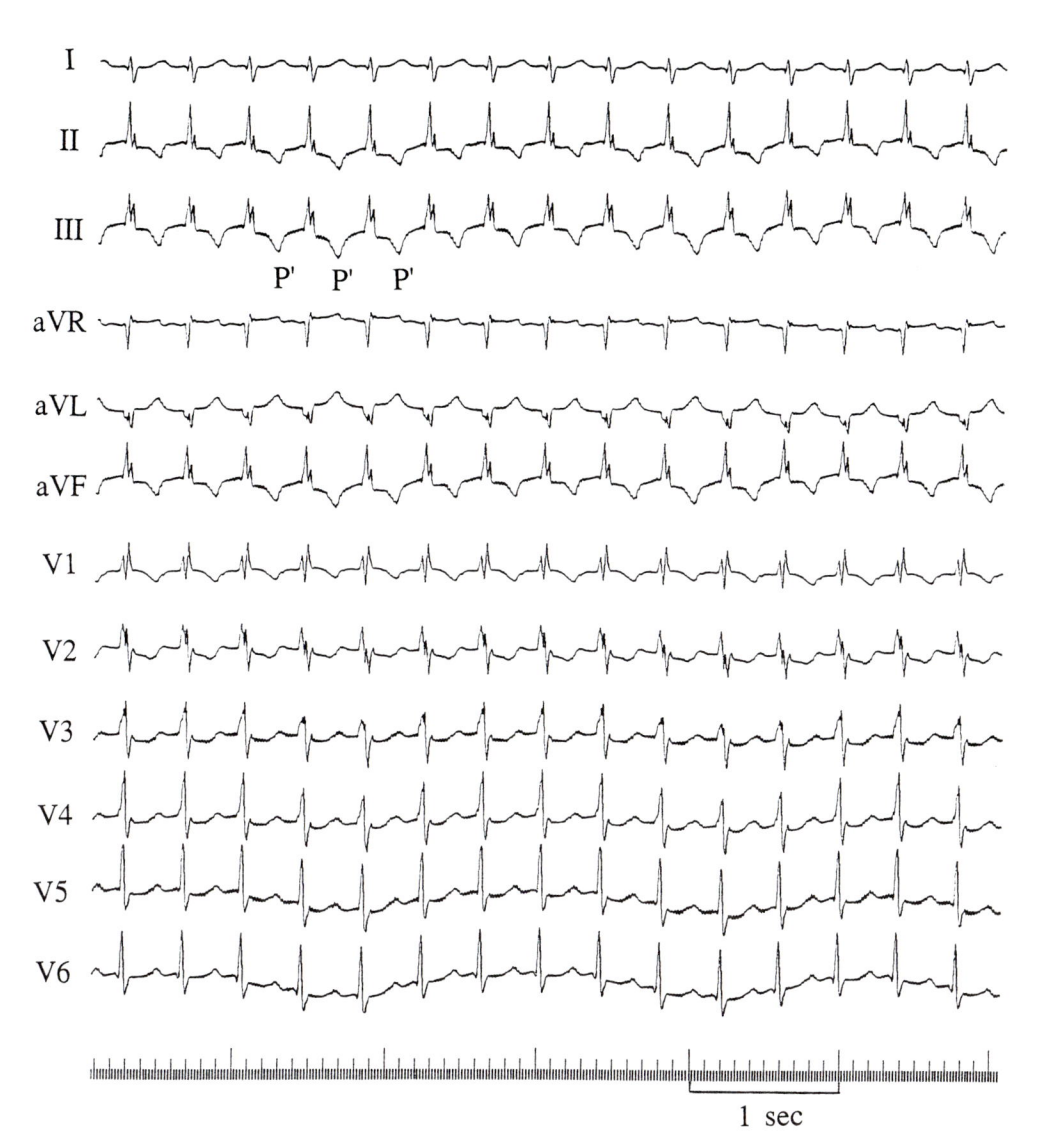

図 9-1　誘発された上室頻拍(long R-P′頻拍)　詳細は本文参照.

指導医 　図9-2は頻拍誘発時の心内電位記録です．高位右房(HRA)の早期刺激法(S1・S2)により上室頻拍が誘発されています．頻拍中のHis束心電図(HBE)のA-H時間は130 msec前後と著しい延長はなく，順伝導は速伝導路(fast pathway)によると考えられます．一方，最早期心房興奮は冠状静脈洞開口部に近いCS3-4に認められます．これがHBE→HRAへと伝導しており，このlow→high sequenceのためにⅡ，Ⅲ，aVF誘導のP′が陰性となっていると考えられます．HBEのH-A間隔は280 msecと延長しています.

　この時点では，速伝導路を順伝導し遅伝導路を逆伝導する稀有型AVNRTか，伝導時間の長い潜在性副伝導路を逆伝導路とするAVRTか，あるいはATかの鑑別はできません．稀有型AVNRTは遅伝導路を逆伝導するため後中隔に最早期心房興奮が認められますし，後中隔起源のATや後中隔副伝導路を介するAVRTで

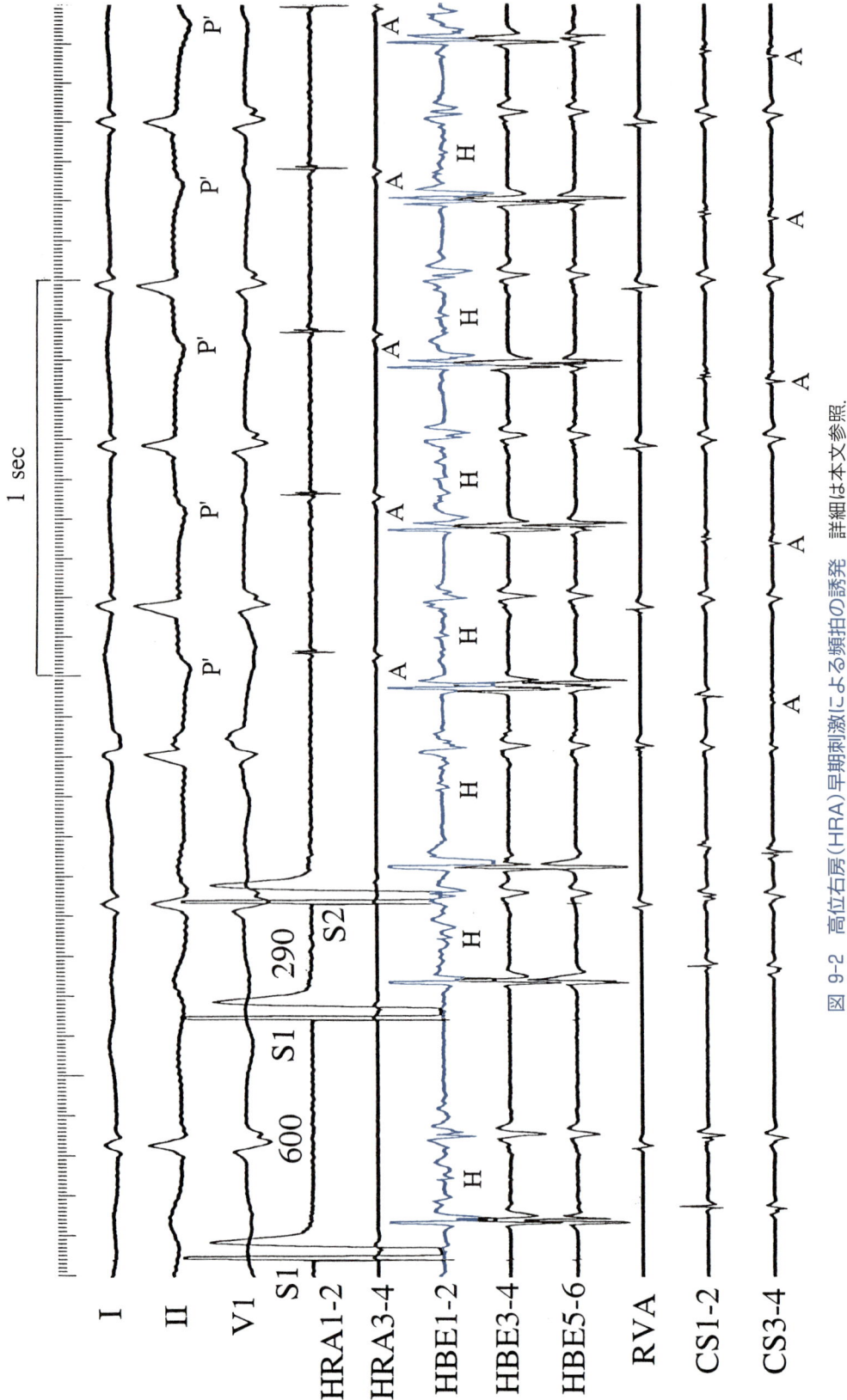

62　Ⅱ　房室結節回帰性頻拍（AVNRT）

症例 9

図 9-2　高位右房（HRA）早期刺激による頻拍の誘発　詳細は本文参照.

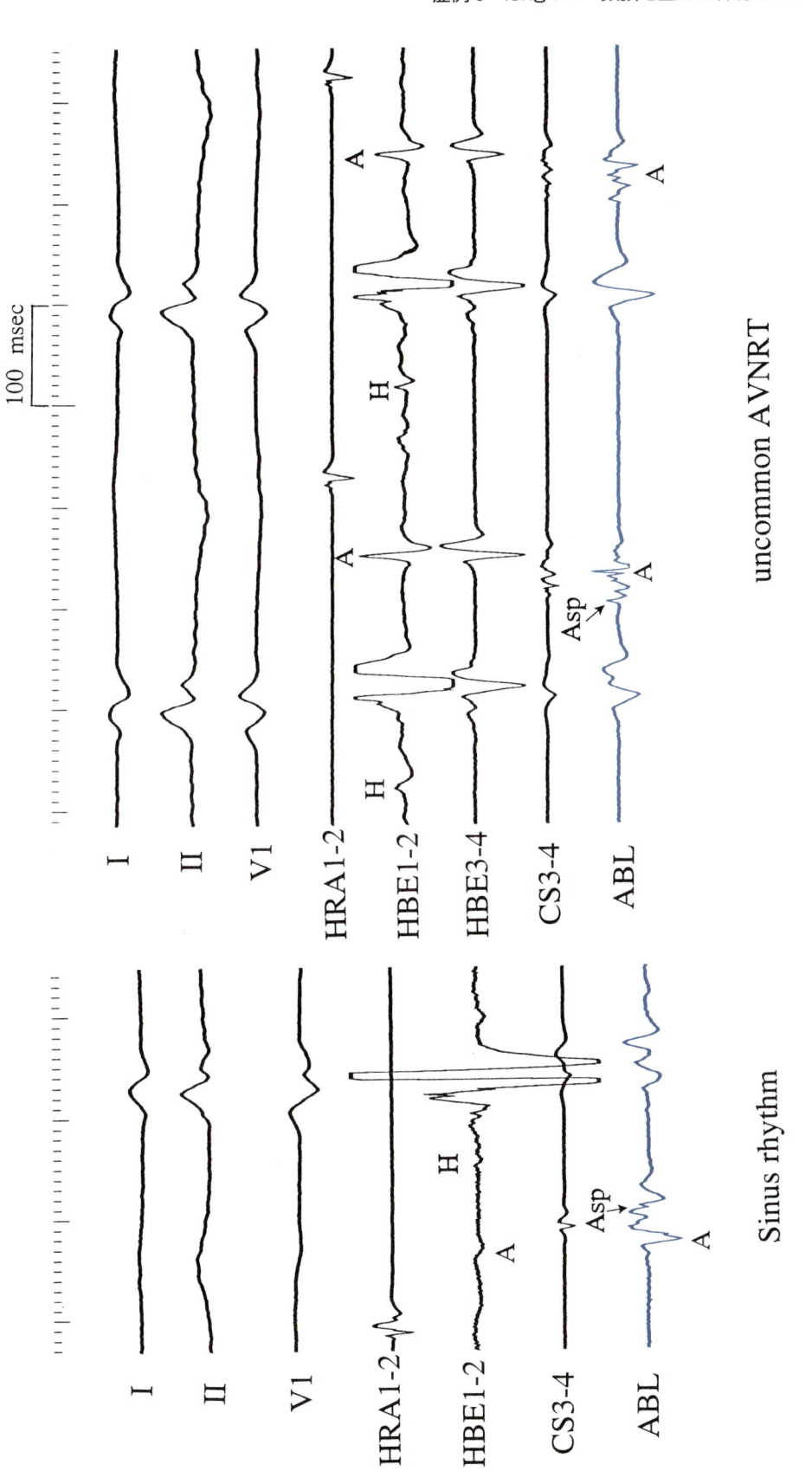

症例9 long R-P′頻拍を呈した稀有型 AVNRT　63

uncommon AVNRT

Sinus rhythm

図 9-3　洞調律ならびに頻拍時の slow pathway potential(Asp)記録　詳細は本文参照.

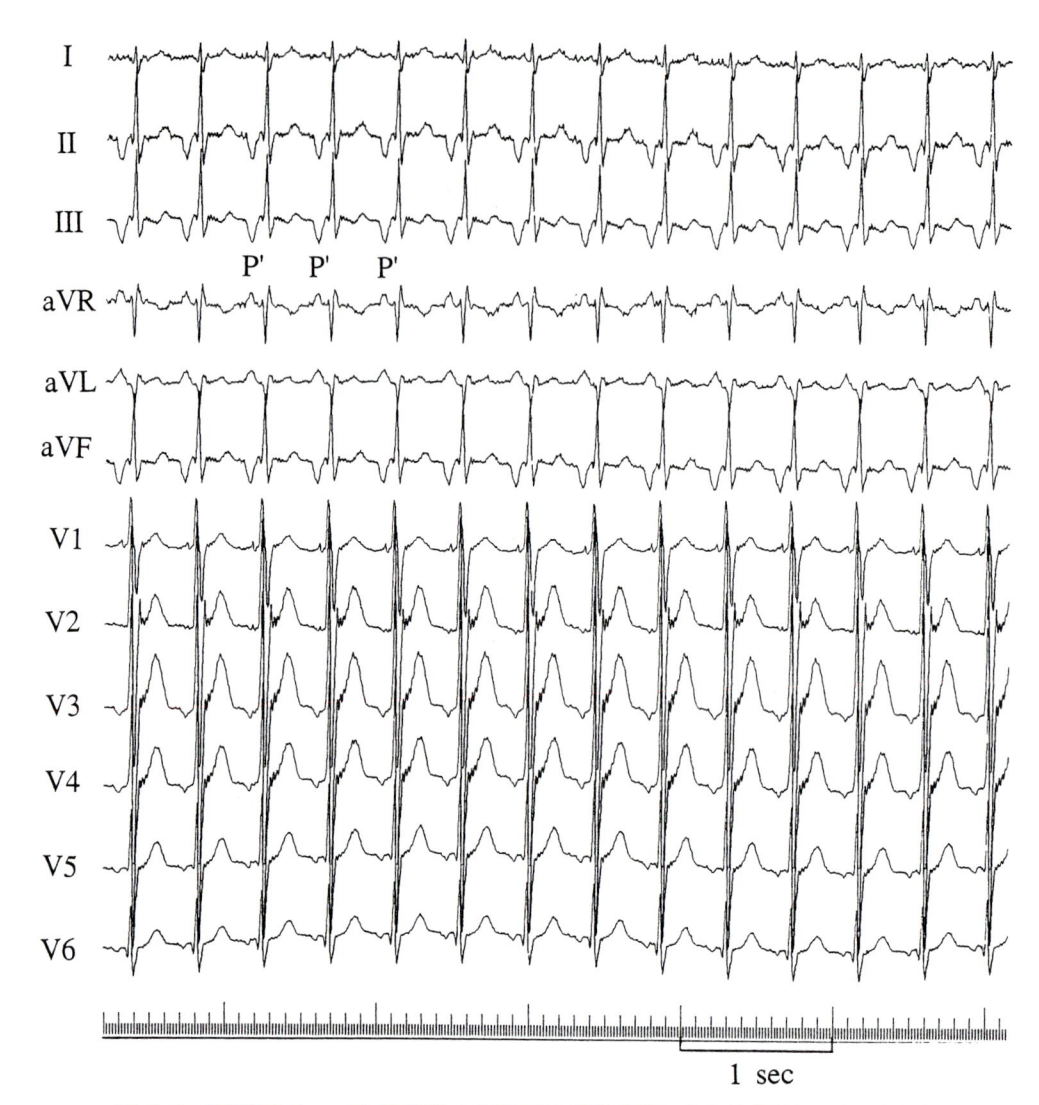

図 9-4　典型的な long R-P' 頻拍の心電図（心房後中隔三尖弁輪部起源の心房頻拍）

あっても矛盾はありません．

　正確な鑑別診断には，洞調律時の心室連続刺激や，頻拍中に His 波の直後に心室早期刺激(PVS)を加える方法が必要です(SIDE MEMO 参照)．本症例では，心室刺激で室房伝導が認められ，しかも心房興奮順序が頻拍時と同じであったことから AVNRT，AVRT のいずれかと考えられ，さらに PVS によって頻拍停止や心房早期捕捉は認められなかったことから AVRT は除外され，結局稀有型 AVNRT と診断しました．

　実際，本症例では図 9-3 に示すように，Koch 三角底部(ABL)において slow pathway potential(Asp, 症例 6 参照)が記録されました．Asp は洞調律時には局所心房波(A)に続くスパイク状の興奮波として認められ，稀有型 AVNRT 中には逆に心房波に先行しています．同部への高周波通電後に遅伝導路を介する室房伝導は消失し，AVNRT は誘発不能となりました．本症例はその後約 1 年間，無治療・無症状で経過しています．

最後に，典型的な long R-P′ 頻拍の心電図を呈示します（図9-4）．これは心房後中隔の三尖弁輪部においてアブレーションに成功した心房頻拍です．Ⅱ，Ⅲ，aVF 誘導に深い陰性の心房波（P′）を認め，明らかな long R-P′ 頻拍を呈しています．

▶SIDE MEMO　EPS における上室頻拍の鑑別診断　EPS において誘発された上室頻拍の発生機序を鑑別することが必ずしも容易でない場合がある．図 9-5 に著者が用いている簡便な鑑別法を示す．洞調律時の心室連続刺激で室房伝導がなければ，AT の可能性が高いと考える．また，室房伝導があってもそれによる心房興奮順序が頻拍時と異なっていれば，頻拍は室房伝導に依存しておらず，AT の可能性が高い．室房伝導に依存した頻拍であれば，AVRT か AVNRT のいずれかである．室房伝導が減衰伝導特性を示せば房室結節の逆伝導の可能性が高く，AVNRT を考える．しかし，例外的に減衰伝導特性を示す副伝導路を介する AVRT もあり，厳密な鑑別法とはいえない．そこで，頻拍中に His 波の直後に心室早期刺激（PVS）を加える方法が必要になる．この PVS による興奮は逆行性に His 束・房室結節および心房に侵入できず，AVNRT や AT を停止させたり，リセットすることはできない．一方，これによって頻拍の停止や心房早期捕捉が認められれば，副伝導路が存在することを意味し，AVRT と診断できる．図 9-6 に PVS による停止によって AVRT と診断できた実例を示す．

　しかし，この方法で AVNRT と AVRT とを完全に鑑別できない場合もありうる．例えば，AVRT の症例で，PVS を加えた部位から副伝導路の心室付着部までの伝導時間が長く，心室付着部の早期捕捉が得られない場合，心房早期捕捉や頻拍の停止を認めず，明らかな周期の変化なしに頻拍は持続する．

　こうした場合は，心房興奮順序から室房伝導が房室結節によるもの（AVNRT）か異所性の副伝導路によるもの（AVRT）かを鑑別する．しかし，呈示したような稀有型 AVNRT と後中隔の減衰伝導特性を示す副伝導路（PJRT）との厳密な鑑別は依然として困難である．そうした場合，洞調律時に ATP を静注して房室結節伝導を抑制し，デルタ波が出現するかどうかをみることが参考になる．デルタ波が出現すれば，PJRT の可能性が高い．また，PJRT では頻拍時に逆行性心房波の直前に accessory pathway potential が認められることが多い[4]．さらに，頻拍中の His 波直後の中隔刺激で心房が捕捉できれば PJRT の診断が確実になる．

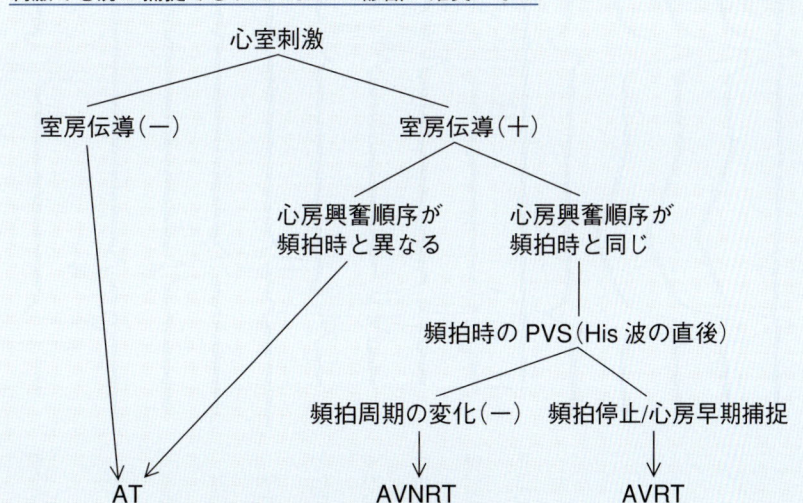

図 9-5　EPS による上室頻拍の鑑別法

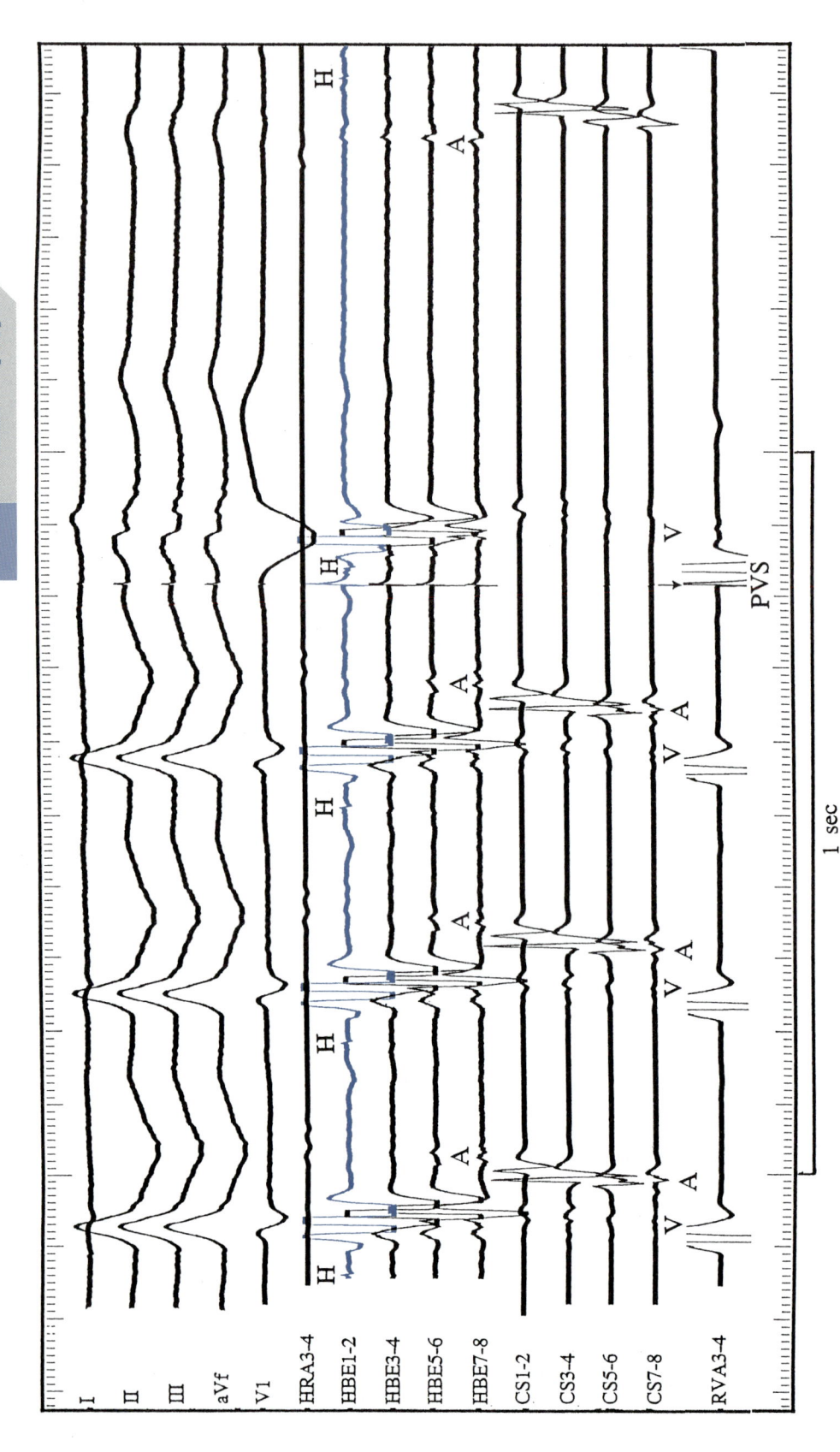

66　II　房室結節回帰性頻拍（AVNRT）

図 9-6　心室早期刺激（PVS）による AVRT の停止　PVS による His 束領域（HBE）の心室興奮は His 束波（H）の直後に認められる．したがって，この興奮は逆行性に His 束・房室結節および心房に侵入できず，AVNRT や AT を停止させたり，リセットすることはできない．しかし，この頻拍は PVS により停止したことから，AVRT と診断できる．PVS による早期興奮が副伝導路の不応期にあり，室房伝導ブロックを生じたために AVRT は停止したと考えられる．SIDE MEMO 参照．

文　献

1) 鈴木文男：long R-P′ tachycardia-上室性頻拍の新しい概念．medicina 26：22, 1989
2) Coumel P：Junctional reciprocating tachycardias. The permanent and paroxysmal forms of A-V nodal reciprocating tachycardias. J Electrocardiol 8：79, 1975
3) Ticho BS, Saul JP, Hulse JE, et al.：Variable location of accessory pathway associated with the permanent form of junctional reciprocating tachycardia and confirmation with radiofrequency ablation. Am J Cardiol 70：1559-1564, 1992
4) Shih HT, Miles WM, Klein LS, et al.：Multiple accessory pathways in the permanent form junctional reciprocating tachycardia. Am J Cardiol 73：361-367, 1994
5) 宮崎利久，野間重孝：Enhanced AV nodal conduction と心房内逆伝導時間の延長により long R-P′ tachycardia を生じた潜在性 WPW 症候群の 1 例．心電図 11：790, 1992

Ⅰ 房室回帰性頻拍(AVRT)

Ⅱ 房室結節回帰性頻拍(AVNRT)

……………▶ **Ⅲ 心房頻拍**

Ⅳ 心室頻拍(VT)

Ⅴ QT延長症候群

Ⅵ 心室細動(Vf)

Ⅶ 洞不全症候群(SSS)

Ⅷ 房室ブロック(AVB)

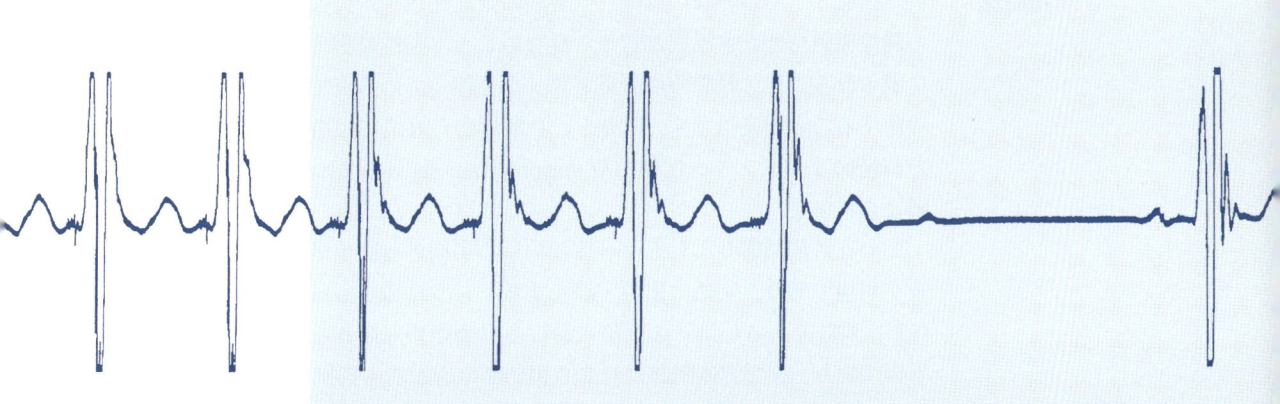

10 inappropriate sinus tachycardia(IST)

▶SIDE MEMO　ISTのカテーテル・アブレーション治療

症例は23歳，女性．主訴は動悸．15歳頃から朝起床時に動悸と呼吸困難を自覚するようになった．22歳より当科外来に通院，Holter心電図検査にて平均心拍数は100/分で，軽労作にて130～150/分の頻脈となり，動悸を訴えた．β遮断薬のメトプロロール40 mg/日とジルチアゼム100 mg/日，あるいはフレカイニド100 mg/日を併用投与したが，症状は改善せず精査加療目的で入院となった．

身体所見に異常を認めなかった．血液検査では貧血を認めず，カテコラミン分画および甲状腺機能も正常であった．図10-1に頻脈時の12誘導心電図を示す．

診断・治療をめぐって

指導医　まず心電図(図10-1)を読んで下さい．

研修医　P波(↓)のレートは約130/分で，P波形はⅠ，Ⅱ，Ⅲ，aVFにて陽性，aVRにて陰性です．V2～V6のP波も陽性です．肢誘導では第4拍目のP波がブロックされ，QRSが脱落しています．QRS幅は正常で，電気軸はやや左軸です．

指導医　ではこの頻拍の心電図診断は？

研修医　P波形から心房興奮は右房から左房，上方から下方へ向かっていると思われます．したがって，房室結節回帰性頻拍(AVNRT)や房室回帰性頻拍(AVRT)は否定的で，高位右房由来の心房頻拍か洞性頻脈ということになります．

指導医　洞性頻脈として合わない点は，全身性の炎症性疾患，貧血，甲状腺機能亢進症など洞性頻脈をきたす原因が認められないこと，動悸の訴えが朝起床時や軽労作時に限られること，頻脈時に房室ブロックを伴っている点です．結局，心房頻拍と診断することが妥当です．しかし，P波形から高位右房由来と考えられ，この点で洞結節リエントリー性頻拍やinappropriate sinus tachycardia (IST)[1]の可能性が考えられます．

このうち洞結節リエントリー性頻拍は心房期外収縮や早期刺激により誘発・停止が可能であり，突然に出現・停止するという特徴をもっています．これに対しISTは洞結節あるいはその近傍における自動能の亢進あるいは異常自動能によるものであり，β受容体刺激に対する洞結節の過敏性も指摘されています[1]．

研修医　高位右房由来の心房頻拍，洞結節リエントリー性頻拍，あるいはISTの鑑別には心臓電気生理学的検査(EPS)が必要ということですね．

指導医　可能であれば高周波カテーテル・アブレーション治療まで行うことを前提にEPS

症例 10　inappropriate sinus tachycardia(IST)　71

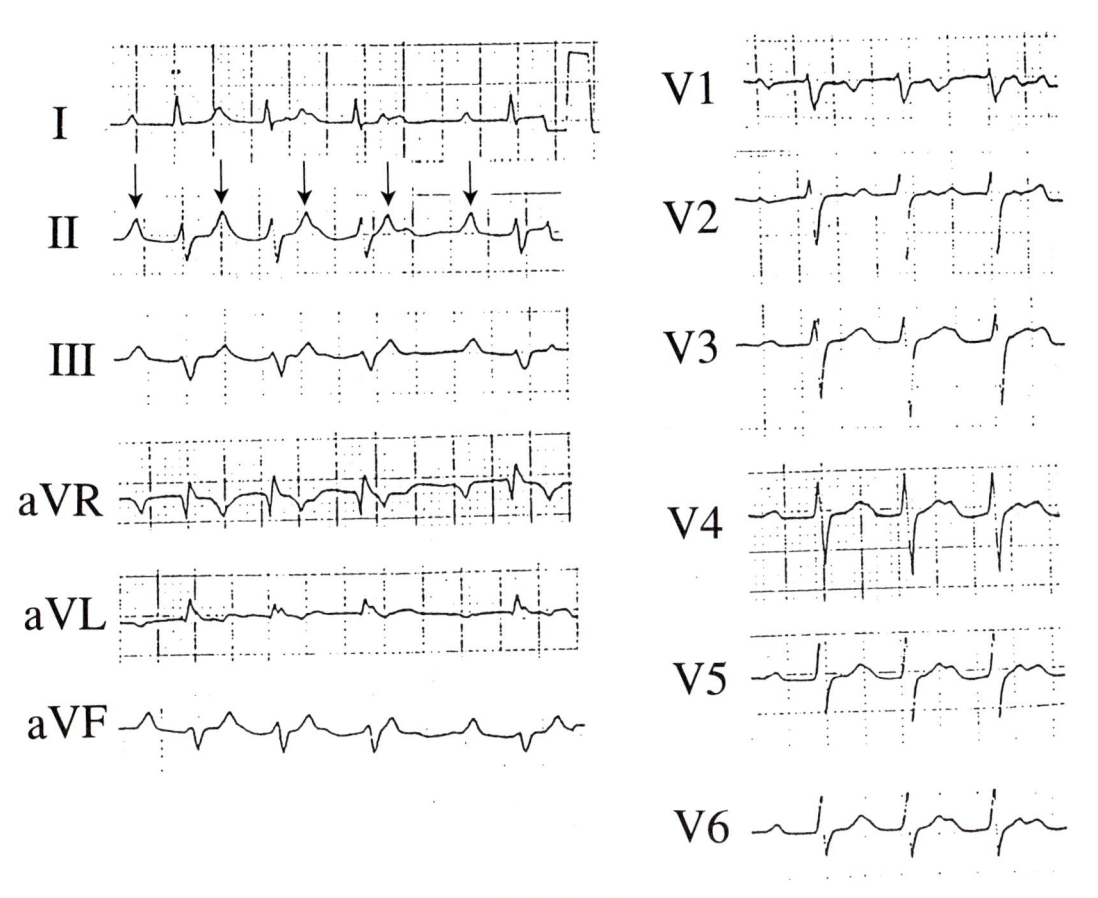

図 10-1　頻脈発作時の心電図

overdrive pacing

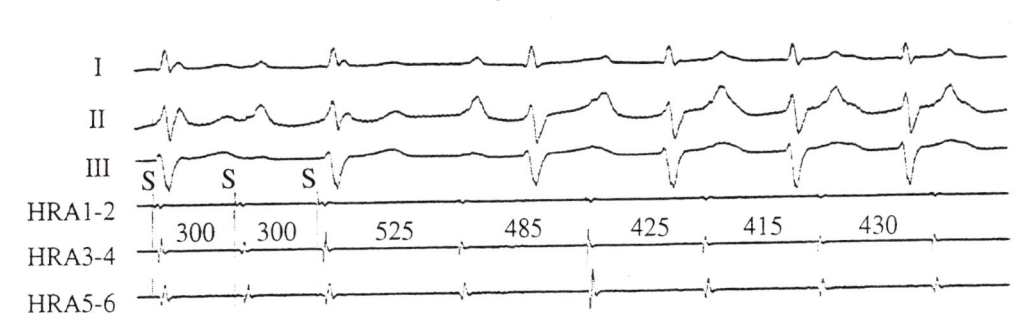

図 10-2　頻拍中の overdrive pacing(S)に対する反応

72　Ⅲ　心房頻拍

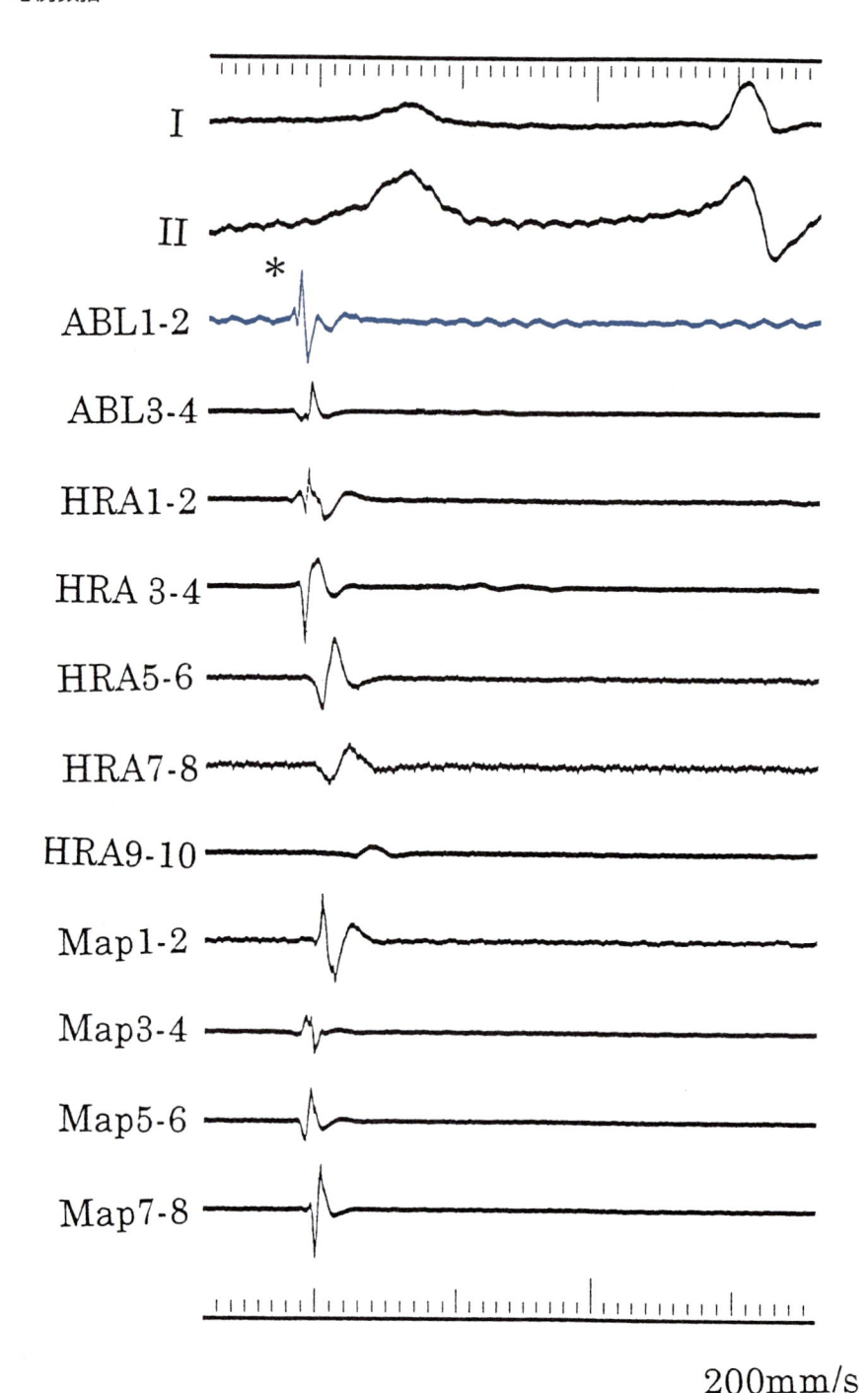

図 10-3(A)　頻拍時の心房内興奮のマッピング　ABL カテーテル（図 10-3(B) 参照）の先端部が最早期であった．

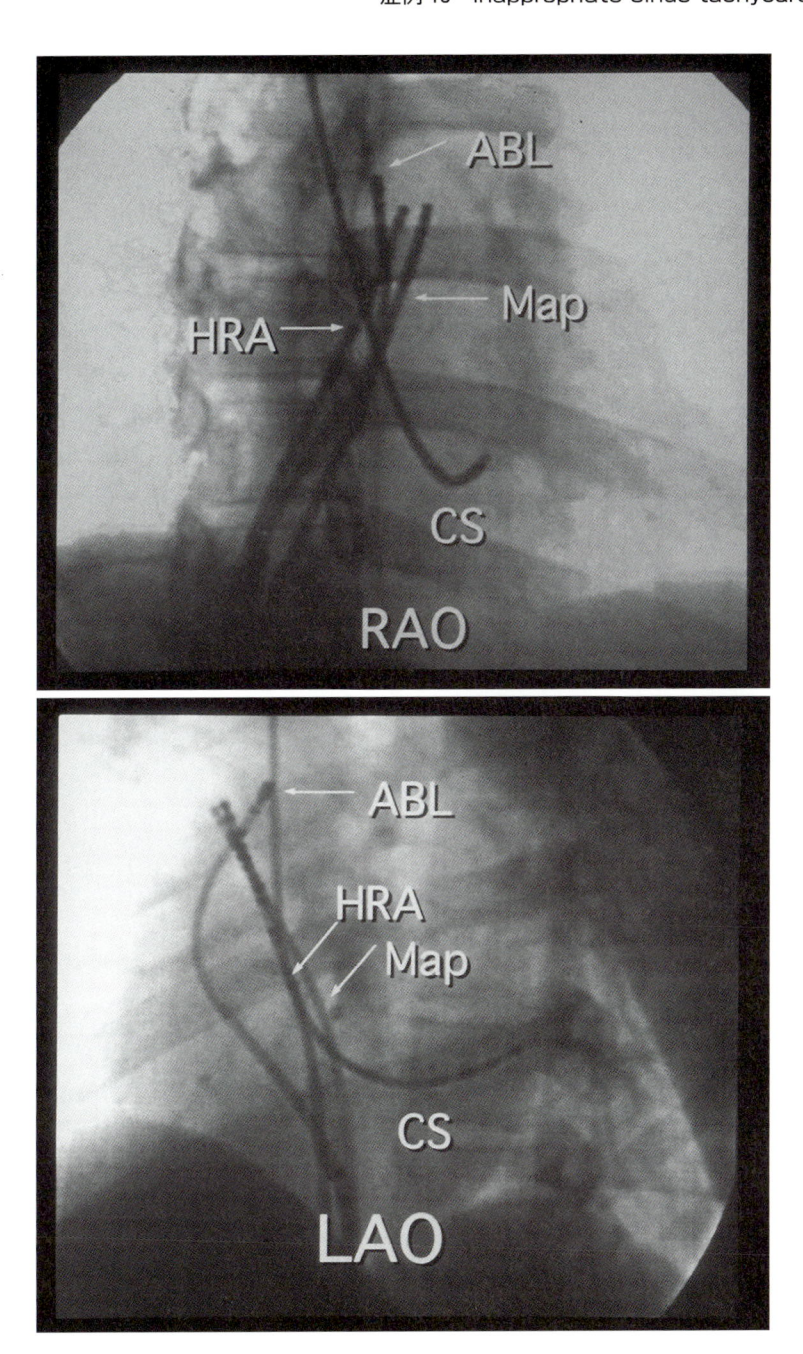

図 10-3(B)　カテーテルの留置部位　3本の多極電極カテーテルを用いて高位右房をマッピングした．

74　Ⅲ　心房頻拍

症例 10

(A)

(B)

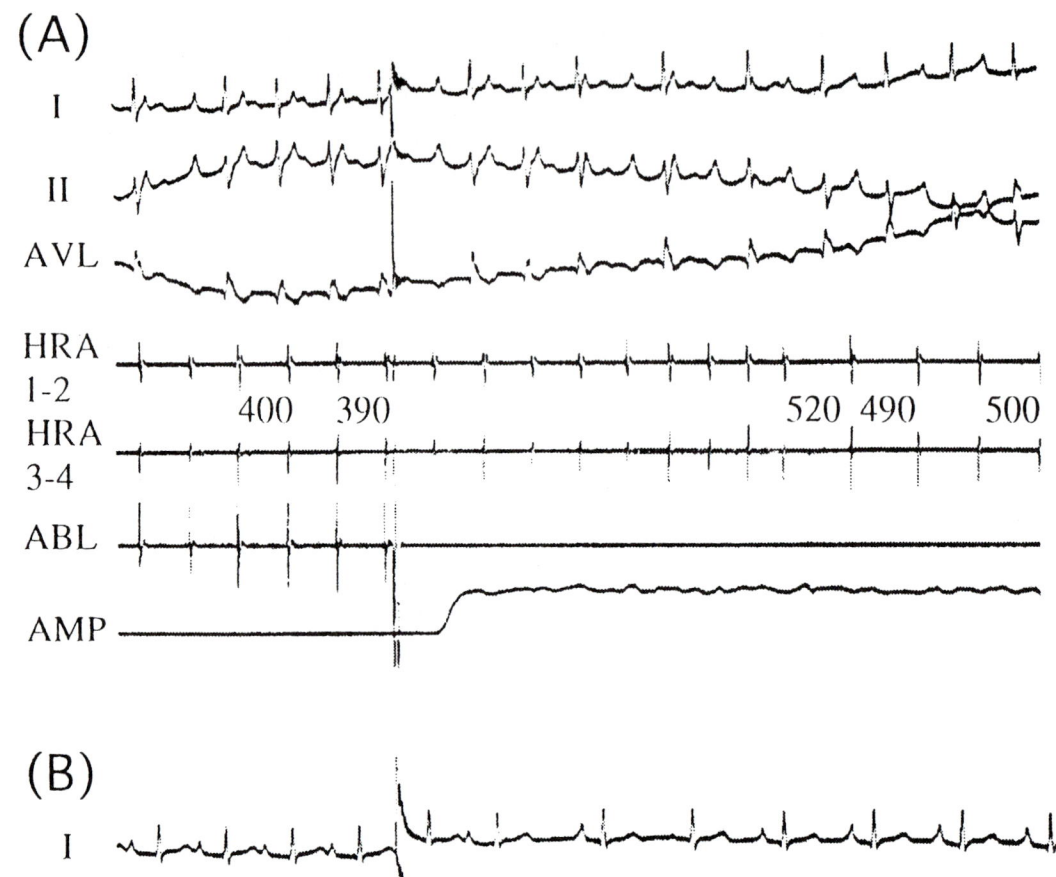

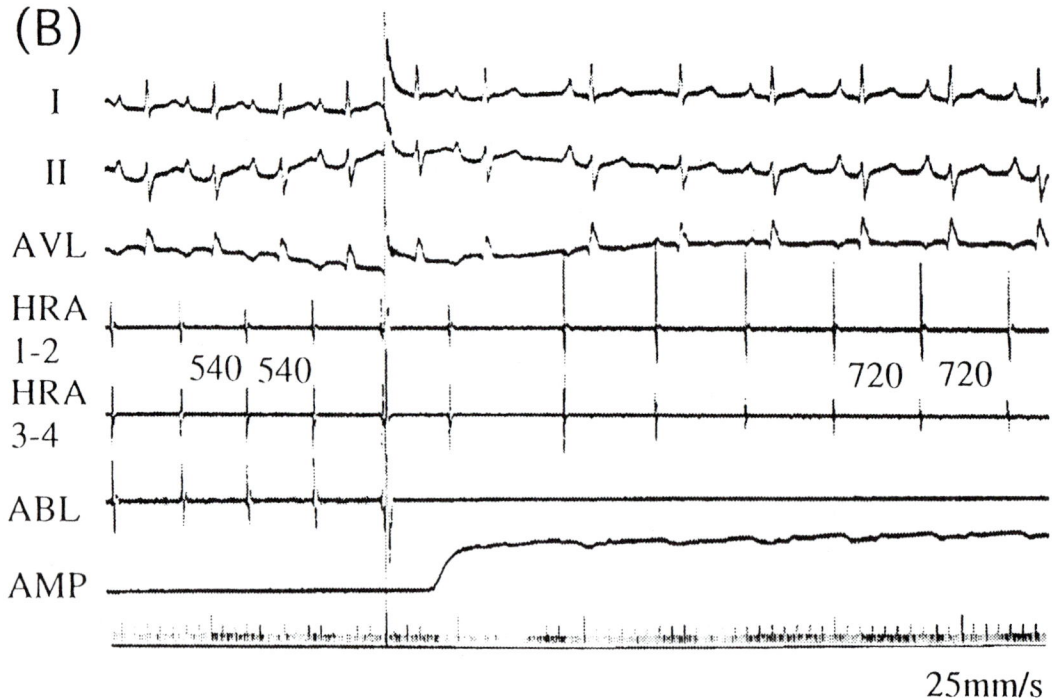

図 10-4　高周波通電による頻拍（IST）の抑制（文献3から引用）

を施行しました．図10-2は自然発生の頻拍（周期420 msec前後）時に高位右房（HRA1-2）から周期300 msecのoverdrive pacingを行った時の記録です．頻拍はoverdrive pacingによって停止しませんでした．その復元周期は525 msecであり，わずかにoverdrive suppressionを受けています．この反応からリエントリーの可能性は低く，自動能の亢進による頻拍の可能性が示唆されます．

図10-3(A)はこの頻拍のマッピング所見を示します．上大静脈右房開口部の約1 cm下方に最早期心房興奮（＊）を認め，この部位は洞結節領域に相当します（図10-3(B)のABL）．以上の所見からこの頻拍をISTと診断することが最も妥当と考えられます．

さて，この症例はβ遮断薬やCa拮抗薬，あるいはI群抗不整脈薬の投与によっても症状が改善しなかったため，カテーテル・アブレーション治療を行いました．図10-3(B)のABLで示す部位に高周波を通電したところ，図10-4(A)に示すように心拍数は約150/分から120/分に低下し，さらにその下方0.5 cmへの通電にて心拍数は80/分に低下しました（B）．アブレーション後，周期300 msecのoverdrive pacing後の復元周期も1005 msecへと延長し，イソプロテレノール1 μg/分の点滴静注にても心拍数は120/分までの増加にとどまり，正常自動能が回復したことが示唆されました．

すなわちこの症例では，洞結節機能を損なうことなく，アブレーション法によりISTを治療できました．退院後に施行したホルター心電図検査では，軽労作による過度の心拍数の増加や動悸などの自覚症状を認めず，平均心拍数は80/分に低下しました．

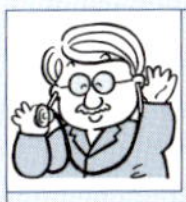

▶SIDE MEMO　ISTのカテーテル・アブレーション治療　ISTの選択的カテーテルアブレーションは一般に困難とされている．それは発生部位の同定が容易でないこと，洞結節内あるいはその近傍に複数の頻拍発生部位を認め広範囲のアブレーションを必要とする場合があるためである[2]．広範囲のアブレーションにより洞機能不全を合併しペースメーカ植え込みが必要になったり，右横隔神経麻痺や一過性上大静脈症候群の合併も報告されている[2]．

文献

1) Morillo CA, Klein GJ, Thakur RK, et al.：Mechanism of 'inappropriate' sinus tachycardia. Role of sympathovagal balance. Circulation 90：873-877, 1994
2) Lee RJ, Kalman JM, Fitzpatrick AP, et al.：Radiofrequency catheter ablation of the sinus node for "inappropriate" sinus tachycardia. Circulation 92：2919-2928, 1995
3) 佐藤俊明, 宮崎利久, 村田光繁, 他：高周波カテーテルアブレーションにより治癒したInappropriate Sinus Tachycardiaの1例. 臨床心臓電気生理21：225-233, 1998

11 心房内リエントリー性頻拍（IART）

▶SIDE MEMO　心房内リエントリー性頻拍（IART）と異所性心房頻拍（EAT）

症例は54歳，男性．主訴は動悸発作．生来健康であったが，1991年10月，飲酒後数時間経ってから突然強い動悸を自覚，数10分間持続した．その際の脈拍は速くかつ規則的であった．精査を希望して当科に受診，EPS目的で入院となった．12誘導心電図は正常範囲内で，デルタ波は認めなかった．理学所見・胸部X線検査・心エコー図検査にて異常を認めなかった．

診断・治療をめぐって

指導医　病歴から可能性のある頻拍症をあげてください．

研修医　規則的な頻拍症として，発作性上室頻拍，心房粗動（AFL）2：1伝導，心室頻拍（VT）があげられます．上室頻拍としては，潜在性WPW症候群に伴う房室回帰性頻拍（AVRT），あるいは房室結節回帰性頻拍（AVNRT），心房頻拍（AT）のいずれも可能性があります．

指導医　アルコールの代謝産物であるアセトアルデヒドは交感神経刺激状態をきたすため[1]，飲酒後には上室性あるいは心室性の期外収縮・頻拍症が誘発されることがあります．発作性心房細動を起こしやすい人もいますが，この症例では脈拍が規則的であったことから否定的です．いずれにせよ，発作時の心電図記録がないため，頻拍症の診断を目的としてEPSを行うことになりました．

　図11-1は高位右房（HRA）の早期刺激法による頻拍の誘発を示します．この図を解釈してください．

研修医　早期刺激（S2）により非持続性の上室頻拍が誘発されています．心房興奮はHRA，His束（HBE），左房（CS）の順序で出現し，2拍目の心房興奮は房室ブロック（A-Hブロック）を伴い，4，5拍目は心室内変行伝導を伴っています．房室ブロックにもかかわらず，頻拍が持続したことからAVRTは否定できます．また，AVNRTであれば心房興奮はHBE→HRAの順序になるはずですから，これも否定できます．したがって，心房性の頻拍と診断されます．心房波（P'）は洞性心房波形（P）と近似し，HRA→HBE→CSの興奮順序も洞調律時と同様であることから，HRA起源のATと考えられます．

指導医　心房周期はおよそ350 msec（170/分）で，AFLや心房細動としては長すぎ，やはりATという診断が最も妥当と思われます．ATには心房内リエントリー性頻拍（intraatrial reentrant tachycardia：IART）や，自動能の亢進による異所性心房頻拍

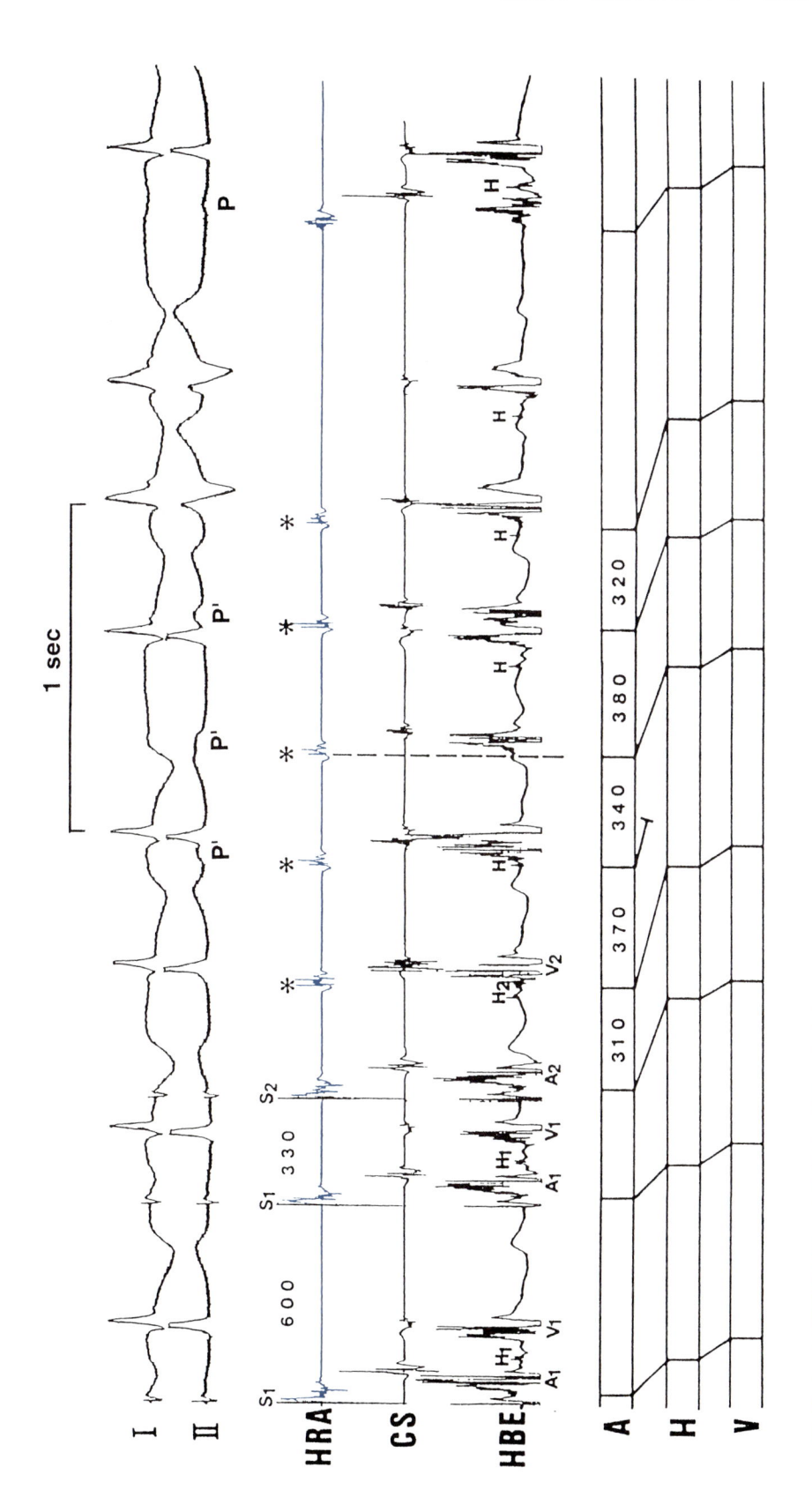

症例 11　心房内リエントリー性頻拍（IART）　77

図 11-1　右房早期刺激による頻拍の誘発と興奮伝播のダイアグラム　詳細は本文参照．HRA：高位右房，CS：冠状静脈洞近位部，HBE：ヒス束心電図，A：心房，H：ヒス束，V：心室．

78　Ⅲ　心房頻拍

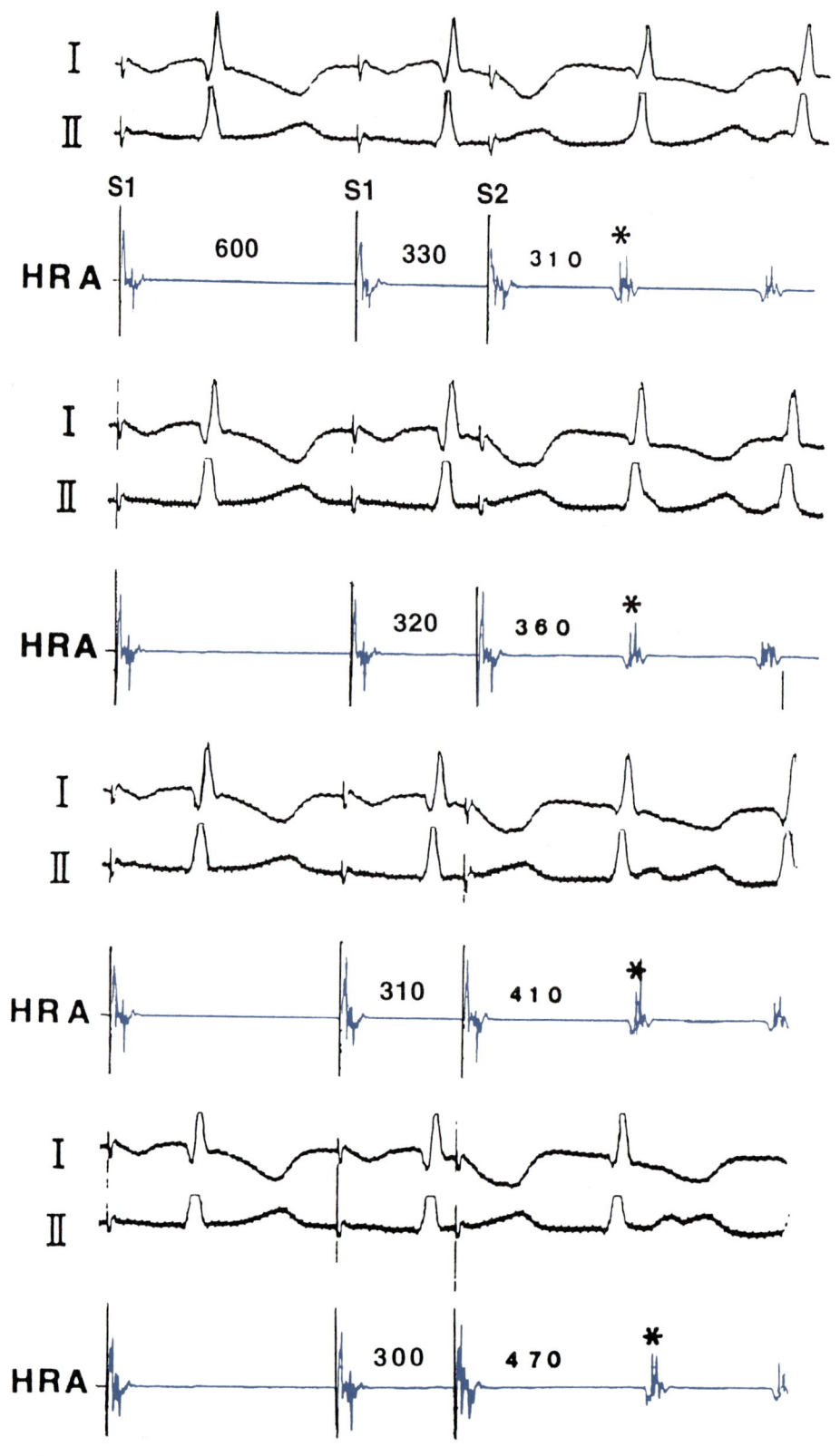

症例 11

図 11-2　IART 誘発における早期刺激間隔と頻拍第 1 拍目の連結期との逆相関関係
　　　　 詳細は本文参照.

症例 11　心房内リエントリー性頻拍(IART)　79

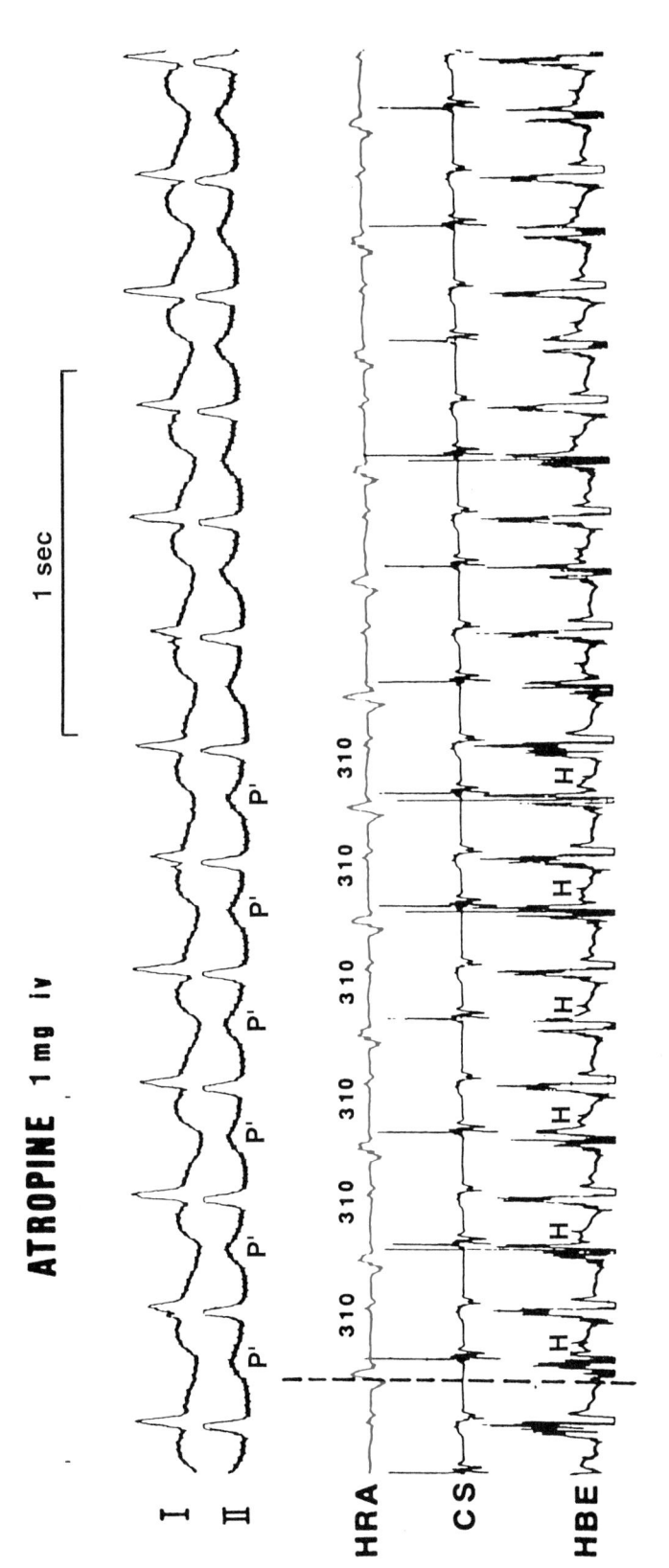

図 11-3　アトロピン静注によるIARTの持続化　詳細は本文参照．

(ectopic atrial tachycardia：EAT)などがあります．図 11-2 は早期刺激(S1-S2)間隔と S2 と AT 第 1 拍目の連結期との関係を示します．S1-S2 間隔を短縮するにつれ連結期は延長しており，両者の間に負の相関が認められます．これは頻拍の誘発が心房内での伝導遅延に依存していることを示しており，リエントリー機序による AT，すなわち IART であることを示唆しています[2-4]．

本症例は数 10 分間持続する強い動悸を自覚しましたが，EPS では非持続性の IART しか誘発できませんでした．そこで，アトロピンを静注して早期刺激を行うと，今度は持続性の IART が誘発されました(図 11-3)．心房周期は 310 msec (194/分)に短縮しましたが，興奮順序は変化していません．また，房室伝導が促進された結果，P′-R 時間は短縮し，AT に典型的ないわゆる long R-P′ 頻拍[5,6](症例 9 参照)となっています．

本症例では室房伝導は認めず副伝導路の存在は否定され，またプログラム心室刺激にて VT は誘発されませんでした．以上から，この IART がこの症例の動悸発作の原因と診断しました．

この症例の IART は迷走神経遮断により促進されましたが，逆に迷走神経刺激やプロプラノロールの静注により停止する場合のあることが報告されています[3,4]．そこで本症例には，動悸発作時に β 遮断薬であるアテノロール(テノーミン)と IA 群抗不整脈薬であるジソピラミド(リスモダン)の頓服を指示しました．その後，動悸発作は年に 1～2 回で，頓服にて 30 分以内におさまるため，そのまま経過をみています．今後動悸発作をしばしばくり返す場合，根治を目的として高周波カテーテル・アブレーションを行うことも一方法と思われます．

▶SIDE MEMO　心房内リエントリー性頻拍(IART)と異所性心房頻拍(EAT)　IART は心房内でのリエントリーによる頻拍であり，その開始および維持に心室，房室結節，および発生部位以外の心房筋を必要としない[2,3]．IART の心房波形(P′)は洞調律の P 波と異なる．リエントリー機序が示唆され，P′ が洞調律の P 波形と同じであれば，洞結節リエントリー性頻拍(SNRT)と呼ばれる[4]．IART の興奮頻度は通常 130-180/分[2]，あるいは 120-240/分[3]であり，SNRT よりも速い傾向がある．頻拍中の P′-R 間隔は心房の興奮頻度に影響され，高い興奮頻度の場合 P′-R 間隔が延長したり，Wenckebach 型の房室ブロックを伴うことも稀ではない(図 11-1 参照)．しかし，多くの場合 P′-R 間隔は R-P′ 間隔よりも短く，long R-P′ 頻拍[5,6]のパターンをとる．この long R-P′ の所見は AVRT や AVNRT では通常認められず，心房頻拍でしばしば認められるため，心電図から心房頻拍を診断する際に注目すべき所見である．

IART は発作性上室頻拍の中では比較的稀な頻拍で，Josephson ら[3]によれば，上室頻拍の約 6% であったという．洞結節から離れた部位から発生する IART は器質的心疾患を有する症例に認められる傾向があり[3]，リエントリー成立の必要条件である伝導遅延をきたすような心房筋の変性，線維化といった病理学的基盤の存在が推測されるが，臨床的検査手技によってこうした病変を明らかにすることは困難である．

IART の確実な診断には EPS が必要であり，その診断基準は (1) 心房の相対不応期に加えられた期外刺激によって始まる，(2) 心房興奮順序は洞調律時と異なる，(3)

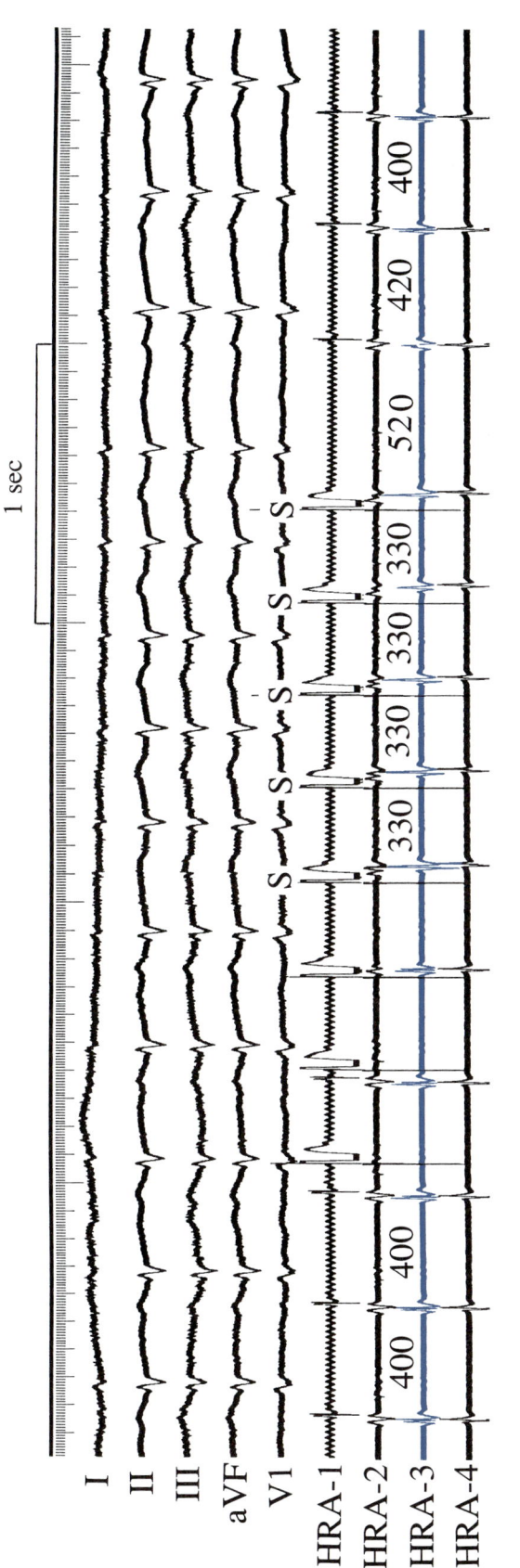

図 11-4 異所性心房頻拍（EAT）における overdrive suppression 現象　周期 330 msec の右房高頻度刺激により心房頻拍周期は 400 msec から 520 msec に一過性に延長した．

P-R 間隔は頻拍の興奮頻度によって変化する，(4)房室ブロックが生じても頻拍は持続する，(5)迷走神経刺激によって頻拍が停止することがある，などである[3]．IART では図 11-2 のように，早期刺激間隔と誘発された第 1 拍目の心房興奮の連結期との間に逆(負)相関が認められる．一方，撃発活動(triggered activity)による AT であれば正相関が認められ，EAT であれば誘発の再現性はみられない[2-4]．また，EAT では出現の際に次第に周期が短くなる warming up 現象や，停止の前に次第に周期が延長する cooling down 現象が認められたり，overdrive pacing によって一時的に抑制をうける現象，すなわち overdrive suppression が認められる (図 11-4)，などが鑑別点である[2]．

文献

1) Greenspon AJ, Stang JM, Lewis RP, et al.：Provocation of ventricular tachycardia after consumption of alcohol. N Engl J Med 301：1049-1050, 1979
2) Zipes DP：Specific arrhythmias：Diagnosis and treatment. in Heart Disease edited by Braunwald E, W. B. Saunders Company, Philadelphia, 1992, p685
3) Josephson ME：Supraventricular tachycardia. in Clinical Cardiac Electrophysiology：Techniques and interpretations. 2nd edition, Lea & Febiger, Philadelphia, 1993, pp256-264
4) Wu D, Amat-y-Leon F, Denes P, et al：Demonstration of sustained sinus and atrial re-entry as a mechanism of paroxysmal supraventricular tachycardia. Circulation 51；234, 1975
5) Guarnieri T, German LD, Gallagher JJ：The long R-P′ tachycardias. PACE 10；103, 1987
6) 鈴木文男：long R-P′ tachycardia-上室性頻拍の新しい概念．medicina 26；22, 1989

12 アデノシン感受性心房頻拍

▶SIDE MEMO　アデノシン，ベラパミルの電気生理学的作用

症例は26歳，男性．主訴は動悸．労作時の動悸を主訴として当科に受診．ホルター心電図検査にて頻拍（図12-1）が認められたため，1996年12月EPS目的にて当科に入院となった．理学所見・胸部X線検査・心エコー図検査にて異常を認めなかった．

診断・治療をめぐって

指導医　図12-1のホルター心電図（上・下段は連続記録）を読んでください．ちなみにこの頻拍は，労作時に発生したものです．

研修医　上段は250/分の規則的なwide QRS頻拍です．下段では頻拍の興奮は230/分前後に低下し自然停止していますが，その直前に正常QRSとなっています．wide QRSから正常QRSへ移行する際，興奮頻度の大きな変化は認められません．したがって，心室頻拍（VT）と上室性の頻拍の2種類の頻拍の可能性よりも，最初から上室性の頻拍で，心室内変行伝導（機能的脚ブロック）によりwide QRSとなっていたと考えます．

指導医　上室性の頻拍の可能性が高いですね．上段のwide QRS波形も立上りは急峻で，VTらしくありません．鑑別すべき頻拍を挙げてください．

研修医　発作性上室頻拍のうち房室回帰性頻拍（AVRT），房室結節回帰性頻拍（AVNRT），心房頻拍（AT）すべての可能性があります．しかし，異所性心房興奮（P'）がT波の直後に認められ，P'-R間隔よりもR-P'間隔が長いいわゆるlong R-P'頻拍ですから，AVRTよりもATあるいは稀有型（速-遅型）AVNRTの可能性が高いと思います（症例9参照）．興奮頻度から心房粗動の1：1伝導の可能性もあります．

指導医　心房粗動の心房興奮頻度はtype Ⅰが240〜338/分，type Ⅱが340〜433/分とされ[1]，たしかにtype Ⅰ心房粗動の可能性はあります．しかし，本症例のP'波形は持続時間が短く典型的な粗動波ではありませんので，ATあるいは稀有型AVNRTの可能性が高いといえます．いずれにせよ，房室（結節）伝導が非常に良好であるため，250/分ときわめて速い頻拍となった症例であり，EPSによってその機序を検討する意義は大きいと思います．

　ところが，ベースラインのプログラム心房・心室刺激では頻拍を誘発することができませんでした．そこでイソプロテレノールの点滴静注を行い，3 μg/minまで増量したところで，図12-2のように頻拍を誘発することができました．この図を読んでください．

84　Ⅲ　心房頻拍

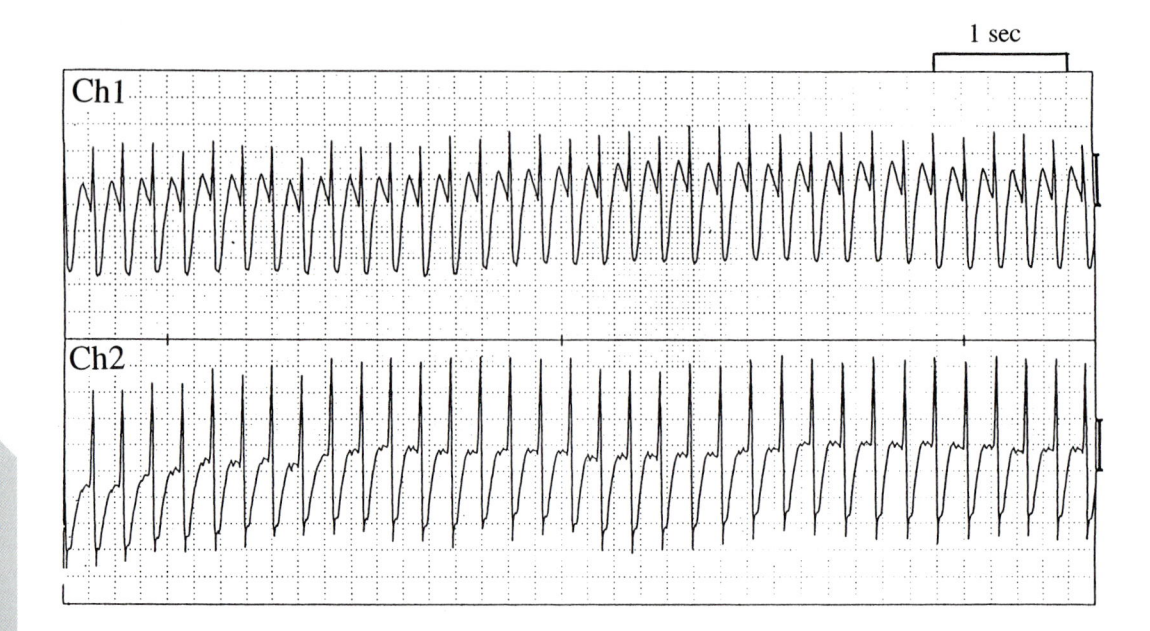

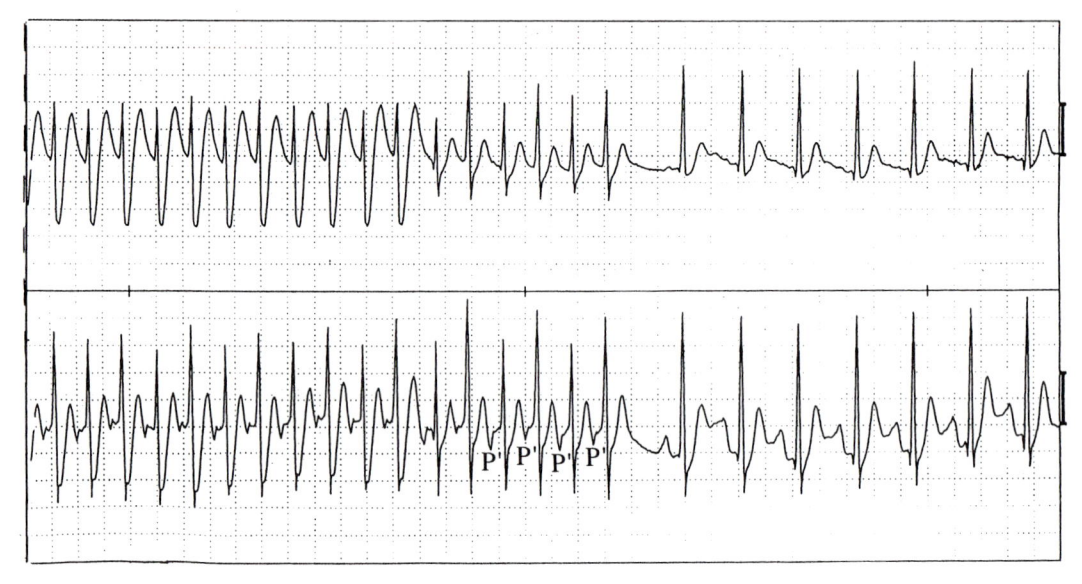

図 12-1　ホルター心電図検査で記録された頻拍　詳細は本文参照.

研修医　240/分の高位右房(HRA)高頻度刺激にておよそ240/分の正常QRS頻拍が誘発されており，これはホルター心電図に記録された頻拍と同じものと考えられます．最後の刺激による房室結節伝導はAH時間が130 msecと短いことから，速伝導路(fast pathway)を介するものと考えます．誘発された頻拍の最初の心房興奮はCS9-10(冠状静脈洞開口部)を最早期として出現しています．以後，頻拍中のAH時間は70 msec前後と短めです．以上の所見から，通常型(遅-速型)AVNRTは否定的です．また，His波から最早期心房興奮までの時間が130 msec前後と短いことから，遅伝導路(slow pathway)を介する逆伝導によるものとは考えにくく，稀有型(速-遅型)AVNRTも否定的です．残る可能性はAVRTとATです．

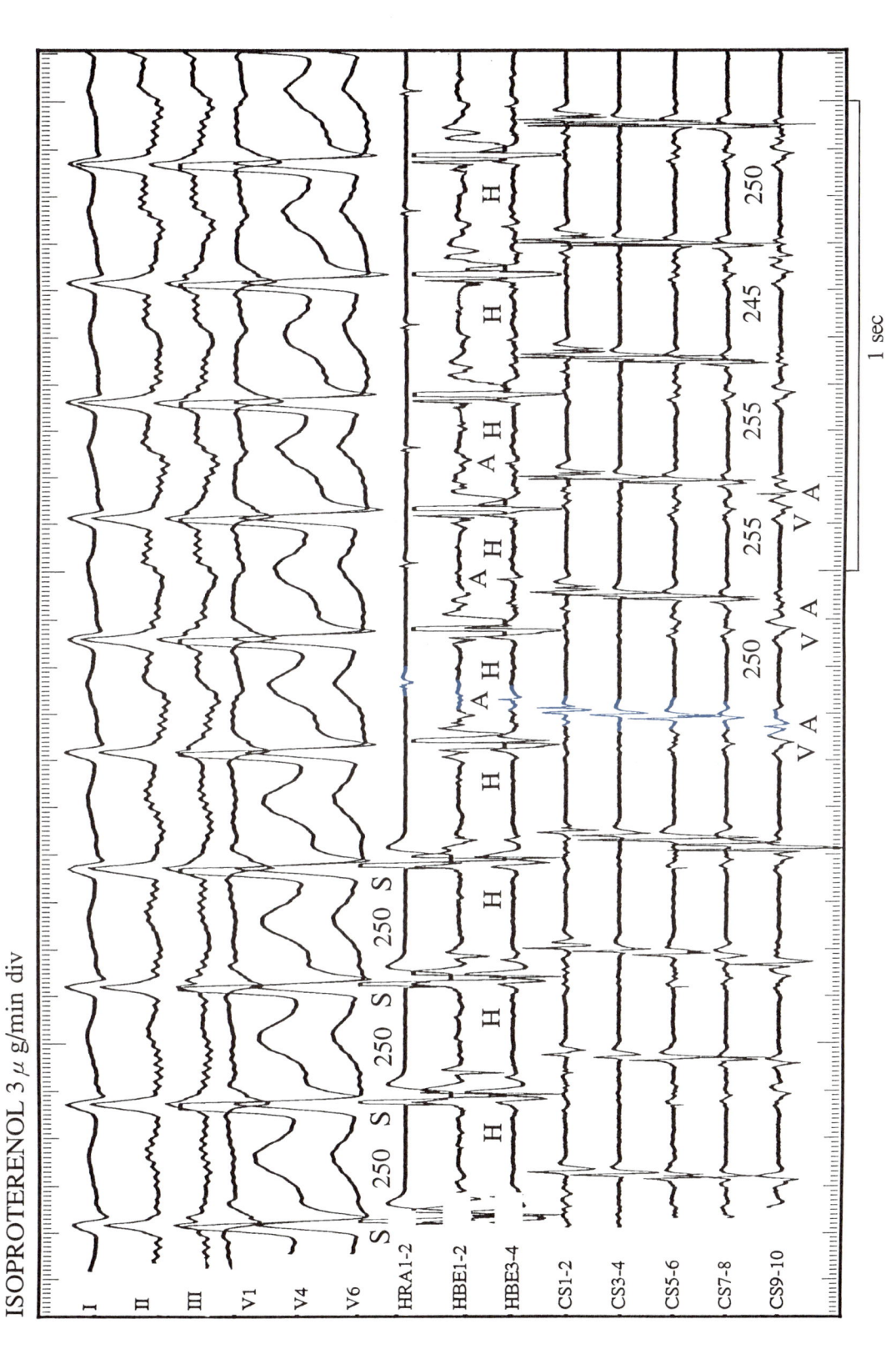

図12-2 イソプロテレノールの点滴静注下に右房高頻度刺激によって誘発された頻拍　詳細は本文参照．

指導医　この頻拍は 30 秒以上持続し，自然に停止しました．AVRT か AT かを鑑別するにはどうしたらよいですか？

研修医　----------．

指導医　停止後時間をおかず，心室ペーシングにより室房伝導を評価すべきです．もし AVRT や AVNRT であれば，頻拍と同じ頻度の心室ペーシングにて頻拍時と同じ心房興奮が認められるはずです．本症例は，房室結節を介する室房伝導を認めましたが，100/分の刺激で室房ブロックとなりました．したがって，潜在性副伝導路を介する AVRT および AVNRT は否定され，心房後中隔由来の AT と診断しました．

　この AT はイソプロテレノール投与下の右房高頻度刺激にて再現性をもって誘発可能でした．労作時に動悸発作が生じやすいという病歴もこれに一致します．カテコラミン誘発性頻拍はアデノシン感受性であることが多いので，ATP，ベラパミルが停止効果をもつことが期待できます．実際，AT は ATP 静注後 15 秒以内に停止し（図 12-3(A)），アデノシン感受性 AT と言えます．また，ベラパミル静注後 1 分以内に停止しました（図 12-3(B)）．

　AT は一般に迷走神経刺激法によって停止しないと考えられてきましたが，Josephson ら[2]は，洞結節から離れた部位に発生起源をもつ心房内リエントリー性頻拍（IART）のおよそ 1/3 はベラパミルにより停止し，また迷走神経刺激法（頸動脈洞マッサージ）やアデノシンによってもしばしば停止することを報告しています．彼らは，この反応がその発生部位の迷走神経支配が密なためなのか，あるいはカテコラミンによって促進される内向き Ca 電流依存性緩徐伝導の存在によるかは不明である，としています．また，Chen ら[3]は成人の AT36 症例に EPS を施行し，その機序と薬理学的反応を検討しました．結果，20 例がリエントリー，9 例が後脱分極からの撃発活動，7 例が自動能の亢進によるものでした．撃発活動による AT の 9 例全例において少量のアデノシン（15〜60 μg/kg）・ベラパミル（0.15 mg/kg）の静注および迷走神経刺激（Valsalva 法）によって停止しています．これは予測された成績ですが，予想外な所見はリエントリーによる AT20 例中 17 例（85％）も比較的少量のアデノシン（15〜120 μg/kg）によって停止し，19 例はベラパミルによって停止したことです．Iesaka ら[4]も房室結節近傍由来のリエントリー性 AT が少量のアデノシン（平均 3.9 mg）にて停止することを報告しています．

　以上の知見は，アデノシン・ベラパミルによる抑制が必ずしも撃発活動による AT に特異的ではないことを示しており，注意を要します．ただし，アデノシン・ベラパミル感受性以外にカテコラミン誘発性ならびに迷走神経刺激による抑制が示されれば，後脱分極からの撃発活動による可能性が高いと言えます．Chen ら[3]のリエントリー性 AT20 例中迷走神経刺激法により停止したのは 2 例にすぎません．また，頻拍の発生部位近傍からの単相性活動電位（MAP）記録法によって，図 12-4 のような後脱分極が証明できれば，撃発活動はより確実です．

　いずれにせよ，本症例はカテコラミン誘発性・アデノシン感受性 AT であることが判明したため，予防のため β 遮断薬の投与を開始し，その後動悸発作は消失しました．

症例12 アデノシン感受性心房頻拍　87

図 12-3(A)　ATP 静注による頻拍の停止

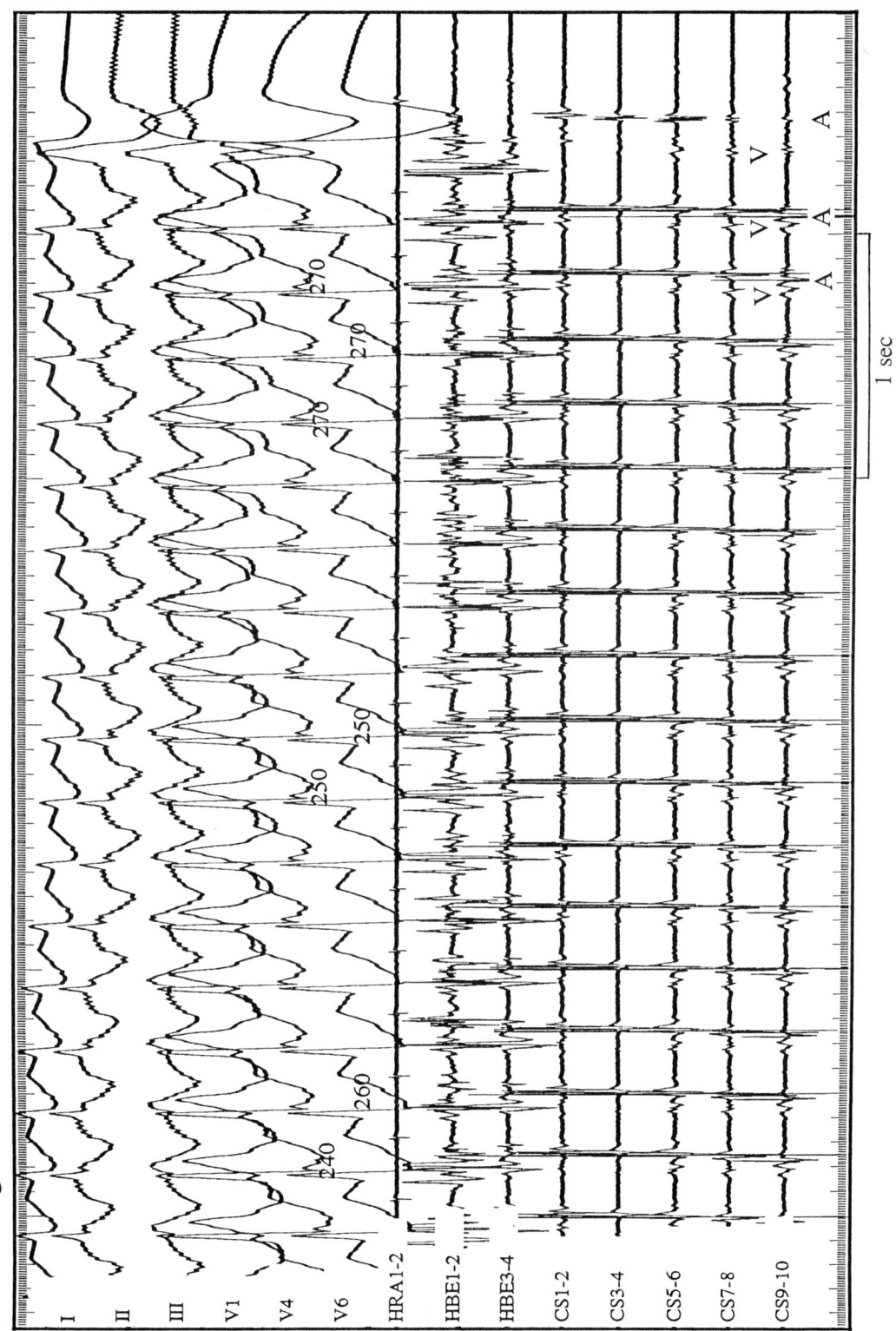

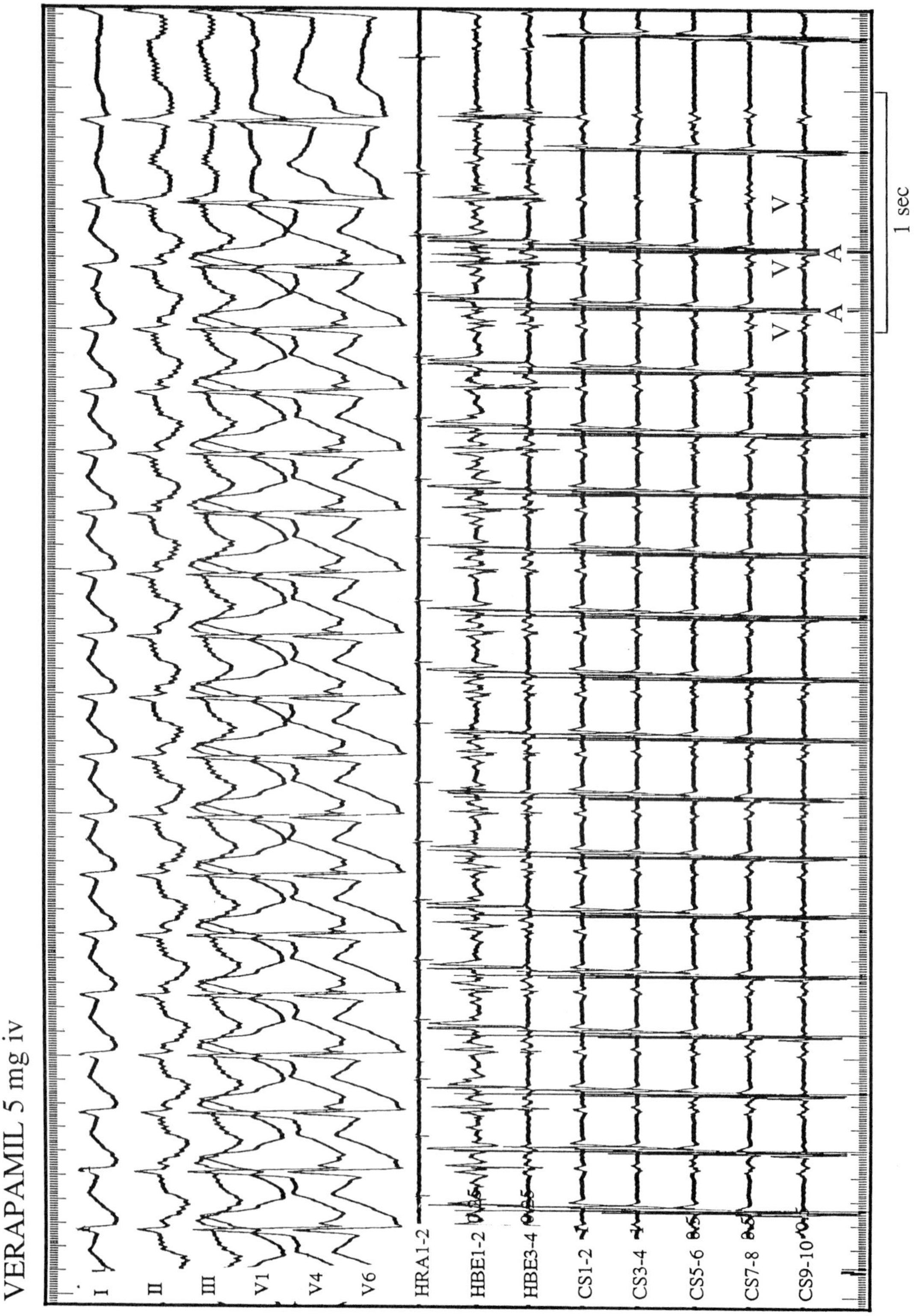

88　Ⅲ　心房頻拍

図 12-3(B)　ベラパミル静注による頻拍の停止

図 12-4 MAP に遅延後脱分極 (DAD) が記録され，撃発活動によると考えられた心房頻拍 (文献 3 から引用) (A) イソプロテレノール点滴静注下の洞性頻脈時の心内電位・MAP 記録：MAP に DAD と思われる hump (矢印) がみられる．(B) 右房高頻度刺激によって誘発された心房頻拍：最後のペーシング心拍の MAP において DAD (矢印) の傾きが急峻となり，心房頻拍が誘発されている．最早期興奮は His 束心電図 (HBE) 記録部である．(C) ジピリダモール (ペルサンチン) 静注・イソプロテレノール点滴静注併用下の記録：内因性アデノシンの作用を増強するジピリダモールを静注後には，右房高頻度刺激で 2 拍の頻拍が誘発されるのみで，DAD の傾き・振幅ともに抑制されている (矢印)．(D) ベラパミル静注による心房拍の停止：停止後には DAD を認めない．以上の薬物に対する反応および MAP 所見は，この心房頻拍が心房筋からの撃発活動によって生じている可能性を強く示唆する．

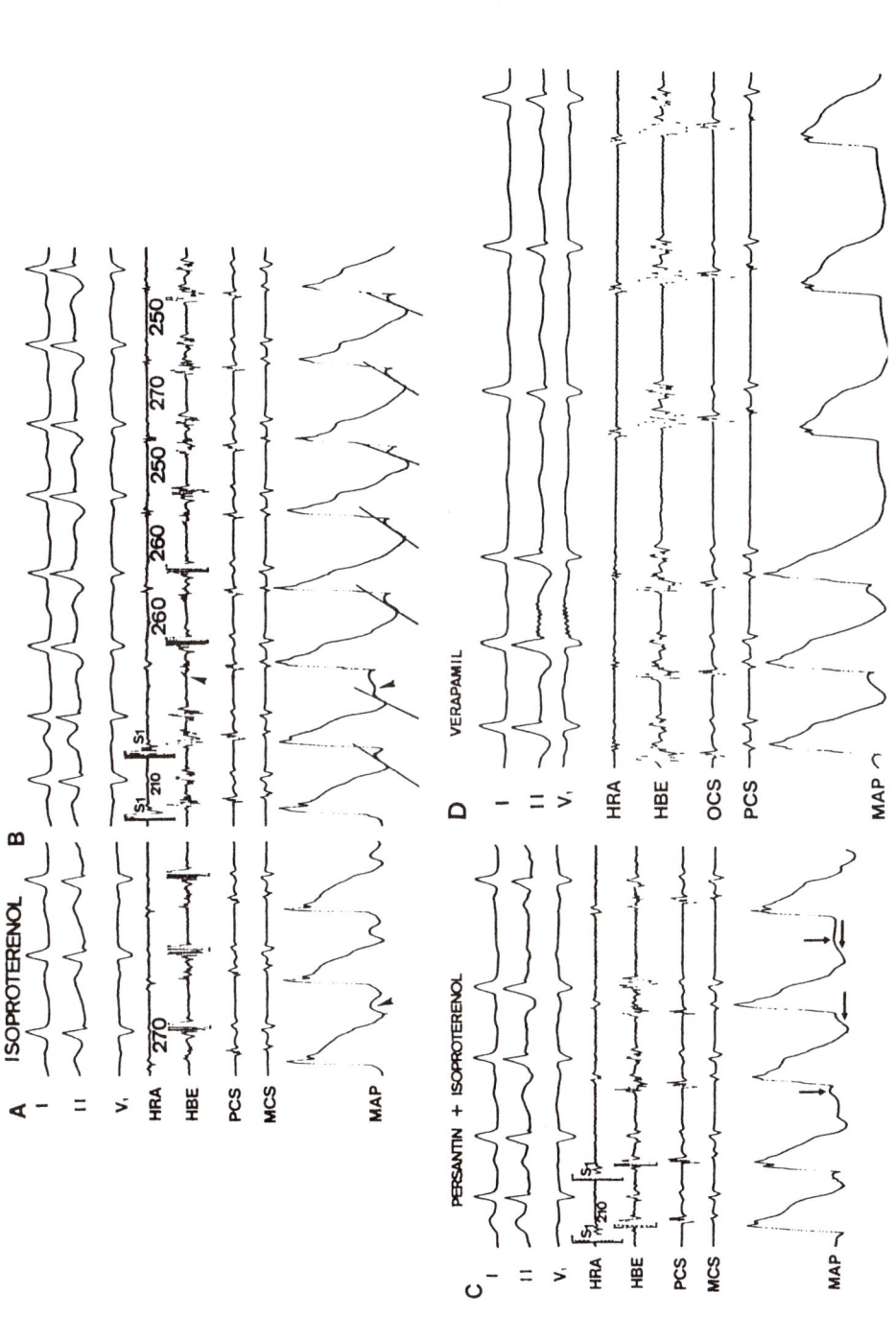

▶SIDE MEMO　アデノシン，ベラパミルの電気生理学的作用　アデノシン，ATP，ベラパミルは臨床的に上室頻拍を停止する目的でしばしば用いられ，いずれも90％を越える有効率を示す．また，心房細動・心房粗動時の心室レートコントロールや特発性心室頻拍の停止に用いることもある（症例22，23参照）．より適切に使用するために，その作用・投与法を理解しておく必要がある．

　アデノシンは元来，重要な内因性の生理活性物質であり，AMPが加水分解されて生じる．とくに低酸素下で増加し，臓器・組織における酸素の供給と需要のバランスを保つうえで重要な役割を担う．心臓では特に冠血管の強力な拡張作用をもつ．血中での半減期は0.6～1.5秒ときわめて短く，デアミナーゼによりイノシンに分解される．

　アデノシンはA_1受容体に結合し，抑制性G蛋白（Gi）を介して心筋・刺激伝導系のKチャネル・Caチャネル活性を変化させ，電気生理学的作用を発揮する．すなわち，アデノシンはアセチルコリンと同様に時間非依存性の外向きK電流を活性化し，房室結節の活動電位の立上りを抑制し，房室ブロックを生じる．洞結節においては第4相拡張期脱分極を抑制し，洞自動能を抑制する（洞徐脈）．また，心房筋の膜電位を過分極し，活動電位持続時間を短縮する．心室筋にはアデノシンによって活性化されるKチャネルがないため，カテコラミン刺激のない状態ではアデノシンの電気生理学的作用は認められない．カテコラミンはcyclic AMPを活性化し内向きCa電流を増加するが，こうしたカテコラミン刺激が加わった状態で，アデノシンはGiを介してcyclic AMPを抑制し，カテコラミンの作用に拮抗する（症例22，SIDE MEMO　アデノシン感受性VT参照）．

　DiMarcoら[5]によれば，洞調律患者にアデノシン（平均179 μg/kg）を急速静注した場合，10秒以内に洞徐脈，房室ブロック（AH間隔の延長・ブロック，HV間隔は不変）を生じる．また，心房筋の単相性活動電位（MAP）持続時間および副伝導路の順行不応期は短縮するが，心室筋のMAPには影響しなかった．血圧は軽度の二相性の変化を示し，初期に上昇，後期に低下する．調律も初期の洞徐脈に続いて後期には頻脈傾向を示す．血中のアデノシンは迅速に代謝されるために，その効果は静注後1分以内に消失する．その他，呼吸困難，顔面紅潮，胸痛，不安感などがみられることがあるが，一過性である．アデノシンにより気管支喘息が誘発されることがあるので，喘息の既往のある患者への投与は避けた方がよい．

　本邦ではアデノシンは発売されていないため，ATP（アデホス）が用いられている．ATPの投与量はアデノシンとほぼ同じと考えてよく，10 mg前後を2～3秒かけて静注し，生理食塩水でフラッシュする．ATPは静注後すみやかにアデノシンに変化し，上記の作用を発揮する．副作用を減らすために2.5ないし5 mgの少量から開始し，十分な効果がない場合，10 mg，15 mgへと漸増する方法も推奨されている．

　一方，ベラパミル（ワソラン）は電位依存性Caチャネルを直接遮断し，内向きCa電流を抑制して電気生理学的作用を発揮する．すなわち洞結節・房室結節の活動電位の立上りを抑制し，伝導を抑制する．また，異常な心筋における撃発活動や内向きCa電流依存性の緩徐伝導を抑制し，抗不整脈作用を示すことがある．ベラパミルの投与方法には経口（120～240 mg/日，分3）と静注（0.15 mg/kg）があり，頻拍の停止には静注法が用いられる．

文献

1) Welles JL, Jr., ManLean WAH, James TN, et al.：Characterization of atrial flutter：Studies in man after open heart surgery using fixed atrial electrodes. Circulation 60：665-673, 1979
2) Josephson ME：Supraventricular tachycardia. In Josephson ME, ed. Clinical Cardiac Electrophysiology, Lea & Febiger, Malvern, 1993, pp263-264
3) Chen SA, Chiang CE, Yang CJ, et al.：Sustained atrial tachycardia in adult patients：Electrophysiological characteristics, pharmacological response, possible mechanisms, and effects of radiofrequency ablation. Circulation 90：1262-1278, 1994
4) Iesaka Y, Takahashi A, Goya M, et al.：Adenosine-sensitive atrial reentrant tachycardia originating from the atrioventricular nodal transitional area. J Cardiovasc Electrophysiol 8：854-864, 1997
5) DiMarco JP, Sellers TD, Berne RM, et al.：Adenosine：electrophysiologic effects and therapeutic use for terminating paroxysmal supraventricular tachycardia. Circulation 68：1254-1263, 1983

13 通常型心房粗動

▶SIDE MEMO 1　通常型心房粗動の興奮旋回路
▶SIDE MEMO 2　entrainment 現象

症例は 55 歳，男性．主訴は動悸．1997 年 4 月動悸を自覚し，頻脈（120-130/分）に気づいた．某病院で心房粗動（atrial flutter：AFL）と診断され，ベラパミル（ワソラン）240 mg/日とピルメノール（ピメノール）200 mg/日を投与されたが AFL は持続した．ピルメノールをジソピラミド（リスモダン）300 mg/日に変更したが AFL が持続するため入院，5 月 26 日直流通電（50 J）による除粗動を受け，洞調律が回復した．血栓塞栓症の予防目的で直流通電の前 5 日間ヘパリンを持続点滴静注された．その後ピルメノール，カルベジロール（アーチスト），ジゴキシン（ジゴシン）を投与されていたが，AFL が再発したため（図 13-1），高周波カテーテル・アブレーション目的で 7 月 22 日当科に入院となった．

高血圧の既往があり，心エコーにて軽度の左室肥大を認める以外，明らかな器質的心疾患は認めなかった．

診断・治療をめぐって

指導医　まず心電図（図 13-1）を読んでください．

研修医　心電図 II，III，aVF 誘導に陰性の粗動波（鋸歯状波）を認め，前医の診断通り AFL と診断します．粗動波の周期は 280 msec 前後，興奮頻度は約 215/分で，心房興奮が 2：1 または 3：1 で心室に伝わっています．

指導医　心電図波形からこの AFL は common type に分類されますか，それとも uncommon type ですか？

研修医　----------------．

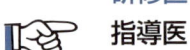

指導医　この症例のように II，III，aVF 誘導で陰性成分が主体の粗動波を認め，V1 誘導で陽性の心房波を認める場合を common type，逆に II，III，aVF 誘導で陽性，V1 誘導で陰性の心房波を認める場合を uncommon type といいます[1]．uncommon type は文字どおり臨床的に稀です．参考のため，uncommon type AFL 症例の心電図を図 13-2 に示します．

また，AFL を type I と type II に分ける別の分類もあります[2]．これは右房高頻度刺激に対する反応による分類です．type I は右房刺激で影響を受け，type II は影響を受けません．また type I の心房興奮頻度が 240～338/分に対し，type II は 340～433/分とより速いことが特徴です．type II の AFL は type I の AFL と心房細動の中間的なものと言ってもよいでしょう．この症例は type I AFL ですが，心房興奮頻度が 215/分と低めなのはピルメノールの伝導抑制作用によって修飾さ

症例 13　通常型心房粗動　93

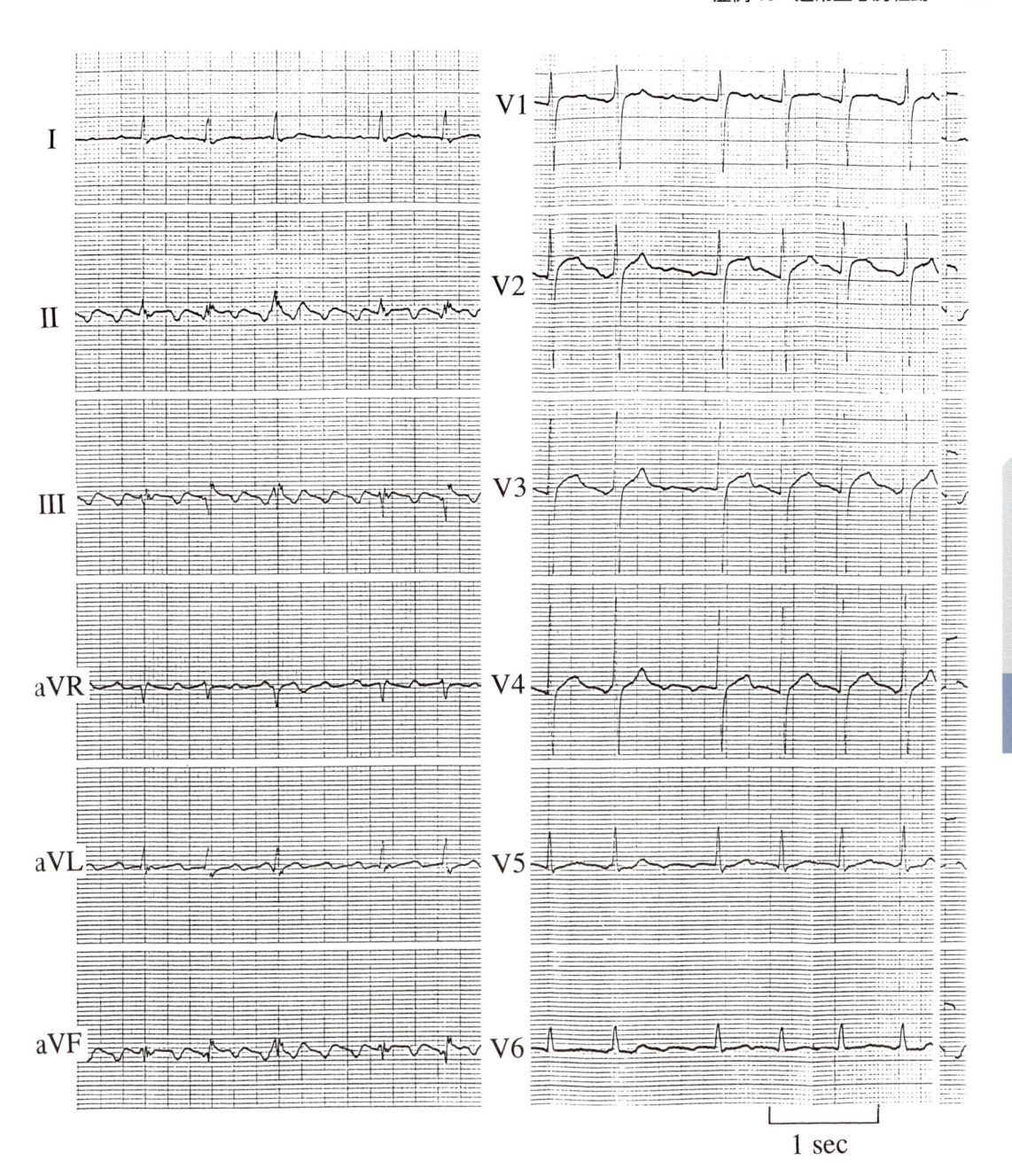

図 13-1　頻拍再発時の心電図　II, III, aVF 誘導に陰性の粗動波（鋸歯状波）がみられる.

れているためと思われます.

　上の分類の common type AFL は右房ペーシングにて entrainment 現象[3]（SIDE MEMO 2 参照）が観察されたり，停止[1]あるいは心房細動への移行がみられることから，type I に分類されます．臨床で遭遇することの多い common type AFL は上記の type I の特徴や手術中の心房興奮マッピング所見[4]から右房におけるマクロリエントリーによると考えられています．すなわち，分界稜（crista terminalis）および下大静脈弁（Eustachian ridge）が解剖学的障壁となって興奮旋回の維持に必

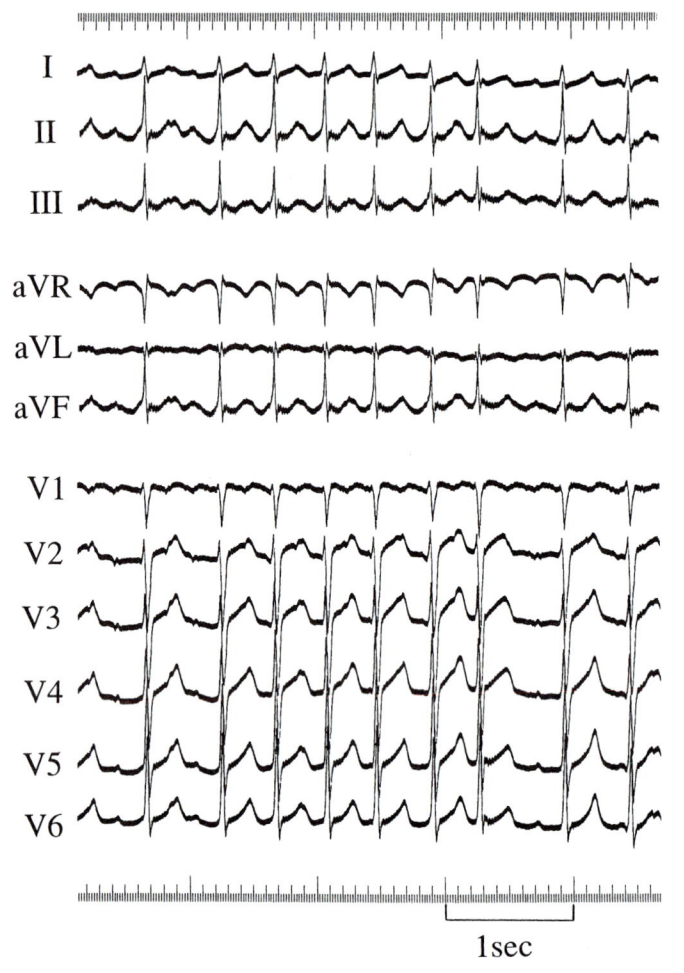

図 13-2 uncommon type AFL の心電図 Ⅱ, Ⅲ, aVF 誘導で陽性, V1 誘導で陰性の粗動波がみられる.

要な伝導遅延が生じると考えられています[5] (図 13-3, SIDE MEMO 1 参照). AFL は特発性もありますが, 器質的心疾患, とくに冠動脈疾患や高血圧性心疾患に伴うことが多いと報告されています[6].

▶ **SIDE MEMO 1　通常型心房粗動の興奮旋回路**　通常型心房粗動は右房内でのマクロリエントリーにより生じ, 興奮波が絶えず心房内を旋回するため, 心電図上, 等電位線のない鋸歯状が形成されると考えられている.

図 13-3 は entrainment mapping によって得られた, 通常型心房粗動の興奮旋回路に関する最新の知見を示す[5]. 右房前壁を展開し, 右房の心内膜面をみたシェーマである.

興奮波は黒の太い矢印で指示してあるように, 分界稜の前側を下行し, 下大静脈開口部と三尖弁輪との間の峡部 (isthmus) を通って前側に向かう. この際, 分界稜および下大静脈弁 (Eustachian ridge) が解剖学的障壁となって興奮旋回の維持に必要な伝導遅延が生じると考えられる[5].

灰色の矢印は回路外, 破線矢印 (?) は回路内か外か不明の領域である. 二重線は伝導ブロックを示す.

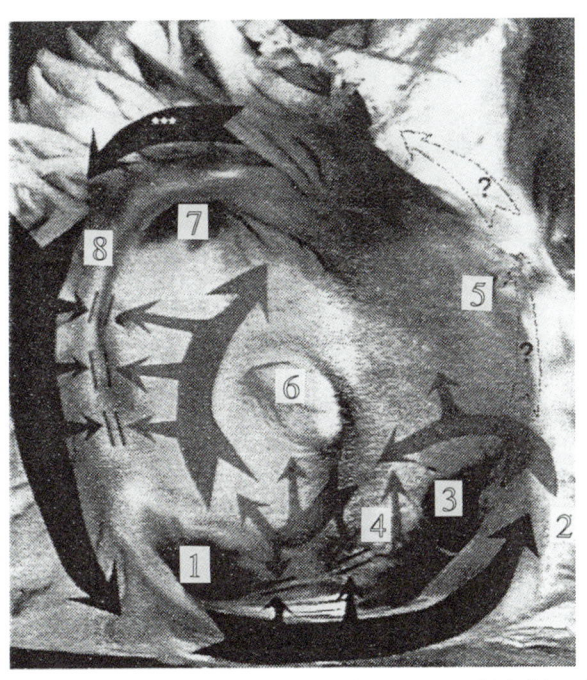

図 13-3 通常型心房粗動の興奮旋回路(文献5から一部改変して引用)
1＝下大静脈，2＝三尖弁，3＝冠状静脈洞開口部，4＝下大静脈弁(Eustachian ridge)
5＝房室結節，6＝卵円窩，7＝上大静脈，8＝分界稜．詳細は SIDE MEMO 1 参照．

研修医 以上 common type AFL の概略を述べましたが，話を治療に移したいと思います．AFL の患者を目の前にしたとき，どのように対処しますか？
心室レートが速いとき，例えば2:1伝導で120～160/分の頻脈になっている場合，まずレートコントロール目的で房室結節を抑制するジゴキシンやベラパミル，心不全がなければβ遮断薬を投与します．

さらに除粗動を目的とする場合，心房筋の伝導を抑制する Vaughan Williams 分類のⅠA群(ジソピラミド，プロカインアミド[アミサリン]，シベンゾリン[シベノール]など)あるいはⅠC群の薬物(フレカイニド[タンボコール]，ピルジカイニド[サンリズム]など)を投与します．

こうした薬物療法によってもレートコントロールが不十分であったり，AFL が停止せず自覚症状が強い場合，あるいは心不全が惹起された場合，除粗動を目的に直流通電を行います．また，先ほどの話にあったように右房ペーシングによる高頻度刺激で停止を試みるのも一方法と考えます．

指導医 この症例の AFL は薬物によって停止しなかったため，5日間ヘパリンを投与された後，直流通電による除粗動を受けました．<u>AFL の場合，前もって抗凝固療法を行わなくても除粗動時に血栓塞栓症を起こした例はなかった(90 例中ゼロ)と報告されていますので</u>[7]，抗凝固療法の必要性は低いと思われます．ちなみに，2日間以上持続する心房細動に対して抗凝固療法なしに除細動を行った場合，3.4％(179例中6例)に血栓塞栓症が生じたと報告されています[7]．

この症例は除粗動後，再発予防のためⅠA群のピルメノールを投与されていま

したが，短期間に再発しました．したがって，I群薬はAFLの停止および予防効果をもちませんでした．このような症例に対しては，さらに別のI群薬を試みるか，除粗動をあきらめ薬物によるレートコントロールを続けるか，根治を目指してカテーテル・アブレーションを行うかという選択になります．この患者はカテーテル・アブレーションを希望したため，当科に紹介されました．common type AFLに対する手術法[4]を踏まえ，近年高周波カテーテル・アブレーションによるAFLの根治療法が普及しつつあります[8-10]．

図13-4に本症例の高周波カテーテル・アブレーションの際の記録を示します．(A)はAFL時の心電図と心内電位の同時記録です．心房興奮をみると，アブレーションカテーテル(ABL)によって記録した電位が最も早期に出現し，II，III誘導

> ▶SIDE MEMO 2　entrainment 現象　リエントリーには解剖学的構造を基盤として成立する解剖学的リエントリー(ordered reentry)と，局所の不応期不均一性などに依存して成立する機能的リエントリー(random reentry)とがある．
>
> 　ordered reentryの代表はWPW症候群における房室回帰性頻拍，通常型心房粗動，脚枝間リエントリー性心室頻拍などである．この場合，興奮旋回路が一定であるため，頻拍の周期は興奮の伝導速度と興奮旋回経路の長さによって決まる．興奮旋回路における興奮波長(wave length＝有効不応期×伝導速度)は回路の長さよりもつねに短いため，頻拍周期の間に興奮間隙(excitable gap)と呼ばれる時期，すなわち外部から回路内へ興奮が侵入できる時期がある．この時期に外から刺激を加えるとリエントリーがリセットされて頻拍のレートが変わる．これがentrainment現象[3]である．この現象が観察された場合，その頻拍がordered reentryによることが示唆される[11,12]．random reentryではexcitable gapが生じにくいため，entrainmentを起こすことは困難である．また，異常自動能や撃発活動ではentrainment現象は認められない．
>
> 　Waldoらは，以下のようなentrainmentの診断基準を提唱し，そのうち1つでもあれば，頻拍がリエントリーによるものと診断できるとしている[12]．
> (1) ペーシング中に心電図上一定の融合収縮波形(constant fusion)を示し，ペーシングによる最後の波形は本来の頻拍と同じ波形を示す．
> (2) ペーシングレートの変化によって融合の度合いも変化する(progressive fusion：図13-5参照)．
> (3) 頻拍が停止する際にはある場所で伝導途絶が起こるが，その後同部の興奮パターンが変化する．
> (4) ある一定の部位で異なったレートでペーシングするとき，別の記録部位における電位波形・興奮到達時間が変化する．
>
> 　頻拍中のペーシングでentrainmentが認められ，しかも心電図波形が変化しない場合はconcealed entrainment(entrainment without fusion)と呼ばれる．この場合，ペーシング部位は頻拍の興奮旋回路上にあり，しかも緩徐伝導領域内にある[13]（緩徐伝導領域から離れた回路上でのペーシングでは，広く回路外の心筋をも捕捉するため融合波形が生じる）．
>
> 　このようにentrainment現象は頻拍のメカニズムの検討や，頻拍症の外科手術・カテーテルアブレーション治療の際の標的部位の決定に広く用いられている．

症例 13　通常型心房粗動　　97

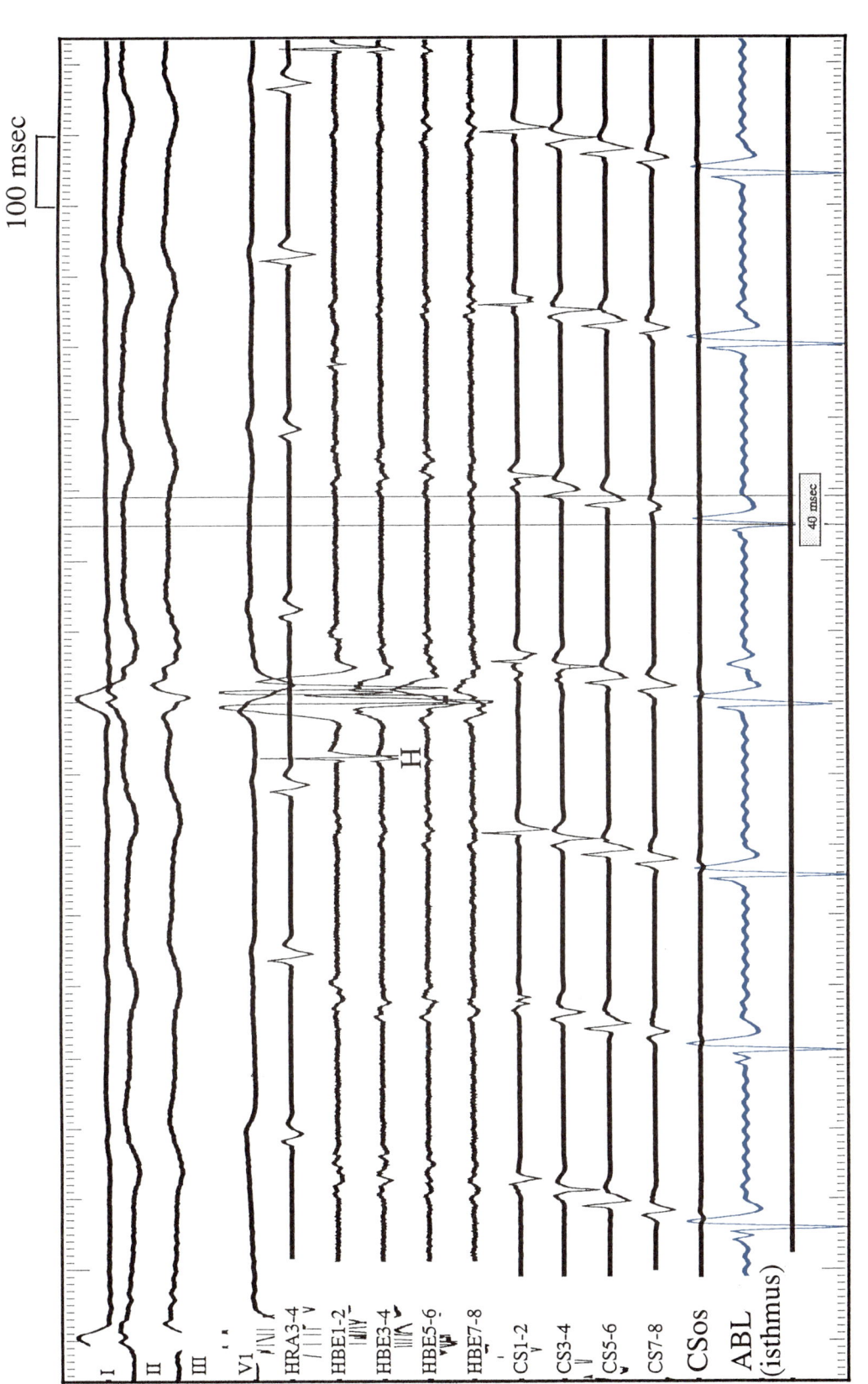

図 13-4(A)　高周波カテーテル・アブレーションの際の記録　AFL 時の心電図と心内電位の同時記録. 詳細は本文参照.

98　Ⅲ　心房頻拍

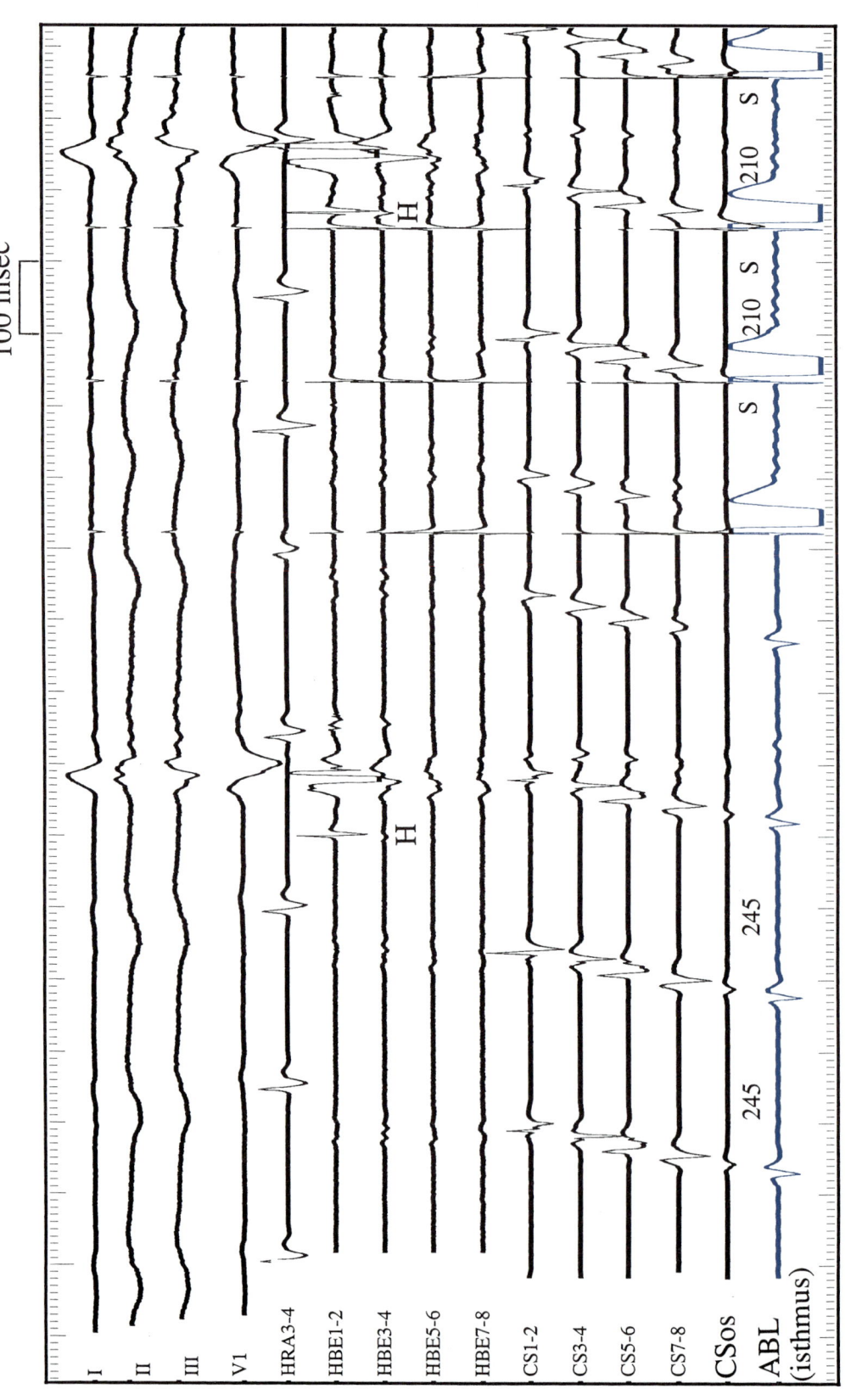

症例 13

図 13-4(B)　高周波カテーテル・アブレーションの際の記録　冠状静脈洞開口部（CSos）の後下方からの overdrive pacing. 詳細は本文参照.

症例13 通常型心房粗動　99

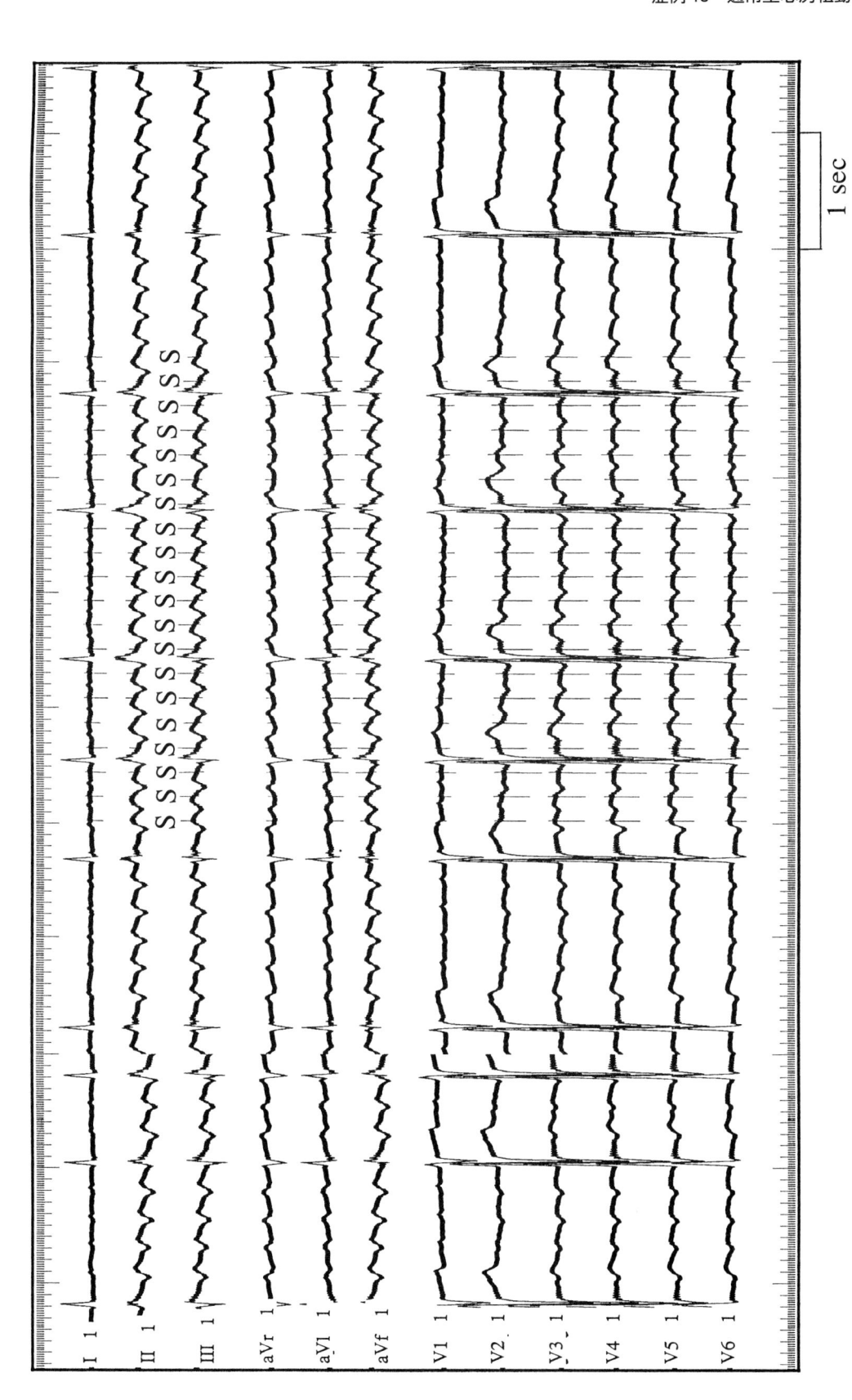

図 13-4(C)　高周波カテーテル・アブレーションの際の記録．concealed entrainment．詳細は本文参照．

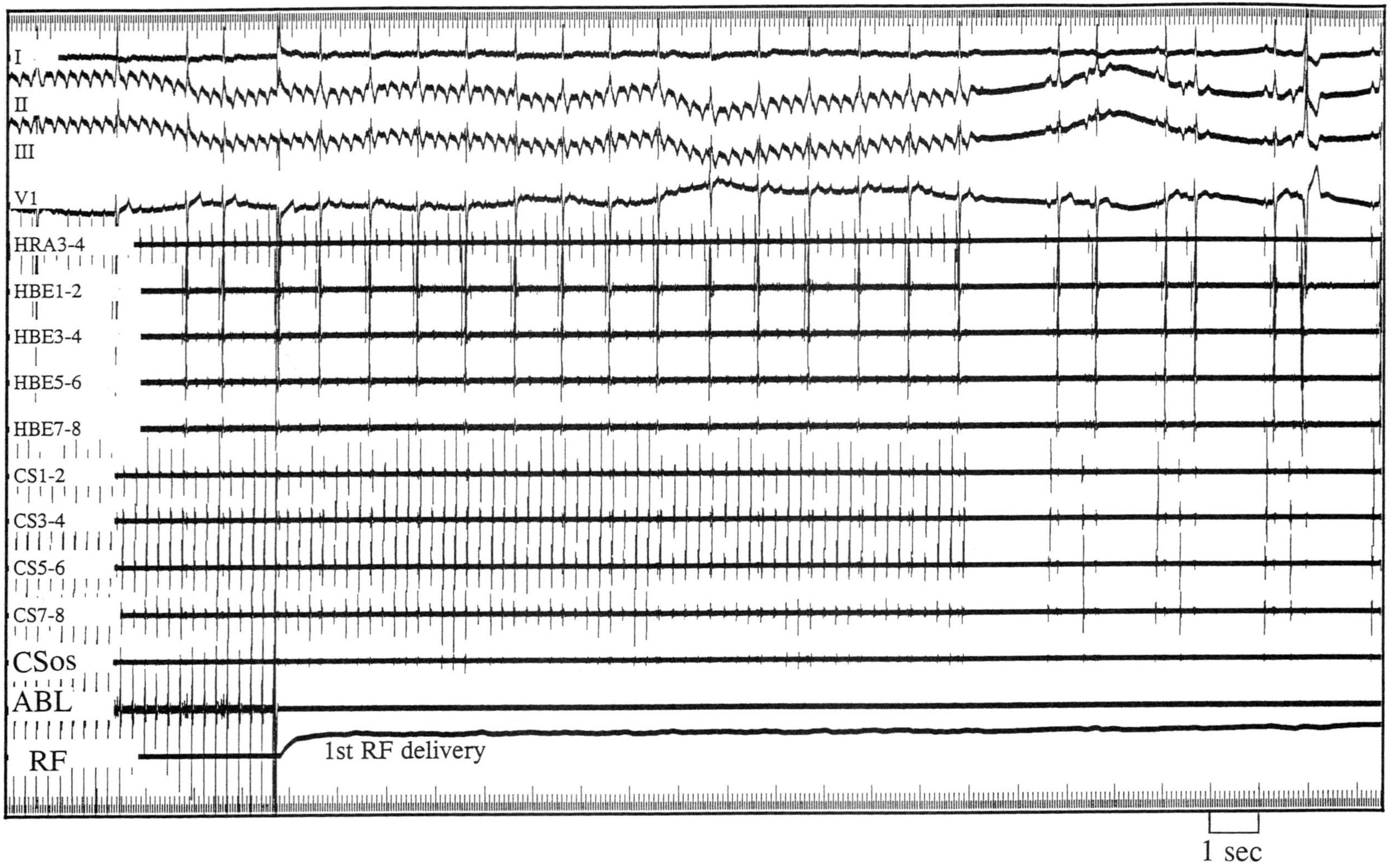

100　Ⅲ　心房頻拍

図 13-4(D)　高周波カテーテル・アブレーションの際の記録　初回の高周波通電によるAFLの停止.

図 13-4(E) 高周波カテーテル・アブレーションの際の記録　右房側壁下部（LLRA）および冠静脈洞遠位部（CSd）ペーシングによる両方向性伝導ブロックの確認。LLRA 刺激では心房興奮は HRA→HBE→CS 開口部（CS7-8）と伝播し、LLRA-CS 開口部間の isthmus の伝導がブロックされたことが推測される。一方、CSd 刺激時の心房興奮は CS 開口部→HBE→HRA→LLRA の順に出現しており、CS 開口部-LLRA 間の伝導がブロックされたことが示唆される。

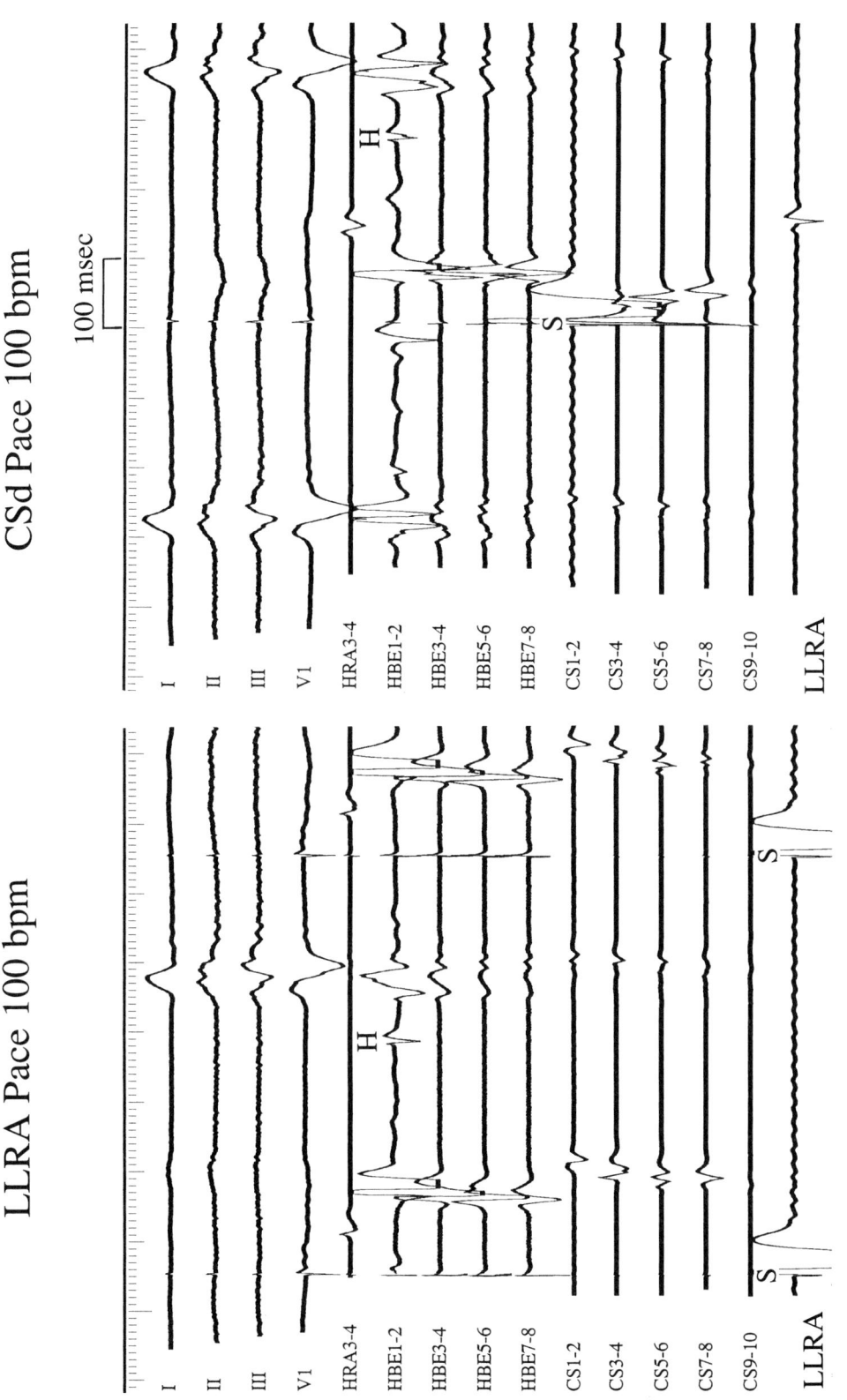

102　Ⅲ　心房頻拍

症例 13

entrainment (progressive fusion)

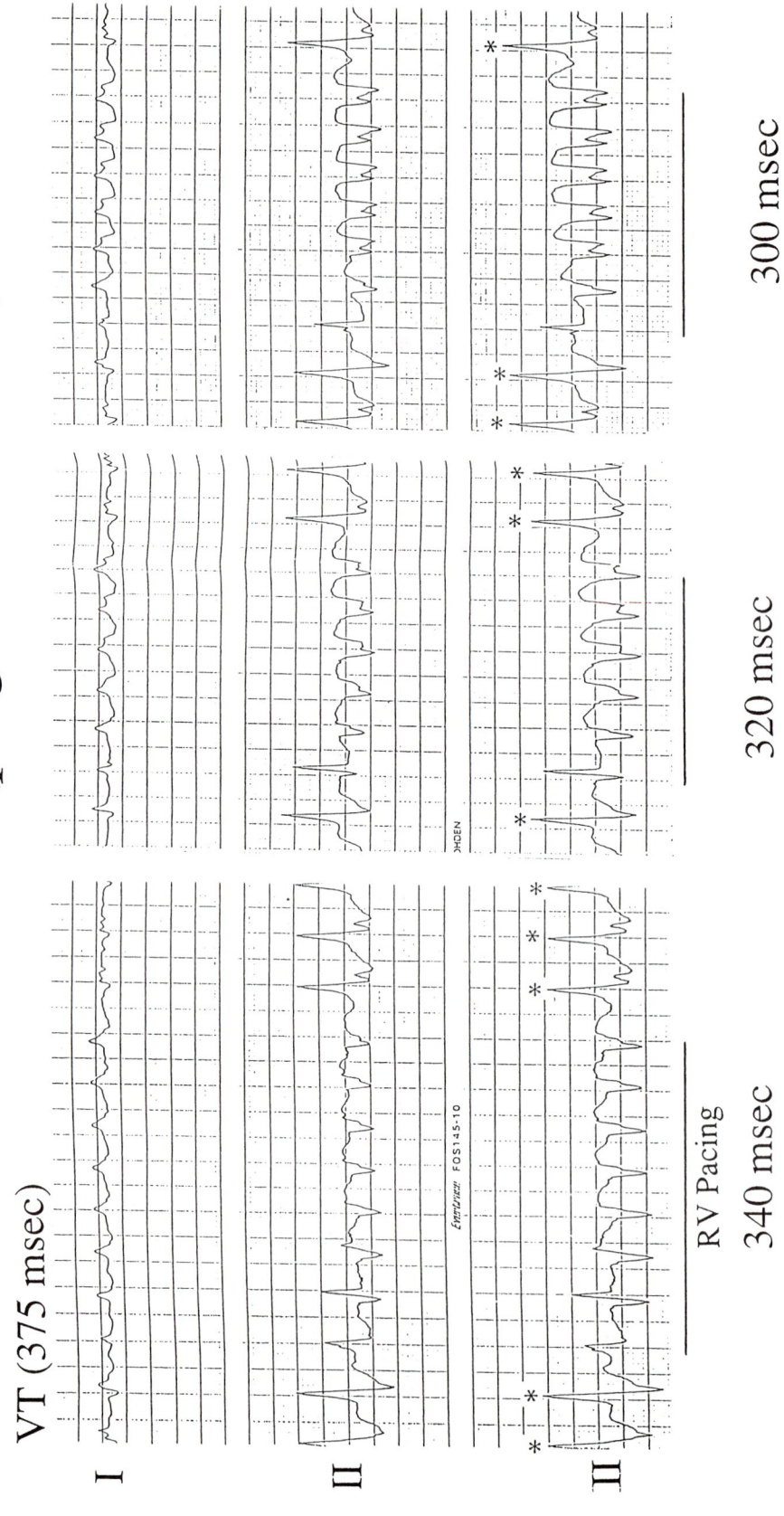

VT (375 msec)

RV Pacing
340 msec　　320 msec　　300 msec

Ⅰ

Ⅱ

Ⅲ

図 13-5　持続性心室頻拍（拡張型心筋症患者）中の右室ペーシングにより認められた entrainment 現象 (progressive fusion)

の陰性の鋸歯状波に 40 msec 先行しています．このカテーテル先端は冠状静脈洞開口部（CSos）から数 mm 後下方にあり，下大静脈-三尖弁輪間の解剖学的峡部（isthmus）の出口付近に相当します（図 13-3 参照）．このカテーテル先端電極から粗動周期よりも短い周期でペーシングを行うと entrainment 現象（SIDE MEMO 2 参照）がみられますが，心房興奮順序は変化していません（B）．心電図の心房波形にもまったく変化がみられません（C）．すなわち，concealed entrainment（entrainment without fusion）が認められ，これはペーシング部位が AFL の興奮旋回路上でしかも緩徐伝導領域内にあることを示しています．しかもその出口付近にあたりますので，カテーテル・アブレーションの格好の標的となります[8]．実際，この部位に高周波を通電すると 15 秒以内に AFL は停止しました（D）．さらに，三尖弁輪から下大静脈右房開口部の間で計 10 回の通電を行い，線状のブロックラインを作成しました．最後に，右房側壁下部（LLRA）および冠静脈洞遠位部（CSd）でペーシングを行い，isthmus に両方向性の伝導ブロックが形成されたこと（E），AFL 誘発が認められないことを確認して終了しました．

研修医 その後の経過はどうですか．

指導医 この症例は抗不整脈薬を中止して経過観察していますが，その後再発はありません．

文 献

1) Puech P, La Tour H, Grolleau R：Le flutter et ses limites. Arch Mal Coeur 63：116-144, 1970
2) Wells JL Jr., MacLean WAH, James TN, et al：Characterization of atrial flutter：Studies in man after open heart surgery using fixed atrial electrodes. Circulation 60：665-673, 1979
3) Waldo AL, MacLean WH, Karp RB, et al：Entrainment and interruption of atrial flutter with atrial pacing：Studies in man following open heart surgery. Circulation 56：737-745, 1977
4) Klein GJ, Guiraudon GM, Sharma AD, et al.：Demonstration of macroreentry and feasibility of operative therapy in the common type of atrial flutter. Am J Cardiol 57：587-591, 1986
5) Olgin JE, Kalman JM, Fitzpatrick AP, et al.：Role of right atrial endocardial structures as barriers to conduction during human type I atrial flutter. Circulation 92：1839-1848, 1995
6) Josephson ME, Buxton AE, Almendral JM, et al：Electrophysiologic characteristics of atrial flutter and their therapeutic implications. The Atrium in Health and Disease（ed. by Attel P, Coumel P, Janse M），Futura, Mount Kisco, NY, 1989, pp95-135
7) Arnold AZ, Mick MJ, Mazurek RP, et al.：Role of prophylactic anticoagulation for direct current cardioversion in patients with atrial fibrillation or atrial flutter. J Am Coll Cardiol 19：851-855, 1992
8) Feld GK, Fleck RP, Chen PS, et al.：Radiofrequency catheter ablation for the treatment of human type I atrial flutter：identification of acritical zone in the reentrant circuit by endocardial mapping techniques. Circulation 86：1233-1240, 1992

9) Cosio FG, Lopez GM, Goicolea A, et al.：Radiofrequency ablation of inferior vena cava-tricuspid valve isthmus in common atrial flutter. Am J Cardiol 71：705-709, 1993
10) Poty H, Saoudi N, Nair M, et al.：Radiofrequency catheter ablation of atrial flutter：futher insights into the various type of isthmus block：application to ablation during sinus rhythm. Circulation 94：3204-3213, 1996
11) Inoue H, Matsuo H, Takayanagi K, et al：Clinical and experimental studies of the effects of atrial extrastimulation and rapid pacing on atrial flutter cycle：Evidence of macro-reentry with excitable gap. Am J Cardiol 48：623, 1981
12) Henthorn RW, Okumura K, Olshansky B, et al：A fourth criterion for transient entrainment：The electrogram equivalent of progressive fusion. Circulation 77：1003, 1988
13) Morady F, Frank RF, Kou WH, et al：Identification and catheter ablation of a zone of slow conduction in the reentrant circuit of ventricular tachycardia in humans. J Am Coll Cardiol 11：775-782, 1988

14 心房細動・失神発作を合併したWPW症候群

▶SIDE MEMO　WPW症候群の心房受攻性

症例は59歳，男性．主訴は動悸・失神発作．約20年前に失神発作の既往があり，それ以後も30分から1時間持続する動悸発作をときどき自覚していた．1995年7月10日動悸・失神発作を生じ，某病院に受診した．その時の心電図を図14-1上段に示す．翌年1月25日の動悸発作時の心電図を図14-1下段に示す．頻拍予防の目的でジソピラミド（リスモダン）を投与されたが，動悸・失神発作が再発したため，高周波カテーテル・アブレーション目的で当科に入院した．

診断・治療をめぐって

指導医　まず当科入院時の心電図（図14-2）を読んでください．

研修医　正常洞調律で，PQ時間は0.1秒前後と短縮し，デルタ波が認められますので，WPW症候群と診断します．

指導医　デルタ波について説明して下さい．

研修医　房室副伝導路（Kent束）の順伝導による心室早期興奮波形です．

指導医　デルタ波の極性から副伝導路の局在診断をして下さい（症例2のSIDE MEMO参照）．

研修医　V1誘導でデルタ波は陽性で，右脚ブロック様のQRS波形であり，左自由壁副伝導路と診断します．

指導医　この症例は動悸・失神発作を伴うA型顕性WPW症候群ということですね．そこで図14-1の2種類の頻拍を診断して下さい．

研修医　上段はwide QRS頻拍で，肢誘導心電図ではR-R間隔がかなり不規則なところがあります．心拍数は速いところで300/分近くあります．V1誘導で右脚ブロック様のQRS波形を呈し，図14-2の洞調律時のデルタ波の極性と同じなので，発作性心房細動（Af）が出現し，その興奮がランダムに副伝導路を順伝導している可能性が最も高いと考えます．しかし，他の誘導，特にⅡ，Ⅲ，aVF，V6誘導ではQRS波形が洞調律時とかなり異なるため，心室頻拍（VT）の可能性も否定できません．

指導医　VTでR-R間隔がこれほど不規則になることはきわめて稀であり，発作性Af（pre-excited Af）の可能性がずっと高いと考えるべきです．この頻拍は偽性心室頻拍・心室細動（pseudo VT・Vf）と呼ばれることもあります．顕性WPW症候群では発作性Af時のQRS波形が洞調律時とかなり異なることはしばしばあります．

研修医　同じ副伝導路を順伝導しているのに，QRS波形が異なるのはなぜですか？

106　Ⅲ　心房頻拍

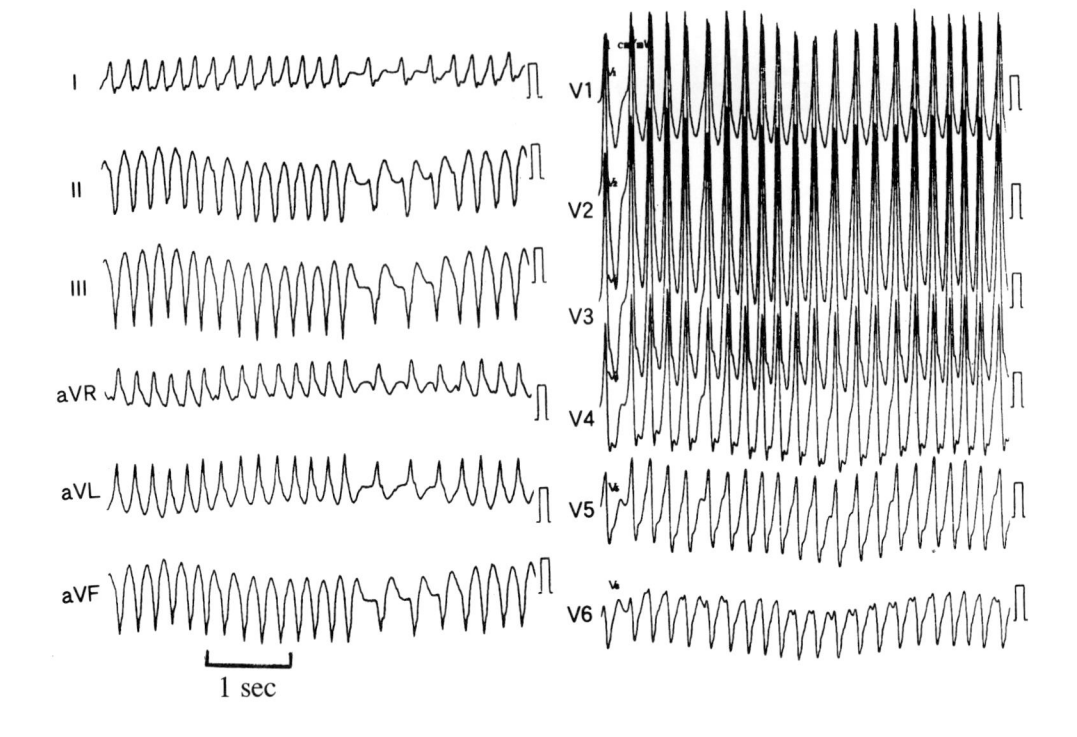

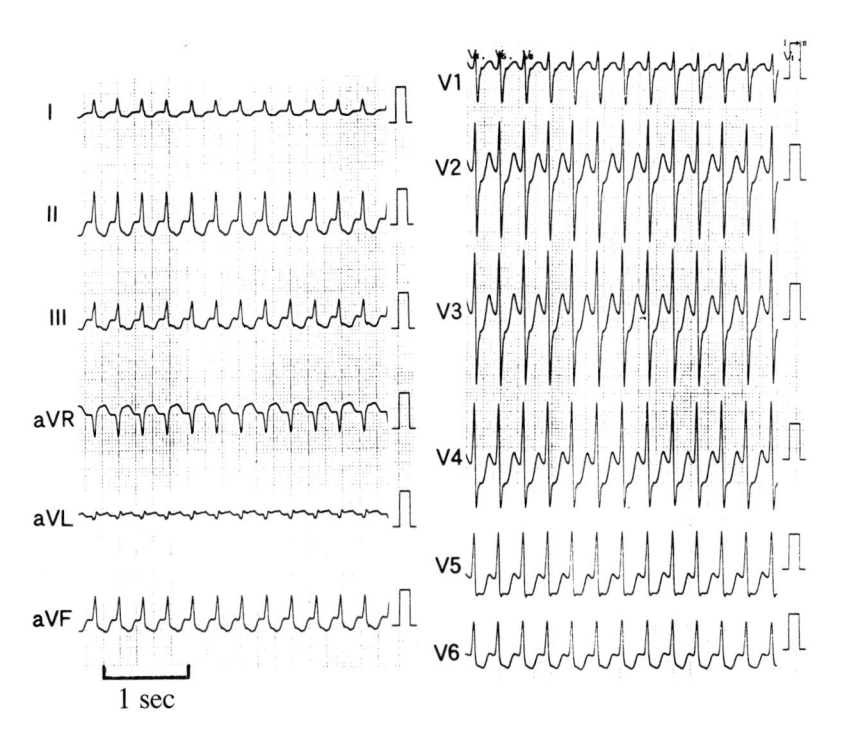

図 14-1　頻拍発作時の心電図　上：心室早期興奮を伴う発作性心房細動(pre-excited Af), 下：房室回帰性頻拍(AVRT). pre-excited Af 時の最短 R-R 間隔は 200 msec と短く, ハイリスク群と考えられる.

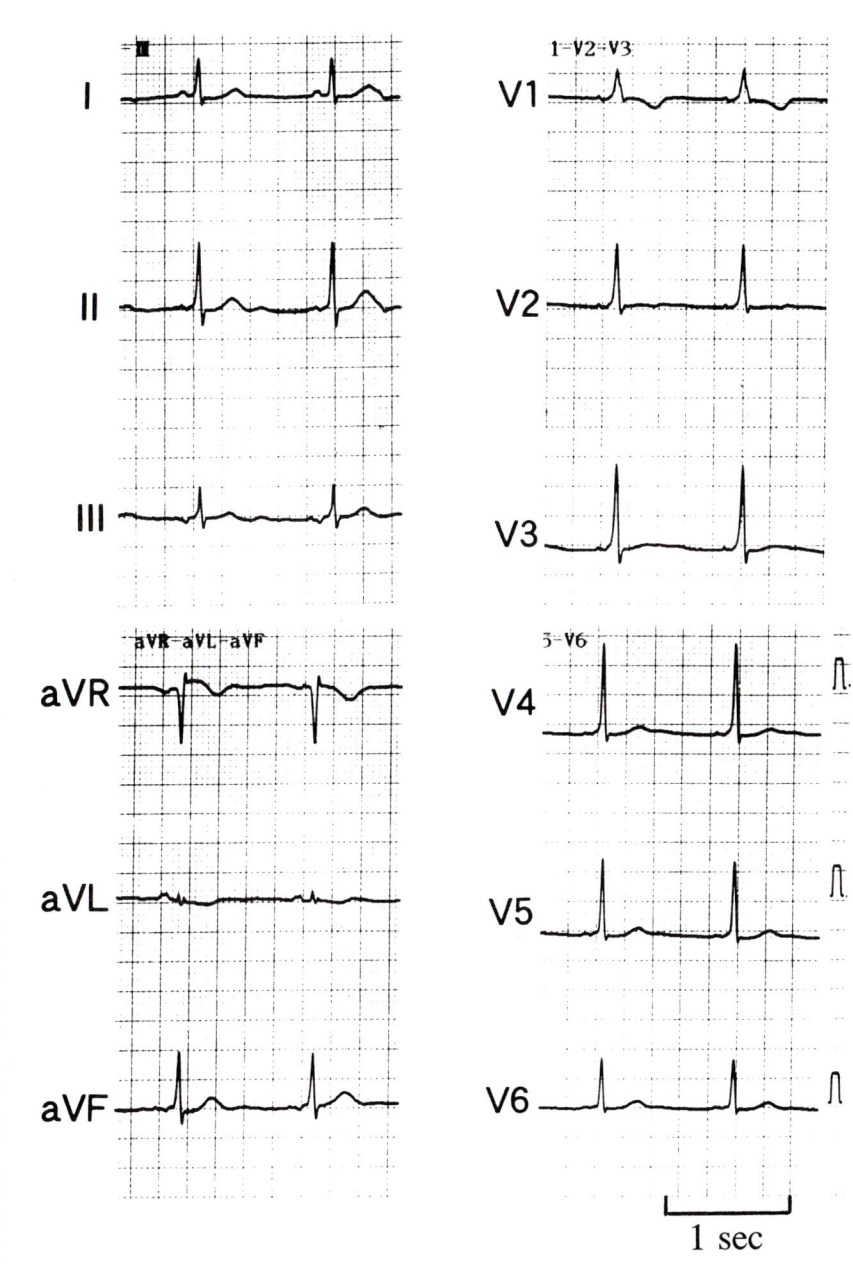

図 14-2 当科入院時の心電図　正常洞調律で，PQ 短縮とデルタ波を認め，V1 の陽性デルタ波と R/S＞1 より A 型顕性 WPW 症候群（左自由壁副伝導路）と診断される．

指導医　洞調律時の QRS 波形は副導路の順伝導による心室興奮と正常の刺激伝導系を伝わった心室興奮との融合波形です．それに対し，副伝導路の順行不応期が極端に短い症例に発作性 Af が出現した場合，心室の大部分は正常の刺激伝導系ではなく，副伝導路を下降する興奮波によって興奮することになります．この場合，副伝導路の心室付着部（最早期興奮部位）と最後に興奮が到達する部位との間の興奮時間のズレが大きくなり，VT 様の wide QRS 波形になります．これを maximal pre-excitation 波形といいます．

正常の刺激伝導系が QRS の形成に関与しない場合として，房室結節・ヒス束・脚の不応期・伝導時間が副伝導路のそれよりも長い場合，あるいは副伝導路を介して伝播した興奮が正常の刺激伝導系を逆行性に興奮させ不顕性伝導による不応期を残す場合，などが考えられます．この症例もそうしたケースと考えられます．

では下段の頻拍の診断は？

研修医 正常 QRS 波形の規則的な頻拍（心拍数約 200/分）で，房室回帰性頻拍（AVRT）の可能性が高いと思います．

指導医 正常の刺激伝導系を順伝導し，副伝導路を逆伝導する正方向性房室回帰性頻拍（orthodromic AVRT）ですね．逆に，副伝導路を順伝導し房室結節を逆伝導する場合には wide QRS 波形（maximal pre-excitation 波形）となり，これを逆方向性房室回帰性頻拍（antidromic AVRT）と言います．AVRT としては圧倒的に前者が多く，後者は稀です（症例 1 参照）．

では治療に移ります．AVRT の停止法は別項（LECTURE 5）にゆずり，ここでは pre-excited Af の治療法について確認したいと思います．目の前の pre-excited Af 症例にどのように対処しますか？

研修医 Af を除細動するか，それができない場合，副伝導路を抑制する薬物を投与すればよいと思います．

指導医 意識が保たれ，血圧が十分にあれば，まず抗不整脈薬を静脈内に投与します．除細動効果を期待でき，しかも副伝導路を抑制する作用をもつ薬物としては Vaughan Williams 分類の I A，I C，III 群の薬物が知られています．実際に静脈内投与に用いることができる薬物は限られ，I A 群のジソピラミド，プロカインアミド（アミサリン），シベンゾリン（シベノール）などです．これで除細動できれば，Af の再発予防目的で同じ薬物を経口投与します．除細動できず，副伝導路抑制による心室レートコントロール効果が一過性であれば，直流通電による除細動を行い，以後薬物を経口投与します．

意識がある場合，直流通電の前にチオペンタール（ラボナール）にて静脈麻酔を行い（LECTURE 5 参照），通電は 100 J から始め，無効であれば 150，200 J にアップします．意識低下・血圧低下（80 mmHg 以下）があれば直ちに直流通電による除細動を行います．

表 14-1 副伝導路の順伝導を促進する可能性のある因子・薬物

1. 交感神経刺激（運動，精神的緊張，β 刺激薬など）
2. アデノシン（ATP）
3. ジギタリス
4. エドロホニウム
5. ベラパミル
6. リドカイン

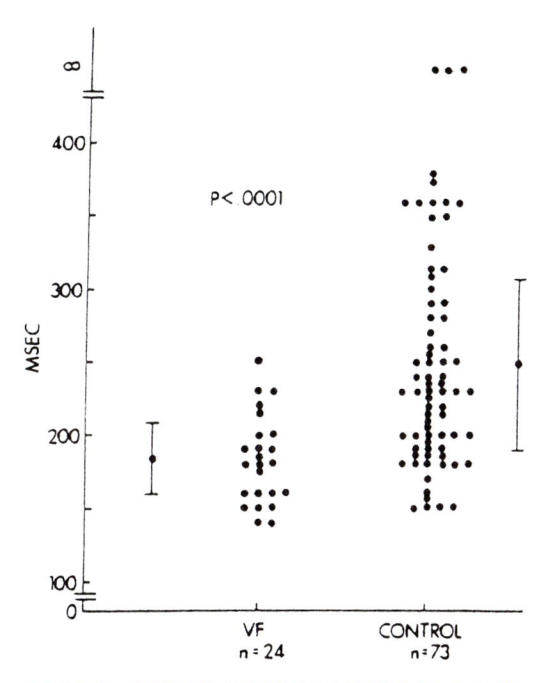

図 14-3 心室細動の既往のある群(VF)とない群(CONTROL)における pre-excited Af 時の最短 R-R 間隔の比較(Klein GJ, Bashore TM, Sellers TD, et al.：Ventricular fibrillation in the Wolff-Parkinson-White syndrome. N Engl J Med 301：1080-1085, 1979. Copyright ⓒ 1979 Massachusetts Medical Society. All rights reserved. Translated with permission.)
［文献 4］

　この症例の発作性 Af は某病院で薬物にて除細動されたようです．こうした maximal pre-excitation 波形を呈する発作性 Af に対してはⅠA 群の薬物を静注内投与しますが，用いてはならない，あるいは避けた方がよい薬物についても整理・記憶しておくことが大切です．表 14-1 は副伝導路の順伝導を促進する可能性のある因子・薬物です．アデノシン(ATP)，ジゴキシン，エドロホニウムは心房筋，副伝導路に存在するアデノシン A_1 受容体，ムスカリン M_2 受容体に直接あるいは間接的に作用し，外向き K チャネル($I_{K(Ado)}$，$I_{K(Ach)}$)を活性化して活動電位持続時間・不応期を短縮する作用があり，副伝導路の順伝導を促進して心室レートを増し，血行動態悪化・心室細動をきたす可能性があります．
　通常の Af のレートコントロール目的で使用されるベラパミル(ワソラン)も，直接副伝導路の不応期を短縮したり，房室結節の抑制の結果として副伝導路への

症例 14

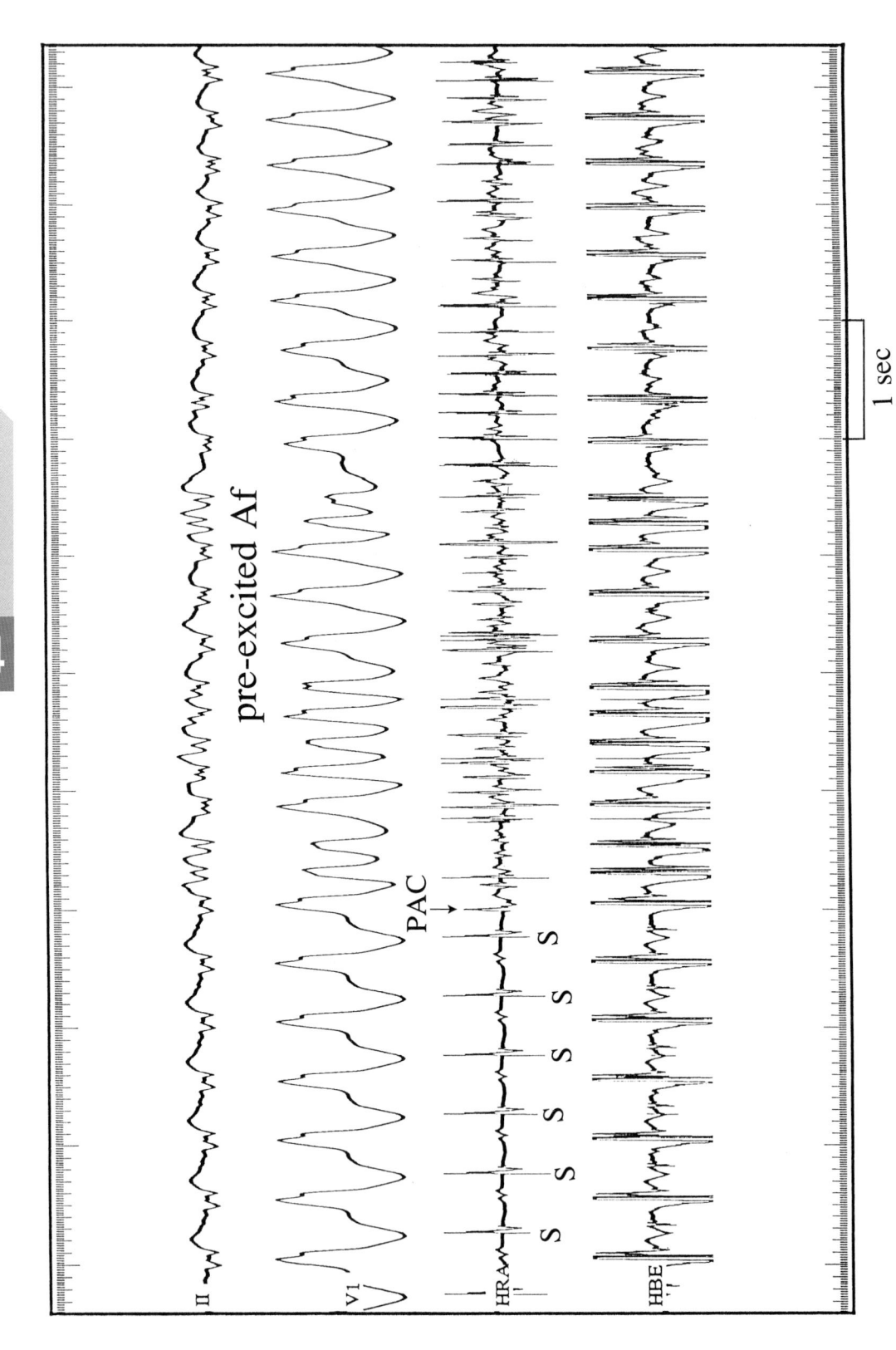

110　Ⅲ　心房頻拍

図 14-4　EPS において誘発された pre-excited Af（30 歳，男性）

逆行性不顕性伝導を減らし，また血管拡張・陰性変力作用により交感神経を賦活化し，結果として副伝導路の順伝導を促進する可能性があります[1]．また，VTと誤診されリドカインが投与された場合，陰性変力作用による反射性の交感神経賦活の結果，一過性に副伝導路の不応期が短縮することがあり得ます[2]．

つまり，pre-excited Afを首尾よく治療するためには，VTと誤診しないこと，通常のAf症例のレートコントロールに用いられる薬物を不用意に用いないこと，ⅠA群の薬物を適切に投与すること，いつでも直流通電による除細動ができるように除細動器をスタンバイしておくことが大切です．

いずれにせよ，本症例のように非常に心室レートの高いpre-excited Afを合併した顕性WPW症候群は心房細動への移行・突然死の可能性があります[3]．Duke大学からの報告によれば，心室細動の既往を有する顕性WPW症候群のpre-excited Af時の最短R-R間隔は140〜260 msec（平均180 msec）と短く，既往のない群の平均値240 msecとの間に有意差が認められました（図14-3）[4]．両群間にかなりのオーバーラップがありますが，最短R-R間隔が短い群では心房細動へ移行するリスクがあることは明らかです．図14-4にEPS時に誘発されたpre-excited

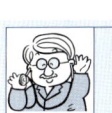

▶SIDE MEMO　WPW症候群の心房受攻性　WPW症候群の自然歴におけるAfの合併率は10〜38%と一般人口におけるよりも高い．また，WPW症候群に伴う頻拍発作の15〜30%がAfであるとされる[5,6]．Afを合併しやすい理由として，(1)AVRT発作からAfに移行する可能性，(2)心房筋-副伝導路接合部での不均一伝導によるAfの発生，(3)心房筋自体の受攻性の亢進，などが考えられている．副伝導路の直流カテーテル・アブレーション後のAfの再発は稀であると報告されているが[7]，著者らの経験では高周波カテーテル・アブレーション後のAf再発は稀ではない（下図）．Afが再発した症例はいずれもEPS時に心房内の伝導遅延・分裂電位，あるいはAf誘発を認めた例であり，副伝導路とは無関係に心房筋の受攻性が亢進したWPW症候群患者が少なくないことが推測される[8]．

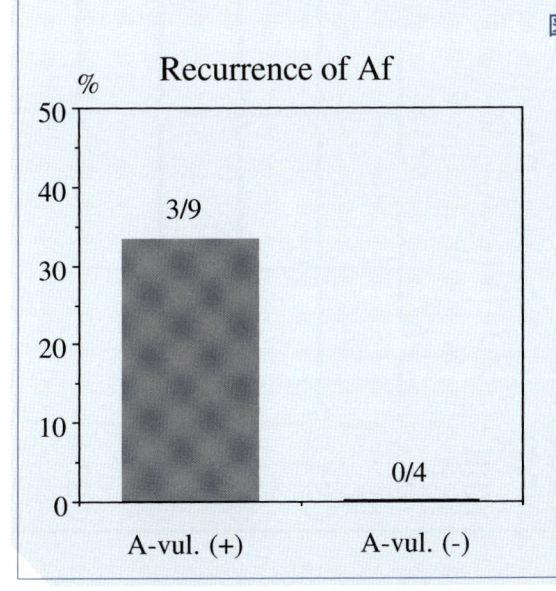

図14-5 pre-excited Afを合併した顕性WPW症候群における副伝導路高周波カテーテル・アブレーション後のAf再発率（自験例）

アブレーション前，13例中9例に心房受攻性の亢進を示唆する指標（伝導遅延・分裂電位，あるいはAf誘発：A-vul.）を認めた．この群では副伝導路アブレーション成功後9例中3例（33%）にAfの再発を認めた．一方，陰性群ではAfの再発を認めなかった．

112　Ⅲ　心房頻拍

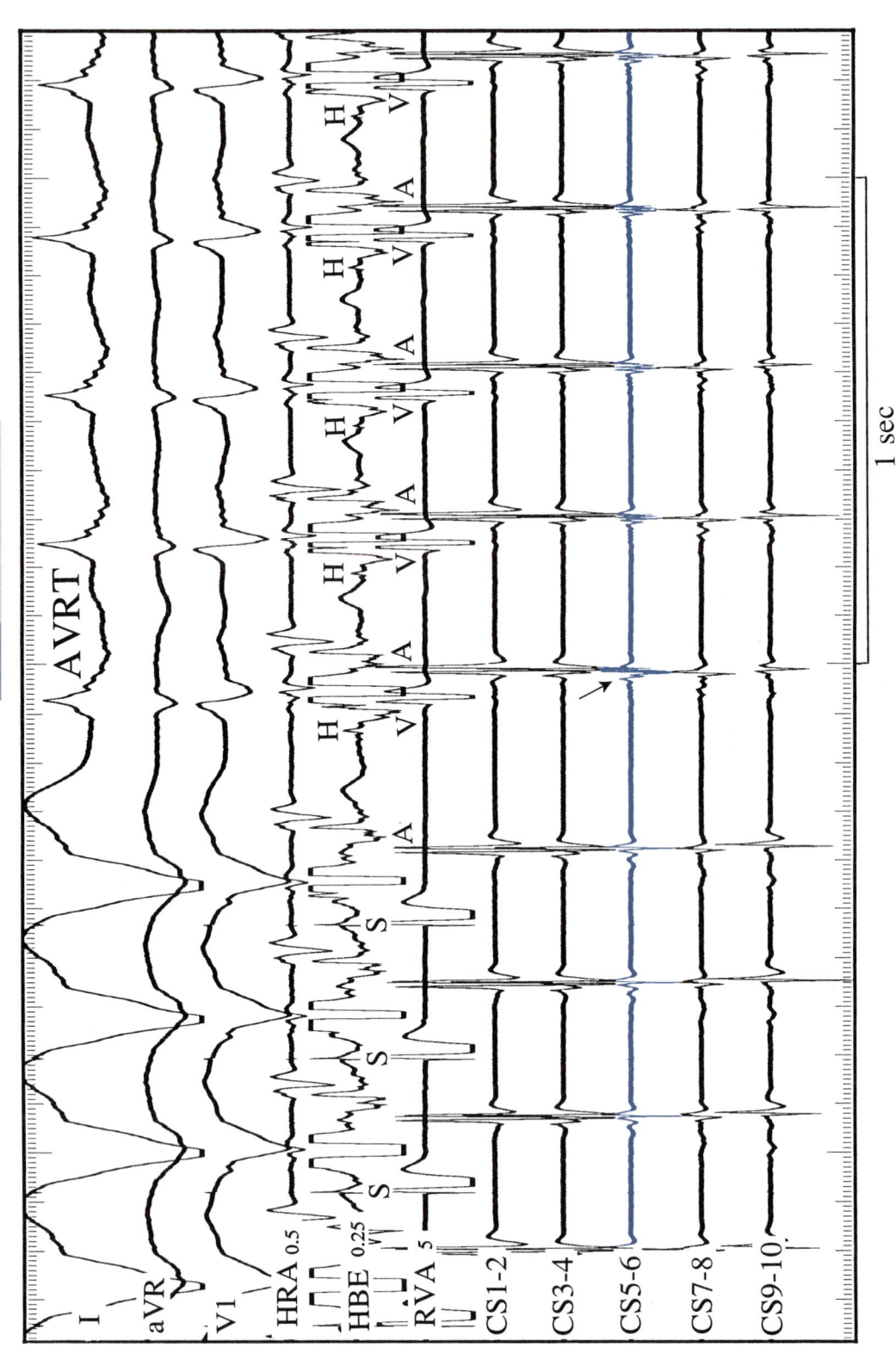

図 14-6(A)　高周波カテーテル・アブレーション時の記録（呈示症例）：房室回帰性頻拍（AVRT）の誘発と副伝導路マッピング　右室心尖部（RVA）からの高頻度刺激により AVRT が誘発された．房室副伝導路（Kent 束）の逆伝導による最早期心房興奮が冠状静脈洞 CS5-6 に認められた（矢印）．A：心房興奮，H：His 束興奮，V：心室興奮，S：ペーシングスパイク．

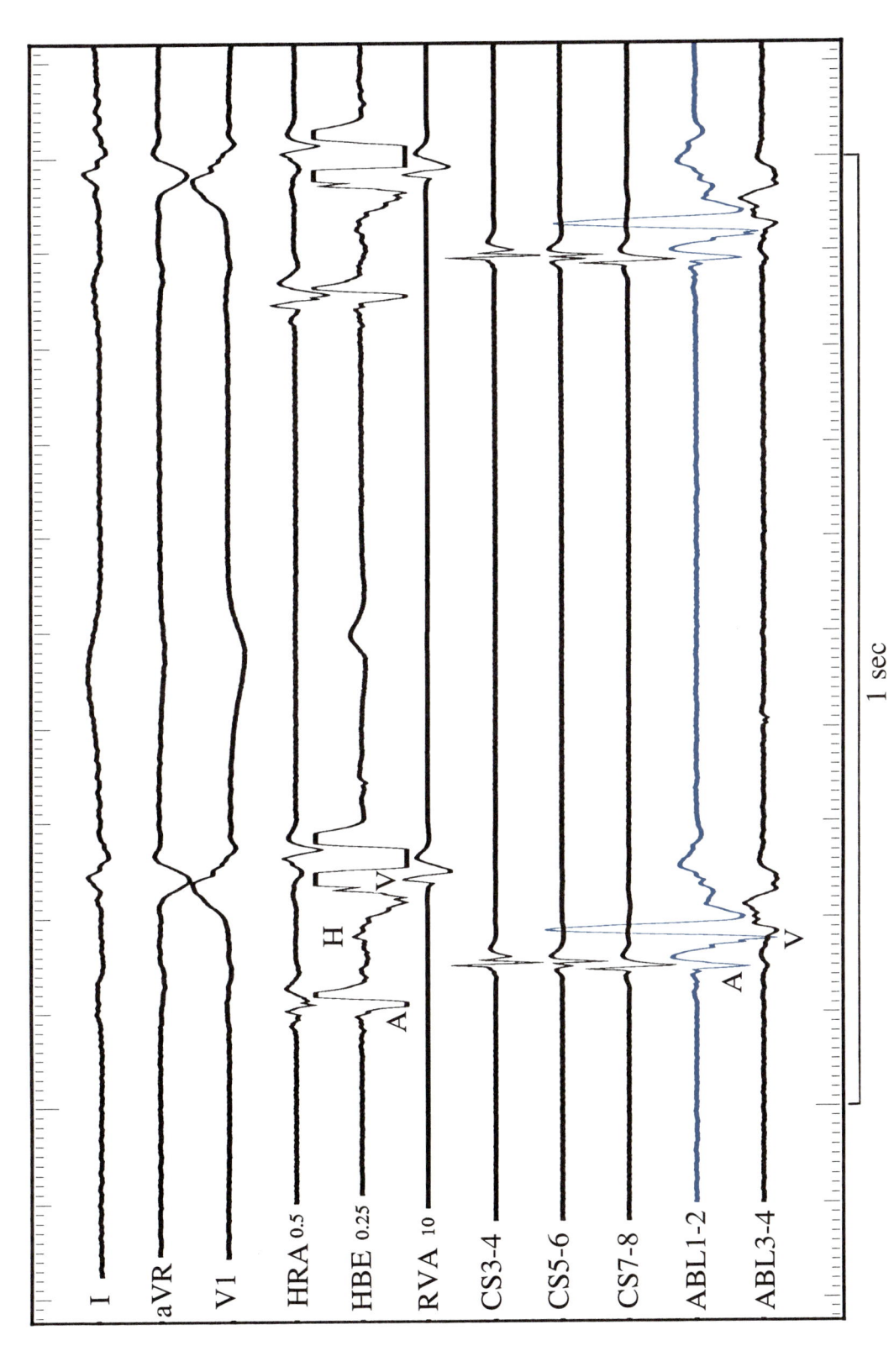

症例 14　心房細動・失神発作を合併した WPW 症候群　113

図 14-6(B)　高周波カテーテル・アブレーション時の記録（呈示症例）：アブレーション成功部位の電位（ABL1-2）．洞調律時にアブレーションカテーテル先端（ABL1-2）から記録した局所の心房興奮（A）と心室興奮（V）は連続し，V は心電図のデルタ波に先行していることから，副伝導路の心室付着部と考えられる．

症例 14

114　Ⅲ　心房頻拍

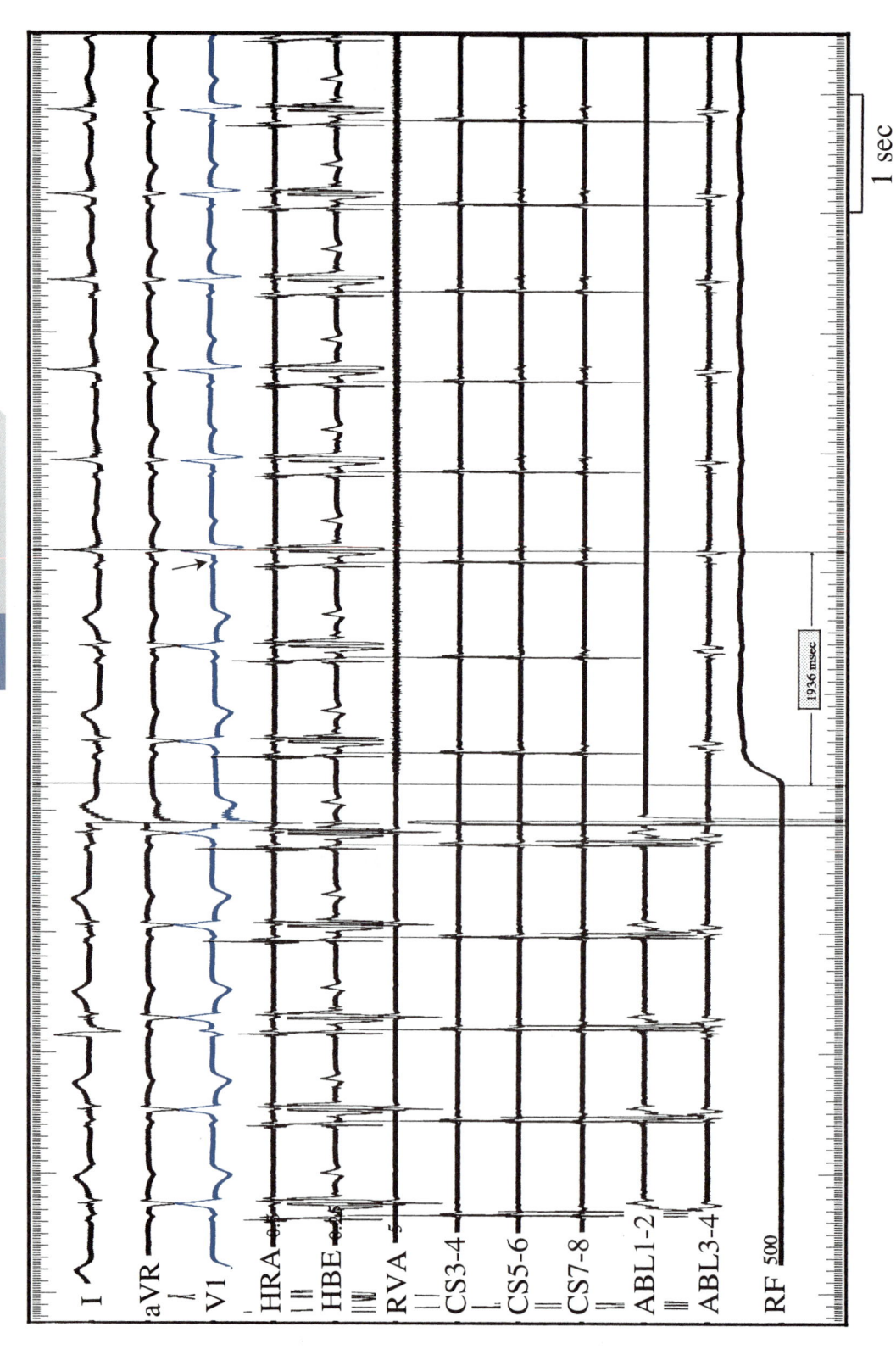

図 14-6(C)　高周波カテーテル・アブレーション時の記録（呈示症例）：副伝導路アブレーション（デルタ波の消失） 洞調律時に同部位に高周波（RF）通電を行うと2秒以内にデルタは消失し（矢印），副伝導路が焼灼されたことがわかる．この後1分間通電を継続した．以後AVRT，発作性心房細動ともに消失した．

Accessory Pathway Ablation

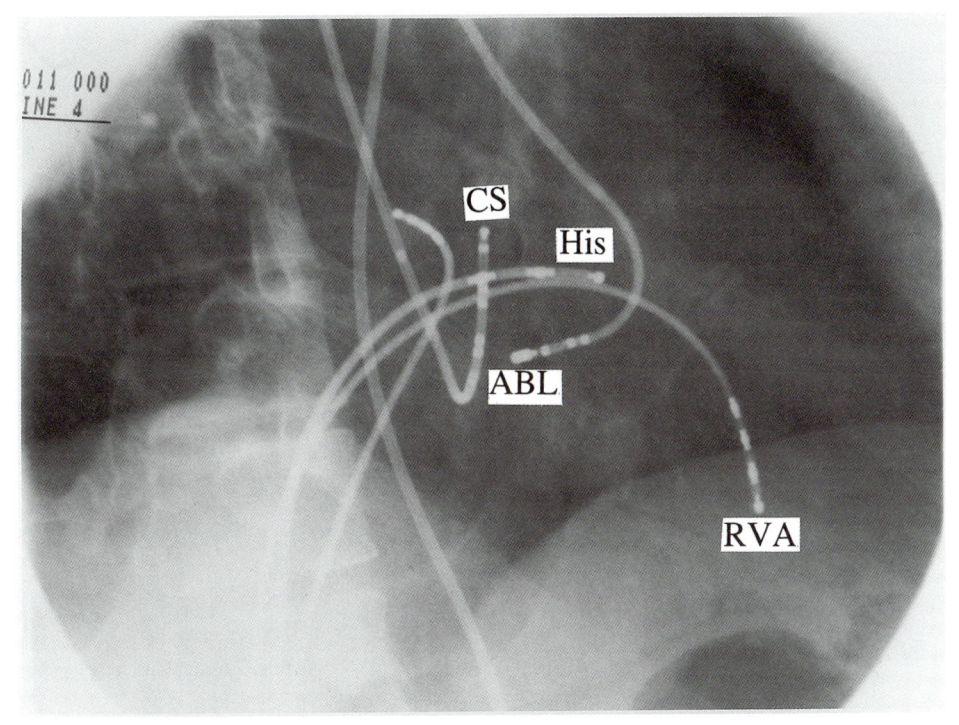

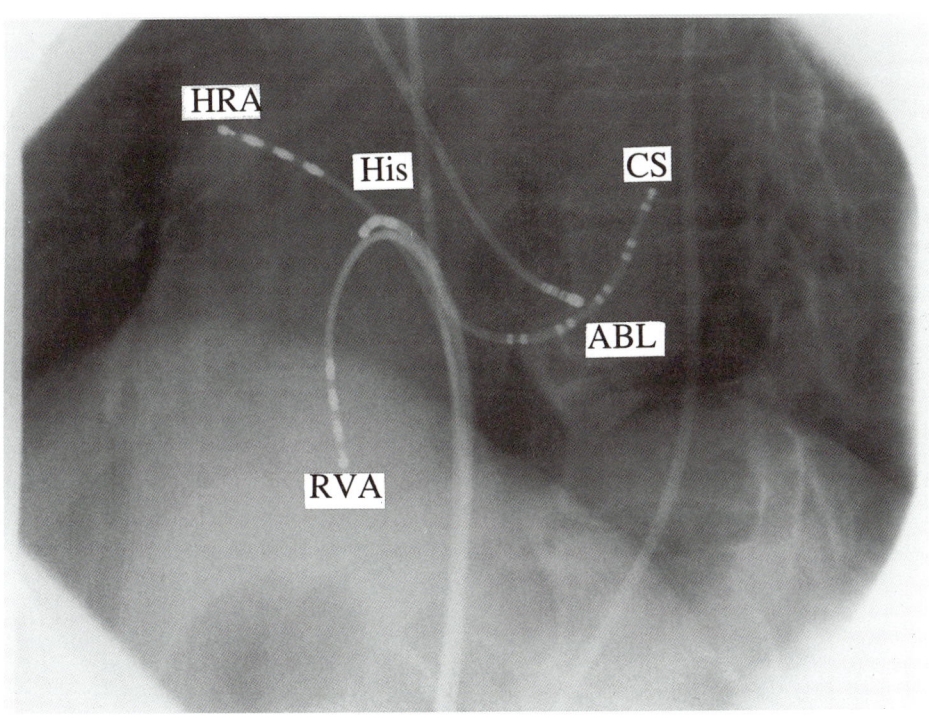

図 14-6(D) 高周波カテーテル・アブレーション時の記録(呈示症例):アブレーション成功部位のカテーテル位置(ABL) 上は右前斜位 30 度,下は左前斜位 60 度の透視像を示す.成功部位は左室後壁の僧帽弁輪直下で CS5-6 に対応している.

Afの実例を示します．高位右房ペーシング中に1拍の心房期外収縮（PAC）が発生し，これをきっかけにAfとなっています．pre-excited Af時の最短R-R間隔は200 msecと短く，血圧低下を認めたため直流除細動（100 J）を行いました．

本症例もpre-excited Af時の最短R-R間隔が200 msecと短くハイリスク群と考えられ，ジソピラミドの投与後にも動悸・失神発作が再発したため，高周波カテーテル・アブレーション法による副伝導路離断の適応と判断しました．図14-6（A）～（D）にその際の記録を示します．本症例では左後壁に副伝導路が存在しており，その完全離断に成功しました．以後14か月間無症状で，良好な経過をとっています．

最後に，pre-excited Afを合併した顕性WPW症候群では心房受攻性の亢進のために，アブレーション後にもAfが再発する可能性のあることは患者に説明しておくべきでしょう（SIDE MEMO参照）．ただし，Afが再発した場合でも副伝導路の伝導が消失しているので通常のAf発作と同様に対処でき，pre-excited Afのような深刻な事態にはならないことを付け加えて下さい．

文献

1) Garratt C, Antoniou A, Ward D, et al.：Misuse of verapamil in pre-excited atrial fibrillation. Lancet 1：367-369, 1989
2) Akhtar M, Gilbert CJ, Shenasa M：Effect of lidocaine on atrioventricular response via the accessory pathway in patients with Wolff-Parkinson-White syndrome. Circulation 63：435-441, 1981
3) Dreifus LS, Haiat R, Watanabe Y：Ventricular fibrillation；a possible mechanism of sudden death in patients with Wolff-Parkinson-White syndrome. Circulation 43：520-527, 1971
4) Klein GJ, Bashore TM, Sellers TD, et al.：Ventricular fibrillation in the Wolff-Parkinson-White syndrome. N Engl J Med 301：1080-1085, 1979
5) Campbell RW, Smith RA, Gallagher JJ, et al.：Atrial fibrillation in the preexcitation syndrome. Am J Cardiol 40：514-520, 1977
6) Zipes DP：Specific arrhythmias：Diagnosis and treatment. Heart Disease（5th edition），edited by Braunwald E, W. B. Saunders, Philadelphia, p. 674, 1997
7) Haïsaguerre M, Fischer B, Labbe T：Frequency of recurrent atrial fibrillation after catheter ablation of overt accessory pathways. Am J Cardiol 69：493-497, 1992
8) 三好俊一郎，宮崎利久，副島京子，他：WPW症候群に合併する発作性心房細動への副伝導路カテーテルアブレーションの影響．心電図 15：528（抄録），1995

15 発作性心房細動

▶SIDE MEMO 1 心房細動のリズム・コントロールとレート・コントロール
▶SIDE MEMO 2 心房細動患者に対する抗凝固療法の重要性

症例は 64 歳男性．食品会社の経営者．50 歳頃から不整脈を自覚していた．最近では早朝 4 時から 5 時頃に 5 分間から 30 分間前後(最長で 3 時間)の動悸発作が起こるようになり，3〜4 回/週と頻度が増したため，2003 年 10 月当院で受診した．動悸時には心臓の鼓動の不整と息苦しさを自覚するという．動悸発作は前夜多量の飲酒をした後や仕事のストレスが重なった後などに多く，日中仕事やゴルフをしている時などには起こらないという．身体所見では軽症高血圧(154/90 mmHg)以外，異常を認めなかった．

診断・治療をめぐって

指導医 病歴から可能性のある不整脈をあげてください．

研修医 鼓動の不整や息苦しさを自覚していることから，期外収縮の多発や心房細動，心房粗動などが疑われます．

指導医 そうですね．飲酒習慣のある中高年男性で夜間から早朝に動悸発作が起こる場合，発作性心房細動の可能性が最も高いでしょうね．来院時の 12 誘導心電図(図 15-1)を読んでください．

研修医 洞調律ですが，心房期外収縮が多発しています．デルタ波を認めず，顕性 WPW 症候群は否定されます．また ST-T 変化を認めず，自覚症状からも虚血性心疾患は否定的と考えます．

指導医 異所性心房興奮(P')が T 波に重なっていますね．このような所見を P on T パターンといいます．また，V1 誘導で P 波後半の陰性成分が目立ち，左房負荷もあるようですね．実際，心エコー図検査で左室肥大(中隔：後壁 13.2：11.5 mm)，僧帽弁前尖の逸脱による軽度の逆流，左房径の軽度拡大(42.5 mm)を認めました．左室壁運動は正常でした．では次に，ホルター心電図検査で動悸を自覚した際の心電図(図 15-2)を読んでください．

研修医 前半では心房期外収縮が連発しています．後半では心房期外収縮後に心房興奮は細動波のようになっています．

指導医 このような一過性の心房細動が夜間 22 時以降に頻回に記録されました．発作性心房細動は好発時間帯によって夜間型(午後 5 時から翌朝 7 時までの発症)，日中型(午前 7 時から午後 5 時までの発症)，混合型に分類され，夜間型の発症には迷走神経緊張が，日中型には交感神経緊張が関与すると考えられます[1]．この症例は典型的な夜間型ですね．また，持続時間からは比較的短時間です．短時間の発

118　Ⅲ　心房頻拍

症例 15

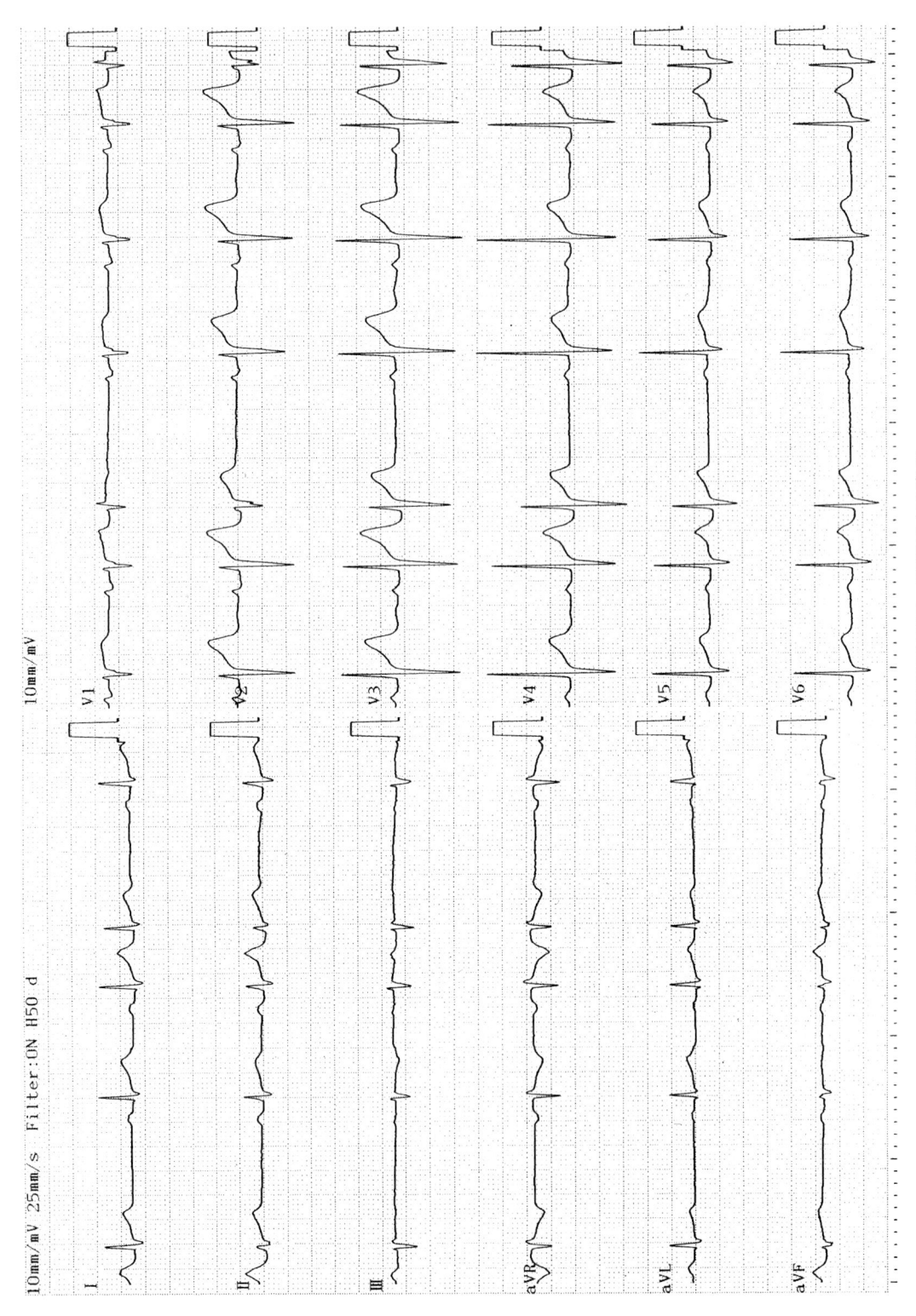

図15-1　来院時の12誘導心電図　詳細は本文参照.

症例 15　発作性心房細動　119

図 15-2　ホルター心電図検査で動悸を自覚した際の心電図　詳細は本文参照.

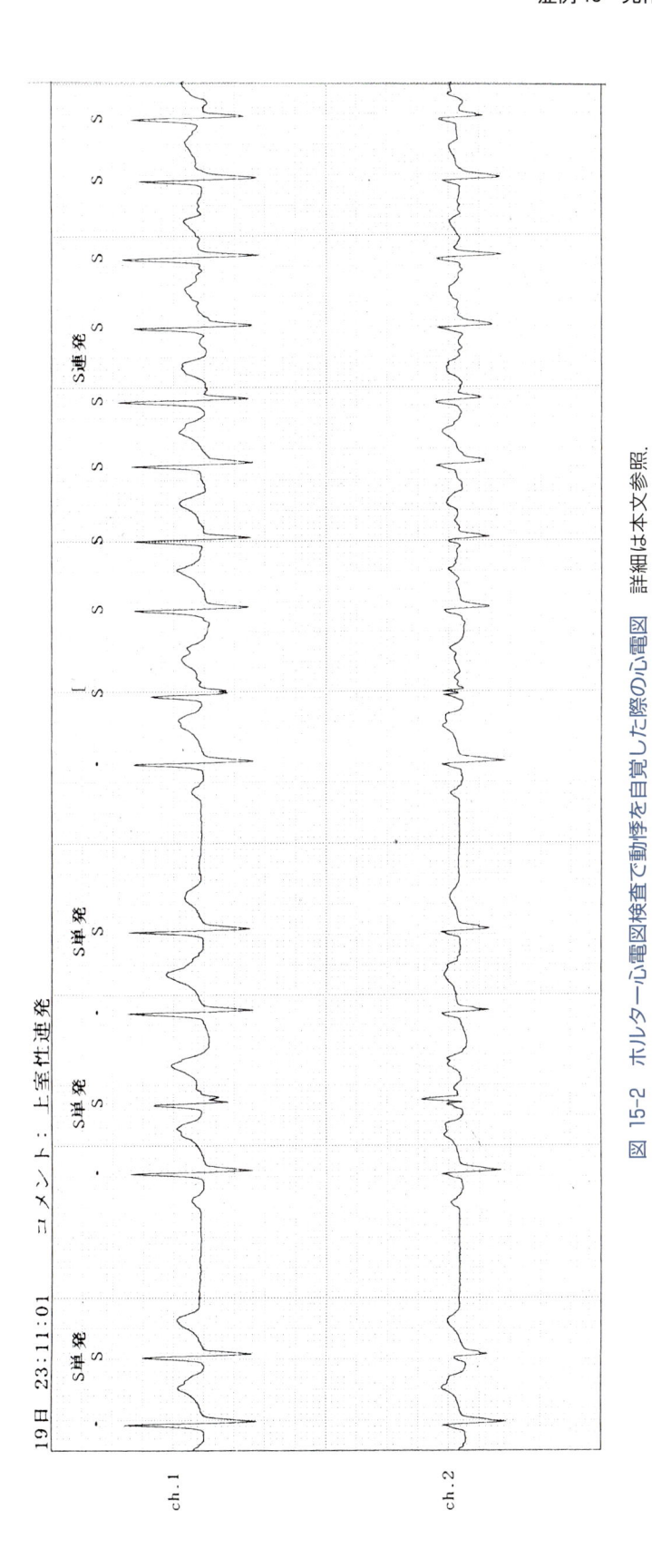

作性心房細動に対しては純 Na チャネル遮断薬である IC 群薬の予防効果が期待できると報告されています[2]．そこで，塩酸ピルジカイニド（サンリズム）150 mg/日の投与を開始しました．また，高血圧に対してアンジオテンシン受容体遮断薬であるカンデサルタン（ブロプレス）を投与しました．これは，発作性心房細動のアップストリーム治療として選択しました．アップストリーム治療について説明してください．

研修医 ──────────．

指導医 レニン-アンジオテンシン系の活性化が心房筋の肥大・線維化や心房の内皮障害，ひいては発作性心房細動の出現，心房内血栓形成に関与することが動物実験などから推測されています．また臨床的にも，高血圧患者に対する ACE 阻害薬やアンジオテンシン受容体遮断薬の投与が経過観察期間中の発作性心房細動の新規発症を抑制するという成績も散見されます．これをヒントに，高血圧を伴う発作性心房細動患者に ACE 阻害薬やアンジオテンシン受容体遮断薬を投与することによって，発作を予防することを意図とした治療を言います．こうした治療は，抗不整脈薬やワルファリンといった治療（ダウンストリーム治療）に対し，アップストリーム治療と呼ばれています．

　しかし，この症例では，両薬物の投与後にも 30 分間前後（最長で 2 時間ほど）の動悸発作が依然として起こり，予防効果は十分とは言えませんでした．最新の大規模前向き臨床試験の結果でも，プラセボ群[3]，あるいはカルシウム拮抗薬投与群[4]と比較して，アンジオテンシン受容体遮断薬の心房細動に対する再発予防効果は残念ながら証明できませんでした．では，次に考慮すべき薬物治療は？

研修医 夜間型であり，迷走神経遮断作用をもつ I 群抗不整脈薬がよいと思います．

指導医 好発時間帯・誘因などを考慮して薬物を選択するのはよい考えですね．本症例に対しては次に，ムスカリン（M_2）受容体遮断作用をもつジソピラミド（リスモダン）300 mg/日を投与しました．投与後動悸発作の頻度は明らかに減りましたが，排尿障害の訴えがあり，2 か月後に中止せざるを得ませんでした．中高年男性では潜在的にせよ前立腺肥大を有することが多いため，こうした経緯で中止せざるを得ないことが実際は稀ではありません．

　次にアプリンジン（アスペノン）40 mg/日を投与しましたが，やはり予防効果は十分ではありませんでした．ここまで 4 年間の外来診療で 3 種類の I 群薬を試したことになりますが，次に行なうべき治療は？

研修医 III 群薬のアミオダロン（アンカロン）ですか．

指導医 たしかにアミオダロンは他の薬物と比べて高い予防効果を示しますが，間質性肺炎（肺線維症）や甲状腺機能異常といった比較的重篤な副作用が稀ではなく，予防のためのモニタリングも煩雑です．この症例は重篤な基礎心疾患のない症例であり，アミオダロンは考慮外でした．アミオダロンを投与する前に，ベプリジル（ベプリコール）は考慮すべき薬物かもしれません．ベプリジルはカルシウム拮抗薬（IV 群薬）に分類されていますが，I 群および III 群作用も認められるハイブリッド薬で，発作性心房細動に対する予防効果が高いとされています．実際，観察期間中の洞調律維持率（非慢性化率）は I 群薬に比して有意に高いことが報告されてい

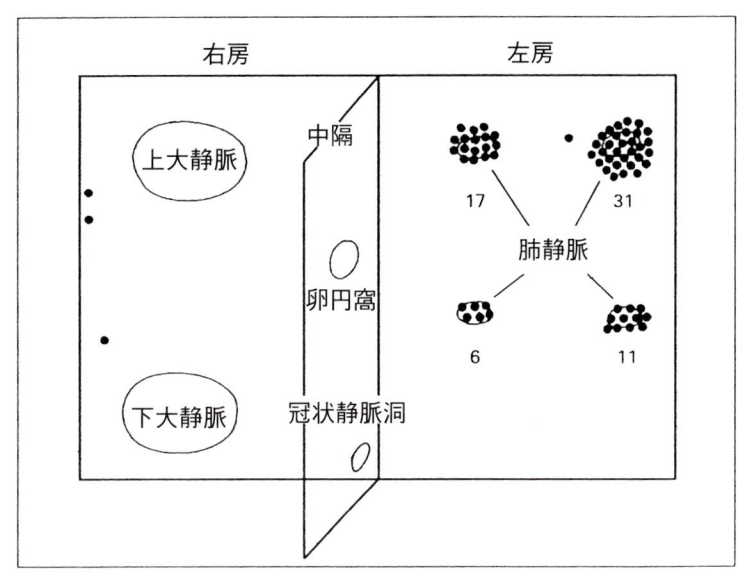

図 15-3 発作性心房細動出現時の心房内マッピングで明らかになった心房細動のトリガー部位 45人の69回のエピソード中65回(94%)で肺静脈内の異所性興奮が先行していた(Haïssaguerre M, Jaïs P, Shah D, et al：Spontaneous initiation of atrial fibrillation by ectopic beats originating in the pulmonary veins. N Engl J Med 339：659-666, 1998. Copyright © 1998 Massachusetts Medical Society. All rights reserved. Translated with permission.)[文献7]

ます(発作性心房細動発症から10年後の時点で85% vs 65%)[5].

研修医 発作性心房細動の自然経過について教えてください.

指導医 本邦からの報告[6]によれば，発作性心房細動が慢性(持続性)心房細動へと進展する割合は年間5.5%です．このうち，心筋梗塞や心筋症を有する患者では器質的心疾患のない患者よりも慢性化が高率に認められました．こうした報告から類推すると，本症例の今後10年間の慢性化率は50%前後と見積もることができます．このまま薬物治療を行ってもいずれ慢性心房細動となるか，たとえ慢性化しなかったとしても発作時間が長くなり，加齢とあいまって心房内血栓形成→脳血栓塞栓症(脳梗塞)のリスクが上昇し，早晩抗凝固療法が必要になると予測されます．

　こうした今後の予測を説明したところ，患者さんは新たな抗不整脈薬やワルファリンを服用するよりも，カテーテル・アブレーションによる根治を希望したため，群馬県立心臓血管センター循環器科に紹介しました．患者さん自身が雑誌やインターネットによって情報を収集し，同施設での治療を希望されたためです．

　結果を提示する前に，心房細動に対するカテーテル・アブレーション治療が普及した経緯を紹介しなければなりませんね．1998年フランスのHaïssaguerreらが，発作性心房細動出現時の心房内マッピングを行い，大多数(45人の69回のエピソード中65回，94%)で肺静脈内の異所性興奮が先行して心房細動が出現していることを報告しました(図15-3)[7]．さらに，この異所性興奮部位(肺静脈)を高周波焼灼することによって62%の患者(45人中28人)で心房細動の再発が認めら

れなくなったといいます[7]．つまり，トリガー(大多数は肺静脈内からの異所性興奮)を抑制することによって，発作性心房細動を根治できることを証明した画期的な報告で，それまでの広範囲で複雑な切開手術(Maze 手術など)からすると，新鮮な驚きでした．その後いろいろな肺静脈隔離法が考案され，またアブレーションカテーテルの改良やマッピング法の進歩(CARTO system, NavX system)とあいまって，近年急速な普及・発展を遂げています．

　本症例は 2008 年 3 月 18 日，経食道心エコー検査により心房内に血栓がないことを確認の上，拡大一括両側肺静脈隔離術(EEPVI)を受けました．入室時心房細動でした．先ず右上・下肺静脈隔離を行ないましたが，心房細動は持続しました(図 15-4)．次に左上・下肺静脈隔離中に心房細動は自然停止しました(図 15-5)．しかし，洞調律が回復した後に冠状静脈洞ペーシングを行なうと左上・下肺静脈電位が依然として認められたため(図 15-6 左)，焼灼を追加しました．これにより，肺静脈への進入ブロックが形成され(図 15-6 中央)，また左肺静脈ペーシングで進出ブロックの形成が確認されたため(図 15-6 右)，肺静脈隔離術を終了しました．術中のカテ位置を図 15-7 に示します．その後三尖弁輪-下大静脈峡部に線状焼灼を行ない，ブロック・ラインを作成し，セッションを終了しました．所要時間は 1 時間ほどで，合併症はありませんでした．術後モニターで心房期外収縮を認めましたが，心房細動，心房頻拍などの頻拍は認めませんでした．

　退院後当院に通院し抗不整脈薬を投与せずに経過観察していますが，現在まで 26 か月間動悸発作は再発せず，ホルター心電図検査でも心房期外収縮が散発するのみで，発作性心房細動を根治できたケースです．

研修医　最近の成功率，合併症の発生率を教えてください．

指導医　良好な成績としては，術後 6 か月〜1 年間の経過観察で 93%[8]，95%[9]の患者で再発を予防できたと報告されています．ただし，一部の症例は複数回のカテーテル・アブレーションを受け，また一部の症例に対しては術後にも抗不整脈薬が投与されています．

　さらに近年，慢性(持続性)心房細動に対してもカテーテル・アブレーション治療が試みられていますが，成功率は発作性心房細動よりもやや低く，74%[10]，87%[11]で洞調律が回復したと報告されています．持続性の場合，肺静脈隔離術に加え，不均一伝導を示す心房筋や，僧帽弁峡部，左房の天蓋部，左心耳，冠状静脈洞など，広範囲の焼灼が必要になる症例が多いことが報告されています[10]．また，心房細動停止後にそうした部位に由来する心房頻拍が認められ，焼灼を追加することによって洞調律が回復するようです．慢性心房細動は肺静脈内の異所性興奮以外に，心房筋自体にも発生基盤を有する症例が多いことを銘記すべきでしょう．

　次に合併症について説明します．文献的に，心房細動に対するカテーテル・アブレーション術中，術直後の合併症の発生率は 0%[11]から 10%[12]と報告によって差があります．主なものは，肺静脈血栓・狭窄，心膜液貯留・心タンポナーデ，脳卒中・一過性脳虚血発作，などです．多くは致命的にはなりませんが，世界中の 162 施設からの集計[13]では，32,569 人の計 45,115 回のセッションで，32 人の死亡(1000 人当たり 0.98 人)が確認されています．死因は多岐にわたりますが，比較的頻度の多いものとしては，心タンポナーデ 8 人，脳卒中 5 人，左房→食道瘻

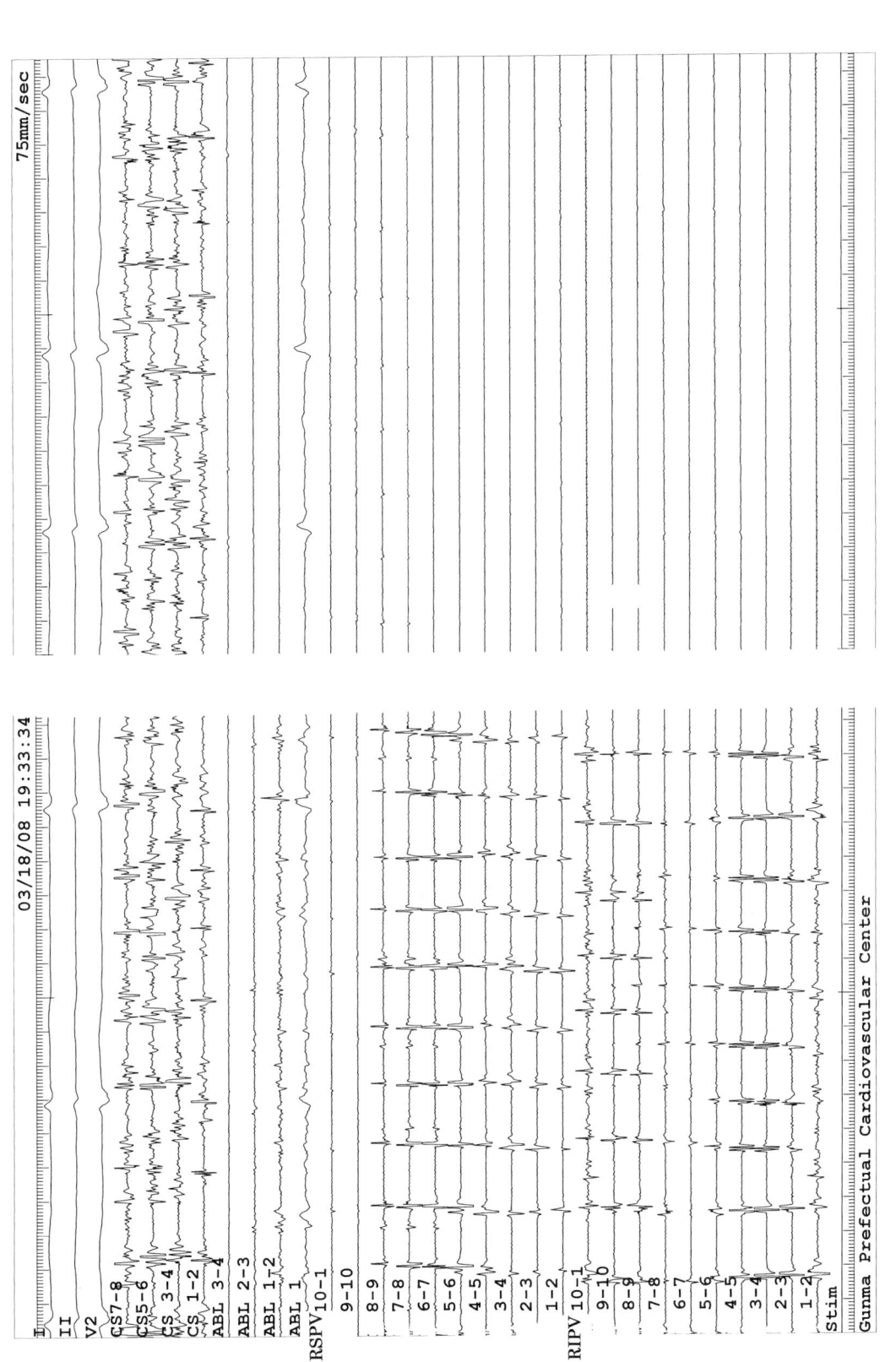

図 15-4　カテーテル・アブレーション時の心内電位　右上肺静脈(RSPV)・左下肺静脈(RIPV)隔離術後にも心房細動は持続した。（群馬県立心臓血管センター循環器科部長内藤滋人先生から提供された資料をもとに作成した。以下、図 15-7 まで同様）

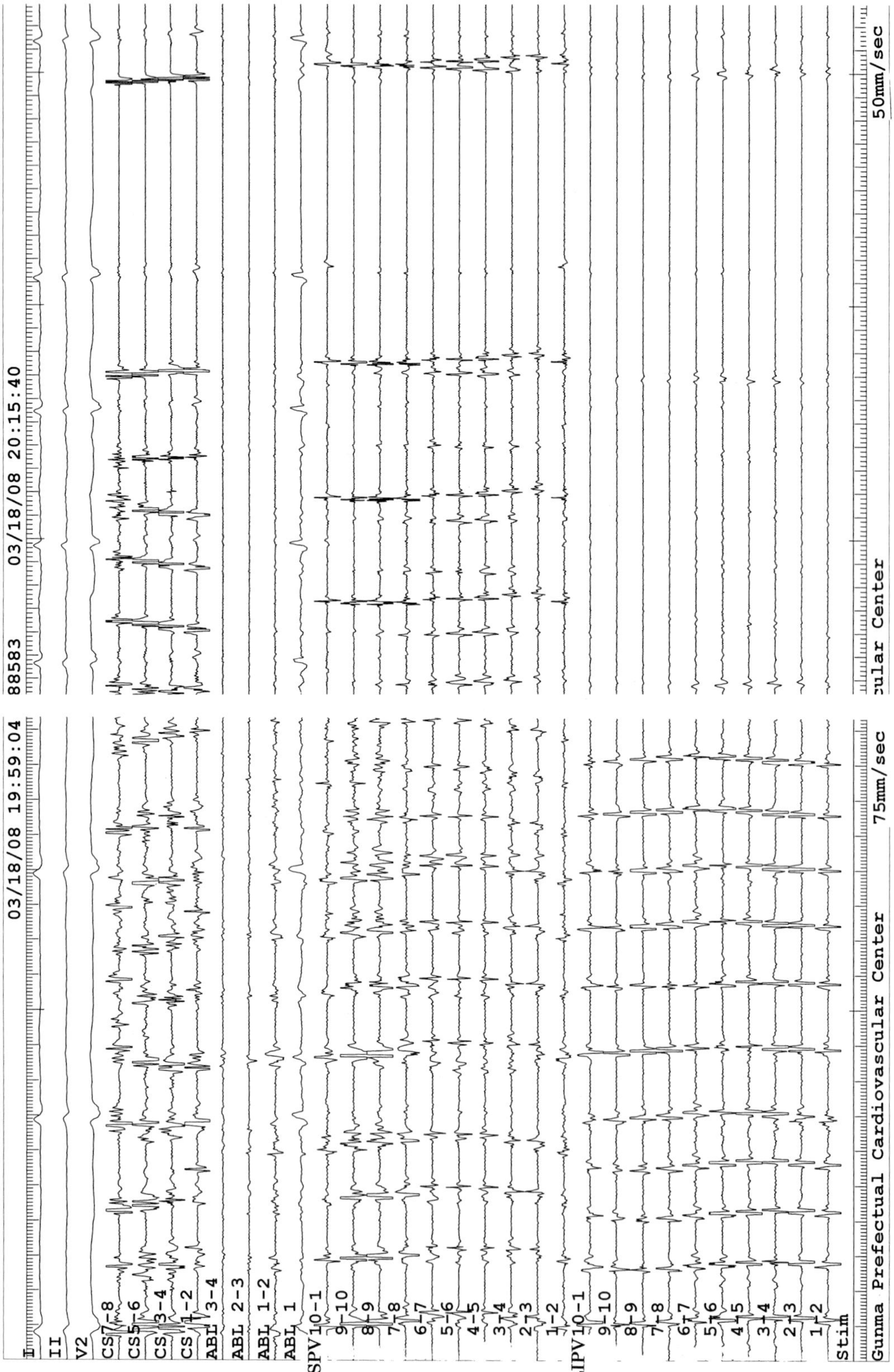

124　Ⅲ　心房頻拍

図15-5　左上肺静脈(LSPV)・左下肺静脈(LIPV)隔離中に心房細動は自然停止した．

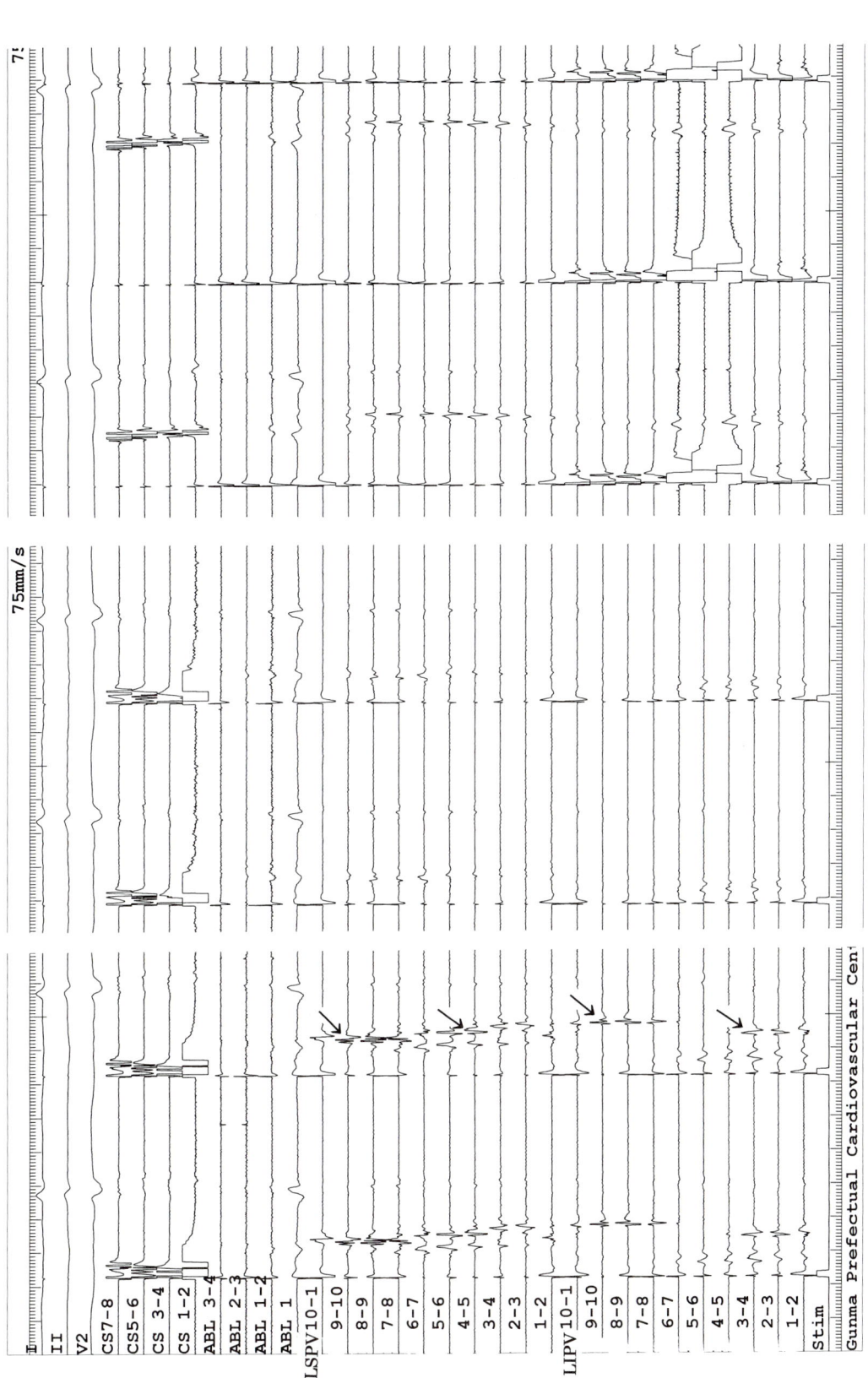

症例 15 発作性心房細動

図 15-6 洞調律回復後の心内電位 （左）洞調律回復後に冠状静脈洞ペーシングを行なうと肺静脈電位（矢印）が依然として認められた。（中央）焼灼を追加後肺静脈電位は消失した（進入ブロック）。（右）左下肺静脈（LIPV）ペーシング時、他の心房部位は捕捉されず、進出ブロックの形成が確認された。

126　Ⅲ　心房頻拍

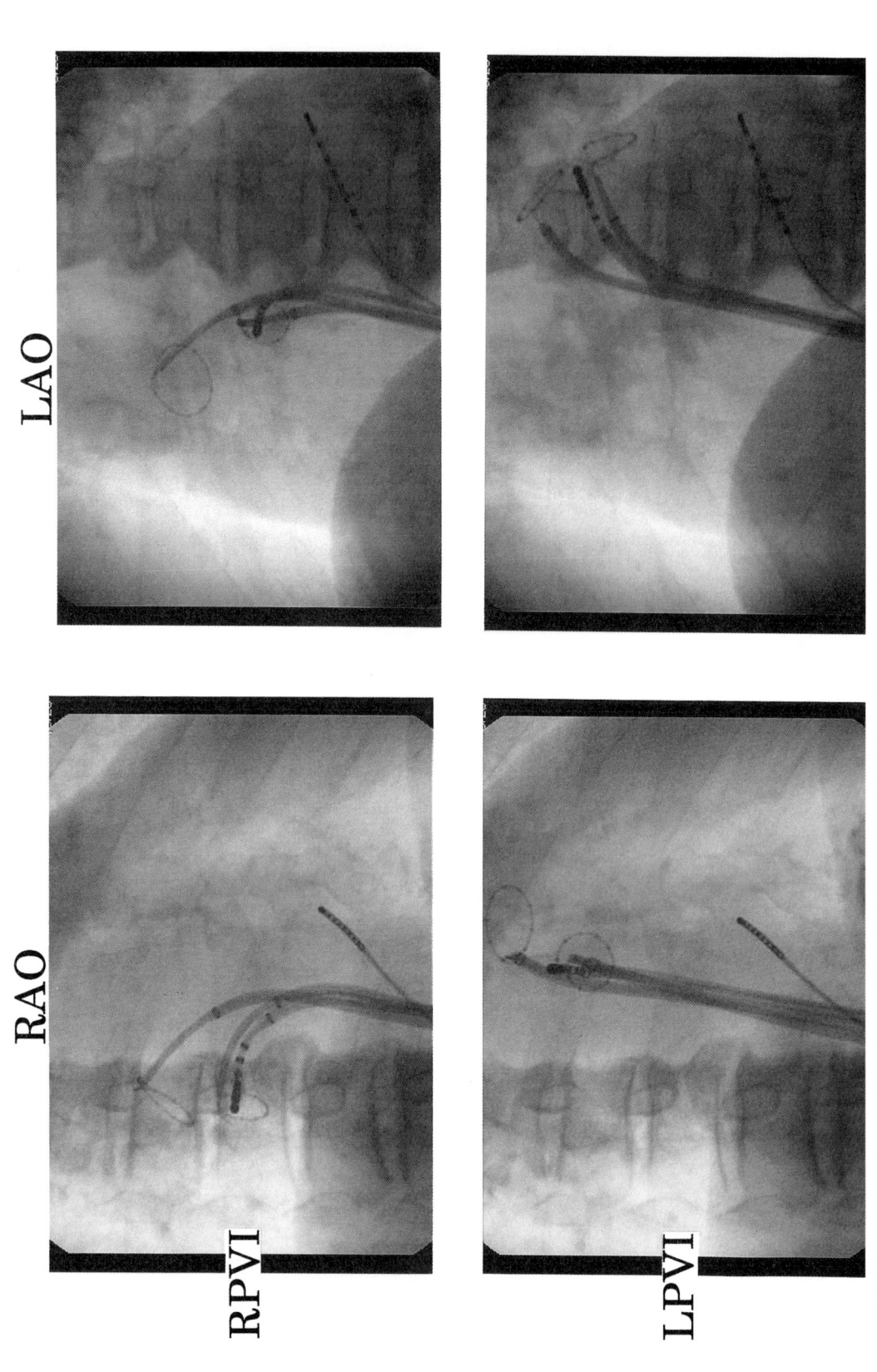

図15-7　カテーテル・アブレーション時のカテ位置　RAO：右前斜位30度．LAO：左前斜位60度．RPVI：右肺静脈隔離時．LPVI：左肺静脈隔離術時．卵円孔から左房へ2本のLassoカテーテルとアブレーション・カテーテルが挿入されている．

(穿孔・出血)5人，などです．

患者さんにカテーテル・アブレーション治療を勧める場合，成功率だけではなく，稀にこうした致命的な合併症が起こり得ることも説明する必要がありますね．

> ▶SIDE MEMO 1　心房細動のリズム・コントロールとレート・コントロール　AFFIRM 試験[14]は心房細動患者に対して抗不整脈薬によって洞調律を回復・維持しようとする治療(リズム・コントロール)とレート・コントロールにとどめる治療の予後への影響を比較検討した．使用された薬物は前者ではアミオダロン，ジソピラミド，フレカイニド，モルシジン，プロカインアミド，プロパフェノン，キニジン，ソタロール，ドフェチライド，あるいは以上の薬物の併用である．後者はβ遮断薬，カルシウム拮抗薬(ベラパミル，ジルチアゼム)，ジゴキシン，あるいは以上の薬物の併用である．結果，リズム・コントロール群の累積死亡率は有意差には至らなかったもののレート・コントロール群よりも高く，期待に反して予後改善効果は全く認められなかった(図15-8)．Torsades de pointes などの重篤な副作用頻度もリズム・コントロール群でより高率であった．
>
> 他の臨床試験の結果も同様であり，抗不整脈薬自体が心房細動患者の生命予後を悪化させる可能性が除外できず，他方ワルファリンによる抗凝固療法は血栓塞栓症を減らして予後を改善する．したがって，心房細動時の自覚症状が強く，それによって QOL が著しく損なわれる場合を除けば，焦って洞調律の回復・維持にこだわる必要はない．むしろ，背景因子を是正したり，レート・コントロールやワルファリンなどによって心不全・脳梗塞を予防することがより重要である．
>
> では，提示した症例のように，カテーテルアブレーション法で洞調律の維持(リズム・コントロール)ができた場合，抗不整脈薬によるリズム・コントロールや薬物によるレート・コントロールに比し，より良好な予後が期待できるであろうか？　という疑問に対する解答は今後の検討課題である．

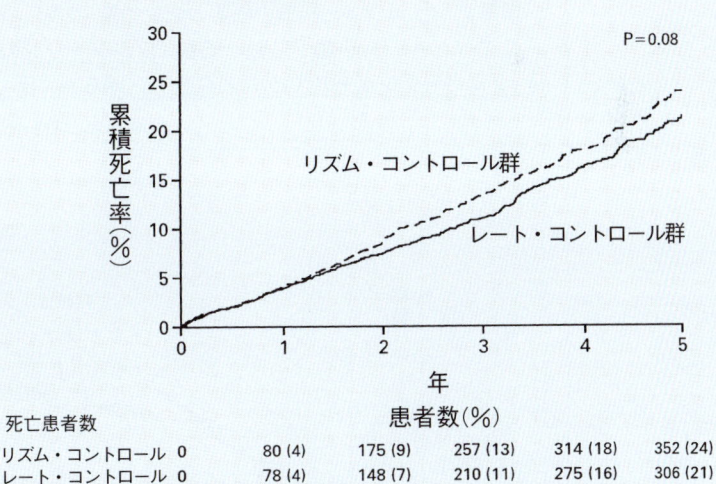

図 15-8　AFFIRM 試験におけるリズム・コントロール群とレート・コントロール群の累積死亡率 (The Atrial Fibrillation Follow-up Investigation of Rhythm Management (AFFIRM) Investigators: A comparison of rate control and rhythm control in patients with atrial fibrillation. N Engl J Med 347: 1825-1833, 2002. Copyright © 2002 Massachusetts Medical Society. All rights reserved. Translated with permission.) [文献 14]

▶SIDE MEMO 2　心房細動患者に対する抗凝固療法の重要性　心房細動に伴う心房内血栓による塞栓症，とくに脳梗塞はうっ血性心不全とともに予後に影響する重大な合併症であり，個々の患者でそのリスクを評価し，ハイリスク患者に対して抗凝固療法を開始しなければならない．脳梗塞のリスク評価には患者の背景因子から算出される $CHADS_2$ スコアが有用である[15].

- C：Congestive Heart Failure（1点）
- H：Hypertension（1点）
- A：Advanced Age≧75（1点）
- D：Diabetes Mellitus（1点）
- S：History of Stroke（2点）

以上すべてに該当する場合6点で，$CHADS_2$スコアの合計のほぼ2倍が年間脳梗塞発生率（％）に相当する[15]．日本循環器学会のガイドラインでは，$CHADS_2$スコア2点以上の患者はワルファリン治療が推奨され，1点の場合でもワルファリンを考慮してもよい，と記載されている[16]．

2日間以内に停止する発作性心房細動であれば脳梗塞が生じにくいと長い間考えられてきたが，ACTIVE-W という大規模臨床試験[17]によってこの考えが誤りであり，発作性心房細動患者の血栓塞栓症の頻度は持続性心房細動と変わらないことが判明した（図 15-9）．発作性心房細動はかつて比較的若年層に多かったように思われるが，近年では高齢の患者も少なくないことも一因と思われる．また，発作性心房細動のすべてのエピソードが自覚されるわけではないので，その頻度・持続時間が概して過少評価されるきらいもあろう．したがって，発作性心房細動であっても $CHADS_2$ スコアが2点以上であればワルファリン投与を考慮すべきである．

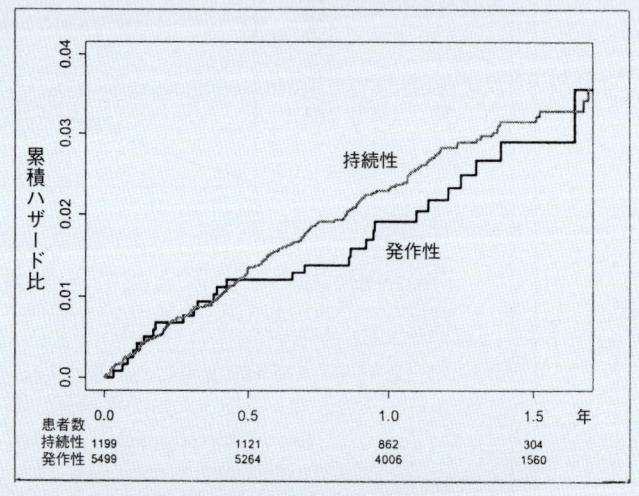

心原性脳塞栓が本邦の脳卒中の約30％を占め，他のアテローム血栓性脳梗塞やラクナ梗塞よりも重篤となりやすく，1年後死亡率が40％を超える実情を考慮すれば，抗凝固療法が必要であることは明白である．実際，ワルファリンによって心原性脳梗塞が64％減少し，抗血小板薬の減少効果（22％）よりも明らかに優れていた[18]．先に述べた ACTIVE-W[17] においても，ワルファリンの塞栓症予防効果は抗血小板薬（クロピドグレル＋アスピリン）に比し，明らかに優っていた．

図 15-9　ACTIVE-W 試験における持続性心房細動と発作性心房細動患者の血栓塞栓症の頻度（文献17から．Elsevier より許可を得て転載）

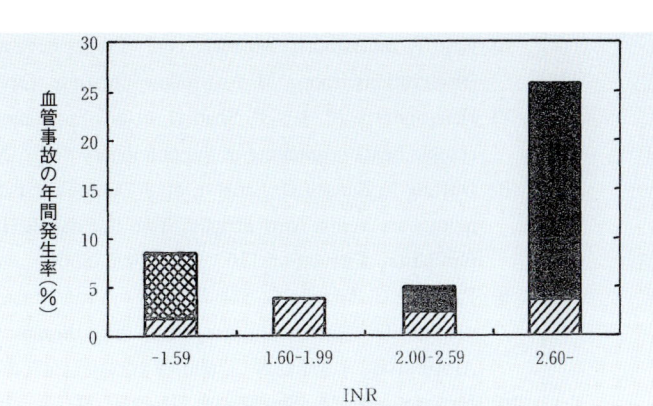

図 15-10　心房細動患者の抗凝固療法中の PT-INR 値と血管事故の発生率（文献 19 から引用）
二重斜線＝大梗塞，斜線＝小梗塞，黒塗＝大出血．

　日本循環器学会のガイドライン[16]では，70 歳未満の PT-INR の目標値が 2.0〜3.0 に設定されている．これに対し，国立循環器病センターからの報告[19]では，PT-INR 1.6〜2.6（トロンボテストの場合 11〜25％）において脳梗塞と出血性合併症の頻度の和が最少であり（図 15-10），この範囲が最適目標としている．PT-INR が 1.60〜1.99 では大梗塞が完全に予防でき大出血は皆無であったのに対し，2.00 以上（とくに 2.60 以上）では大出血が認められる．80 歳以上の高齢者はワルファリン治療によって出血性合併症を来たしやすいため，PT-INR を 1.60〜1.99（トロンボテストの場合 17〜25％）に保つことが，合併症を回避しながら有効性を担保する方法と著者は考えている．

　最後にワルファリン・ナイーブについて触れたい．ワルファリンの投与を開始後数か月間は血栓塞栓症の予防効果が現れにくいと同時に出血性合併症の頻度が高いことが ACTIVE-W[20]によって明らかにされた．したがって，導入後数か月間は出血性合併症に注意しながら徐々に増量することが望ましい．

文献

1) Yamashita T, Murakawa Y, Sezaki K, et al：Circadian variation of paroxysmal atrial fibrillation. Circulation 96：1537-1541, 1997
2) Komatsu T, Nakamura S, Okumura K, et al：Long-term prognosis of patients with paroxysmal atrial fibrillation depends on their response to antiarrhythmic therapy. Circ J 68：729-733, 2004
3) The GISSI-AF investigators：Valsartan for prevention of recurrent atrial fibrillation. N Engl J Med 360：1606-1617, 2009
4) Yamashita T, Ogawa S, Aizawa Y, et al：Randomized study of angiotensin II type I receptor blocker vs dihydropiridine calcium antagonist for the treatment of atrial fibrillation in patients with hypertension：the J-RHYTHM II study design for the investigation of upstream therapy for atrial fibrillation. Circ J 70：1318-1321, 2006
5) 清水昭彦：リズムコントロールにおける抗不整脈薬長期使用の現状．JPN J ELECTROCARDIOLOGY 30：171-173, 2010

6) Kato T, Yamashita T, Sagara K, et al：Progressive nature of paroxysmal atrial fibrillation. Observations from a 14-year follow-up study. Circ J 68：568-572, 2004
7) Haïssaguerre M, Jaïs P, Shah D, et al：Spontaneous initiation of atrial fibrillation by ectopic beats originating in the pulmonary veins. N Engl J Med 339：659-666, 1998
8) Ouyang F, Bansch D, Ernst S, et al：Complete isolation of left atrium surrounding the pulmonary veins. New insights from the double-Lasso technique in paroxysmal atrial fibrillation. Circulation 110：2090-2096, 2004
9) Pappone C, Augello G, Sala S, et al：A randomized trial of circumferential pulmonary vein ablation versus antiarrhythmic drug therapy in paroxysmal atrial fibrillation. The APAF study. J Am Coll Cardiol 48：2340-2347, 2006
10) Haïssaguerre M, Sanders P, Hoccini M, et al：Catheter ablation of long-lasting persistent atrial fibrillation：Critical structures for termination. J Cardiovasc Electrophysiol 16：1125-1137, 2005
11) Oral H, Pappone C, Chugh A, et al：Circumferential pulmonary-vein ablation for chronic atrial fibrillation. N Engl J Med 354：934-941, 2006
12) Reddy VY, Neuzil P, Themistoclakis S, et al：Visually-guided balloon catheter ablation of atrial fibrillation. Experimental feasibility anf first-in-human multicenter clinical outcome. Circulation 120：12-20, 2009
13) Cappato R, Calkins H, Chen S-A, et al：Prevalence and causes of fatal outcome in catheter ablation of atrial fibrillation. J Am Coll Cardiol 53：1798-1803, 2009
14) The Atrial Fibrillation Follow-up Investigation of Rhythm Management (AFFIRM) Investigators：A comparison of rate control and rhythm control in patients with atrial fibrillation. N Engl J Med 347：1825-1833, 2002
15) Gage BF, Waterman AD, Shannon W, et al：Validation of clinical classification schemes for predicting stroke. Results from the National Registry of Atrial Fibrillation. JAMA 285：2864-2870, 2001
16) 循環器病の診断と治療に関するガイドライン（2006-2007年度合同研究班報告）．心房細動治療（薬物）ガイドライン（2008年度改訂版）．Circ J 72（Suppl. Ⅳ）：1581-1638, 2008
17) Hohnkoser SH, Pajitnev D, Pogue J, et al：Incidence of stroke in paroxysmal versus sustained atrial fibrillation in patients taking oral anticoagulation or combined antiplatelet therapy. An ACTIVE W substudy. J Am Coll Cardiol 50：2156-2161, 2007
18) Hart RG, Pearce LA, Aguilar MI：Meta-analysis：Antithrombotic therapy to prevent stroke in patients who have nonvalvular atrial fibrillation. Ann Intern Med 146：857-867, 2007
19) Yasaka M, Minematsu K, Yamaguchi T：Optimal intensity of international normalized ratio in warfarin therapy for secondary prevention of stroke in patients with non-valvular atrial fibrillation. Internal Medicine 40：1183-1188, 2001
20) The ACTIVE Writing Group on behalf of the ACTIVE Investigators：Clopidogrel plus aspirin versus oral anticoagulation for atrial fibrillation in the Atrial fibrillation Clopidogrel Trial with Irbesartan for prevention of Vascular Events (ACTIVE W)：a randomised controlled trial. Lancet 367：1903-1912, 2006

Ⅰ 房室回帰性頻拍（AVRT）

Ⅱ 房室結節回帰性頻拍（AVNRT）

Ⅲ 心房頻拍

Ⅳ 心室頻拍（VT）

Ⅴ QT 延長症候群

Ⅵ 心室細動（Vf）

Ⅶ 洞不全症候群（SSS）

Ⅷ 房室ブロック（AVB）

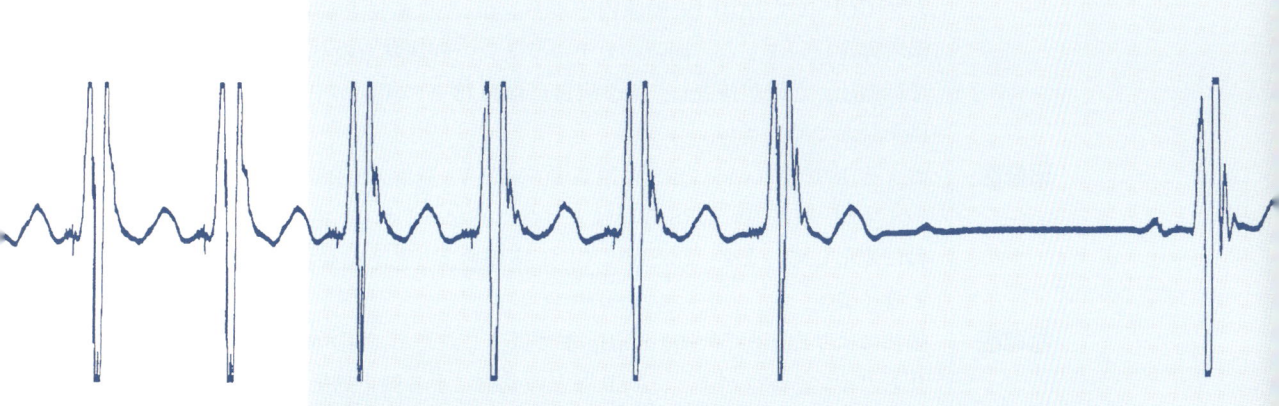

16 持続性VTを合併した急性心筋梗塞

▶SIDE MEMO　虚血性心疾患にみられる不整脈

症例は糖尿病を有する68歳，女性．主訴は胸痛と呼吸困難．1995年7月，突然胸痛を自覚，数時間ほど様子をみていたが軽快せず，呼吸困難も出現したため，救急車にて当院救急外来に受診し，直ちに入院となった．脈拍106/分，整，血圧は80/60 mmHg，四肢冷感とチアノーゼを認めた．胸部の聴診にてⅢ音ギャロップと全肺野のラ音を聴取した．入院後の12誘導心電図を図16-1に示す．

診断・治療をめぐって

指導医　胸痛発症後数時間以上経過してから来院した女性で，入院時は心原性ショックの状態です．図16-1の心電図を読んでください．

研修医　洞性P波に続くQRSは0.14秒前後と幅広く，左脚ブロックを合併しています．左脚ブロックにより左室内の興奮伝播は生理的なものではなくなっているため，心筋虚血や肥大の有無などの診断が困難です．しかし，数時間持続する胸痛やV1～V5誘導において左脚ブロックだけでは説明できないST上昇を認めることから，急性心筋梗塞を疑います．

指導医　心室内伝導障害を伴う広範囲前壁心筋梗塞を疑い，緊急冠動脈造影検査を行ったところ，左冠動脈前下行枝#6の完全閉塞が認められました．direct PTCAにより左冠動脈前下行枝の再開通が得られましたが，心原性ショックの状態が持続するためCCUにてIABP（大動脈内バルーンポンプ）療法とレスピレーターによる呼吸管理を行いました．同時にカテコラミン，利尿薬を投与しましたが，依然として低血圧，乏尿が持続し，第2病日には図16-2の頻拍が出現しました．この心電図を読んでください．

研修医　およそ180/分のwide QRS頻拍です．V1～V4誘導のQRS波形は洞調律時と似ていますが，肢誘導のQRS波形はまったく異なっており，電気軸は正常軸から下方軸に変化しています．したがって，上室頻拍よりも心室頻拍(VT)の可能性が高いと考えます．

指導医　頻拍により血圧が50～60 mmHgまで低下したため，His束心電図を記録したり，リドカイン，ベラパミル，ATPなどの薬物による停止効果をみて頻拍を鑑別する余裕はありませんでした．そこで，心電図波形からVTと診断し直流通電(50 J)によって停止させました．頻拍はその後もくり返し出現し，その都度カルディオバージョンを行いました．しかし，治療の甲斐なく第14病日に心不全のため死亡しま

症例 16　持続性 VT を合併した急性心筋梗塞　133

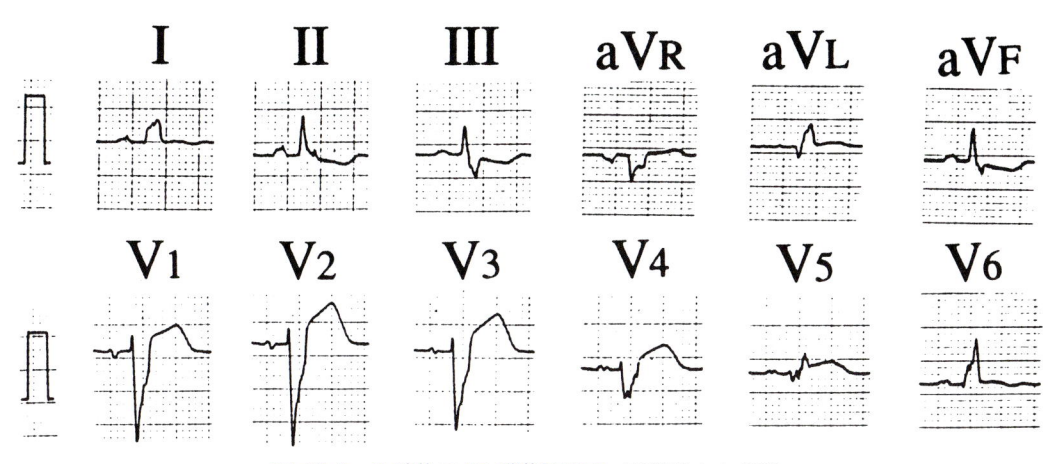

図 16-1　入院後の 12 誘導心電図　詳細は本文参照．

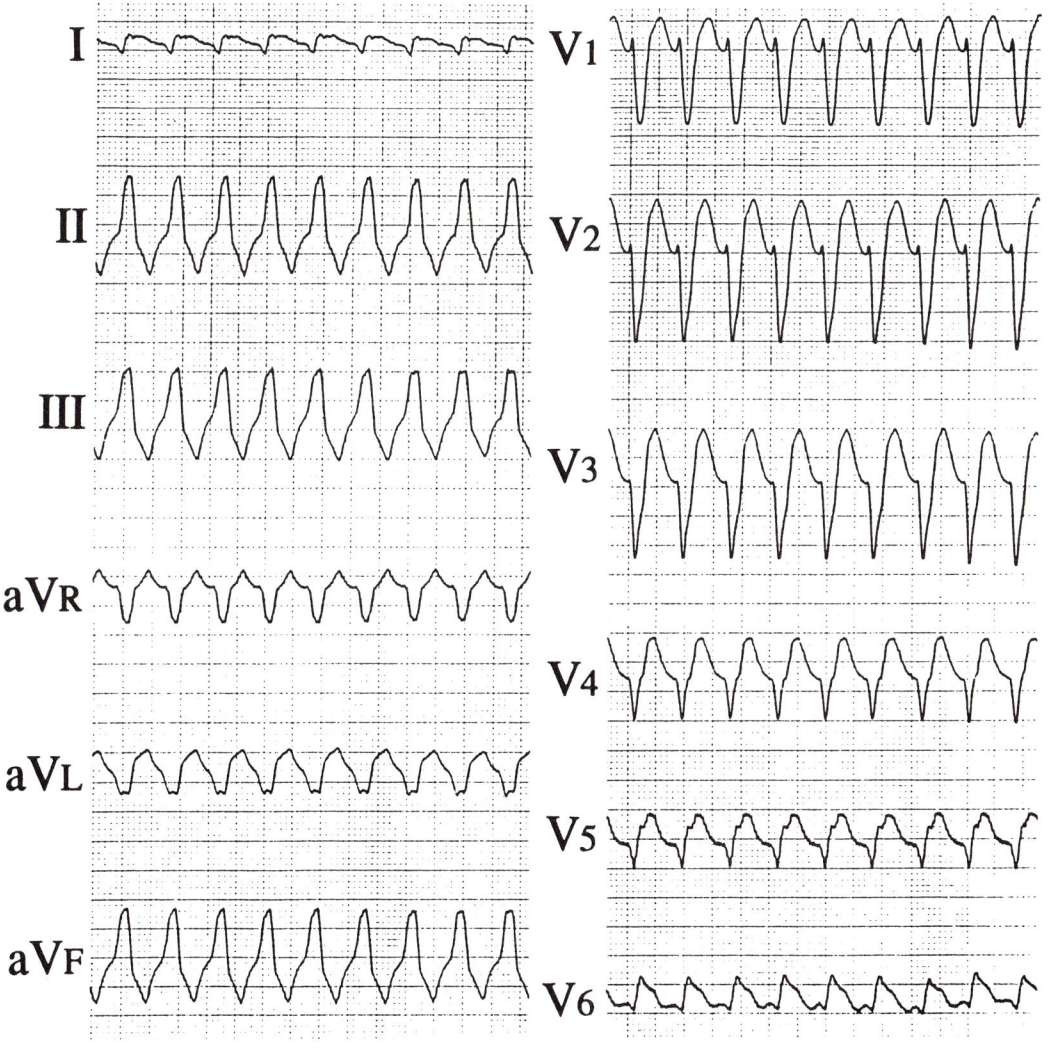

図 16-2　第 2 病日に出現した頻拍　詳細は本文参照．

した.

このように，持続性 VT を合併する急性心筋梗塞症例は広範囲の梗塞・虚血による著しい左室機能低下を有することが多く，direct PTCA や IABP など種々の治療を行っても救命は容易ではありません．心ブロック（心室内における完全房室ブロック）を合併した前壁梗塞症例も同様です．心原性ショックを呈した急性心筋梗塞の死亡率は 70％前後ときわめて高いことが知られていますが[1]，発症後早期に持続性 VT や心ブロックを合併した場合の予後はさらに不良と考えられます[2,3]．対照的に，急性心筋梗塞に合併する心室細動（Vf）の 80％以上が左室不全徴候なしに出現するいわゆる primary Vf であり，電気的除細動によって救命できた症例の長期予後は Vf を認めなかった群と差がないとされています[4]．CCU の意義は，こうした primary Vf の監視と迅速な対処にあります．

▶SIDE MEMO 虚血性心疾患にみられる不整脈　虚血性心疾患は心臓死・致死性不整脈の基礎疾患として最も重要である．その病態は一過性心筋虚血から急性心筋梗塞，陳旧性梗塞，あるいはそれらが混在する病態まで多岐にわたり，そのいずれもが不整脈の発生基盤となる．表 16-1 は虚血性心疾患の各病態・病期において認められる不整脈と，とくにそうした不整脈を生じやすいサブグループ（ハイリスク群）を示す[5]．

虚血の程度が高度である場合，一過性の心筋虚血・狭心症発作であっても，致死性不整脈の原因になる[6]．また，すでに心筋梗塞病変や左室肥大を有する場合，一過性心筋虚血が加わることによって心臓の電気的不安定性が増して VT・Vf が生じやすくなる．図 16-3 にそうした実例を示した．症例は 65 歳男性．前壁心筋梗塞（V1-3 の QS パターン）・心房細動の既往を有するが，左室駆出率 54％と左室機能低下は軽度であった．最近狭心発作を自覚するようになったため，トレッドミル運動負荷試験（EX）を行ったところ，下壁の虚血所見（II，III，aVF，V6 誘導の ST 低下）の出現と一致して多形性 VT が出現した．この後 Vf に移行したが直流通電により回復した．冠動脈造影検査で 3 枝病変を認めたため，冠動脈バイパス手術（CABG）を施行した．その後は運動負荷試験による虚血所見・不整脈の誘発ともに消失した．このように，虚血による不整脈に対しては抗不整脈薬による治療ではなく，冠血行再建術（CABG，PTCA）やβ遮断薬治療が選択されるべきである．異型狭心症患者は

表 16-1　虚血性心疾患の病態と不整脈（文献 5 から引用）

病態・病期	不整脈	ハイリスク群
I）一過性心筋虚血・狭心症	PVCs, VT, Vf, 心ブロック	不安定狭心症，冠スパズム，無痛性心筋虚血
II）AMI 急性期	PVCs, VT, Vf, 心ブロック	大きな虚血領域，高度虚血，AMI 発症直後
III）AMI 再灌流	PVCs, VT, Vf, AIVR	AMI 発症後早期の再灌流
IV）AMI 回復期〜慢性期	PVCs, VT, Vf（SCD）	左室機能低下（EF<40％），LP 陽性，BRS・HRV の低下，虚血の残存

AMI＝急性心筋梗塞；PVCs＝心室期外収縮；VT＝心室頻拍；Vf＝心室細動；AIVR＝心室固有調律の亢進；SCD＝心臓突然死；EF＝左室駆出率；LP＝加算平均心電図での late potential；BRS＝圧受容体反射感度；HRV＝心拍変動．

カルシウム拮抗薬，硝酸薬，PTCA などの治療を行えば予後良好である[7]．

急性心筋梗塞に伴う primary Vf の頻度は 1970 年の 4.51％ から 1990 年には 0.35％ に低下し[8]，院内死亡率も 10％ 前後まで低下した．その理由として，CCU ベッド数の増加と入院基準の緩和，β 遮断薬の投与，血栓溶解療法の普及，抗凝固薬・抗血小板薬の投与による虚血の改善・梗塞サイズの縮小・心機能の温存などの可能性があげられている[8]．しかし，病院到着前の死亡を含めると急性心筋梗塞の死亡率は 35％ と依然として高く，その多くが不整脈死と考えられている．

致死性不整脈はまた虚血の緩解時にも発生しやすく，再灌流不整脈と呼ばれる（症例 27 参照）．急性心筋梗塞に対して近年 direct（immediate）PTCA がなされるようになった．この治療は左室機能の温存の観点から有用であるが，Vf の発生率は t-PA による血栓溶解療法時の 2.0％ に対し 6.7％ と高くなったことが報告され[9]，急性心筋梗塞発症早期の急速な再灌流ほど Vf を合併しやすいことが示唆される．

心筋梗塞慢性期にも VT・Vf，突然死をきたすことがある．一般に心筋梗塞後に (1)左室駆出率＜40％，(2)PVCs＞10/時，(3)加算平均心電図における late potential 陽性（心室内伝導遅延）などの所見を併せもつ症例はハイリスク群とみなされている．また，フェニレフリン静注に対する圧受容体反射感度の低下や心拍変動の低下（HF パワー低下で示される副交感神経機能の低下[10]）も心筋梗塞後の突然死および VT の発生を予測する指標となるとされる．

文 献

1) Hochman JS, Boland J, Sleeper LA, et al.：Current spectrum of cardiogenic shock and effect of early revascularization on mortality：Results of an International Registry：SHOCK Registry Investigators. Circulation 91：873, 1995
2) Kleiman RB, Miller JM, Buxton AE, et al.：Prognosis following sustained ventricular tachycardia occuring early after myocardial infarction. Am J Cardiol 62：528, 1988
3) Kostuk WJ, Beanlands DS：Complete heart block associated with acute myocardial infarction. Am J Cardiol 26：380, 1970
4) Lawrie DM, Higgins MR, Godman MJ, et al.：Ventricular fibrillation complicating acute myocardial infarction. Lancet 2：523-528, 1968
5) 宮崎利久：基礎心疾患からみた不整脈とその対策-虚血性心疾患．臨床医 22：322-325，1996
6) Myerburg RJ, Kessler KM, Mallon SM, et al.：Potentially fatal arrhythmias in patients with silent myocardial ischemia due to coronary artery spasm. N Engl J Med 326：1451, 1992
7) Kishida H, Tada Y, Tetuoh Y, et al.：A new strategy for the reduction of myocardial infarction in variant angina. Am Heart J 122：1554, 1991
8) Antman EM, Berlin JA：Declining incidence of ventricular fibrillation in myocardial infarction. Implications for the prophylactic use of lidocaine. Circulation 86：764, 1992
9) Grines CL, Browne KF, Marco J, et al.：A comparison of immediate angioplasty with thrombolytic therapy for acute myocardial infarction. N Engl J Med 328：673, 1993
10) Kleiger RE, Miller JP, Bigger JT, et al.：Decreased heart rate variability and its association with increased mortality after acute myocardial infarction. Am J Cardiol 59：256-262, 1987

136　Ⅳ　心室頻拍（VT）

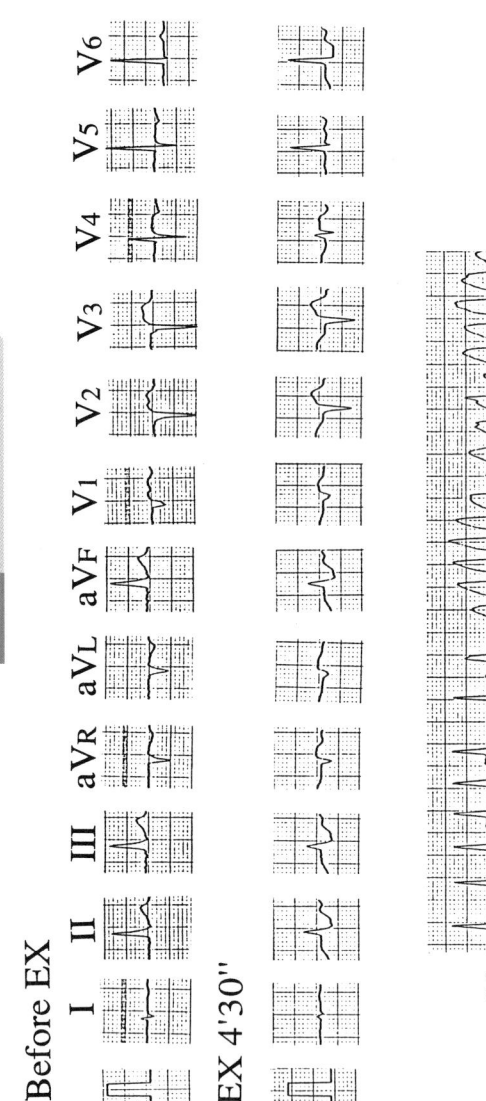

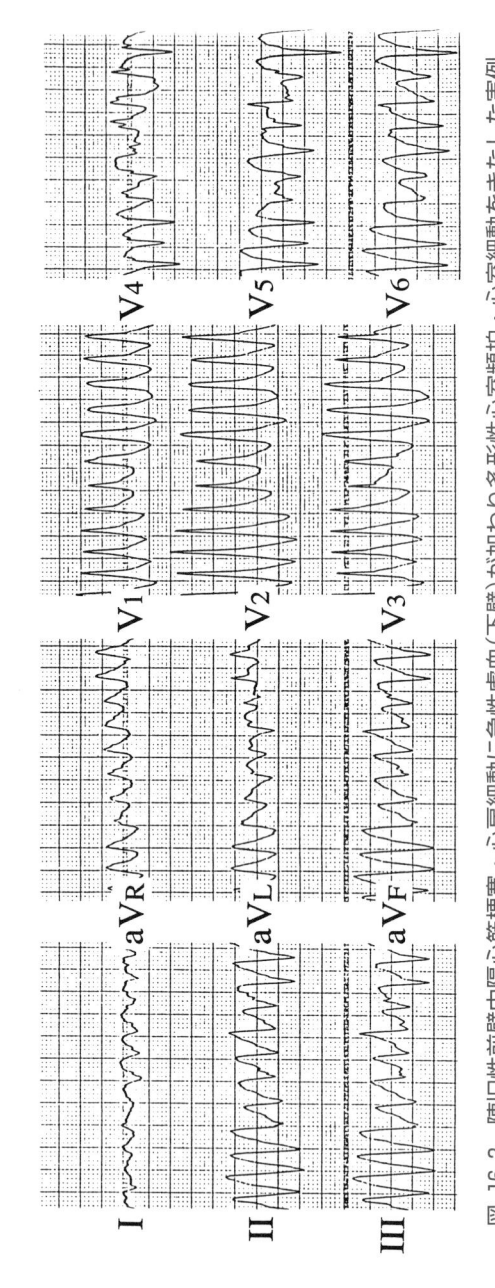

症例 16

Before EX
I　II　III　aVR　aVL　aVF　V1　V2　V3　V4　V5　V6

EX 4'30"

V6

I　aVR　V4
II　aVL　V5
III　aVF　V6

図16-3　陳旧性前壁中隔心筋梗塞・心房細動に急性虚血（下壁）が加わり多形性心室頻拍・心室細動をきたした実例
EX＝トレッドミル運動負荷試験．詳細はSIDE MEMO参照．

17 持続性VTを合併した陳旧性心筋梗塞

▶SIDE MEMO　mitral isthmus VT

症例は73歳，男性．糖尿病を有し1994年夏に下壁心筋梗塞の既往がある．1995年1月動悸発作のため某病院に受診，wide QRS頻拍(図17-1左)が認められたため，緊急入院となった．血圧は触診で80 mmHg前後で，意識は保たれていた．同頻拍はリドカインの静注により停止した．洞調律時の心電図ではⅡ，Ⅲ，aVF，V5，V6誘導にQ波を認め，胸部X線写真の心胸郭比は0.55であった．血清CPKの上昇は認めなかった．入院後間もなく，異なった波形のwide QRS頻拍(図17-1右)も認められた．精査・加療目的にて当科に転院した．

診断・治療をめぐって

指導医　2種類のwide QRS頻拍が認められた陳旧性下壁心筋梗塞の症例です．図17-1の心電図を読んでください．

研修医　図17-1左は右脚ブロック波形，右は左脚ブロック波形の規則的なwide QRS頻拍で，いずれも190/分前後です．QRS幅が160 msec以上あること，リドカインの静注により停止したことから，持続性心室頻拍(VT)の可能性が高いと思います．

指導医　前胸部誘導の最長RS間隔(QRSの起始部からSの谷まで)が100 msec以上あり，この所見もVTに特異的な所見ですね(症例22の表22-1参照)．

本症例に対しては先ず心臓カテーテル検査を施行し，冠動脈病変と心機能を評価しました．結果は3枝病変で，左室駆出率は30％でした．

次にEPSを施行しました．右室流出路からの早期刺激(S1・S2・S3)によって図17-1左と同様のwide QRS頻拍が誘発されました(図17-2(A))．同頻拍は右室心尖部の高頻度刺激により停止しました(図17-2(B))．頻拍中のHis束心電図記録(HBE)では心室波の前にHis波(H)が認められず，また心室と心房興奮(A)が解離していることから，VTと確診しました．図17-3はVT時の心内電位記録です．冠状静脈洞に挿入したカテーテルによって記録した電位(CS)において，QRSを越えて拡張中期に及ぶ持続時間の長い心室分裂電位(fractionated potential)を認めました．この所見は僧帽弁輪直下の下壁(後壁)に緩徐伝導部位が存在することを示唆しており，特徴的な12誘導心電図波形と併せmitral isthmus VT[1,2]が疑われました(SIDE MEMO参照)．いずれにせよ，本症例は陳旧性下壁梗塞によってVTの発生基盤がすでに完成しており，急性虚血なしにVTが再発する可能性があると考えられます．

以上の成績から，この症例をどのように治療したらよいと考えますか？

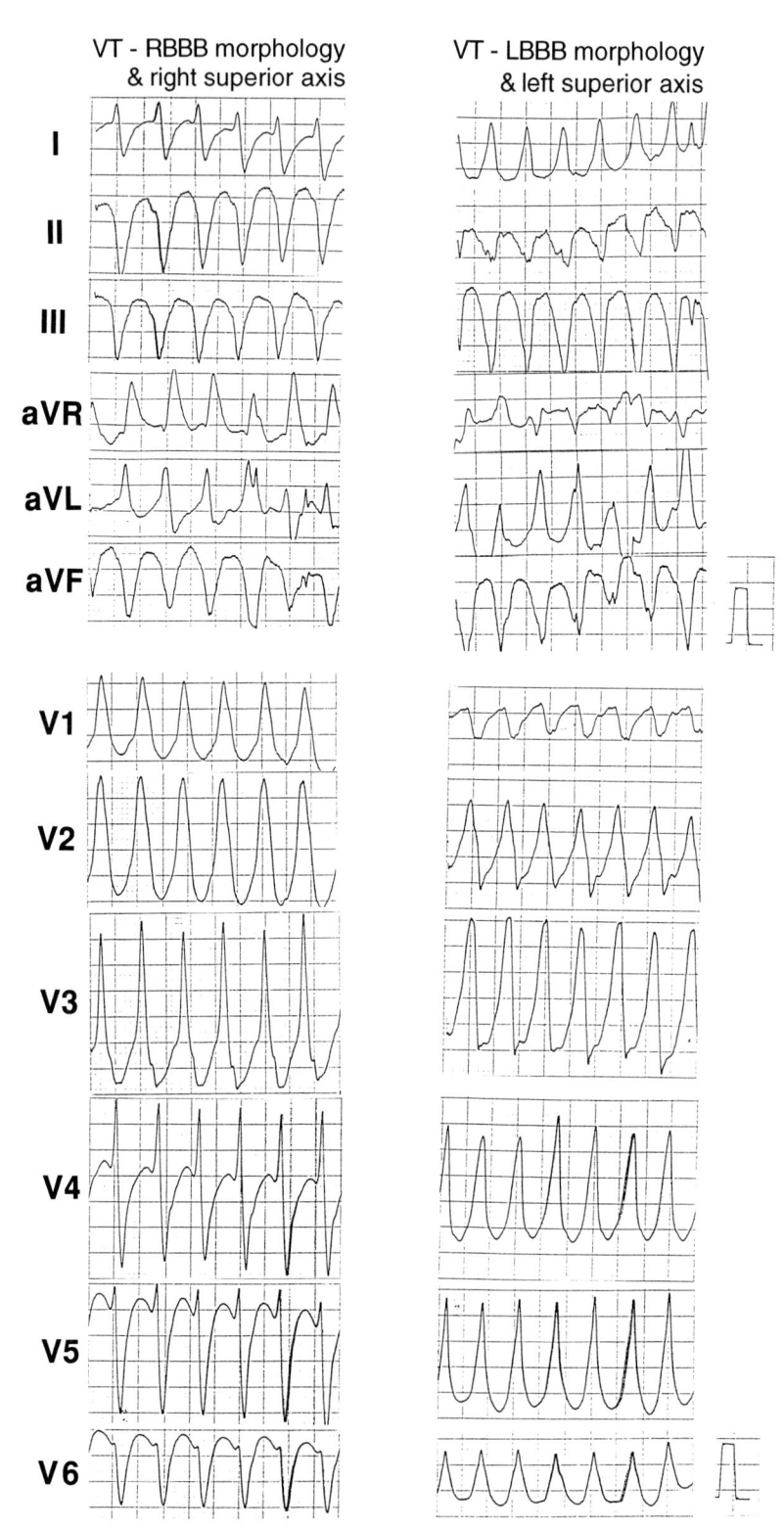

図 17-1 wide QRS 頻拍　詳細は本文参照.

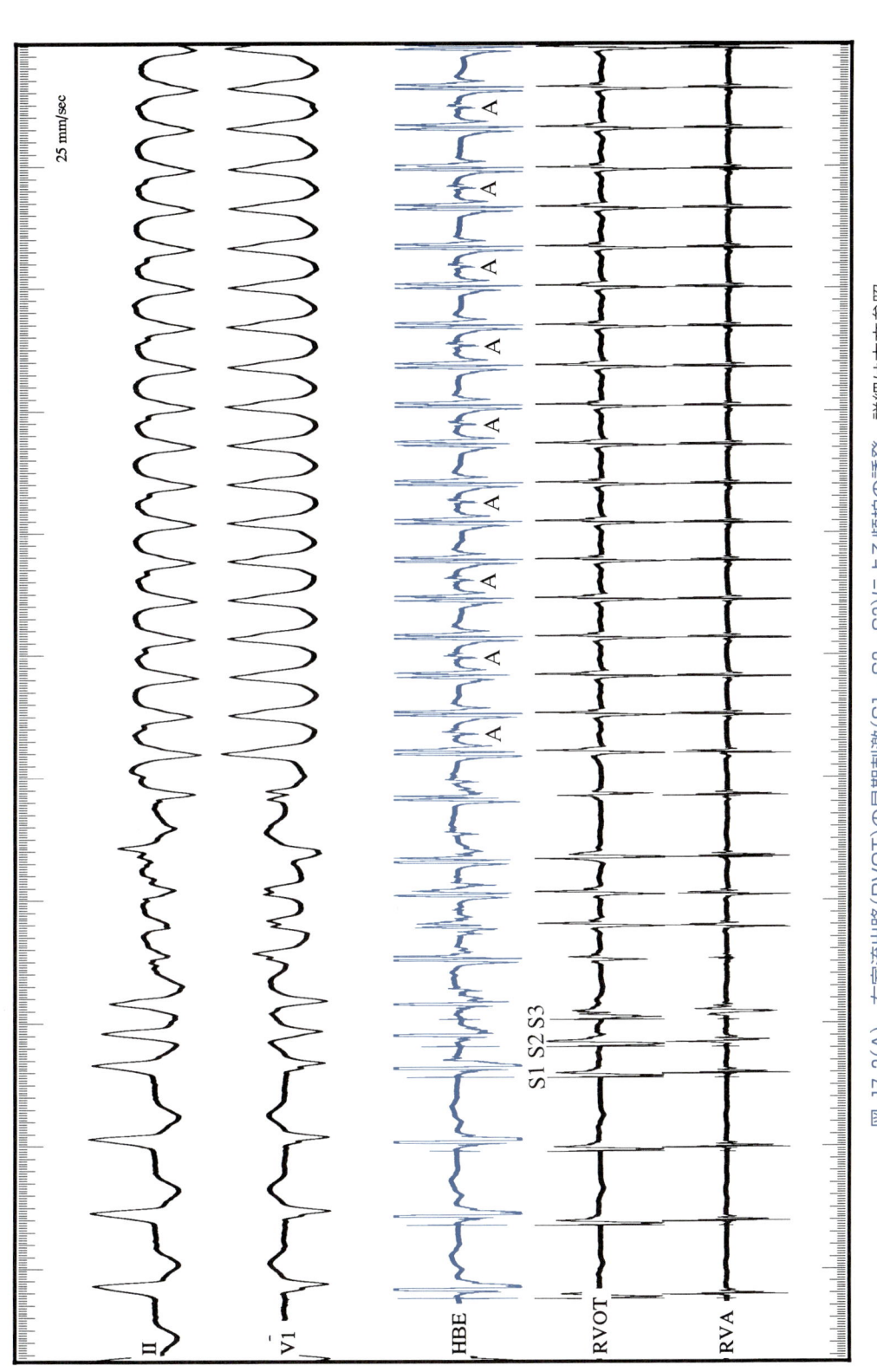

図 17-2(A) 右室流出路（RVOT）の早期刺激（S1・S2・S3）による頻拍の誘発 詳細は本文参照．

140　IV　心室頻拍（VT）

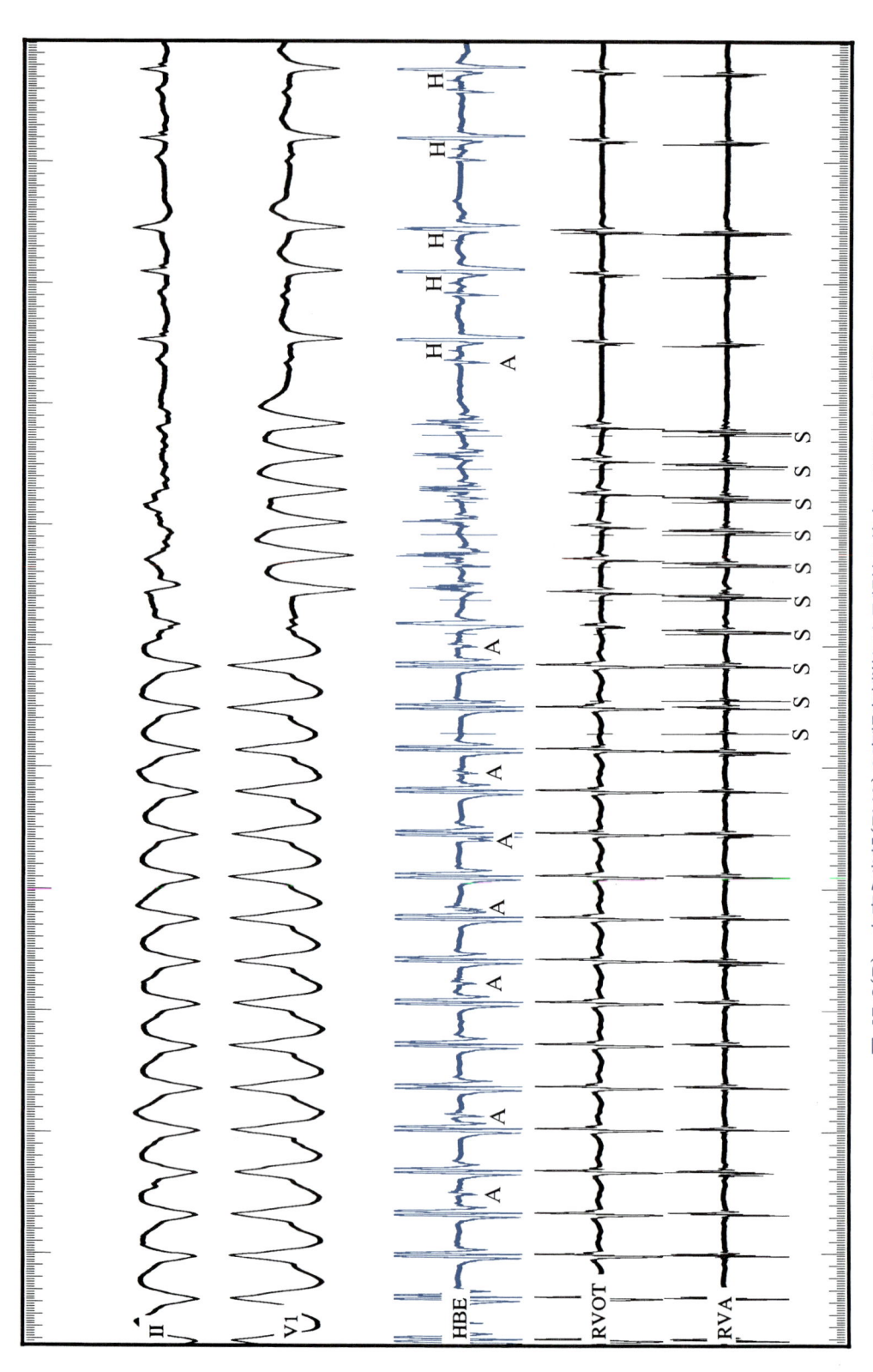

図 17-2(B)　右室心尖部（RVA）の高頻度刺激による頻拍の停止　詳細は本文参照。

図 17-3 VT 時の心内電位記録. 詳細は本文参照.

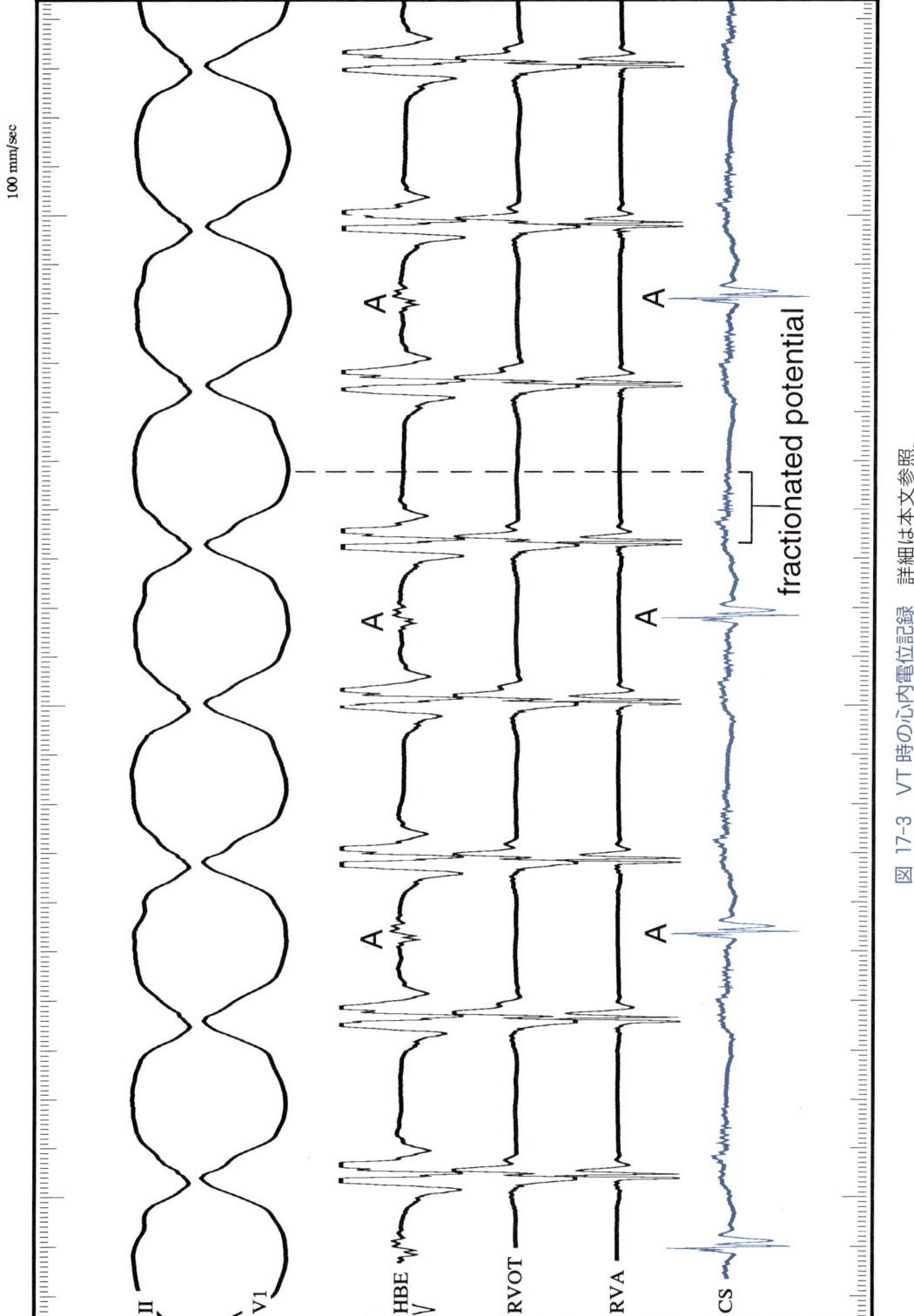

Initial Detection:
 VT-1 Zone 149bpm

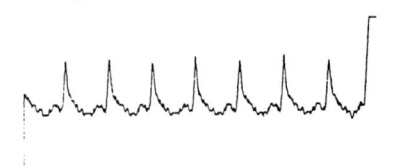

VT-1 ATP-1:
 Acceleration 191bpm

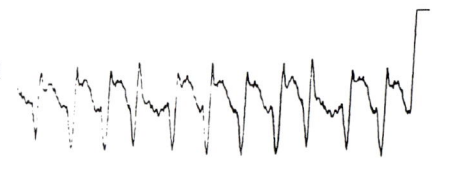

VT ATP:
 186bpm

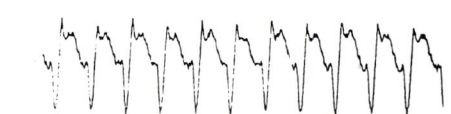

VT Shock 1 (1 J, Biphasic):
 Termination

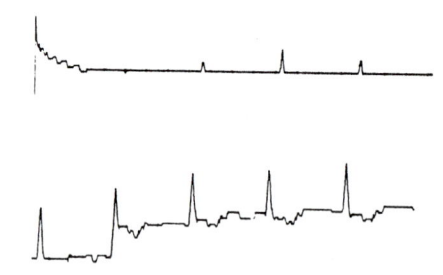

図 17-4 ICD の作動　詳細は本文参照.

研修医　この症例は冠動脈 3 枝病変・左室機能低下と VT を合併した予後不良の症例で，予後を改善するためには冠動脈バイパス手術と VT に対する対策が必要と思います．VT・突然死の予防にはアミオダロンの投与，あるいは植え込み型除細動器 (ICD) がよいと考えます．

指導医　冠血行を再建しておいたほうがよいことは確かですが，本症例は糖尿病のためか末梢の run-off が不良で，結局バイパス手術は施行できませんでした．

そのため，アミオダロン (200 mg/日) を投与して経過をみていましたが，VT が再発しました．そこで，d,l-ソタロール (160 mg/日) に変更し，再び EPS を行ったところ，右室心尖部の S1・S2 刺激で図 17-1 右と同じ波形の VT が誘発されました．結局，薬物治療のみで VT・突然死を予防することはむずかしいと考え，ICD 植え込みを行いました．その後，VT の再発の可能性を減らす目的で d,l-ソタロールとメキシレチン (メキシチール) (300 mg/日) を投与しています．

図17-4はICDに記録されたVT再発時の心内電位と治療記録を示します．抗不整脈薬の影響か，再発したVTは149/分と遅くなっています．

このVTに対し，まず抗頻拍ペーシング(ATP-1)がなされましたが，VTは停止せず，かえって速くなっています(acceleration)．そこで，ICDは1Jの低出力通電を行い，VTを停止させています．

本症例のように，心筋梗塞後に発生するVTに対する治療は一般に難渋することが多く，また多くの患者が重症冠動脈病変や左室機能低下を有していることもあり，良好な長期予後を得ることは容易ではありません．ESVEM試験[3]において，d,l-ソタロールが従来のⅠ群抗不整脈薬と比較して良好な長期予後をもたらすことが示されました．しかしそのサブグループにおいても，4年間の経過観察期間中の頻拍再発率・死亡率はそれぞれ50％・20％を越え，依然として高いのが現状です．結局，VTを合併した心筋梗塞後の症例にはアミオダロンまたはICDが選択されることになると思いますが，最近のAVID試験ではICD群の生存率がより高いことが示されています(症例19のSIDE MEMO参照)．一方，Moradyら[4]は心筋梗塞後のVTに対して高周波カテーテルアブレーションを行い，70％を超える高い成功率を報告していますが，対象例の長期予後は明らかではありません．

本症例に対しては結局ICDを植え込みましたが，mitral isthmus VTが疑われたためカテーテル・アブレーション治療も選択肢の1つとしてあったかもしれません．

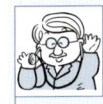

▶SIDE MEMO　mitral isthmus VT　mitral isthmus VTは下壁心筋梗塞患者に合併するVTのなかで，僧帽弁輪と梗塞辺縁部との間に形成される解剖学的峡部がVTの発生基盤となっている場合をいう[1]．後述する特徴的な12誘導心電図波形(図17-5)が認められる症例では，僧帽弁輪峡部をカテーテル・アブレーションや手術治療の標的とすることによって，VTを根治することが可能である(図17-6)．したがって，VTを合併した下壁梗塞患者の治療にあたり，mitral isthmus VTの概念と心電図の特徴を認識しておくことは重要である．

Wilberらの報告[1]によると，VTを合併した下壁心筋梗塞後患者12例中4例で僧帽弁輪峡部に緩徐伝導路が同定され，全例に2種類の特徴的な心電図波形をもつVTが認められた(図17-5)．すなわち，右脚ブロック・右軸偏位波形のVTと，左脚ブロック・左軸偏位波形のVTであり，その周期は610-320 msであった．前者はV1の単相性R波とV6のQSまたはrS波形，aVRの高いR波を特徴とする．後者はV1のrSまたはQS波形とV6の単相性R波，Ⅰ，aVLの単相性R波を特徴とする．僧帽弁輪峡部に緩徐伝導路の存在が同定されなかった症例では，こうした特徴的な心電図波形が認められなかったので，上記の心電図波形を認めた場合，mitral isthmus VTを疑ってよい[1]．

EPSではVT中に僧帽弁輪峡部に拡張期電位を認め，わずかに短い周期で同部を刺激すると，心電図波形の変化を伴わないエントレインメント現象が認められ(entrainment with concealed fusionまたはconcealed entrainment)，同部がリエントリーの維持に重要な緩徐伝導部位であることが明らかにされた[1]．

Wilberら[1]は僧帽弁輪峡部の緩徐伝導部位を標的として高周波通電を行い(図17-6(A))，mitral isthmus VT全例のカテーテル・アブレーションに成功している．

144 Ⅳ 心室頻拍（VT）

VT - RBBB morphology & right superior axis

VT - LBBB morphology & left superior axis

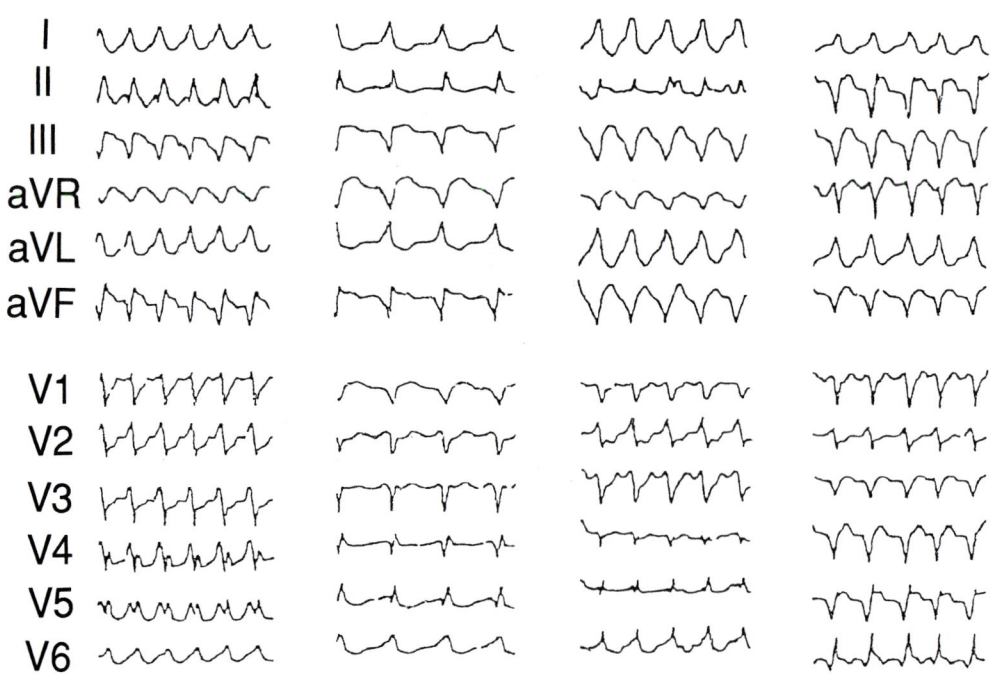

図 17-5　mitral isthmus VT の心電図波形（文献 1 から引用）　詳細は SIDE MEMO 参照.

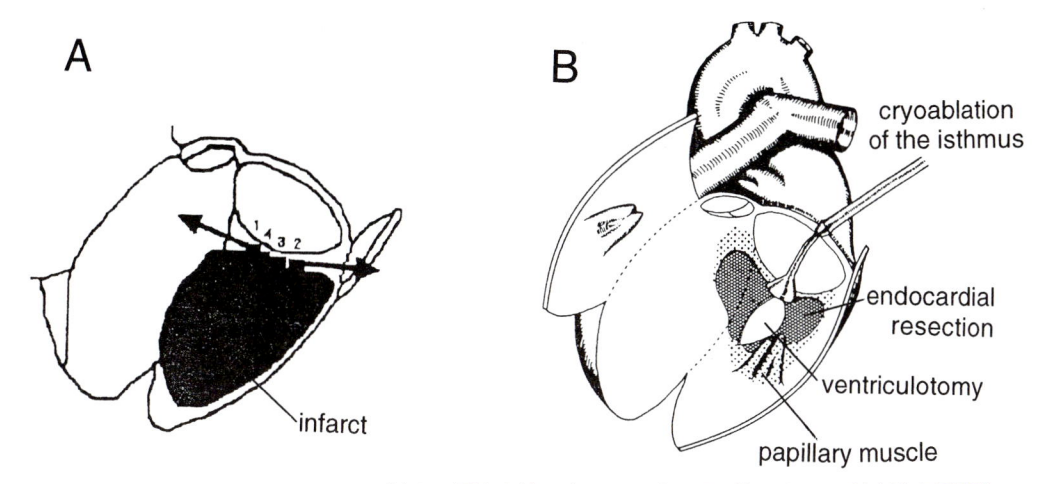

図 17-6 mitral isthmus VT に対する根治療法—カテーテル・アブレーション法(A)と手術治療(B)(文献1および5から引用) 詳細は SIDE MEMO 参照.

> カテーテル・アブレーション法が普及する以前は,心筋梗塞後の VT に対する非薬物治療としては外科治療が一般的であった.下壁梗塞後の VT に対し,Hargrove ら[5]は,梗塞瘢痕部の心室切開,心内膜切除に加え,僧帽弁輪峡部に心内膜面からクライオアブレーション(冷凍凝固)を追加する方法を考案した(図17-6(B)).これにより VT の根治率が 56% から 93% に向上した.この報告によって僧帽弁輪峡部の重要性が認識され,Wilber らの成果につながったと思われる.

文 献

1) Wilber DJ, et al：Catheter ablation of the mitral isthmus for ventricular tachycardia associated with inferior infarction. Circulation 92：3481-3489, 1995
2) 宮崎利久：Mitral isthmus ventricular tachycardia. 日本臨床 別冊-循環器症候群Ⅰ, pp199-202, 1996
3) Mason JW, for the ESVEM investigators：A comparison of seven antiarrhythmic drugs in patients with ventricular tachyarrhythmias. N Engl J Med 329：452-459, 1993
4) Morady F, et al：Radiofrequency catheter ablation of ventricular tachycardia in patients with coronary artery disease. Circulation 87：363-372, 1993
5) Hargrove Ⅲ WC, et al：Improved results in the operative management of ventricular tachycardia related to inferior wall infarction. Importance of the annular isthmus. J Thorac Cardiovasc Surg 92：726-732, 1986

18 心停止から蘇生された陳旧性心筋梗塞

▶SIDE MEMO　心筋梗塞後の突然死とその予防

症例は47歳，男性．7年半前（1989年7月）に前壁中隔心筋梗塞を発症，その後，労作時に狭心痛を自覚することがあった．1996年12月末には眩暈を自覚した．
　1997年1月4日に外出から帰宅後，突然意識を失い，家人および救急隊員により心肺蘇生術を受けながら某病院に搬送された．到着時心室細動（Vf）であったが，計3回の直流通電により洞調律となり，神経学的異常を残さずに回復した．血清CPKの上昇は認めなかった．今後の治療方針決定のため，当科に転院となった．心電図ではV1〜4誘導にQSパターンを認め，胸部X線写真の心胸郭比は0.5であった．

診断・治療をめぐって

指導医　39歳で心筋梗塞を発症，7年半後に心停止をきたしたものの，幸いにも蘇生術を受け後遺症を残さずに回復した症例です．いわゆるaborted sudden deathですが，こうした心臓突然死の基礎心疾患は，本邦においても虚血性心疾患（冠動脈疾患）が最多です（症例26の表26-2参照）．
　突然意識を消失した時，何が起こったと推測しますか？

研修医　前兆なしに突然に意識を消失したことから，持続性心室頻拍（VT）あるいは心室細動（Vf）を起こした可能性が高いと思います．房室ブロックなどの徐脈性不整脈の可能性も除外できません．

指導医　心臓突然死の7〜8割はVT・Vfであり，残り2〜3割が心ブロックやmechano-electrical dissociationによると推測されています．
　この症例は病院到着時Vfでしたが，当初VTを発症しVfに移行した可能性，最初からVfであった可能性，心ブロックに引続きVfとなった可能性などが考えられます．
　しかし，陳旧性梗塞が基盤となって心停止に至ったのか，急性虚血が加わったためか判然としません．この点は今後の方針を決める際の重要なポイントになるため，慎重に評価しなければなりません．どのような検討が必要ですか？

研修医　まず，急性虚血をきたす冠動脈病変があるかどうかを造影検査によって検討します．

指導医　梗塞後狭心症の病歴もあり，まず冠動脈造影検査を施行すべきですね．結果は1枝病変で，左冠動脈前下行枝#7の90％狭窄を認めました．これは1989年の急性心筋梗塞の責任病変と考えられ，その後の狭心症はこの灌流領域の残存心筋の

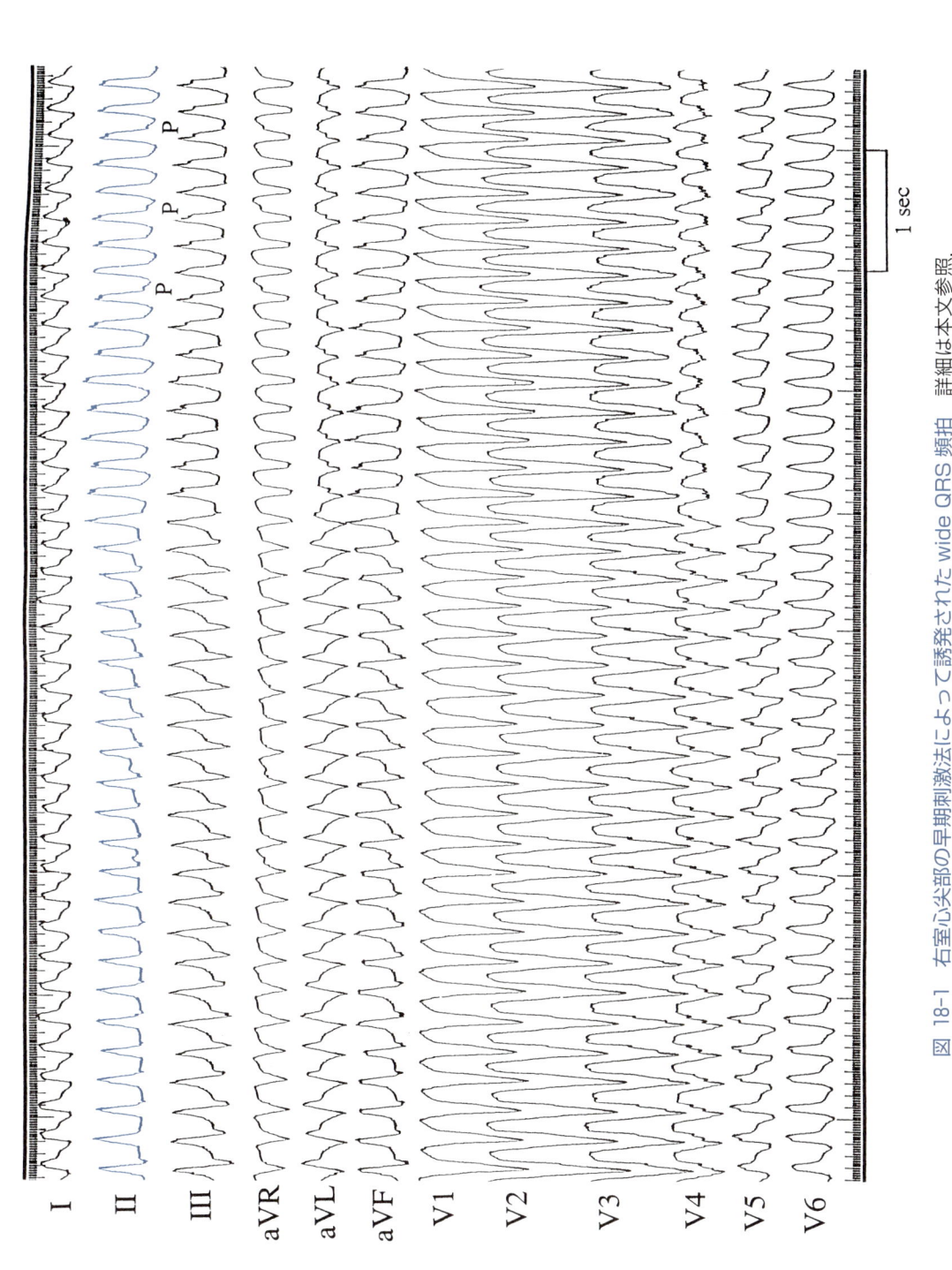

症例 18　心停止から蘇生された陳旧性心筋梗塞　　147

図 18-1　右室心尖部の早期刺激法によって誘発された wide QRS 頻拍　詳細は本文参照．

148　Ⅳ　心室頻拍（VT）

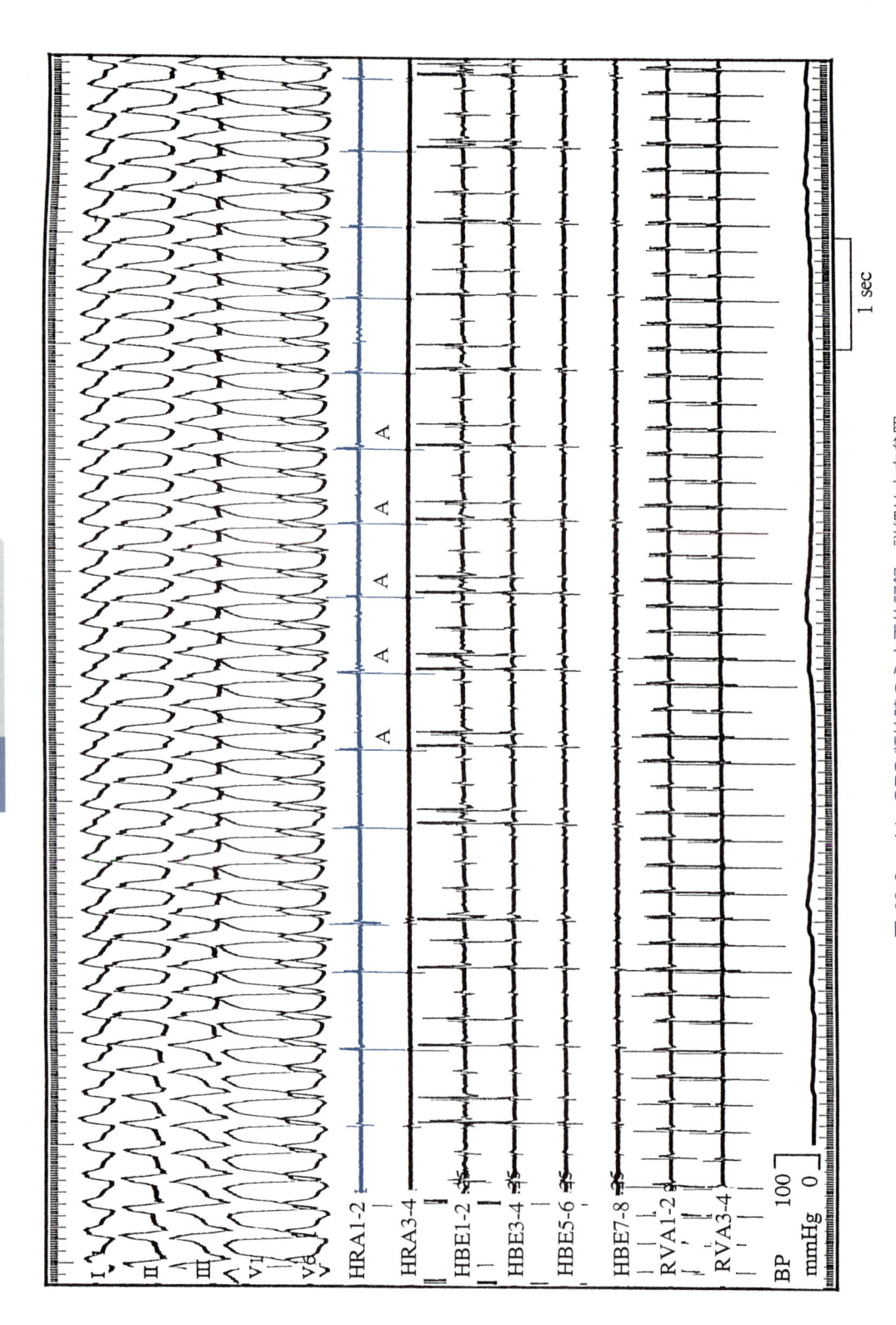

図 18-2　wide QRS 頻拍時の心内電位記録　詳細は本文参照.

虚血によると考えられました．一方，左室造影での駆出率は33％，左室拡張末期容積は157 ml/m²と増加しており，左室機能低下は予想外に高度でした．このような症例では陳旧性梗塞自体が発生基盤となってVT・Vfをきたすことがあります(SIDE MEMO参照)．また，そうした致死性不整脈は急性心筋梗塞から数年以上経過してから発生することもあります．すなわち，急性虚血がなくてもVT・Vfの発生基盤をすでにもっていた可能性が高いと思われます．

しかし，陳旧性梗塞＋急性虚血によって心停止に至った可能性も除外できなかったので，1997年1月22日，♯7に対しPTCAを施行，さらにステントを留置し，0％狭窄とした状態でEPSを施行しました．

洞調律時のH-V時間は55 msecと正常範囲で，洞機能および房室結節伝導も正常でした．一方，右室心尖部の早期刺激(S1・S2)にて図18-1に示す持続性の頻拍が誘発されました．

この心電図を読んでください．

研修医 240/分の規則的な左脚ブロック型wide QRS頻拍です．QRS波形はやや変化しますが，ほぼ単形性(monomorphic)です．Ⅱ誘導心電図でP波らしい振れがQRS波の直後に認められるところがあり，房室解離と考えられますので，VTを疑います．

指導医 また，前胸部誘導の最長RS間隔(QRSの起始部からSの谷まで)が100 msec以上あり，この所見もVTに特異的な所見ですね(症例22の表22-1参照)．

図18-2はその際の心内電位記録です．QRS・心室波と高位右房(HRA)の興奮(A)とが解離しており，またHis束心電図(HBE)で心室波の前にHis束波が認められないことから，VTと確定診断できます．このVT時には，図下段に示すようにほとんど血圧が出ず循環虚脱となったため，直ちに200 Jの直流通電によりVTを停止させました．

また，PTCA後に施行した加算平均心電図検査にてlate potential (LP)陽性でした．以上の所見から，本症例が持続性VTの発生基盤を有していることが確認され，このVTが心停止に至った原因と推測しました．

以上の結果から，治療方針を立ててください．

研修医 こうした症例は心停止の再発率が高く予後不良と考えられるため，アミオダロンやd,l-ソタロールの投与，あるいは植え込み型除細動器(ICD)が必要と思います．

指導医 そうですね．どちらの治療法にすべきか迷うところですが(症例19のSIDE MEMO参照)，結局，本症例にはアミオダロン治療を選択しました．同薬物200 mg/日を投与し外来で経過観察中ですが，約1年間心停止の再発はありません．

▶SIDE MEMO 心筋梗塞後の突然死とその予防 症例15のSIDE MEMOで述べたごとく，心筋梗塞後に(1)左室駆出率＜40％，(2)PVCs＞10/時，(3)late potential陽性，(4)圧受容体反射感度・心拍変動の低下，などの所見を併せもつ症例は持続性VTを発症したり，突然死をきたすリスクが高い[1]．こうした症例は，広範囲の心筋梗塞のために急性期に脚ブロック，うっ血性心不全，低血圧，あるいはVFなどの合併症を経験していることが多い．

しかし，これらの所見を複数認める場合でも，重大な不整脈イベントを生じないかぎり，積極的な抗不整脈治療は行われないのが現状であり，こうしたpopulationにおける突然死の発生を未然に防ぐことは実際は容易ではない．CAST（Cardiac arrhythmia suppression trial）[2]やSWORD（Survival with oral d-sotalol）試験[3]で明らかになったように，IC群抗不整脈薬やd-ソタロールの投与は死亡率をかえって高めることになるため，控えるほうがよい．アミオダロンはこうしたpopulationの生存率を改善するが[4]，不整脈の増悪，間質性肺炎，肝機能障害などの重篤な副作用も稀ではないので，著者は重大な不整脈イベントを起こした症例でないかぎり投与しない．結局著者は，β遮断薬・ACE阻害薬などの薬物療法を行い，残存虚血が認められる症例に対しては，冠動脈血行再建術を施行することによって対処しているのが実情である．

文 献

1) 宮崎利久：基礎心疾患からみた不整脈とその対策-虚血性心疾患．臨床医 22：322-325, 1966
2) Echt DS, Liebson PR, Mitchell LB, et al.：Mortality and morbidity in patients receiving encainide, flecainide, or placebo. The Cardiac Arrhythmia Suppression Trial. N Engl J Med 324：781, 1991
3) Waldo AL, Camm AJ, Deruyter H, et al.：Effect of d-sotalol on mortality in patients with left ventricular dysfunction after recent and remote myocardial infarction. The SWORD investigators. Survival with oral d-sotalol. Lancet 348：7-12, 1996
4) Burkart F, Pfisterer M, Kiowski W, et al.：Effect of antiarrhythmic therapy on mortality in survivors of myocardial infarction with asymptomatic complex ventricular arrhythmias：Basel antiarrhythmic study of infarct survival（BASIS）. J Am Coll Cardiol 16：1711, 1990

19 持続性VTを合併し突然死した拡張型心筋症

▶SIDE MEMO　AVID 試験

症例は 55 歳，男性．1986 年頃から労作時の呼吸困難を自覚し某病院に受診，拡張型心筋症（DCM）と診断され，ACE 阻害薬などを投与されていた．1994 年 9 月動悸・眩暈を訴え同医に受診，持続性の wide QRS 頻拍（図 19-1）が認められたため，入院となった．頻拍は直流通電により停止した．その後メキシレチン（メキシチール）300 mg/日（分 3）が開始されたが，頻拍が再発したため同年 10 月当科に転院となった．転院時の心電図で I，aVL，V5，6 誘導に小 Q 波を認めた．胸部 X 線検査で心胸郭比は 0.66 と増大し，心エコー図検査では左室拡大とびまん性の収縮低下（拡張末期径/収縮末期径＝6.8 cm/6.6 cm）を認めた．心臓カテーテル検査では冠動脈病変を認めず，心係数は 3.36 l/分，肺毛細管圧は 3 mmHg と正常であった．心筋生検では中等度に肥大した心筋細胞と間質および心内膜の軽度の線維化を認めたが，壊死あるいは炎症像はなかった．

診断・治療をめぐって

指導医　病歴および当院での心エコー図・冠動脈造影・心筋生検所見などから DCM の診断が妥当と思われる症例です．まず図 19-1 の心電図を読んでください．

研修医　規則的な wide QRS 頻拍で，心拍数は約 230/分です．鑑別診断は心室頻拍（VT）と心室内変行伝導を伴う上室頻拍ですが，いくつかの理由で VT の可能性が高いと考えます．まず，この QRS 波形は右脚ブロック波形で著しい左軸偏位を呈していますが，もし上室頻拍の心室内変行伝導（機能的右脚ブロック）であれば，右軸になるはずです．また，V5，V6 の QS パターンも VT を示唆します（症例 22 の表 22-1 参照）．

指導医　心電図および基礎心疾患から VT と考えられますね．前医で処方されたメキシレチンはこの頻拍を予防できませんでした．そこで，この症例をどのように治療しますか？

研修医　もう一度他の I 群抗不整脈薬を試みるか，あるいは III 群薬の投与を開始します．

指導医　本症例は左室機能がきわめて悪いうえに持続性VTを合併しているため，どのような治療を行っても長期予後は不良と思われます．しかし，できるだけ VT を予防して突然死の可能性を減らしたり，心不全死を予防する努力は必要です．ESVEM 試験[1]は持続性 VT 症例に対し，III 群薬の d,l-ソタロールが従来の I 群抗不整脈薬と比較して良好な長期予後をもたらすことを明らかにしました．また，d,l-ソタロールには III 群作用，すなわち心室再分極時間・不応期の延長作用に加え，β 受容体遮断作用があるため，本症例のような慢性心不全の病態にも有用と考えられます．

そこで，d,l-ソタロール 160 mg/日の経口投与を開始し，320 mg/日まで増量し

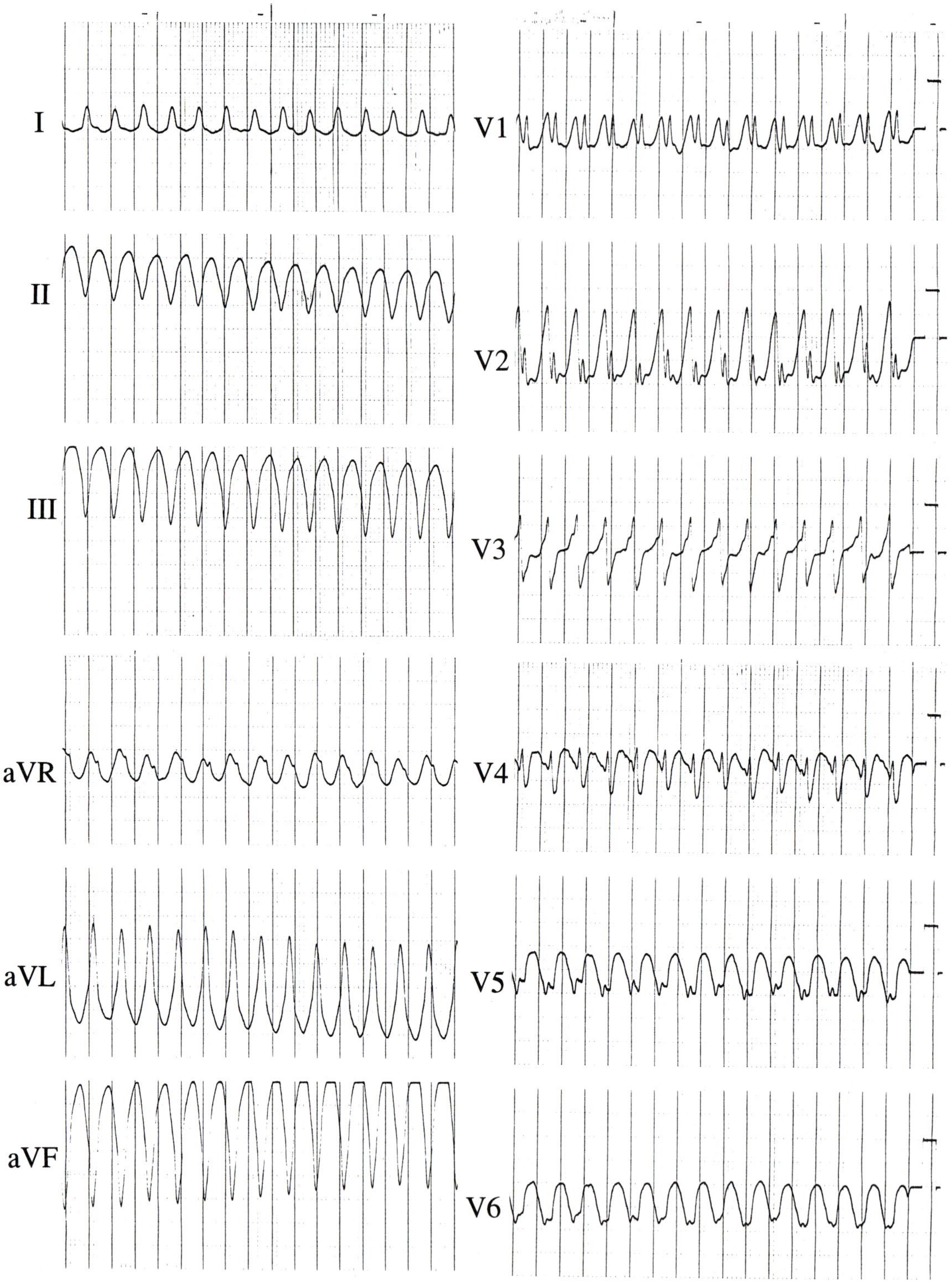

152　Ⅳ　心室頻拍（VT）

図 19-1　持続性の wide QRS 頻拍　詳細は本文参照．

ました．QTc 間隔は 450 msec へと軽度に延長しましたが，催不整脈や副作用を認めず，VT の再発もありませんでした．さらに，同薬物の服用下に EPS を施行

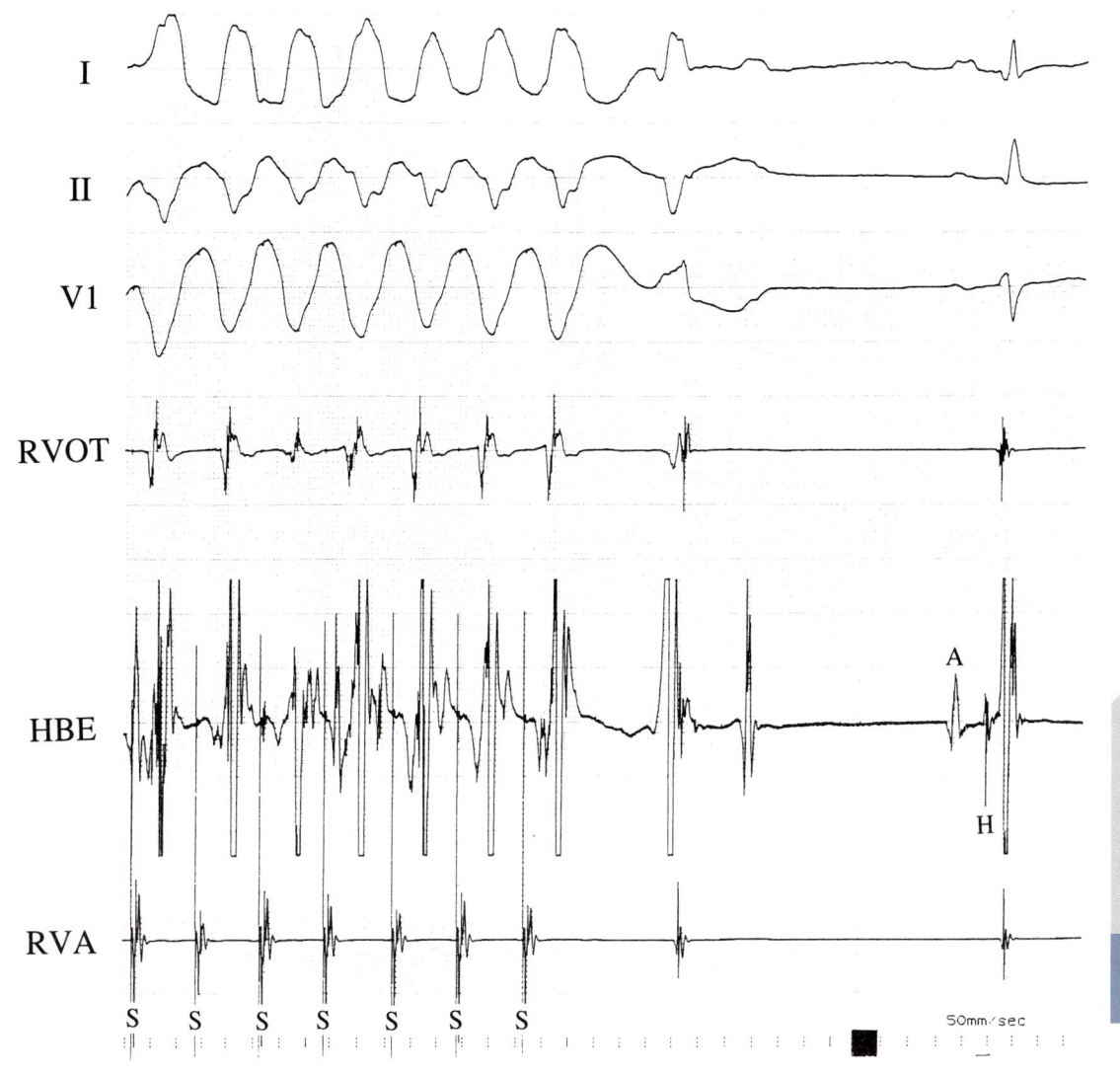

図 19-2 **d,l-ソタロール投与下の誘発試験** 右室心尖部の高頻度刺激(240/分)にても1拍の心室期外収縮が誘発されるのみであった.

しましたが，右室心尖部および流出路から三連発早期刺激，高頻度刺激を行ってもVTは誘発されず，d,l-ソタロールはVTの予防に有効と判定しました(図19-2)．なお，副伝導路や二重房室結節伝導路の所見を認めず，図19-1のwide QRS頻拍が上室頻拍であった可能性は否定的と思われました．

本症例はその後，d,l-ソタロールを投与下に外来で経過観察中でしたが，残念ながら約7か月後の翌年5月，会社で突然死しました．もともと左室機能の低下を認めていたものの，心機能が急激に悪化したとは考えにくい状況であったことから，不整脈による突然死が疑われました．

研修医 このような突然死を予防するために，他にどんな方法がありますか？

指導医 こうした症例で効果が期待できる抗不整脈薬として，Ⅲ群薬のアミオダロンがあります[2]．非薬物療法として植え込み型除細動器(ICD)，さらには心臓移植が考え

154 Ⅳ　心室頻拍（VT）

られます．つい最近公表されたAVID試験[3]ではアミオダロンを中心とした抗不整脈薬投与群よりもICD群の生存率がより高いことが示されています（SIDE MEMO 参照）．

▶SIDE MEMO　AVID試験　左室機能低下と再発性の持続性VTあるいは心室細動（Vf）を認める症例は心臓突然死のリスクが高い．植え込み型除細動器（ICD）はこうした高リスク群の突然死予防にきわめて有効と考えられてきたが，無作為割り付けによってその有用性を示した臨床試験はなかった．
　AVID（Antiarrhythmics Versus Implantable Defibrillators）試験[3]は，米国で行われた無作為割り付け試験で，ICD治療とアミオダロンを中心とした抗不整脈薬治療の生存率に及ぼす影響を前向きに比較検討した．エントリーの基準は失神などの重篤な症状を伴う持続性VT，あるいは心停止をきたし蘇生されたVF症例で，かつ左室駆出率が40％以下の症例である．対象例の81％は冠動脈疾患を有し，67％に心筋梗塞の既往があった．
　図19-3は両群における生存曲線を示す．追跡期間中のICD群の生存率は抗不整脈薬群よりも高く，3年後の時点で有意差が認められた（75.4％ vs. 64.1％，$p<0.02$）．この試験は，倫理的観点から無治療の対照群は設定していないが，高リスク群に対するICD治療が，薬物治療のlast resort（最後の手段）とされるアミオダロンよりも高い生存率をもたらすことを初めて示した大規模試験であり，注目に値する．

図19-3　AVID試験におけるICD群と抗不整脈薬群の生存曲線（The Antiarrhythmics versus Implantable Defibrillators (AVID) Investigators：A comparison of antiarrhythmic-drug therapy with implantable defibrillators in patients resuscitated from near-fatal ventricular arrhythmias. N Engl J Med 337：1576-1583, 1997. Copyright © 1997 Massachusetts Medical Society. All rights reserved. Translated with permission.）［文献3］

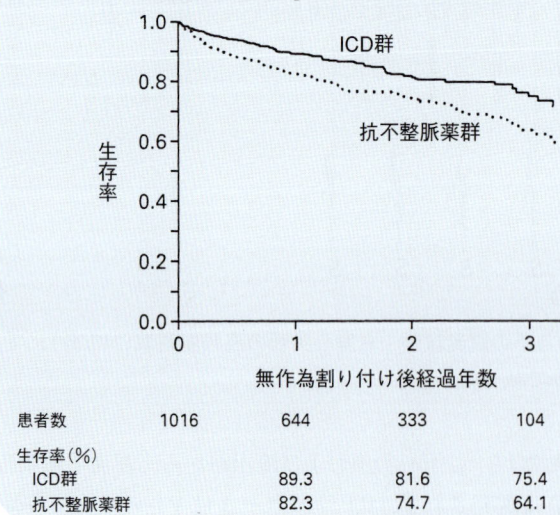

無作為割り付け後経過年数	0	1	2	3
患者数	1016	644	333	104
生存率（％） ICD群		89.3	81.6	75.4
抗不整脈薬群		82.3	74.7	64.1

文　献

1) Mason JW, for the ESVEM investigators：A comparison of seven antiarrhythmic drugs in patients with ventricular tachyarrhythmias. N Engl J Med 329：452-459, 1993
2) 加藤和三，笠貫宏，杉本恒明，他：再発性の心室細動，心室頻拍に対するに対するアミオダロンの臨床効果と安全性の検討．臨床医薬6：2311, 1990
3) The Antiarrhythmics versus Implantable Defibrillators（AVID）Investigators：A comparison of antiarrhythmic-drug therapy with implantable defibrillators in patients resuscitated from near-fatal ventricular arrhythmias. N Engl J Med 337：1576-1583, 1997

20 DDDペースメーカにより左室流出路閉塞が改善し,非持続性VTが消失した肥大型心筋症

▶SIDE MEMO　肥大型心筋症へのDDDペースメーカ療法

症例は48歳,男性.主訴は労作時呼吸困難・胸痛・前失神.1984年頃から労作時呼吸困難を自覚したため当科に受診,肥大型心筋症と診断された.1991年頃から労作時呼吸困難の増悪と胸痛・前失神を自覚するようになった.心尖部から第2肋間胸骨右縁に収縮期駆出雑音(Levine IV/VI)が聴取され,閉塞性肥大型心筋症(HOCM)と診断された.アテノロール(テノーミン)50 mg/日(分1)およびベラパミル(ワソラン)240 mg/日(分3)を投与されたが,労作時呼吸困難・胸痛・前失神の十分な改善が得られず(NYHA III度),ドプラー心エコー法にて100～120 mmHgの左室流出路圧較差が推測された.また,ホルター心電図検査にて労作時のST低下と図20-1に示す頻拍が認められた.精査および加療目的で,1995年12月当科に入院した.

診断・治療をめぐって

指導医　図20-1のホルター心電図を読んでください.

研修医　基本調律は洞調律で,その間に4連発のwide QRS頻拍を認めます.このショートランによって洞調律はリセットされていませんので,心室頻拍(VT)の可能性が高いと思います.

指導医　非持続性VTと診断できますね.同様の多形性VTは入院後に再検したホルター心電図でも認められました.HOCMは比較的予後不良ですが,とくに失神の既往,重度の呼吸困難,VT・心房細動を認める患者はハイリスク群と考えられ,年間死亡率は4～6%にのぼり,突然死も稀ではありません[1].流出路閉塞による呼吸困難・胸痛(狭心痛)・失神などの臨床症状を有するHOCM症例に対してはβ遮断薬やベラパミルが第一選択の治療となりますが,本症例はそうした薬物治療後にも呼吸困難・胸痛・前失神を自覚し,さらにVTも認められました.
　この症例を今後のようにマネージメントすべきと考えますか?

研修医　内科的治療に抵抗性であり,外科手術の適応と考えます.

指導医　アテノロールやベラパミルをこれまで以上に増量しても効果はあまり期待できず,副作用の可能性も高くなりますので,たしかに心室中隔切除術あるいは僧帽弁置換術などの外科治療の適応ですね.しかし外科治療にも問題があって,前者は適当な容積の心筋を切除することが必ずしも容易ではなく,両者とも死亡率・後遺症発生率が低くありません.そこで本症例に対しては,外科手術に踏み切る前にDDDペースメーカ療法(SIDE MEMO参照)を行うことにしました.

156　IV　心室頻拍（VT）

図 20-1　ホルター心電図

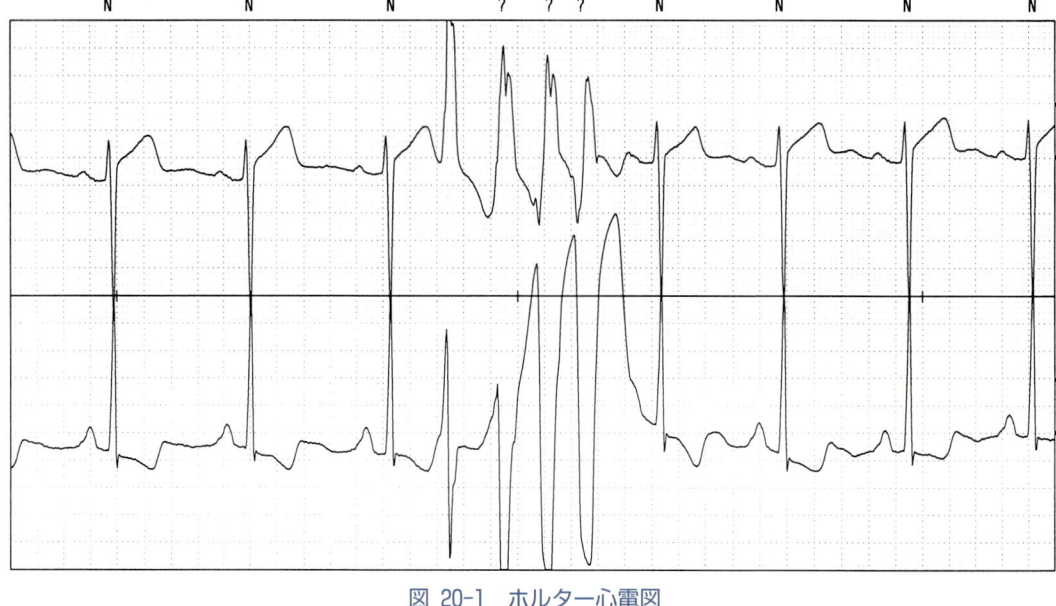

症例 20

　この治療法のコンセプトは，右室心尖部ペーシングにより心室中隔が収縮期に左室から遠ざかるように右室側に動き，結果として左室流出路径が増加し，僧帽弁の収縮期前方運動(SAM)が軽減され，流出路閉塞および僧帽弁逆流が軽減される，というものです．米国 NIH のグループが多数の薬物治療抵抗性の HOCM 症例に DDD ペーシング療法を行い，その臨床的有用性を報告しています[2,3]．
　図 20-2 は本症例における DDD ペーシングの急性効果と慢性期効果を示します．心臓カテーテル検査(12/14/'95)にて，80 bpm の心房ペーシング時に 125 mmHg の左室流出路圧較差を認めました(図 20-2 左上)．次に，心室カテーテルを右室心尖部に置き，AV delay 100 msec として DDD ペーシングを行うと，圧較差は 100 mmHg に減少しました(図 20-2 右上)．平均肺動脈圧，心拍出量には大きな変動を認めませんでした．
　DDD ペーシングの急性効果は軽度でしたが，薬物治療に抵抗性であったため，恒久的 DDD ペースメーカを植え込みました．図 20-3 は植え込み時の 12 誘導心電図です．まず心室リードを高位中隔において DDD ペーシング(AV delay 120 msec)を行いましたが，心室中隔の早期興奮を示す所見は認められませんでした(図 20-3 中央：aVL 誘導において，洞調律時と同様に心室中隔左室面の初期興奮を反映すると思われる Q 波を認める)．一方，右室心尖部ペーシングでは図右のように aVL 誘導において単相性の R 波となっており，中隔右室面の早期興奮が得られたものと考えられました．同部にリードを固定し，以後 DDD ペーシングを行いました．
　約半年後に再度カテーテル検査を行ったところ，DDD ペーシング時の圧較差は 25 mmHg に減少していました(図 20-2 左下)．特記すべきは，心房ペーシングに変更しても圧較差の増大が認められなかったことです(図 20-2 右下)．これは，右室ペーシングにより心室中隔の奇異性運動を起こす作用以外に，慢性期効果を

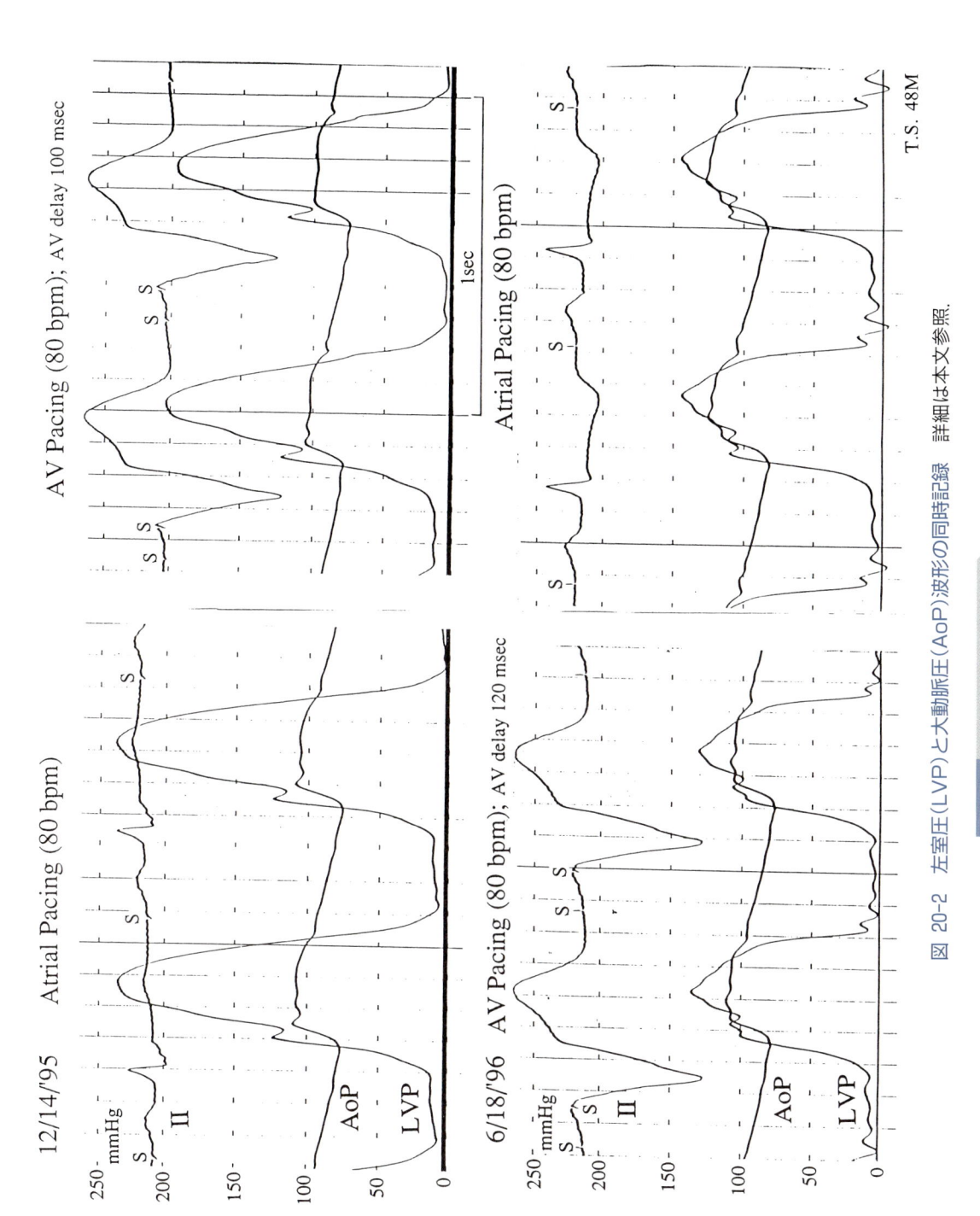

症例 20　DDD ペースメーカにより左室流出路閉塞が改善し，非持続性 VT が消失した肥大型心筋症　　　157

図 20-2　左室圧（LVP）と大動脈圧（AoP）波形の同時記録　詳細は本文参照.

158　Ⅳ　心室頻拍（VT）

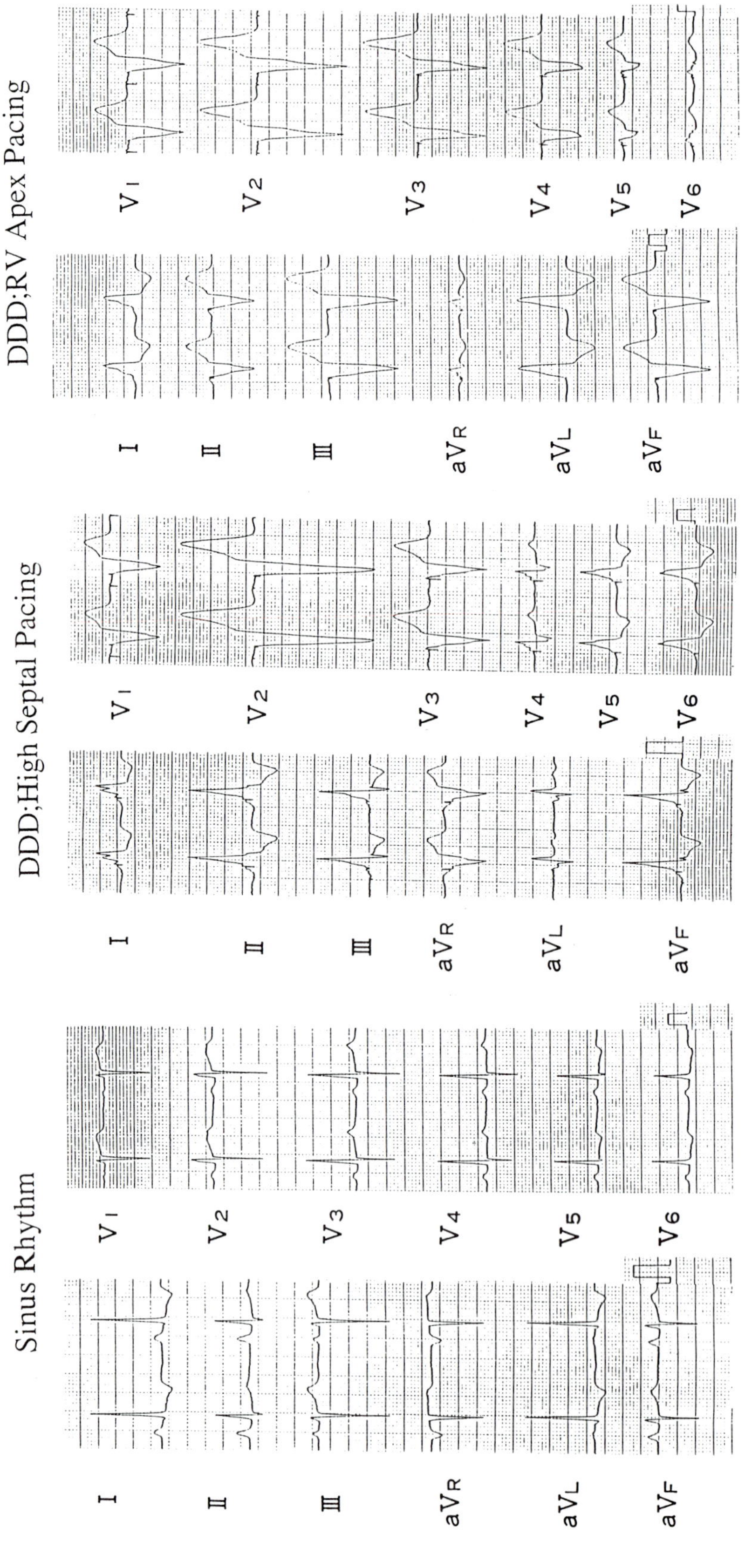

図 20-3　DDD ペースメーカ植え込み時の心電図記録　詳細は本文参照.

もたらす機転が存在することを示唆しています．図20-4にDDDペースメーカの植え込み前後のM-モード心エコー図を示します．植え込み前(図20-4左)には非対称性中隔肥大(ASH)と僧帽弁のSAM(矢印)を認めます．DDDペーシング開始3か月後(図20-4右)にはSAMの軽減が認められます．注目すべきは，心室中隔基部の壁厚が26 mmから22 mmへとわずかですが減少している点です．流出路閉塞をもたらす心筋肥大の一部に退縮が起こることが慢性期効果の一因となっている可能性が考えられます[3]．

こうした他覚的所見の改善に一致して，本症例の自覚症状はNYHA 2度まで改善しました．また，植え込み8か月後に再検したホルター心電図ではVTを認めませんでした．HOCM症例のVTは突然死ハイリスク群の一指標となりますが，残念ながら有効な抗不整脈薬治療は確立されていません．したがって，安易に抗不整脈薬を投与することは避けるべきであり，β遮断薬やベラパミルによる薬物治療の効果が不十分の場合，外科手術に踏み切る前にDDDペースメーカ療法を試みるのも一法と考えます．本症例のように，血行動態の改善とともにVTが消失する例もあろうかと思います．

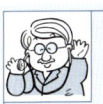

▶SIDE MEMO　肥大型心筋症へのDDDペースメーカ療法[4]　DDDペーシングがHOCMの流出路閉塞を軽減する重要なメカニズムは，右室ペーシングにより心室中隔の奇異性運動を起こすことである(図20-5)．右室ペーシングは右脚を早期に捕捉しやすい心尖部で行うのがよいとされる[1]．HOCM症例にとって心房機能は心拍出量を維持し左房圧の増加を最小限にくいとめるために重要であるため，心房同期心室ペーシング機能をもった装置が必要である．また，心室中隔右室面の早期興奮を起こすためには，刺激伝導系を通って下降する興奮により心室中隔が捕捉される以前に，右室ペーシングにより捕捉されなければならない．したがって，A-V delayは通常100-120 msecと短くプログラムしなければならない(図20-5c)．

DDDペーシング治療が無効な症例はペーシング部位が適切でないか，房室伝導時間が短いために心室ペーシングによって心室中隔の早期興奮を起こせない場合である．また，心房内伝導時間(心電図のP波の持続時間)が長い症例では，AV delayを短く設定すると左室と左房がほぼ同時に収縮し，肺うっ血，左室充満の減少，したがって流出路圧較差の増加を招くことがある[2]．この場合，β遮断薬やベラパミルの増量もしくは高周波カテーテル・アブレーションで房室結節伝導を抑制することにより，十分なAV delayを設定し，心室中隔の早期興奮を起こすことができる．また，HOCM患者ではしばしば心房細動が認められるが，こうした症例では房室結節の高周波カテーテル・アブレーションとレート応答型の心室ペースメーカ(VVIRモード)の植え込みが選択されることもある．Fananapazirら[2]はDDDペーシング治療中に発作性心房細動を認める場合，抗不整脈薬によりその予防をはかり，無効の場合，房室結節の高周波カテーテル・アブレーションを施行し，ペーシングモードをDDIに変更するとしている．

HOCMに対するDDDペースメーカ療法には上記の急性効果に加え，慢性期効果があると考えられている[2]．慢性期効果を裏付ける所見は心エコー図における肥大の退縮(図20-4)であるが，その細胞・分子レベルにおける機序は未解明であり，どのくらいの期間ペーシングを続ければよいのかも不明である．さらに，長期的な予

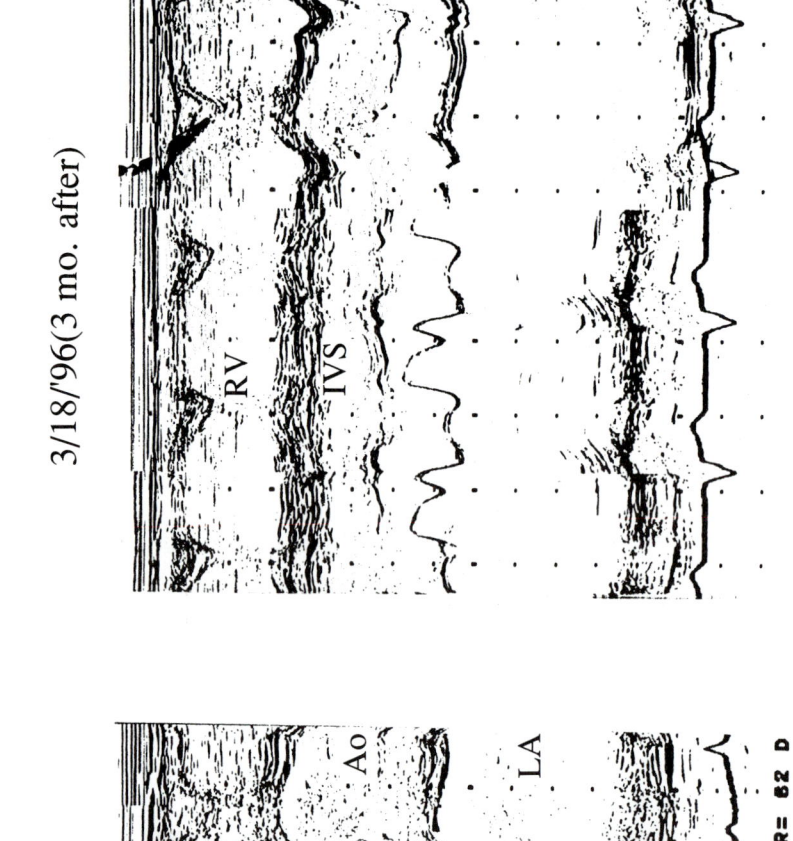

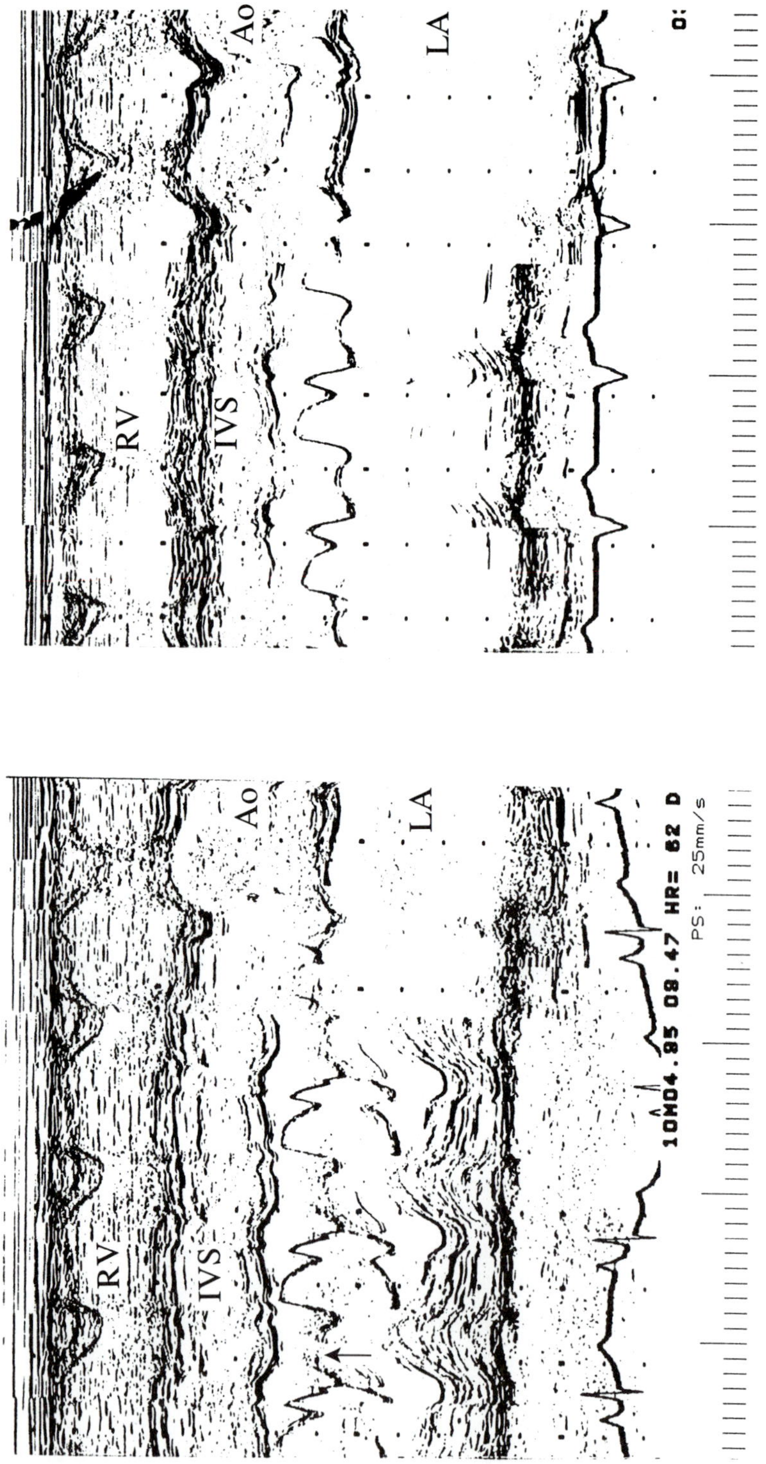

160　Ⅳ　心室頻拍（VT）

3/18/'96(3 mo. after)

10/4/'95(before)

図 20-4　DDDペースメーカ植え込み前後のM-モード心エコー図　RV＝右室, IVS＝心室中隔, Ao＝上行大動脈, LA＝左房. 詳細は本文参照.

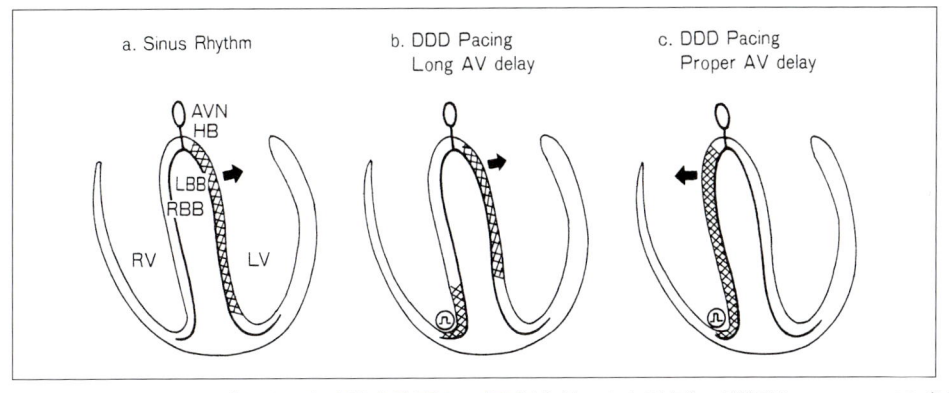

症例20　DDDペースメーカにより左室流出路閉塞が改善し，非持続性VTが消失した肥大型心筋症　　161

図20-5　DDDペーシングによる左室流出路閉塞の軽減（文献4から引用）　詳細はSIDE MEMO参照．

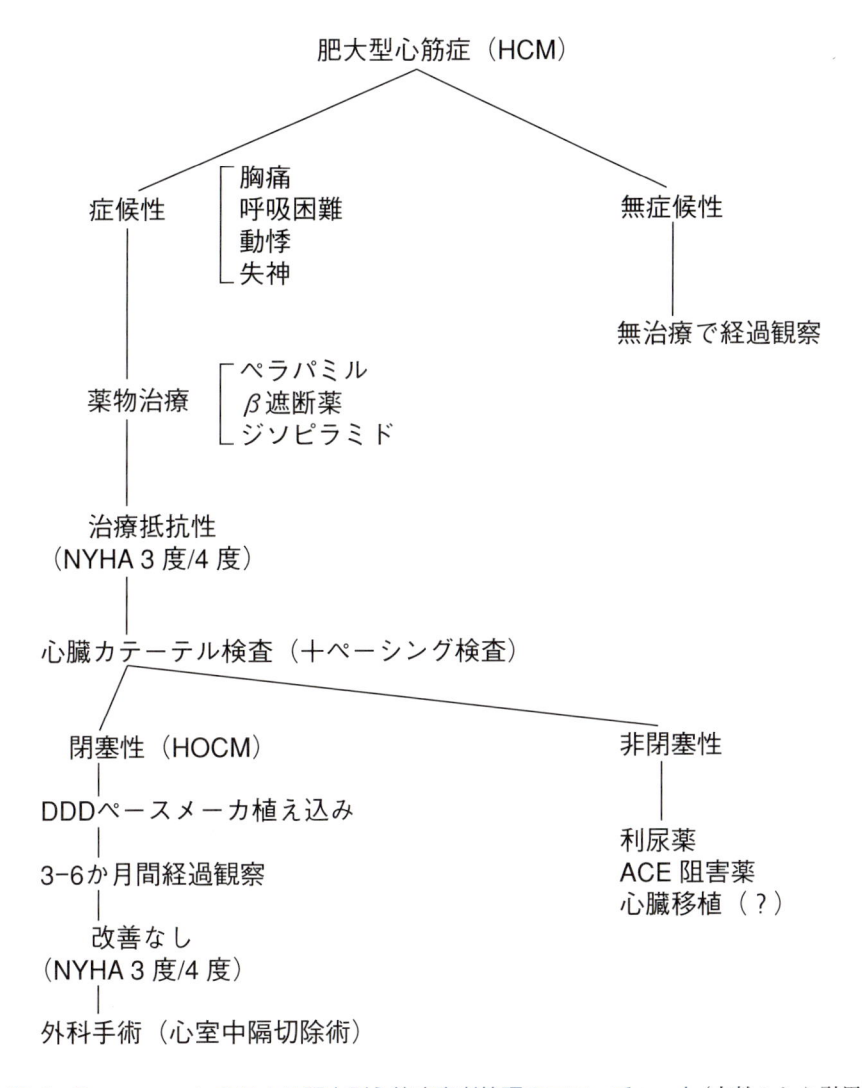

図20-6　Fananapazirらによる肥大型心筋症患者管理のフローチャート（文献2から引用）

後への影響や不整脈・突然死の予防効果についても今後の検討課題である．呈示した症例ではVTの予防効果を認めたが，著者らの経験では発作性心房細動への予防効果は明らかではなかった[5]．

いくつかの課題を残しているものの，DDDペースメーカ療法が薬物抵抗性のHOCM症例の血行動態を改善することは明らかであり，Fananapazirら[1,2]は外科手術に踏み切る前に試みるべきことを提唱している（図20-6）．

文　献

1) McKenna W, Deanfield J, Farqui A, et al：Prognosis in hypertrophic cardiomyopathy：Role of age and clinical, electrocardiographic and hemodynamic features. Am J Cardiol 47：532-540, 1981
2) Fananapazir L, Cannon Ⅲ RO, Tripodi D, et al：Impact of dual-chamber permanent pacing in patients with obstructive hypertrophic cardiomyopathy with symptoms refractory to verapamil and β-adrenergic blocker therapy. Circulation 85：2149-2161, 1992
3) Fananapazir L, Epstein ND, Curiel RV, et al：Long-term results of dual-chamber(DDD) pacing in obstructive hypertrophic cardiomyopathy：Evidence for progressive symptomatic and hemodynamic improvement and reduction of left ventricular hyper-trophy. Circulation 90：2731-2742, 1994
4) 宮崎利久，伊藤清治：肥大型心筋症へのDDDペースメーカ療法．呼吸と循環 45：57-63, 1997
5) 伊藤清治，石川士郎，朝倉恵子，他：左室流出路高度閉塞を示すHOCMに対するDDDペースメーカ療法：慢性期の血行動態・不整脈への効果．不整脈 14：221, 1998（抄録）

21 持続性VTによる意識消失発作を合併した右室異形成（ARVD）

▶SIDE MEMO　薬物？ 手術？ それともカテーテル・アブレーション？

症例は43歳，男性．主訴は眼前暗黒感を伴う頻拍発作．1983年意識消失発作にて近医に入院した既往がある．1985年12月動悸・めまいに引続き意識消失し近医に搬送された際，持続性wide QRS頻拍（左脚ブロック型）が認められた（図21-1左）．同頻拍はリドカイン静注により停止した．1986年2月精査加療目的で当科に入院．心臓カテーテル検査およびEPSを施行した．冠動脈造影・左室造影検査には異常を認めなかったが，右室造影検査にて右室拡大，漏斗部・心尖部および下壁の無収縮と造影剤の排泄遅延像を認め（図21-2），不整脈を伴う右室異形成（arrhythmogenic right ventricular dysplasia：ARVD）が疑われた．

　右室流出路からの2連発早期刺激にて左脚ブロック型の持続性VTが再現性をもって誘発された．VT時のマッピングでは右室後下面（横隔膜面）に最早期興奮が認められた．ジソピラミド（リスモダン）100 mg静注後には誘発が抑制されたため，以後400 mg/日（分4）の経口投与を行った．しかし，同年8月にVTが再発したため，手術治療を行った．術中VTを誘発，心表面マッピングにて発生部位と判定した右室下壁の一部と，洞調律時に遅延電位を認めた流出路の一部を切除し，パッチ補填した．これによりVT誘発は不能となった．切除心筋の組織所見では心筋の脱落と脂肪浸潤を認め，ARVDの診断が確定した．その後経過順調であったが，1991年眼前暗黒感を伴うwide QRS頻拍が再び出現した（図21-1右）．種々の薬物（ジソピラミド，メキシレチン，プロプラノロール）を試みたがいずれも予防効果がなく，同頻拍は計5回にわたり再発したため，1991年8月精査加療目的で入院となった．

診断・治療をめぐって

指導医　ARVDは1978年Fontaineら[1]によって初めて報告された疾患概念で，右室起源のVT，右室拡大，右室の壁運動低下および右室心筋への脂肪浸潤を特徴とします．表21-1にARVDの臨床像をまとめて示します[2]．
　本症例は意識消失を伴う持続性VTを合併したARVD症例で，EPSの薬効評価により有効と判定された抗不整脈薬の投与後にVTが再発したため，VT発生部位を含む心筋切除術を施行した症例です．しかし，4年以上経過後に再びwide QRS頻拍が出現しました．まず，図21-1の心電図を読んでください．

研修医　wide QRS頻拍はいずれも左脚ブロック波形で，心拍数は190/分前後ですが，Ⅱ，aVR，V2〜V6誘導波形は明らかに異なっており，もともとのVTの再発というよりも，新たなVTが出現したと考えられます．

指導医　入院時（1991年8月）の心電図（図21-3）を読んでください．

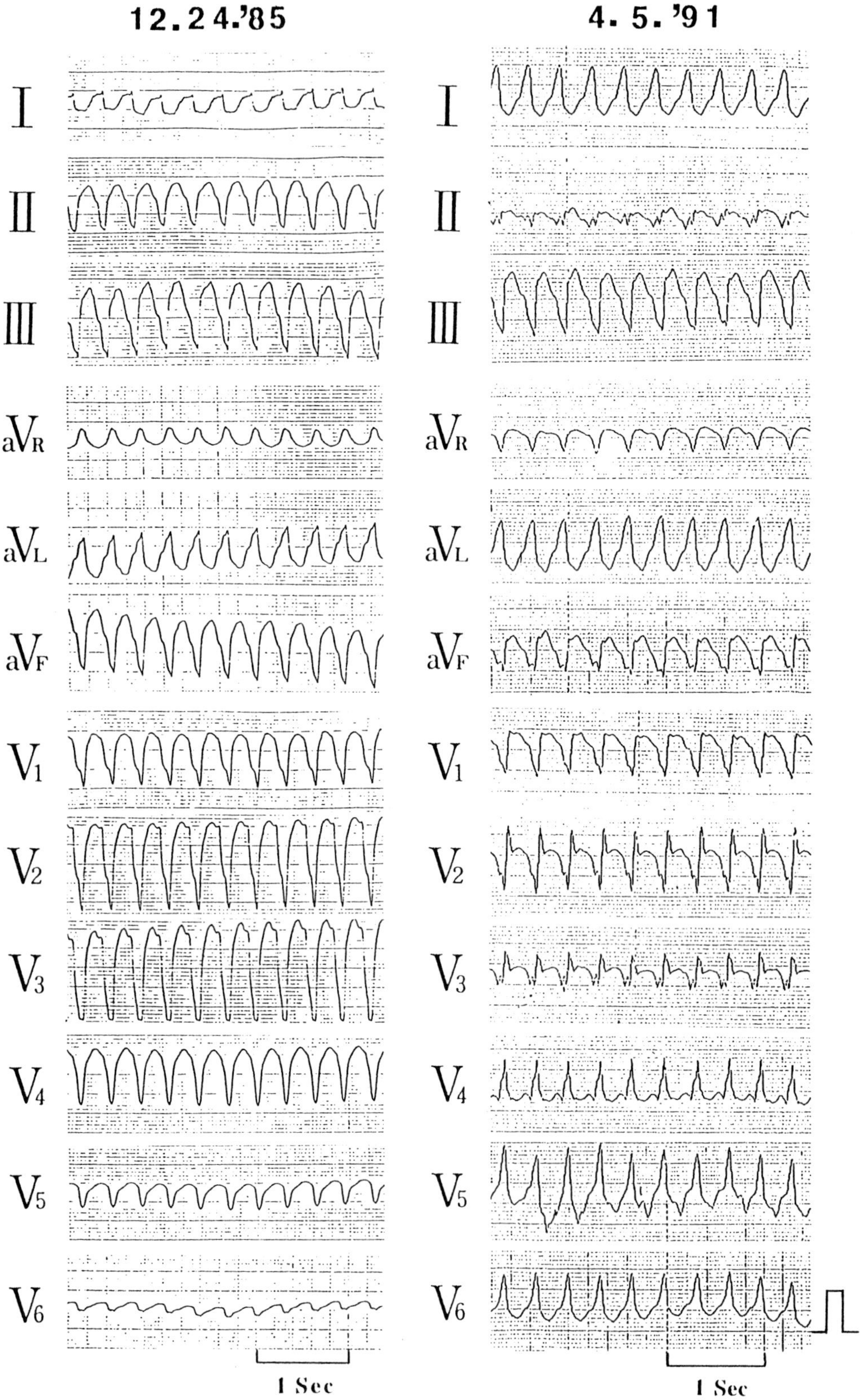

164　Ⅳ　心室頻拍（VT）

図 21-1　本症例の wide QRS 頻拍　詳細は本文参照.

症例 21 持続性 VT による意識消失発作を合併した右室異形成（ARVD） 165

図 21-2 左室造影像（LVG）と右室造影像（RVG） LVG では異常を認めず駆出率 69% と良好であったが，RVG では右室拡大，moderator band から漏斗部にかけて deep fissuring，心尖部から下壁の無収縮と造影剤の排泄遅延像を認める．ED＝拡張末期，ES＝収縮末期．

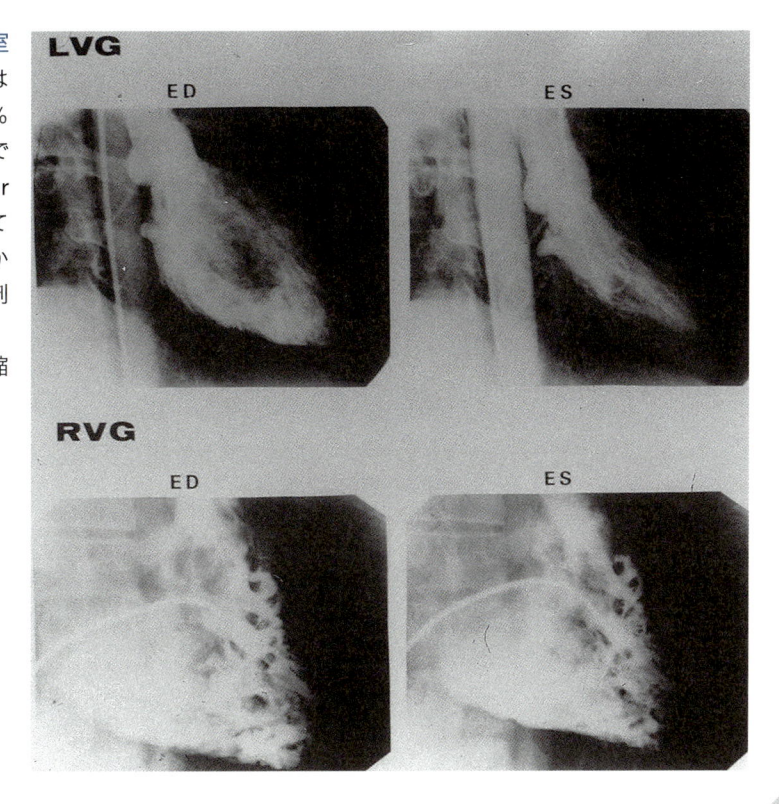

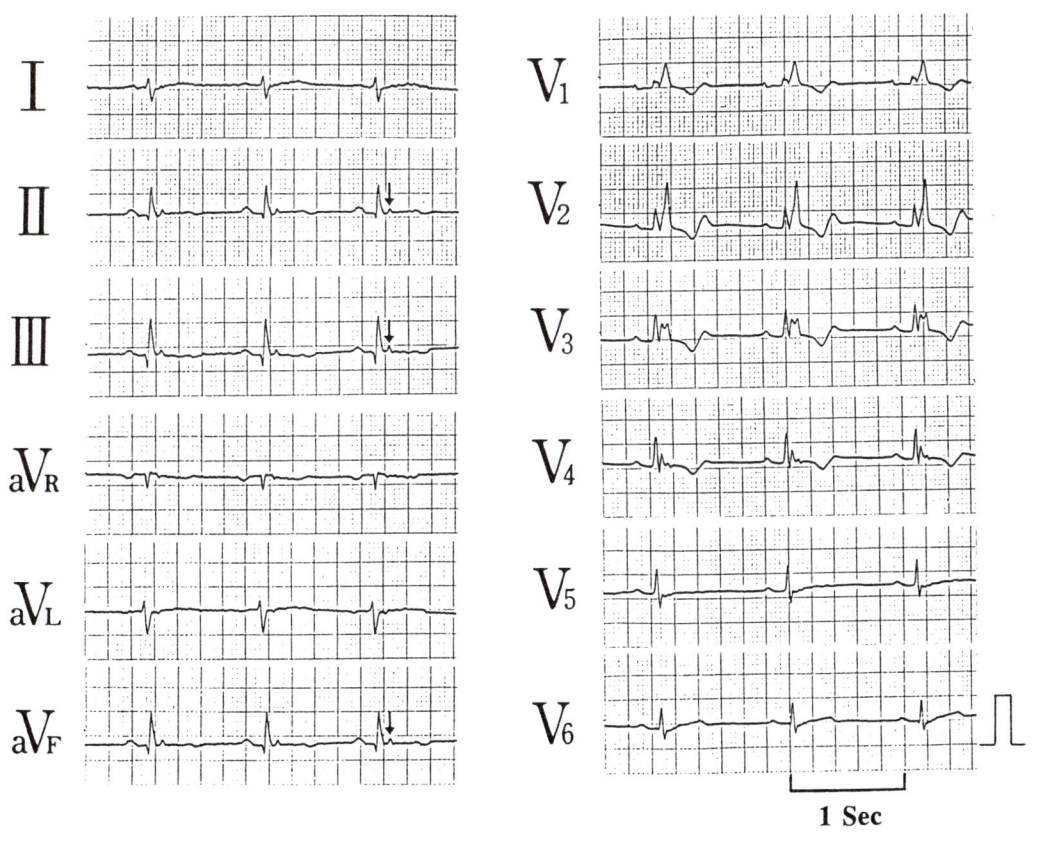

図 21-3 入院時における洞調律時の心電図 矢印は Epsilon wave を示す．

表 21-1 ARVD の臨床像(Marcus ら[1]による)

1）男女比は 2.7：1 で，男性に多い．
2）洞調律時の心電図で post-excitation wave(Epsilon wave)を認める．また，V1〜V4 誘導で T 波の逆転を認める．
3）VT 波形は左脚ブロック型である．
4）持続性 VT はプログラム電気刺激にて誘発および停止が可能である．
5）洞調律時の心内膜マッピングにて QRS 後方に遅延電位(delayed potential)を認める．
6）心エコー図にて右室拡張末期径の増加と右室拡張末期径/左室拡張末期径比の増大を認める．
7）右室造影にて右室拡大，壁運動低下，前壁の deep fissuring，造影剤の局所排泄遅延を認める．
8）VT は右室漏斗部前壁，心尖部，および横隔膜面のいわゆる triangle から発生することが多い．
9）VT 発生部位では筋層の菲薄化，筋組織の欠如，間質への脂肪浸潤などの病理組織学的異常が認められる．

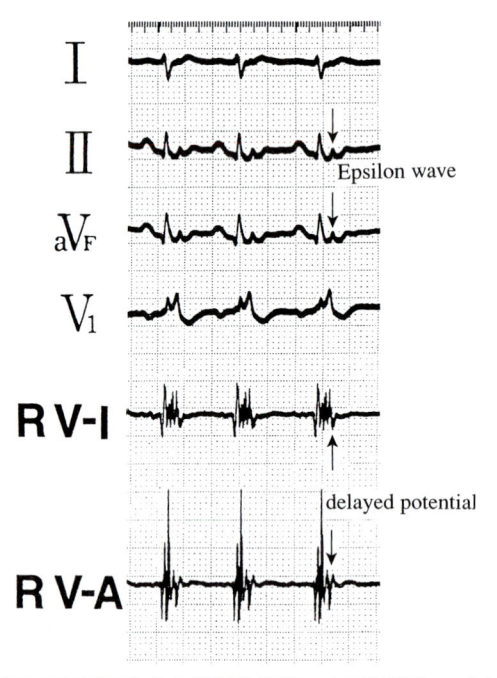

図 21-4 洞調律時の心電図と心内膜電位記録　右室下壁(RV-I)と心尖部(RV-A)における遅延電位(delayed potential)と心電図における Epsilon wave のタイミングが一致している．

研修医　洞調律で，V1〜V4 誘導の RSR′ パターン，I 誘導の rS から右脚ブロックと診断します．

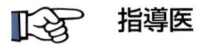

指導医　本症例ではさらに，II，III，aVF 誘導で QRS 波の後にノッチ(矢印)，いわゆる post-excitation wave(Epsilon wave)[2]を認めます．これは，右室心筋(右脚領域)の病理組織学的異常による伝導遅延を反映し，ARVD の特徴的所見と考えられます．

　図 21-4 は洞調律時の心内膜電位記録です．右室下壁(RV-I)および心尖部(RV-A)の局所双極電位において，最初の棘波の後に遅延電位(delayed potential)を認

めます．この遅延電位が体表面心電図における R' および Epsilon wave の成因となっていると思われます．すなわち，本症例の右室心筋内の伝導は洞調律時にも不均一で，正常に近い伝導を示す部位といちじるしく遅延する部位が近接して存在していると考えられます．このことがリエントリーの成立基盤となり，VT の成因になると推測されます．

本症例の VT は外科手術によっていったん消失したものの，右室の広範な心筋病変のために，再び新たな VT が出現したと考えられます．この VT は種々の薬物（ジソピラミド，メキシレチン，プロプラノロール）の投与によっても予防できず，再発を繰り返しました．

さて，この症例をどのように治療したらよいでしょうか？

研修医 I群薬やβ遮断薬の予防効果は期待できませんので，Ⅲ群薬のアミオダロンの投与を考慮します．

指導医 アミオダロンの有効性と副作用について説明しましたが，患者はアミオダロンの服用を希望しませんでした．また，再度の手術は前回の手術による癒着などの技術的困難が想定されたため，結局高周波カテーテル・アブレーション法によって VT の根治をはかることになりました．図 21-5〜図 21-7 はその際の記録です．

右室下壁への高頻度刺激（200/分）にて持続性 VT が再現性をもって誘発されました．VT（周期 320 msec）中にそれよりやや短い周期（290 msec）でペーシングすると，VT 周期はそれに追従して短縮しましたが，ペーシングを中止するともとにもどっています（図 21-5）．すなわち entrainment 現象が認められました（症例 13，SIDE MEMO 参照）．注目していただきたいのは，ペーシング中の心電図波形が VT の波形と完全に一致していることです．この現象は entrainment without fusion あるいは concealed entrainment と呼ばれ，ペーシング部位が VT のリエントリー回路の成立・維持に必須の緩徐伝導領域（critical slow conduction zone）にあることを示す所見と考えられています[3]．また，ペーシングスパイク-QRS 間隔が約 100 msec と延長している所見は，興奮波がペーシング部位から周囲の心筋に緩徐に伝播していることを示しています．

VT 中に同部位へ高周波通電を行うと，7 秒後に VT は停止しました（図 21-6）．停止に先行して期外収縮などの出現は認めず，この停止効果はリエントリー回路の遮断によると考えられます．通電は 20 秒間継続しましたが，この間出力自動制御によりカテーテル先端電極温度を 80℃の一定値に保ちました．図 21-7 にアブレーションカテーテルの位置を示します．先端電極は三尖弁に近い右室下壁基部（矢印）にあり，ここが VT の発生源と考えられました．同部は前回の手術部位（心筋切除）の基部側に相当します．

15 分後，同部位からの 4.5 V ペーシングにても心室捕捉はなく，また VT 誘発が不能となったことを確認し，セッションを終了しました．合併症はありませんでした．術後のピーク CPK は 130 IU，CPK-MB 11 IU と有意な上昇は見られませんでした．

以後，抗不整脈薬を投与せずに約 6 年半経過観察してきましたが，この間 VT の再発を認めず，VT は治癒したと考えられます．また，右心不全症状もなく経過

168 IV 心室頻拍（VT）

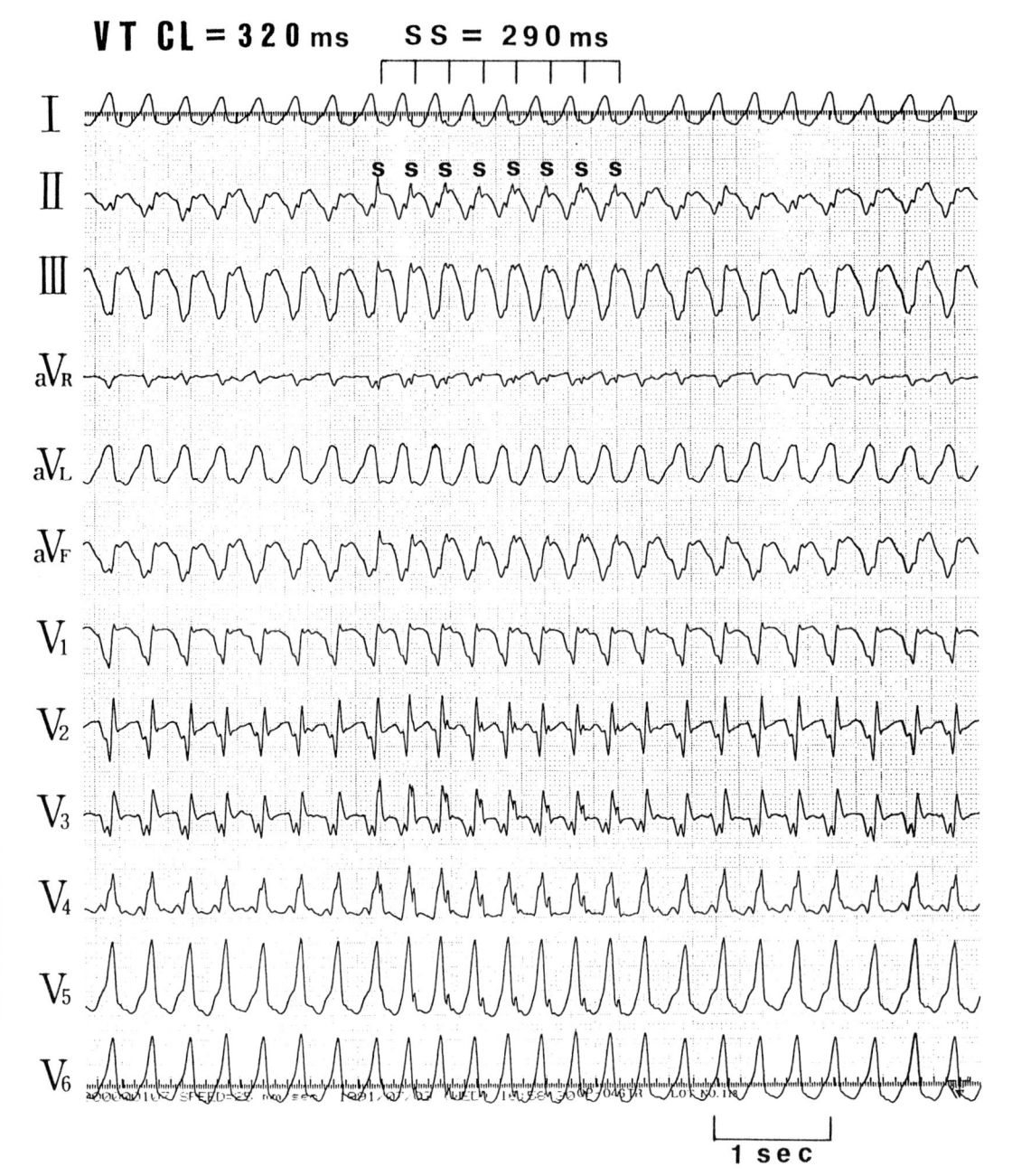

図 21-5 concealed entrainment　VT 中に右室下壁からやや短い周期でペーシングすると concealed entrainment 現象とスパイク（S）-QRS 間隔の延長を認め，ペーシング部位はリエントリー回路の成立・維持に必須の緩徐伝導部位（critical slow conduction zone）にあることが示唆された．

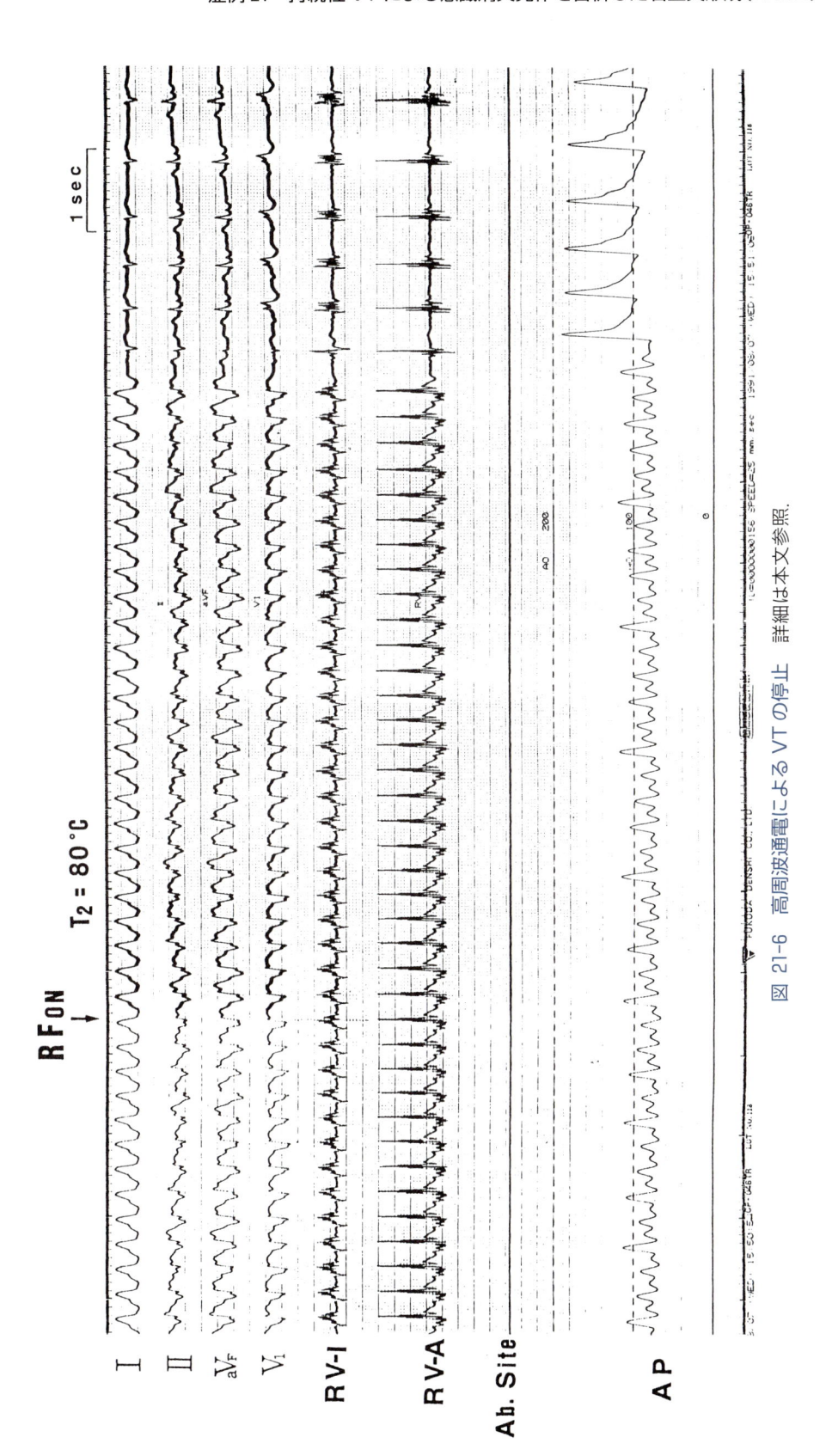

症例21　持続性VTによる意識消失発作を合併した右室異形成（ARVD）　169

図21-6　高周波通電によるVTの停止　詳細は本文参照．

170　Ⅳ　心室頻拍（VT）

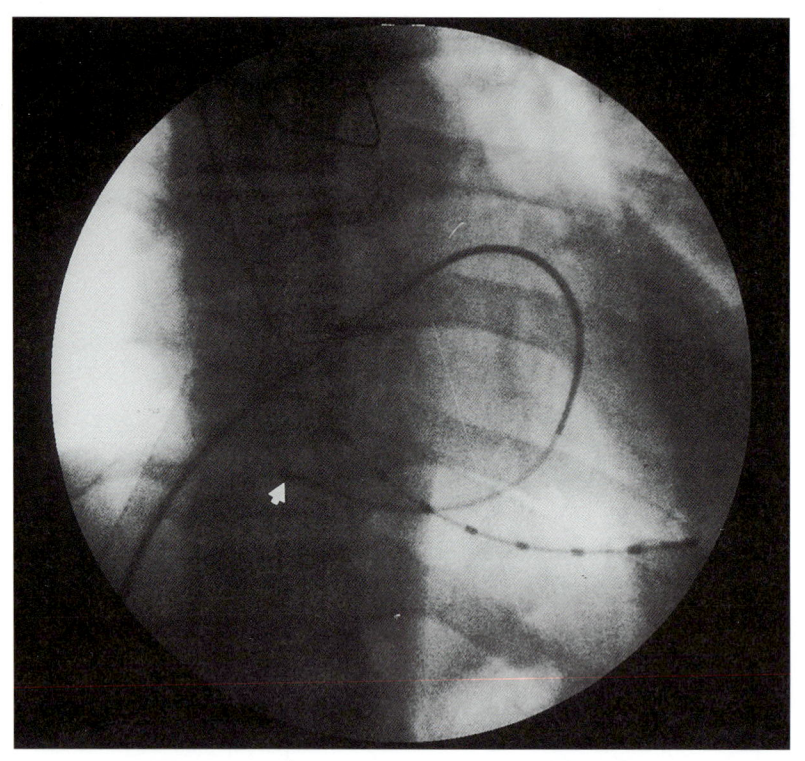

図 21-7　アブレーションカテーテルの位置(矢印)

したので，高周波カテーテル・アブレーション法は適切な治療選択であったと思います．

▶SIDE MEMO　薬物？ 手術？ それともカテーテル・アブレーション？

ARVD 患者の予後・自然歴に関する成績は報告によりやや異なっている．Fitchett ら[4]は右室拡張を主徴とする心筋症患者 14 例を平均 41 か月間経過観察し，5 例(36%)に突然死を認めている．この報告は，臨床的に ARVD と診断される症例の中には，不整脈死をきたしやすい予後不良な群が存在する可能性を示唆している．著者ら[5]も ARVD と診断した 6 例の長期経過観察により，4 例に VT の再発を，他の 2 例(33%)に突然死を認めている．

一方，Lemery ら[6]は，持続性 VT を伴う ARVD 患者を内科的治療下に平均 7.9 年間経過観察し，11 例中 8 例(73%)に VT の再発を認めたものの不整脈死はなく，生命予後は良好であったと報告している．Leclercq ら[7]も，47 例の ARVD 患者を長期間経過観察し，最初の VT 発作から平均 8.3 年後に 3 例(6%)の死亡を認めたにすぎないと報告している．死亡例の内訳は心室細動 1 例，右心不全 2 例であり，不整脈死よりも右心不全のほうがむしろ重要な予後規定因子と考えられた．その他の報告をみても，ARVD 患者の予後は持続性 VT を伴う冠動脈疾患あるいは拡張型心筋症患者に比べると良好であるように思われる．

いずれにせよ，ARVD 患者の治療においては，右室機能の温存を念頭におきながら，VT の再発や不整脈死の予防をはかることが肝要と思われる．ARVD 患者に対する抗不整脈治療の方法には薬物，外科手術，カテーテル・アブレーション，植え込み型除細動器(ICD)など，いくつかのオプションがある．このうち外科手術は，

症例 21

右室機能の温存をめざすという観点からは第一選択の治療法とは言いがたく，また呈示した症例のようにいったん手術に成功しても新たな VT を発症する症例は少なくないと思われる．一方 Marcus ら[1]は，抗不整脈薬による VT 予防の有効率は 45％と報告している．有効薬の 30％はアミオダロンであった．本邦の ARVD 症例に対する抗不整脈薬治療成績についての文献的考察[8]によれば，有効な予防薬(主に I 群薬)が見出される症例はおよそ 50％であるが，これらは必ずしも長期の経過観察によるものではなく，長期成績はこれほど良くはないと推測される．こうした成績に対し，Leclercq ら[7]は 14 例中 11 例(79％)でカテーテル・アブレーション法が有効であったことを報告し，右室機能を温存する意味からも手術治療よりもカテーテル・アブレーション法を推奨している．ARVD は右室心筋の脱落を特徴とするため，ICD 治療におけるセンシング・ペーシングの確実性および直流通電の安全性・有効性に関して現時点では不明な点が残る．

　以上の成績を通覧すると，ARVD 症例に対する現時点における第一選択の抗不整脈治療は抗不整脈薬(I 群あるいは III 群薬)，あるいはカテーテル・アブレーション法(直流通電よりも安全性に優れる高周波)ということになろう．手術あるいは ICD は上記治療がともに無効の場合に考慮すべきであろう．

文　献

1) Frank R, Marcus FI, Fontaine GH, et al.：Electrocardiologie de quatre cas de dysplasie ventriculaire droite arrhythmogene. Arch Mal Coeur 71：963, 1978
2) Marcus FI, Fontaine GH, Guiraudon G, et al.：Right ventricular dysplasia：A report of 24 adult cases. Circulation 65：384-398, 1982
3) Morady F, Frank RF, Kou WH, et al：Identification and catheter ablation of a zone of slow conduction in the reentrant circuit of ventricular tachycardia in humans. J Am Coll Cardiol 11：775-782, 1988
4) Fitchett DH, Sugrue DD, MacArthur CG, et al.：Right ventricular dilated cardio-myopathy. Br Heart J 51：25-29, 1984
5) 宮崎利久，小川聡：頻拍症の自然歴-持続性心室頻拍．頻拍症(杉本恒明監修，相澤義房・井上博編集)，西村書店，1996, pp435-447
6) Lemery R, Brugada P, Janssen J, et al.：Nonischemic ventricular tachycardia：Clinical outcome in 12 patients with arrhythmogenic right ventricular dysplasia. J Am Coll Cardiol 14：96-105, 1989
7) Leclercq JF, Gaita F, Cauchemez B, et al.：Caractéristiques et pronostic des troubles du rythme ventricular de la dysplasie ventriculaire droite arythmogene. Arch Mal Coeur 81：1335-1341, 1988
8) 楊志成，宮崎利久，野矢久美子，他：Arrhythmogenic right ventricular dysplasia に対する抗不整脈薬治療経験．日本内科学会雑誌 78：387-392, 1989

22 右室由来の特発性VT

▶SIDE MEMO　アデノシン感受性 VT

症例は 61 歳，女性．主訴は動悸・失神発作．1993 年秋頃からゴルフ中に動悸を自覚するようになった．1995 年 10 月 4 日ゴルフを終え，入浴中に突然動悸を自覚，間もなく意識消失した．救急車にて近医に搬送された際の心電図を図 22-1 に示す．同頻拍は自然に停止した．同年 11 月 25 日 EPS 目的で当科に入院した．理学所見・胸部 X 線検査・心エコー図検査に異常なく，器質的心疾患の合併は否定的であった．

診断・治療をめぐって

指導医　発作時の心電図(図 22-1)から頻拍の診断をしてください．

研修医　心拍数約 205/分，QRS 幅 0.12～0.14 秒の規則的な wide QRS 頻拍です．したがって，心室頻拍(VT)の可能性が第一に考えられます．鑑別診断として，心室内変行伝導を伴う上室頻拍があげられます．

指導医　本頻拍が上室頻拍であって，高度の頻拍のために心室内変行伝導，すなわち機能的左脚ブロックとなっているとすれば，電気軸は左軸ないし正常軸を呈するはずです．少なくともこの症例のように右軸偏位とはなりません．また，Ⅱ，Ⅲ，aVL，aVF，V2，V4 誘導において QRS と心房興奮(P)の解離が明らかです．したがって，この頻拍は VT と診断して間違いないでしょう[1]．

さらに V3 誘導をみると，RS 間隔，すなわち QRS 起始部から S 波の谷までが 100 msec あります．この計測値が 100 msec かそれ以上は VT に特異的な所見とされています[2]．表 22-1 に wide QRS 頻拍が VT であることを支持する所見をまとめて示します．とくに 1)～4) は VT に特異的な所見であり，これらのうち 1 つでも認められた場合，VT であることはほぼ確実です[1,2]．QRS 波形から VT の発生部位を推定してください．

研修医　左脚ブロック波形であることから，まず右脚領域が興奮し，遅れて左脚領域が興

表 22-1　wide QRS 頻拍が VT であることを支持する所見

1) 房室解離(QRS と P が解離)
2) 上室性興奮の心室捕捉(narrow QRS)，融合波形の存在
3) 前胸部誘導の concordant pattern (すべての誘導で QRS が陽性または陰性)
4) 前胸部誘導の最長 RS 間隔(QRS 起始部から S の谷まで)≧100 msec
5) 右脚ブロック波形で V6 誘導の R/S 比＜1，あるいは QS，QR 波形
6) 左脚ブロック波形で V1，V2 誘導の QRS 下降脚のノッチ
7) その他　QRS 幅＞140 msec，電気軸＜−30 度の左軸偏位，など

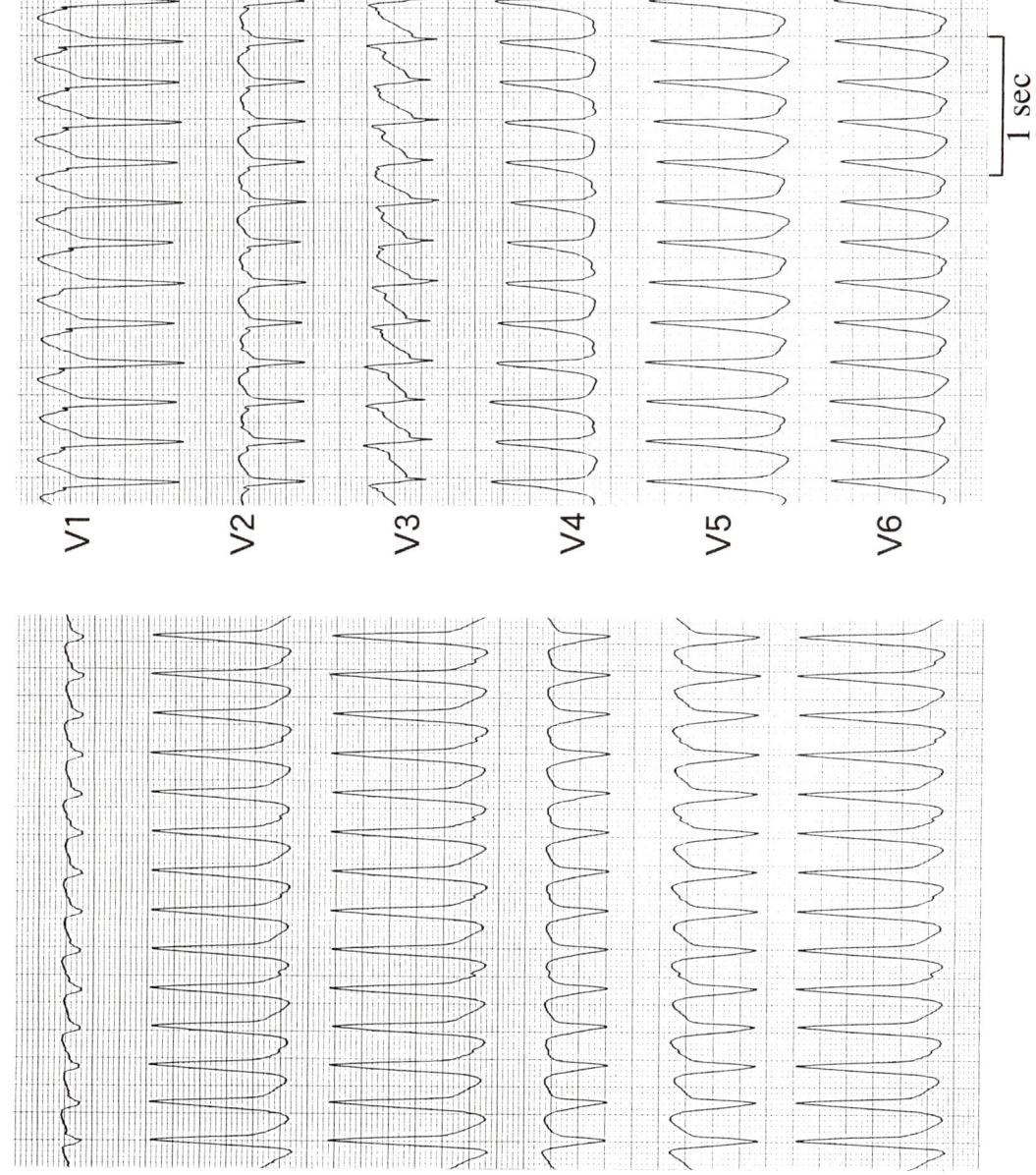

図 22-1 頻拍時の心電図　詳細は本文参照.

症例 22

指導医 奮していると考えられ，右室起源と推測されます．また，電気軸が右軸であり，興奮は上方から下方へ進行しています．以上から，右室流出路から発生していると思われます．

指導医 本症例には器質的心疾患を示唆する所見を認めないので，右室流出路起源の特発性 VT と考えられます．このタイプの VT は右脚ブロック-左軸偏位型のベラパミル感受性 VT（症例 23 参照）とともに，特発性 VT の代表的なカテゴリーに属します．このタイプの VT は，運動や精神的緊張によって誘発されやすく（カテコラミン誘発性）[3]，アデノシン（ATP）により抑制されることが知られています[4]（SIDE MEMO および図 22-6 参照）．また，その予防に β 遮断薬が有効とされています[3,4]．この VT は一般に予後良好と考えられていますが[5,6]，本症例のように興奮頻度が高く発作時に失神を伴う例もあり，放置した場合リスクがまったくないとは言いきれません．また，右室起源（左脚ブロック型）の特発性 VT と診断された症例で，右室異形成ないし右室心筋症（arrhythmogenic right ventricular dysplasia/cardiomyopathy：ARVD/ARVC）が見過ごされている場合があり，注意を要します（症例 21 参照）．これらの基礎心疾患は理学所見・胸部 X 線検査・心エコー図検査などでは診断されにくく，MRI 検査や心臓カテーテル検査時の右室造影や心筋生検によって初めて診断されることが少なくありません．ルーチンの心エコー図検査で，右室拡大の有無を注意深く検討することが診断の糸口になることもあります．本症例では右室拡大を認めず，右室造影でも ARVD に特徴的な収縮異常を認めませんでした．この症例をどのように治療したらよいでしょうか？

研修医 β 遮断薬を投与して経過観察するか，EPS によって薬効評価を行います．

指導医 この症例に対し EPS を行ったところ，右室流出路からの早期刺激法（S1・S2）によって発作時と同じ VT が誘発されました．次にプロプラノロール（インデラル）の薬効評価を行いました．しかし，プロプラノロール 8 mg を静注後にも依然として VT が誘発され，十分な予防効果が期待できないことが判明しました．

　そこで，カテーテル・アブレーション法による根治を目的として，VT の発生部位を検討しました．図 22-2 は頻拍時の心内電位記録です．右室流出路に置かれたアブレーションカテーテル（ABL）から記録された電位は QRS 起始部に 35 msec 先行しており，また同部位からのペーシングにて perfect pace map が得られたことから，VT の発生部位と考えられました．図 22-3 は高周波通電による頻拍の停止を示します．数拍から 10 数拍の VT が 1 ないし 2 拍の洞調律をはさんで繰り返し出現している状態で，アブレーションカテーテル（ABL）の先端電極に高周波（RF）を通電すると，VT は直ちに消失しました．アブレーション成功部位のカテーテル位置（ABL）を図 22-4 に示します．この部位は肺動脈弁直下の心室中隔であり，このタイプの VT の好発部位です．カテーテル・アブレーション治療から 2 年以上経過しましたが，動悸・失神発作の再発を認めず，VT は治癒したと考えられます．

　本症例のように，右室流出路起源の特発性 VT は高周波カテーテル・アブレーション法によって高率に治癒することが報告されており[7,8]，第一選択の治療法としてよいと考えます．まず薬物治療を行うか，最初からカテーテル・アブレーション法を行うかは，主治医と患者との話合いによって決めるべきでしょう．

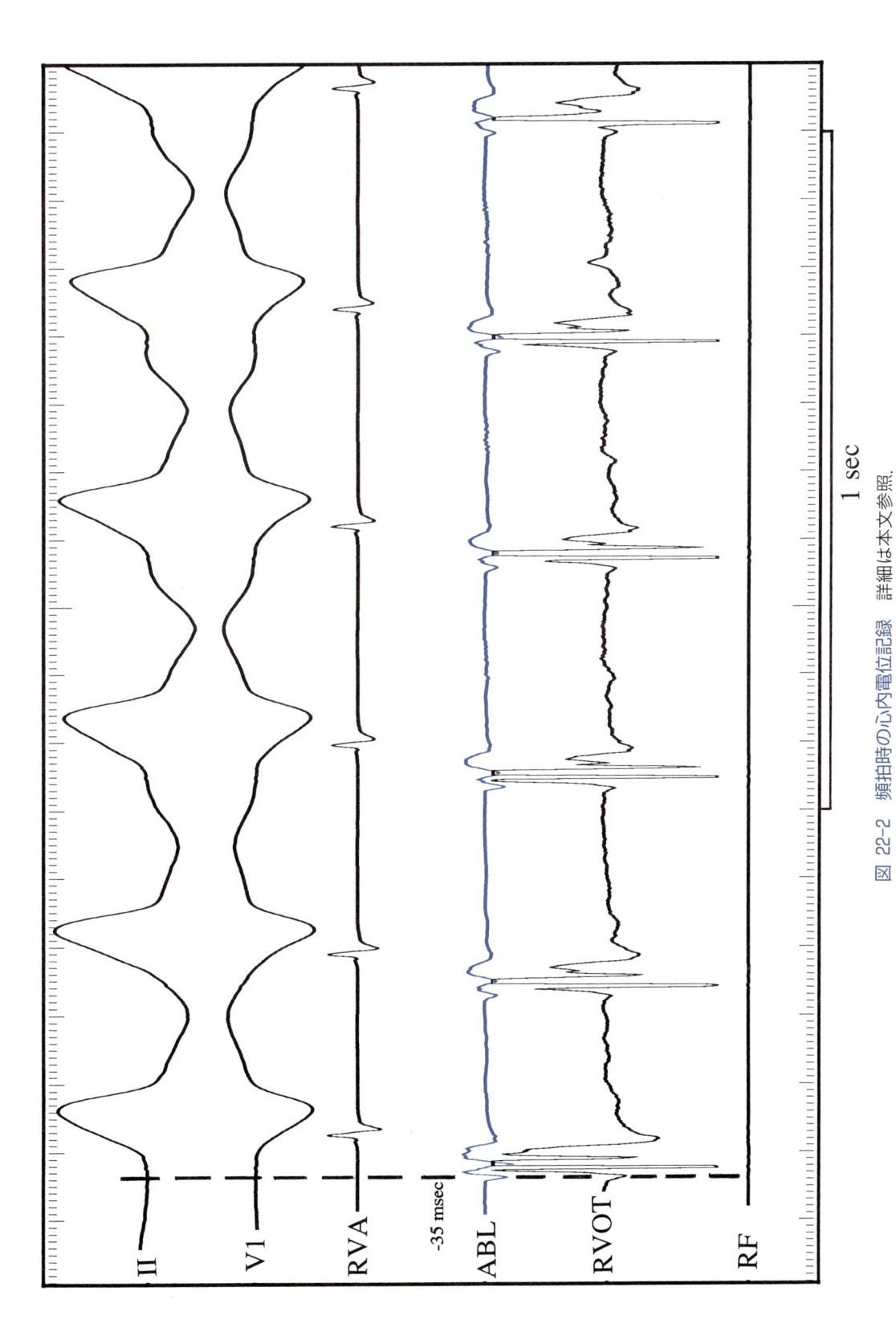

症例 22　右室由来の特発性 VT　175

図 22-2　頻拍時の心内電位記録　詳細は本文参照.

176　Ⅳ　心室頻拍（VT）

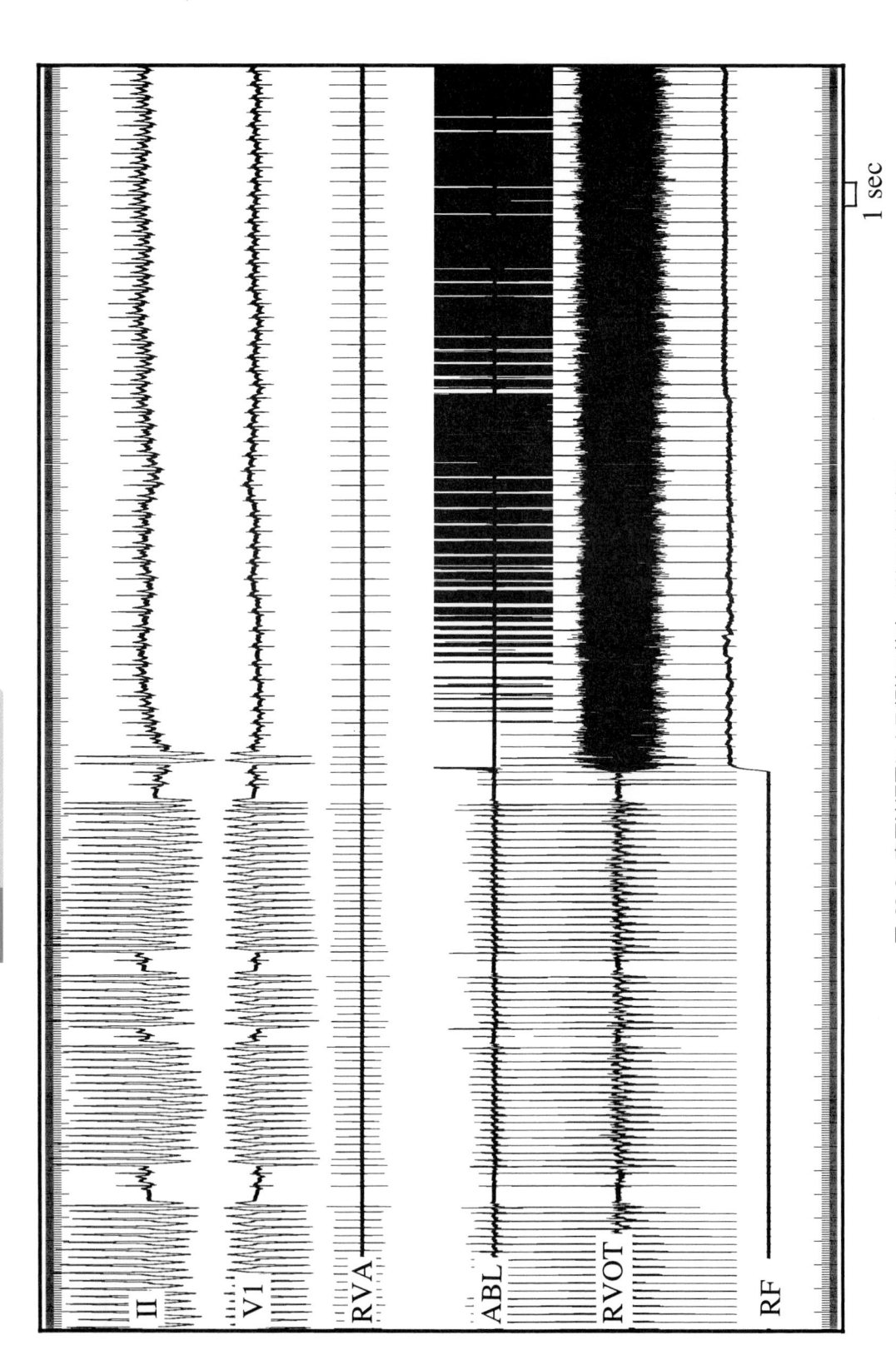

症例 22

図 22-3　高周波通電による頻拍の停止　詳細は本文参照．

症例22　右室由来の特発性VT　177

VT Ablation

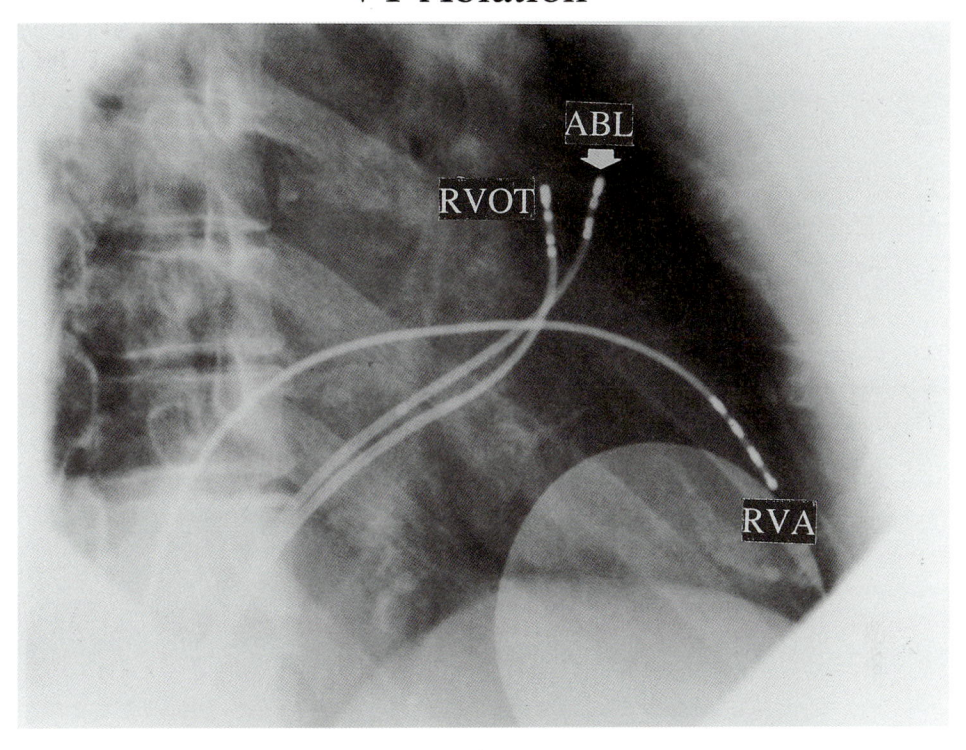

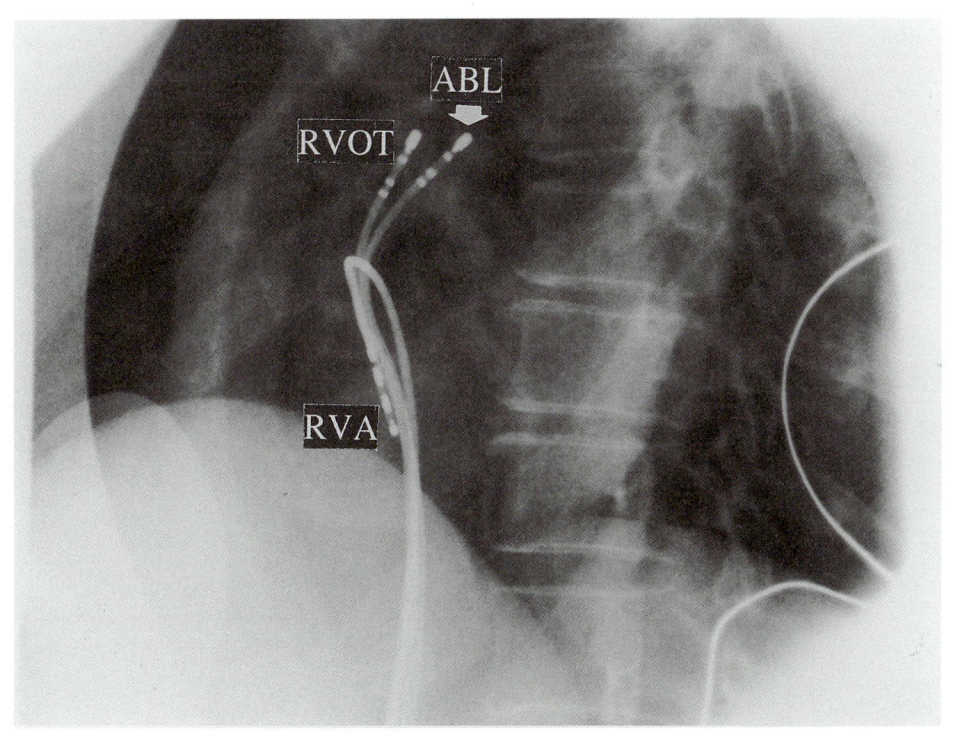

図 22-4　アブレーション成功部位のカテーテル位置（ABL）　上は右前斜位30度．下は左前斜位60度．詳細は本文参照．

▶SIDE MEMO　アデノシン感受性 VT　特発性 VT のうち，身体労作あるいは精神的緊張などの交感神経刺激状態において発生しやすい VT は運動誘発性 VT，あるいはカテコラミン誘発性 VT と呼ばれる．Lerman ら[4]はこうした症例において，アデノシンの静注(75-225 μg/kg)が VT を再現性をもって停止することを見出し，アデノシン感受性 VT(adenosine-sensitive VT)と命名した．この VT はまた，Ca チャネルブロッカーであるベラパミルの静注(10 mg)や迷走神経刺激(Valsalva 法，頸動脈洞マッサージ)，および β 遮断薬であるプロプラノロールの静注(0.1-0.2 mg/kg)によっても停止した．これらの薬物・手技は cyclic AMP(cAMP)の産生を抑制することによって，あるいは直接的に緩徐内向き Ca 電流を抑制する作用をもつことから，VT が細胞内 Ca 濃度の増加の結果生じた撃発活動(triggered activity)による可能性が示唆された．アデノシンはアデノシン-A_1 受容体に結合し，抑制性グアニンヌクレオチド結合蛋白を介してアデニル酸シクラーゼ→cAMP 産生を抑制して VT を停止し，アセチルコリンもムスカリン受容体を介して同様の作用を発揮すると考えられた(図 22-5)．図 22-6 にアデノシン感受性 VT の自験例を示した．

　彼ら[9]はさらに，内因性アデノシンの作用を増強するジピリダモールおよびコリンエステラーゼ阻害薬であるエドロホニウムの静注が VT を停止し，アデノシン-A_1 受容体の拮抗薬であるアミノフィリン静注によって VT が再発することを追認し，図 22-5 に示されたような心筋受容体を介する VT の促進および抑制機序が強く示唆された．

　右室流出路起源の特発性 VT は運動(カテコラミン)誘発性であり，アデノシン(ATP)感受性であることが多い．しかし，アデノシン感受性 VT が右室流出路起源とはかぎらない．こうした VT は右室の他の部位や左室前壁基部あるいは流出路からも発生し得ることが報告されている[10]．左室流出路由来の VT の心電図波形は右室流出路起源の VT 波形(図 22-1 参照)と類似するが，V1, V2 誘導の initial r 波が大きく，V3 誘導で R または Rs 波形を呈する点で異なる[11]．この相違点の認識は，カテーテルアブレーション治療を考慮するうえで重要である．

図 22-5　アデノシン感受性 VT の促進・抑制の機序(文献 4 から引用)　カテコラミン(β-agonist)は β 受容体に結合し，GTP 依存性調節蛋白(Ns)，アデニル酸シクラーゼ(C)を活性化し，cAMP 産生→Ca チャネルコンダクタンス(gCa)を高め，VT を促進する．一方，アデノシンはアデノシン-A_1 受容体に結合し，抑制性グアニンヌクレオチド結合蛋白(Ni)を介してアデニル酸シクラーゼ→cAMP 産生を抑制して VT を停止する．アセチルコリン(Ach)もムスカリン受容体(MC)を介して同様の抑制作用を発揮する．EC＝細胞外，IC＝細胞内．

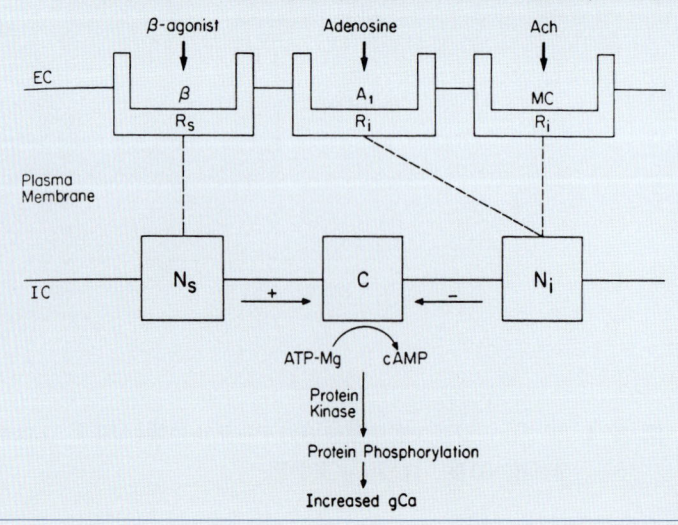

症例 22　右室由来の特発性 VT

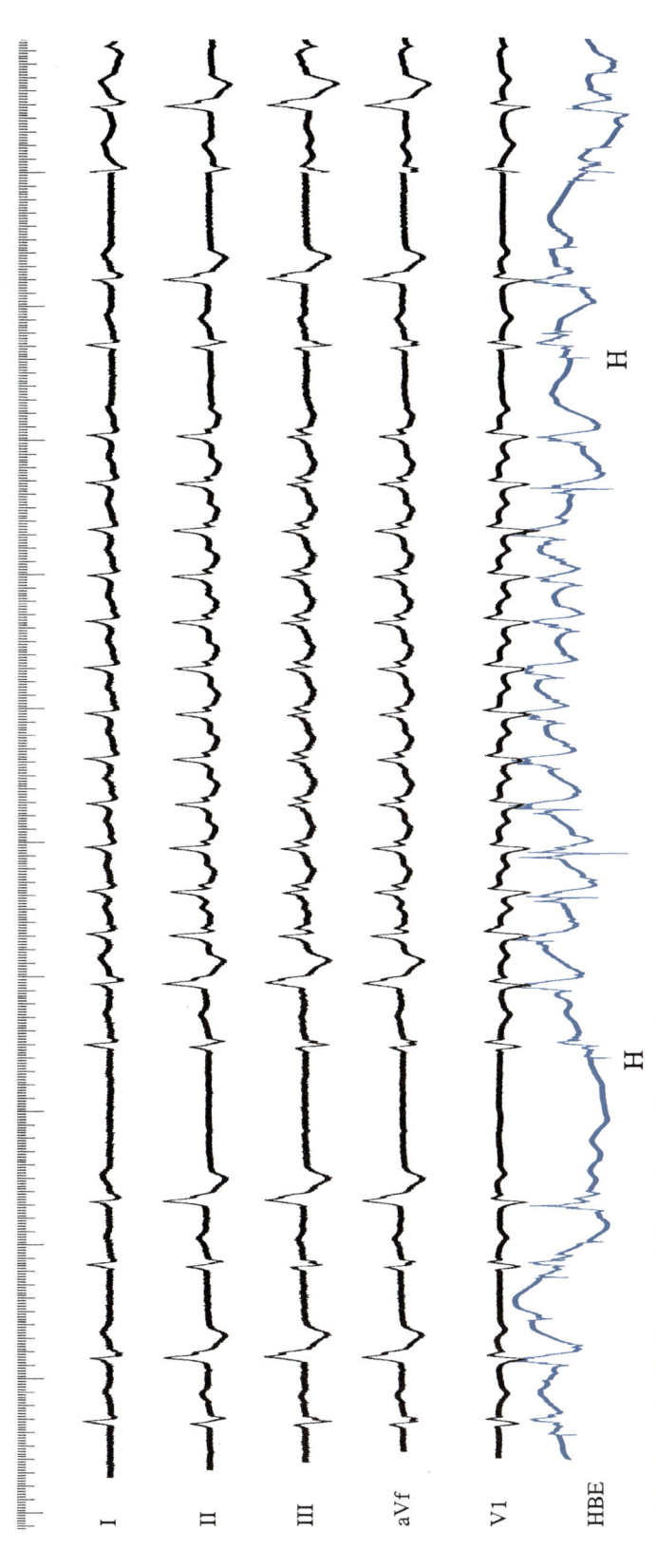

図 22-6（A）　アデノシン感受性 VT の実例　基本調律は心房細動で，イソプロテレノール（ISP）を点滴静注すると，臨床で認められたものと同じ頻拍が誘発された．頻拍中には His 束興奮（H）の先行が消失し，VT と確定診断できる．

180 Ⅳ 心室頻拍（VT）

症例 22

ISP div

ATP 10mg iv

25 mm/sec

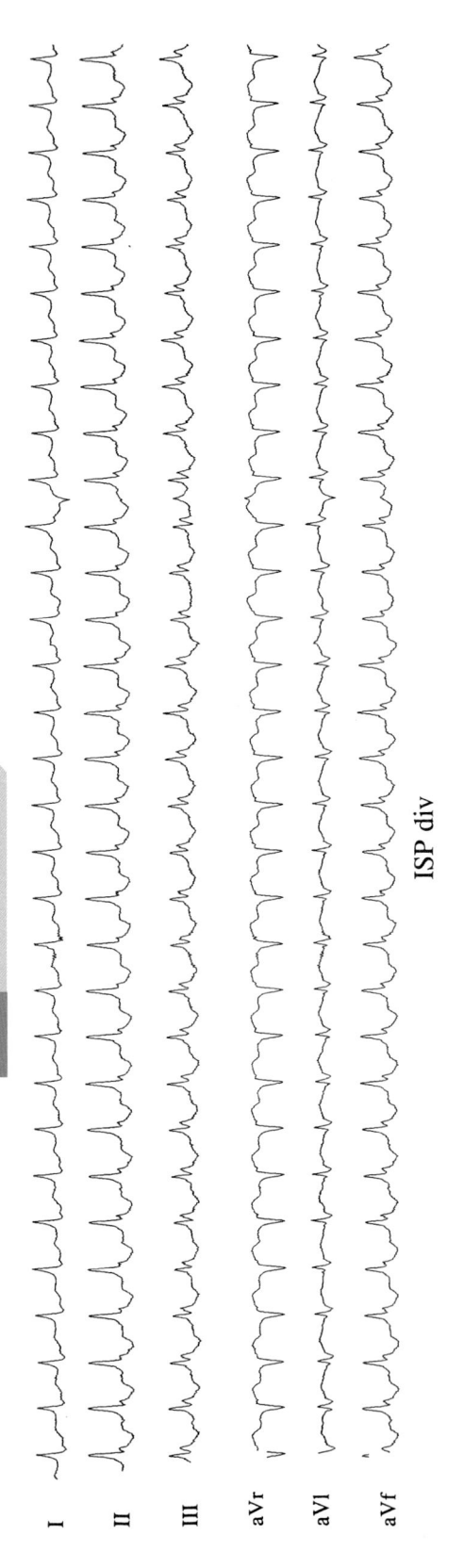

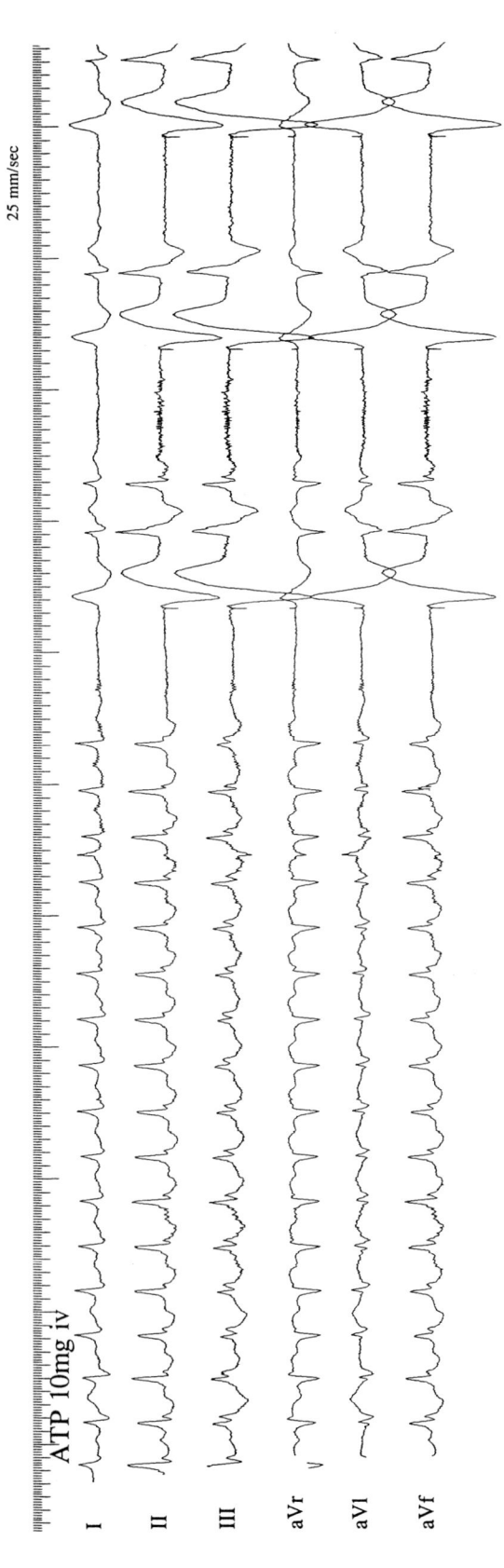

I
II
III
aVr
aVl
aVf

図 22-6(B) アデノシン感受性 VT の実例 VT が持続性となった時点で ATP 10mg を静注すると、間もなく VT は停止しバックアップの心室ペーシングが作動している。この VT の予防にプロプラノロール 30mg/日の経口投与が有効であった。

文献

1) Wellens HJJ, Bar FWMM, Lie KI：The value of electrocardiogram in the differential diagnosis of a tachycardia with a widened QRS complex. Am J Med 64：27-33, 1978
2) Brugada P, Brugada J, Mont L, et al.：A new approach to the differential diagnosis of a regular tachycardia with a wide QRS complex. Circulation 83：1649-1659, 1991
3) Palileo EV, Ashley WW, Swiryn S, et al.：Exercise-provocable right ventricular outflow tract tachycardia. Am Heart J 104：185-193, 1982
4) Lerman BB, Belardinelli L, West GA, et al.：Adenosine-sensitive ventricular tachycardia：evidence suggesting cyclic AMP-mediated triggered activity. Circulation 74：270-280, 1986
5) Buxton AE, Waxman HL, Marchlinski FE, et al.：Right ventricular tachycardia：clinical and electrophysiologic characteristics. Circulation 68：917-927, 1983
6) 宮崎利久，小川聡：頻拍症の自然歴-持続性心室頻拍．頻拍症(杉本恒明監修，相澤義房・井上博編集)，西村書店，pp435-447, 1996
7) Klein LS, Shih H-T, Hackett FK, et al.：Radiofrequency catheter ablation of ventricular tachycardia in patients without structural heart disease. Circulation 85：1666-1674, 1992
8) Wilber DJ, Baerman J, Olshansky B, et al.：Adenosine-sensitive ventricular tachycardia：Clinical characteristics and response to catheter ablation. Circulation 87：126-134, 1993
9) Lerman BB：Response of nonreentrant catecholamine-mediated ventricular tachycardia to endogeneous adenosine and acetylcholine：evidence for myocardial receptor-mediated effects. Circulation 87：382-390, 1993
10) Yeh S-J, Wen M-S, Wang C-C, et al.：Adenosine-sensitive ventricular tachycardia from the afterobasal left ventricle. J Am Coll Cardiol 30：1339-1345, 1997
11) 鎌倉史郎，片山克彦，岡野嘉明，他：体表面心電図による右室起源特発性心室頻拍の発生部位の推定．心電図 16：174-184, 1996

23 左室由来の特発性 VT

▶ SIDE MEMO　アデノシン(ATP),ベラパミルによる上室頻拍と心室頻拍との鑑別

症例は 18 歳,女性.主訴は動悸発作.1995 年 3 月動悸発作にて近医に受診,心電図にて図 23-1 の頻拍が認められた.ベラパミル(ワソラン)1 A(5 mg)の静脈内投与を受け,同頻拍は停止した(図 23-2).その後ベラパミル 120 mg/日(3x)を投与されていたが,頻拍が再発したため,1995 年 9 月 EPS 目的で当科に入院した.理学所見・胸部 X 線検査・心エコー図検査に異常なく,器質的心疾患の合併は否定的であった.

診断・治療をめぐって

指導医　動悸発作時の心電図(図 23-1)から頻拍の診断をしてください.

研修医　心拍数約 150/分,QRS 幅は 0.14 秒の規則的な wide QRS 頻拍です.したがって,心室頻拍(VT)の可能性が第一に考えられます.鑑別診断として,心室内変行伝導(機能的右脚ブロック)を伴う上室頻拍があげられます.

指導医　頻拍停止後の心電図(図 23-2)を読んでください.

研修医　洞調律が回復し,1 度房室ブロックを伴っています.これはベラパミル静注の影響と考えられます.右軸偏位がありますが,QRS 幅は正常で脚ブロックやデルタ波を認めません.

指導医　頻拍時には右脚ブロック様の QRS 波形で,電気軸は極端な左軸偏位となっています.上室頻拍の心室内変行伝導の場合,機能的右脚ブロックとなることはしばしば経験しますが,その場合は電気軸は右軸となり,この症例の頻拍のように極端な左軸偏位となることはありません.また V5, V6 の QRS をみると,R/S 比が 1 以下となっています.この所見は右脚ブロックでは認められず,VT に特異的なものです[1].以上の根拠から,この頻拍を VT と診断してよいでしょう.

次に心電図波形から VT の発生起源を推測してください.

研修医　右脚ブロック様の QRS 波形ですから,左脚領域が先に興奮し,右脚が遅れて興奮していると考えられます.また,電気軸は極端な左軸偏位(上方軸)ですから,左脚前枝ブロック時のように,左脚後枝領域が先に興奮し前枝領域が遅れて興奮していると考えられます.すなわち,左室の左脚後枝領域から発生した VT と考えられます.

指導医　この症例の頻拍の診断で残る疑問は,ベラパミルによって容易に停止したことです.ベラパミルは内向き Ca 電流による slow response に依存する房室結節や洞結節の伝導あるいは自動能を抑制し,抗不整脈作用を発揮しますが,Na 電流による

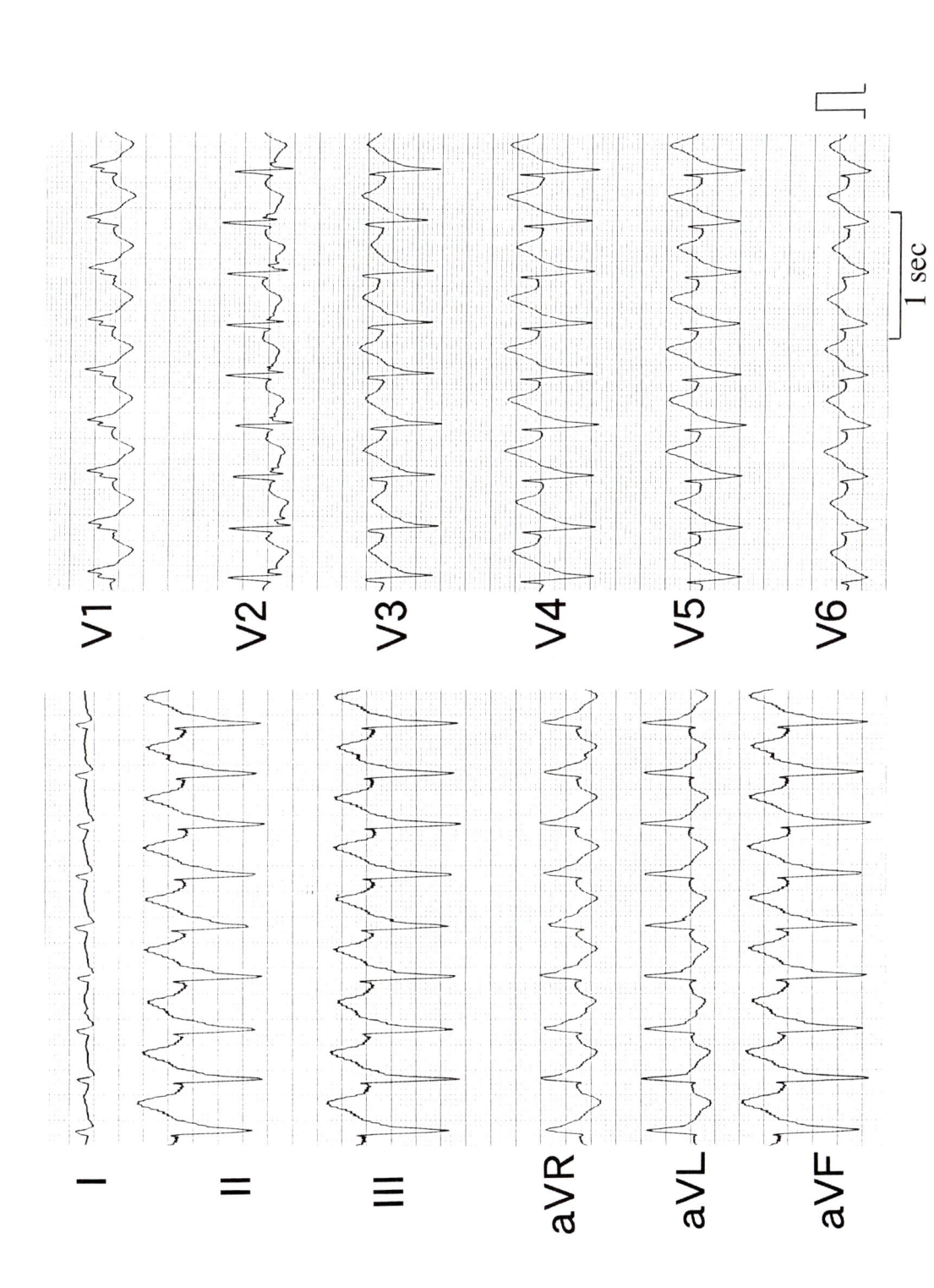

症例 23　左室由来の特発性 VT　183

図 23-1　頻拍時の心電図　右脚ブロック・左軸偏位波形の VT で、左室心尖部側の後中隔由来であることが推測される．

184　Ⅳ　心室頻拍（VT）

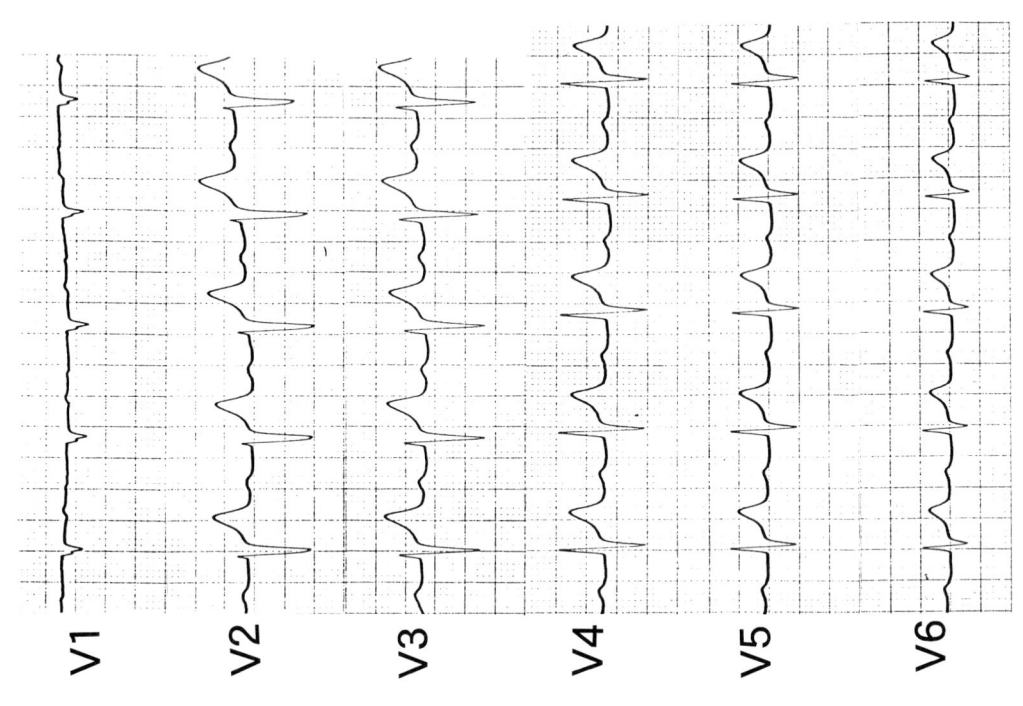

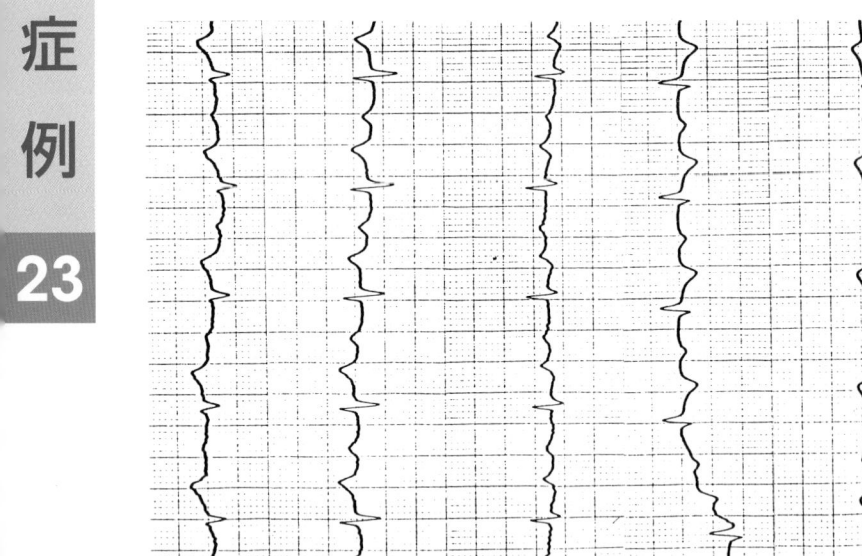

図 23-2　ベラパミル静注によって頻拍が停止した後の心電図

fast response に依存する His 束以下の刺激伝導系や心室筋の伝導には影響を与えません．したがって，ベラパミルは上室頻拍の停止には高い有効率を示しますが，VT には通常無効です．しかし，左脚後枝領域から発生する VT は例外的にベラパミル感受性であることが報告されています[2]．すなわち，この VT は左脚後枝領域の slow response 依存性の組織から発生した可能性が推測されます．すなわち，本症例は器質的心疾患のない特発性 VT であり，右脚ブロック–左軸偏位型のベラパミル感受性 VT と診断されます．このタイプの VT は右室流出路起源のカテコラミン誘発性 VT (症例 22 参照) とともに特発性 VT の代表的なカテゴリーであり，比較的若年の成人にみられ，再発をくりかえすものの突然死や心臓死は認められず，予後良好と報告されています[3–5]．

　この VT は心室刺激のみならず心房刺激によってもしばしば誘発されることから，当初リエントリー以外に心拍数依存性の撃発活動 (triggered activity) の可能性も想定されていました[6]．しかしその後の検討で，早期刺激間隔と VT 第 1 拍目の連結期が負の相関を示すこと (早期刺激間隔が短いほど連結期は長くなる，すなわちその誘発は早期刺激による伝導遅延に依存する)，entrainment 現象 (後述) が認められることからリエントリーによることが明らかにされました[4]．VT が心房刺激によって誘発されることは稀ですが，この VT は刺激伝導系 (左脚後枝) の slow response 依存性の組織から発生するため，心房からの刺激によっても誘発に必要な伝導遅延などの条件が生じやすいと考えられます．

　<u>ここで 1 つ注意を喚起しておきたい点は，心筋梗塞や心筋炎後の症例に認められる VT ではたとえ心電図波形が同様であったとしても，ベラパミル感受性とは限らないということです</u>．こうした器質的心疾患によって発生し，slow response 依存性ではない VT に対してベラパミルを静注した場合，VT が停止しないばかりか，ベラパミルの陰性変力作用と末梢血管拡張作用によって，血行動態がさらに悪化し，ショックをきたすことがあり得ます．右脚ブロック–左軸偏位型の VT であっても，器質的心疾患の合併が疑われる症例に対しては，VT の停止のために通常用いられるリドカインやプロカインアミド (アミサリン) の静注，あるいは直流通電法を第一選択とすべきです．また，ベラパミル感受性 VT を疑ってベラパミルを投与する場合でも，VT が停止せず血圧がさらに低下した場合に直ちにカルディオバージョンができるように，直流除細動器をスタンバイしておくことを忘れないでください．

研修医　この症例は心電図からほぼ確実に VT と診断でき，しかも有効な停止薬がわかっているのに，何を目的として EPS を行うのでしょうか？

指導医　頻拍を誘発し VT の診断をさらに確実にすることに加え，高周波カテーテル・アブレーション法によってその根治を試みるためです．右脚ブロック–左軸偏位型の特発性 VT はこの方法によって高率 (80〜90％) に治癒することが報告されています[7,8]．

　実際，この症例も同法によって根治しました．以下に，本症例の EPS・アブレーション時の所見を呈示します．図 23-3 は洞調律時の心内電位記録です．アブレーションカテーテル (ABL) は左室後中隔に置かれ (図 23-7 参照)，同部位から，His

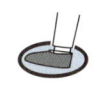

186　Ⅳ　心室頻拍（VT）

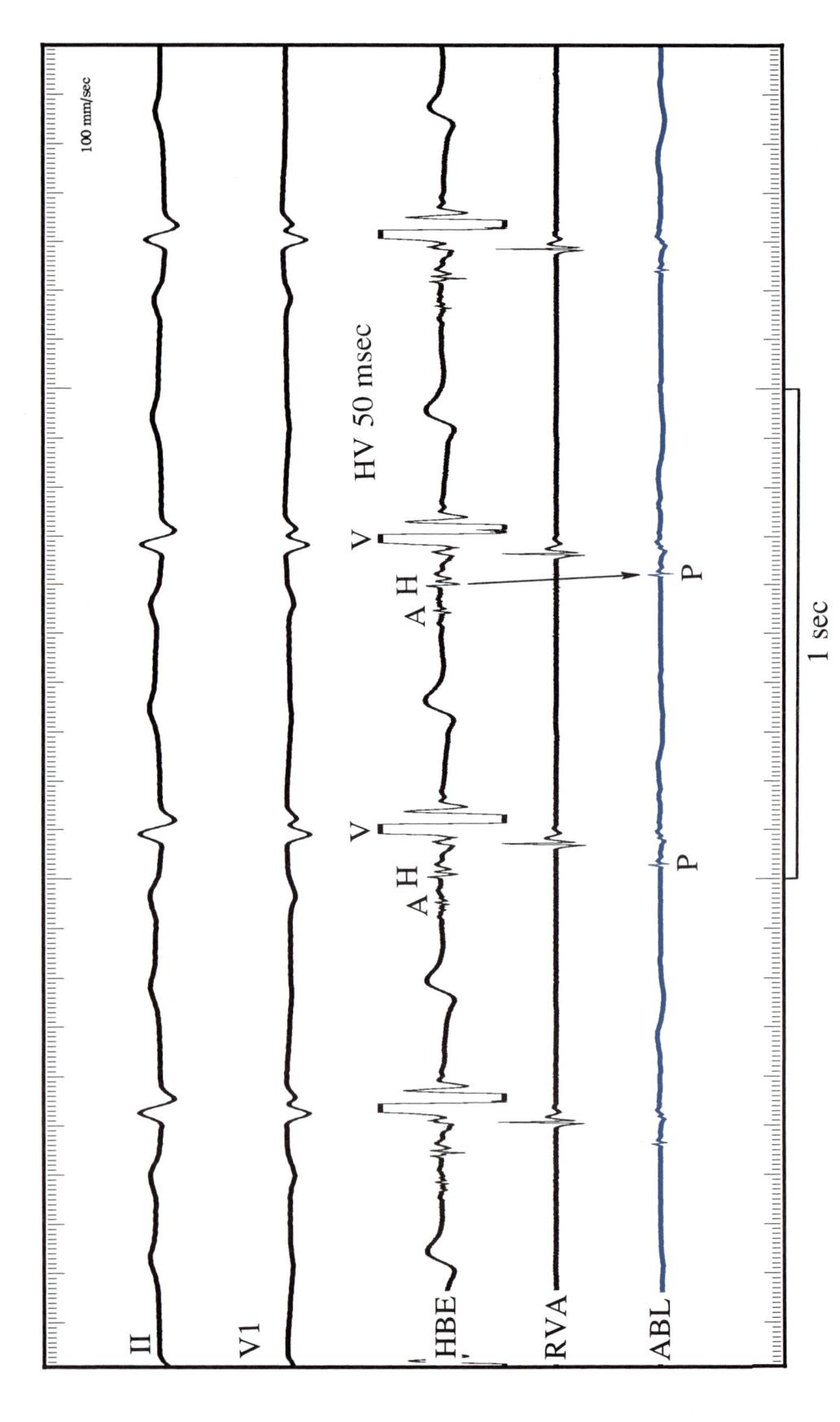

図 23-3　洞調律時の心電図と心内電位記録．詳細は本文参照．

症例 23　左室由来の特発性 VT　　187

図 23-4　頻拍時の心電図と心内電位記録　詳細は本文参照.

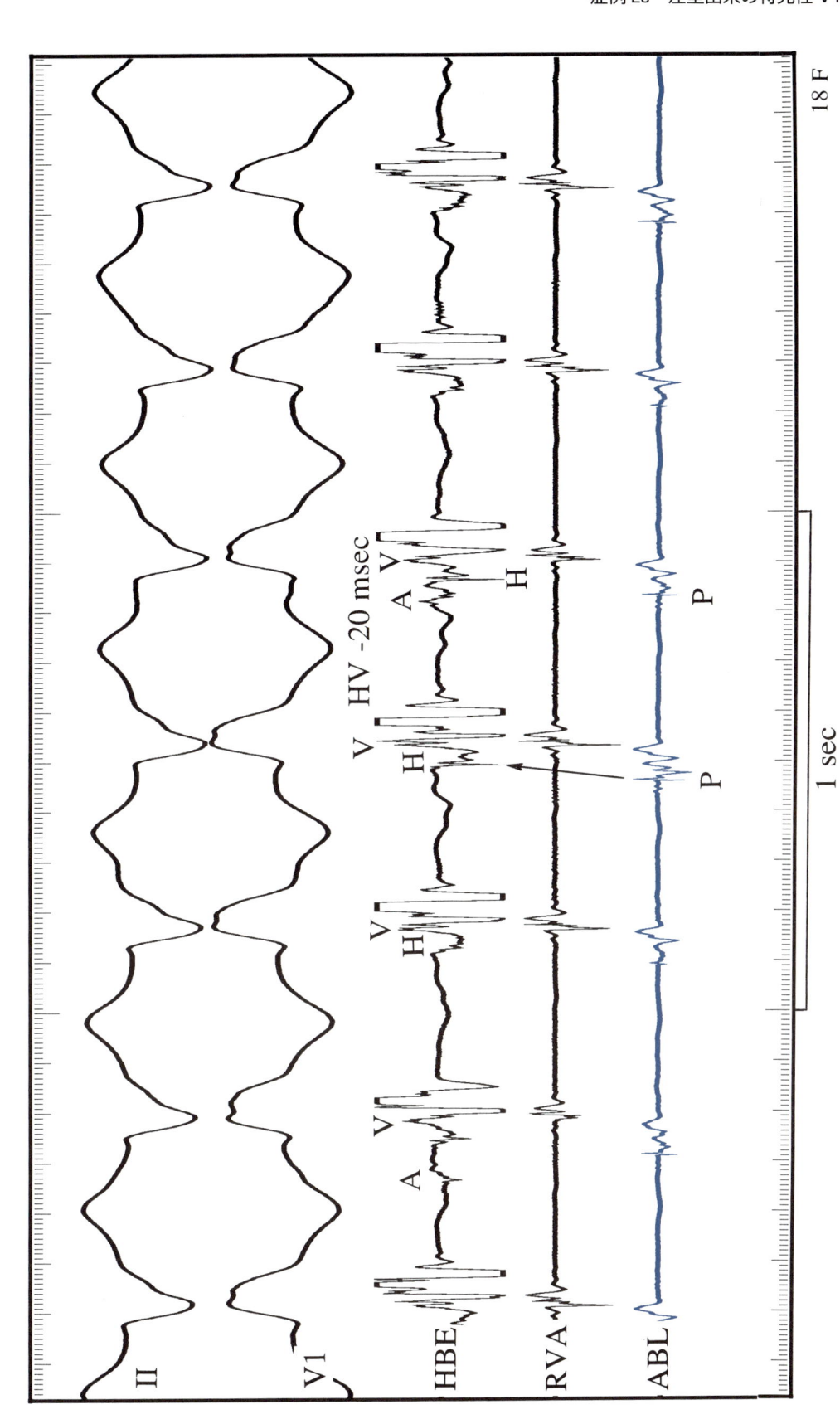

束興奮(H)に続く Purkinje potential(P)が記録されています．図 23-4 は右室早期刺激法によって誘発された頻拍時の記録です．His 束心電図(HBE)において，心房波(A)と心室波(V)は解離しており，また HV 間隔は－20 msec と，洞調律時と異なっており，この頻拍が VT であることが明らかです．ABL において QRS に先行する P 電位を認め，VT は同部の Purkinje network 由来と考えられます．H はこの P 興奮によって逆行性に捕捉されています．ABL カテーテルから VT 周期よりもわずかに短い周期でペーシング(S)を行うと，VT はこの刺激に同調しましたが心電図波形はほとんど変化しませんでした(図 23-5)．すなわち，concealed entrainment が認められました．この所見は，VT がリエントリーによること，ABL カテーテルはリエントリー回路の出口近くに置かれていることを示し，アブレーションの至適部位といえます．実際，頻拍中に同部に高周波通電を行ったところ，2 秒以内に VT は停止しました(図 23-6)．この部位はやや心尖部寄りの左室後中隔で，左脚後枝領域に相当します(図 23-7)．この症例はカテーテル・アブレーション治療から 2 年以上経過しましたが，この間 VT の再発を認めず，VT は治癒したと考えられます．

▶SIDE MEMO　アデノシン(ATP)，ベラパミルによる上室頻拍と心室頻拍との鑑別　房室結節や洞結節は内向き Ca 電流依存性の slow response を示す．そのため，房室結節や洞結節がその回路に含まれる頻拍，すなわち，房室回帰性頻拍(AVRT)や房室結節回帰性頻拍(AVNRT)，洞結節回帰性頻拍(SNRT)はベラパミルの静注によって高率に停止する．また，アセチルコリンと同様の電気生理学的作用をもつアデノシンもこれらの上室頻拍の停止に有用である．アデノシンは市販されていないので，ATP(アデノシン三リン酸，アデホス)がこの目的で使用される．ATP は静注後まもなくアデノシンに分解され，電気生理学的作用を発揮する．アデノシンの電気生理学的作用の持続は短く，数 10 秒以内にその効果は消失する．成人では通常 ATP 10～15 mg を bolus 静注する．これにより 30 秒以内に上記の頻拍は停止する．房室結節の伝導抑制により 2 度以上の房室ブロックが生じることが多いが，一過性である．

　ATP およびベラパミルにより高率に AVRT，AVNRT，SNRT を停止できるため，これらの薬物は心電図から VT か心室内変行伝導(あるいは脚ブロック)を伴う上室頻拍かの区別が困難な wide QRS 頻拍の鑑別に有用である．すなわち，ATP あるいはベラパミルにより停止すれば上室頻拍，停止しなければ VT の可能性が高いといえる．しかし，ATP あるいはベラパミルにより停止する VT があるので，この鑑別法は確実なものではないことを銘記すべきである．上記症例のような右脚ブロック-左軸偏位型の特発性 VT はベラパミルにより高率に停止し，カテコラミン誘発性特発性 VT はアデノシン(ATP)により抑制される(症例 22，SIDE MEMO および図 23-6 参照)．結局，両者の最も確実な鑑別診断法は頻拍中の His 束心電図記録である．すなわち，His 束興奮が先行し，かつ HV 間隔が洞調律あるいは基本調律時と同じであれば上室頻拍，そうでなければ VT と診断できる．

　また，心房頻拍や心房粗動の場合，ATP により心室への興奮伝播が抑制されるものの，頻拍自体は停止しない．しかし，これにも例外が存在する．心房頻拍で，ごく少量の ATP(2.5～5 mg)の静注によって停止する場合のあることが報告されている[9](症例 12 参照)．

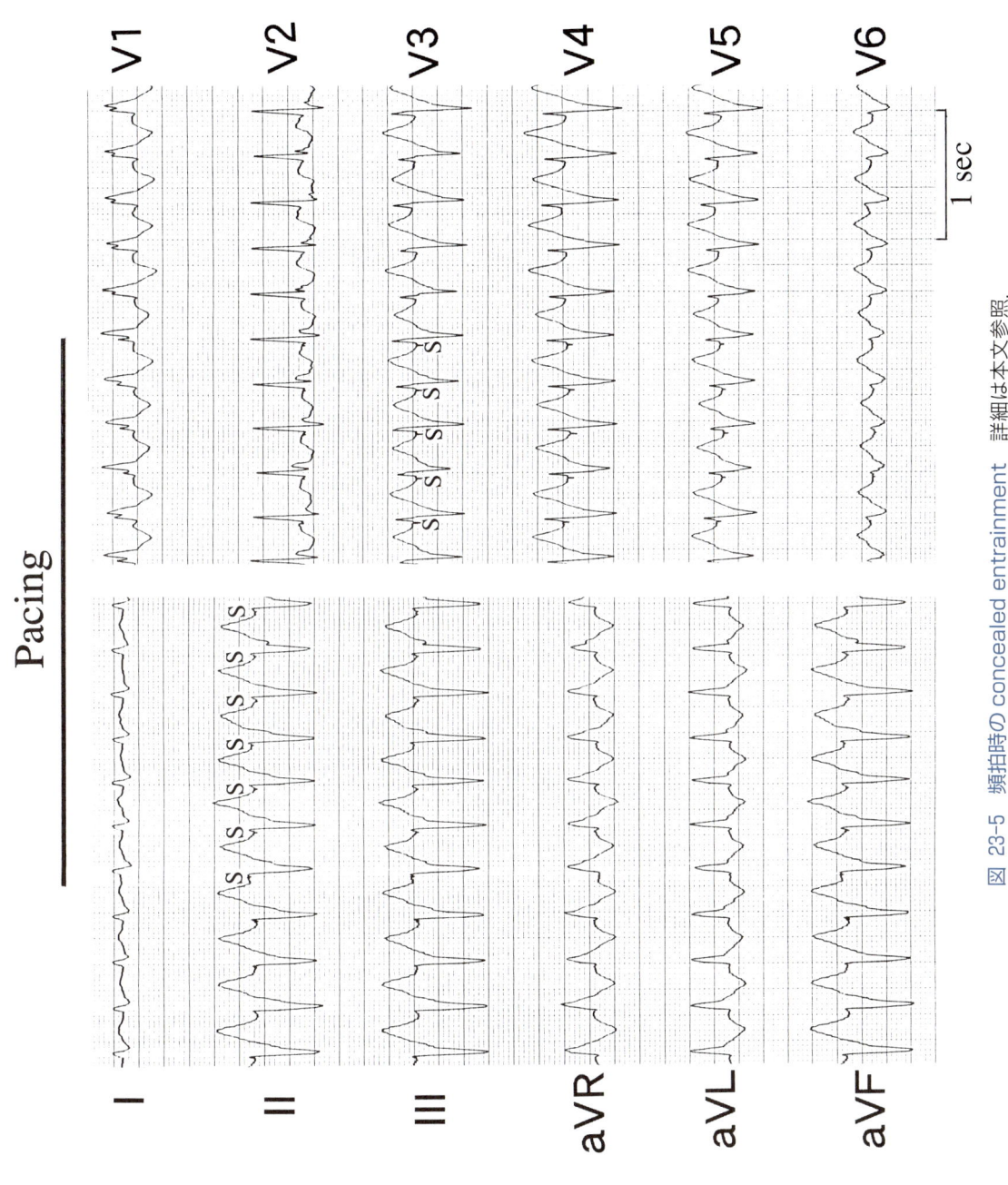

症例 23　左室由来の特発性 VT　189

図 23-5　頻拍時の concealed entrainment　詳細は本文参照．

190　Ⅳ　心室頻拍（VT）

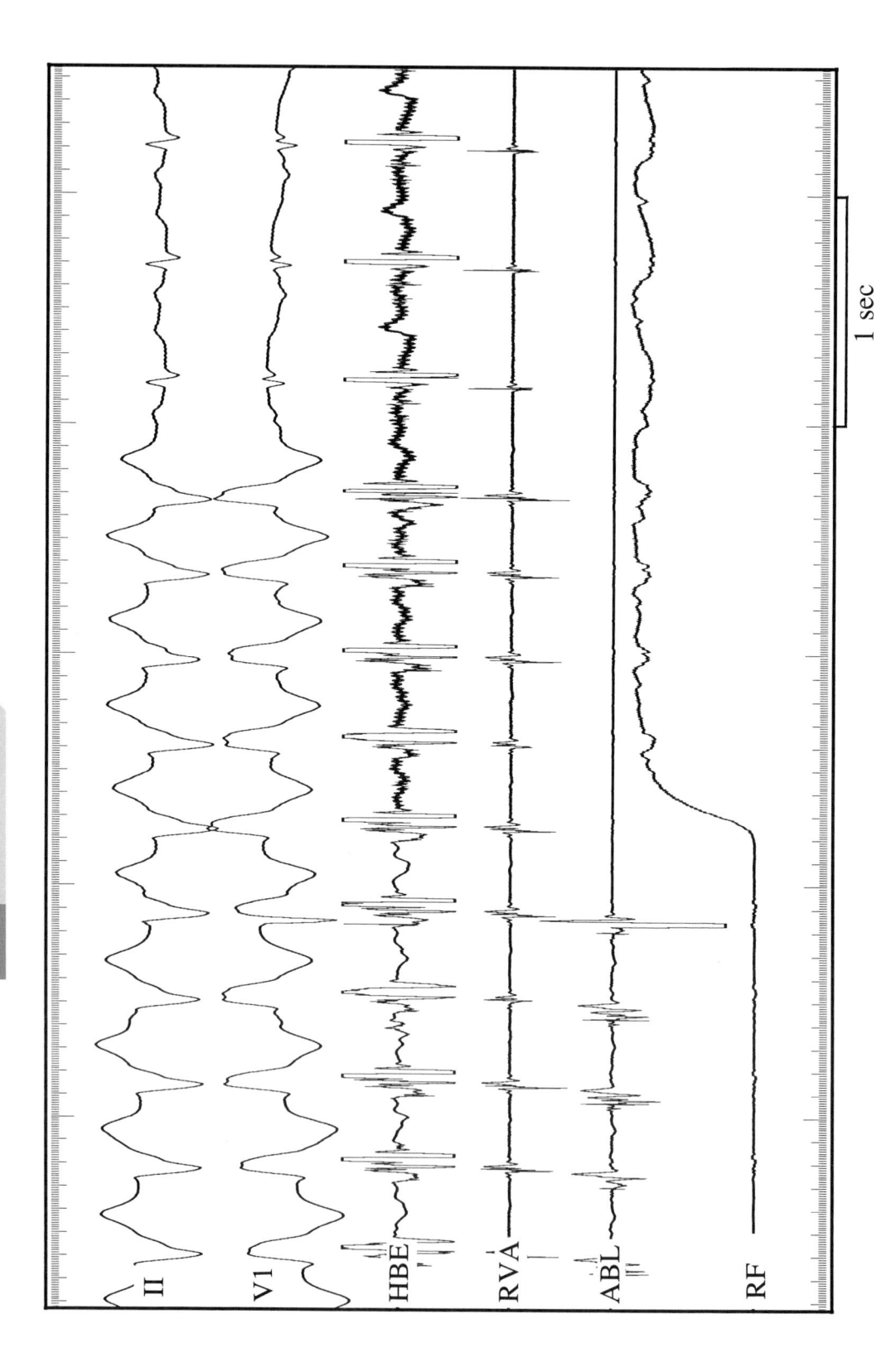

図 23-6　高周波通電による頻拍の停止

VT Ablation

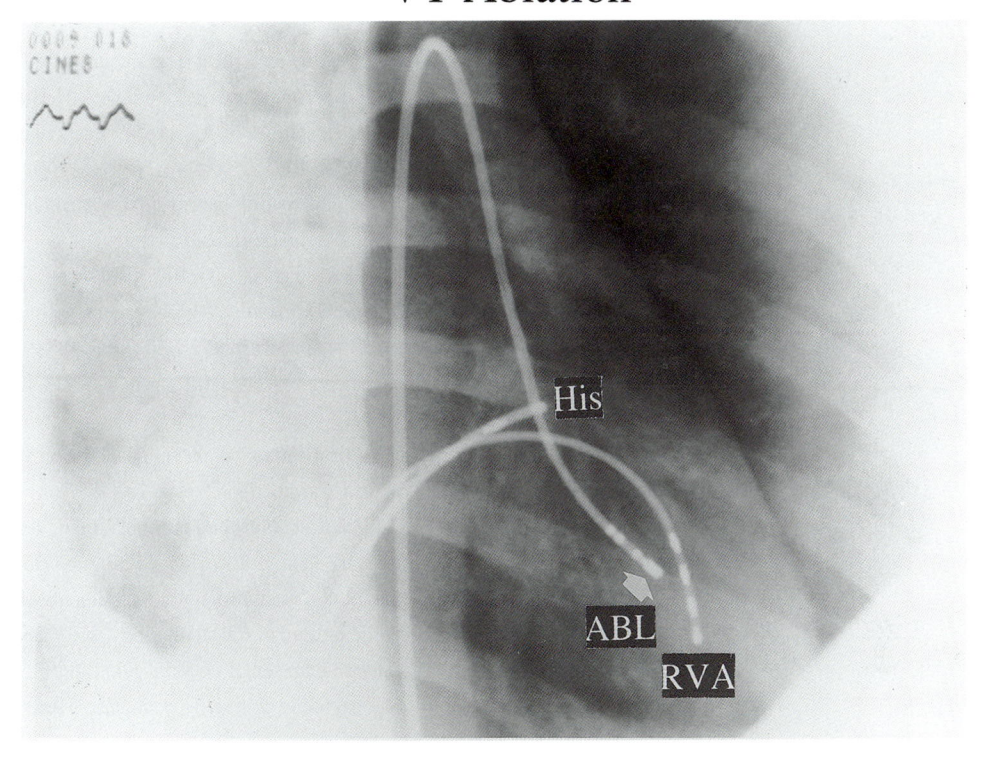

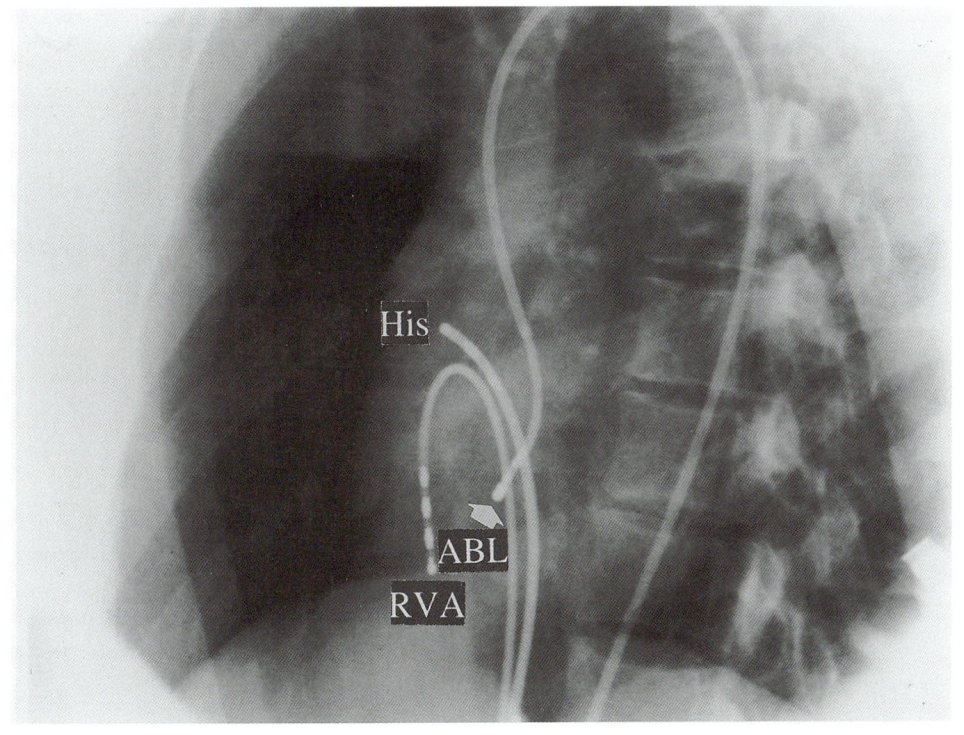

図 23-7 アブレーション成功部位のカテーテル位置（ABL）
上は右前斜位 30 度．下は左前斜位 60 度．

文献

1) Wellens HJJ, Bar FWMM, Lie KI：The value of electrocardiogram in the differential diagnosis of a tachycardia with a widened QRS complex. Am J Med 64：27-33, 1978
2) Belhassen B, Rotmensch HH, Laniado S：Response of recurrent ventricular tachycardia to verapamil. Br Heart J 46：679-682, 1981
3) Lin F-C, Finley CD, Rahimtoola SH, et al.：Idiopathic paroxysmal ventricular tachycardia with a QRS pattern of right bundle branch block and left axis deviation：A unique clinical entity with specific properties. Am J Cardiol 52：95-100, 1983
4) Ohe T, Shimomura K, Aihara N, et al.：Idiopathic sustained left ventricular tachy-cardia：Clinical and electrophysiologic characteristics. Circulation 77：560-568, 1988
5) 宮崎利久, 小川聡：頻拍症の自然歴-持続性心室頻拍. 頻拍症（杉本恒明監修, 相澤義房・井上博編集）, 西村書店, pp435-447, 1996
6) Zipes DP, Foster PR, Troup PJ, et al.：Atrial induction of ventricular tachycardia：Reentry versus triggered automaticity. Am J Cardiol 44：1-8, 1979
7) Klein LS, Shih H-T, Hackett FK, et al.：Radiofrequency catheter ablation of ventricular tachycardia in patients without structural heart disease. Circulation 85：1666-1674, 1992
8) Nakagawa H, Beckman KJ, McClelland JH, et al.：Radiofrequency ablation idiopathic left ventricular tachycardia guided by a Purkinje potential. Circulation 88：2607-2617, 1993
9) Iesaka Y, Takahashi A, Goya M, et al.：Adenosine-sensitive atrial reentrant tachycardia originating from the atrioventricular nodal transitional area. J Cardiovasc Electrophysiol 8：854-864, 1997

Ⅰ 房室回帰性頻拍(AVRT)

Ⅱ 房室結節回帰性頻拍(AVNRT)

Ⅲ 心房頻拍

Ⅳ 心室頻拍(VT)

Ⅴ QT 延長症候群

Ⅵ 心室細動(Vf)

Ⅶ 洞不全症候群(SSS)

Ⅷ 房室ブロック(AVB)

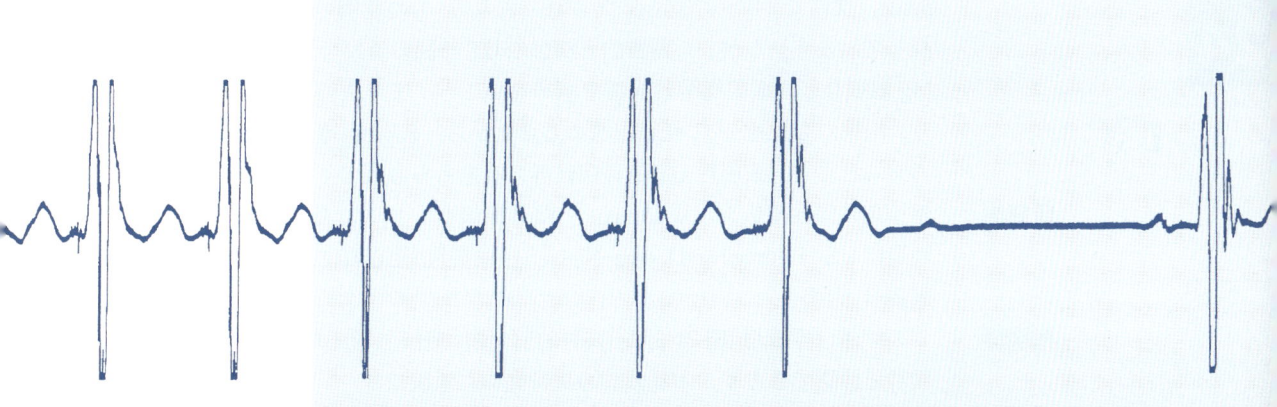

24 失神発作を繰り返す Romano-Ward症候群

▶SIDE MEMO 1　QT延長症候群の分類と遺伝子・心筋イオンチャネル異常と臨床的特徴
▶SIDE MEMO 2　遺伝性不整脈

症例は18歳，女性．主訴は失神発作．6歳時，運動中に数秒間意識消失した．近医でてんかんと診断され，抗てんかん薬（バルプロ酸ナトリウム）を開始された．その後も運動時や緊張時に数秒〜数10秒間の発作を2〜3回/年繰り返していた．1990年（18歳）夏から発作頻度が増加したため，精査を希望し当院に受診．心電図でQT時間の延長を指摘され（図24-1），当科に入院となった．心臓・神経系を含め身体所見に異常を認めず，聴力も正常であった．胸部X線では心胸郭比42％と正常，心エコー図にも異常を認めなかった．血清K 4.3 mEq/l，Ca 9.0 mg/dl，Mg 1.5 mEq/lと，電解質異常はなかった．家族歴では患者（Y. M.）と姉（R. M., 21歳）を含め5名に失神発作を，2名に突然死を認めた（図24-2）．

診断・治療をめぐって

指導医　まず心電図（図24-1）を読んでください．
研修医　リズムは心拍数54/分前後の洞徐脈です．V1，V2誘導にQSパターンを認めますが，明らかなSTの異常はなく，心筋梗塞らしくありません．また，左室肥大や著明な左軸偏位（左脚前枝ブロック）の所見を認めず，QSパターンの成因は不明です．一方，QTc＝535 msecとQT時間の延長を認めます．
指導医　心拍数補正後のQT時間（$QTc=QT/\sqrt{R-R(sec)}$）の正常上限は男性で430〜460 msec，女性で440〜470 msecとされており[1]，この症例のQT時間は明らかに延長しています．しかし，器質的心疾患やQT時間の延長をきたす低K，低Ca，低Mg血症などの血清電解質異常を認めないこと，また失神・突然死の家族歴があり，母親にも失神・QT延長を認めることから，家族性（遺伝性）QT延長症候群と考えられます．家族性QT延長症候群の疾患名をあげてください．
研修医　常染色体優性遺伝を示すRomano-Ward症候群[2,3]と，先天性聾を伴い常染色体劣性遺伝を示すJervell and Lange-Nielsen症候群[4]が知られています（SIDE MEMO，表24-1参照）．
指導医　この症例は家族歴（図24-2）から常染色体優性遺伝と考えられ，Romano-Ward症候群と診断できます．本症候群の失神発作の原因は？
研修医　torsades de pointes（TdP）と呼ばれる心室頻拍です．
指導医　本症例では発作時の心電図記録が得られていませんが，原因としてTdPが疑われますね．TdPは図24-3に示すようにQRS波形が刻々と変化する多形性心室頻

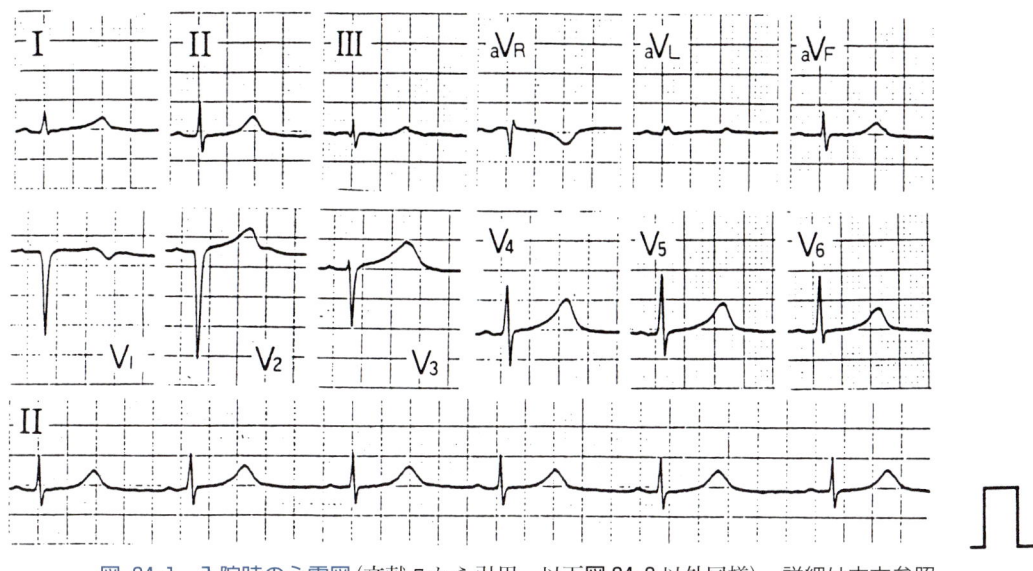

図 24-1 入院時の心電図(文献 7 から引用,以下図 24-3 以外同様) 詳細は本文参照.

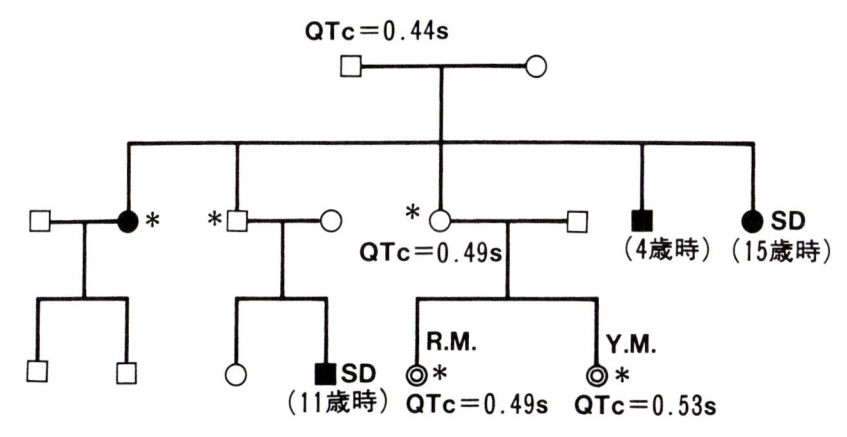

図 24-2 家族歴 詳細は本文参照.

拍で,基線を中心に上下に捻れるように見えます.多くは数秒〜数十秒間で自然停止しますが,この間失神をきたすことがあります.また,時に心室細動(Vf)に移行し,突然死の原因となることがありますので重要な頻拍の1つです.TdP は心室再分極異常(QT 延長)を背景として発生し,早期後脱分極(early after-depolarizations:EAD)からの撃発活動(triggered activity)あるいは再分極時間の不均一性に基づくリエントリーによると考えられています[5-7].QT 延長が著しい症例ほど TdP を発症するリスクが高く[1],TdP 発生直前には T 波の変形(結節あるいは二峰性,図 24-3 の矢印)や心拍ごとの T 波形の変化(交互脈)がしばしば認められます(図 24-5 参照).

以下に本症例の EPS 所見を呈示します.図 24-4 は右室心内膜面からの単相性活動電位(MAP)記録です.心尖部の MAP は他の部位に比し持続時間が長く,か

196　V　QT延長症候群

図 24-3　torsades de pointes (TdP) の実例（モニター心電図）　詳細は本文参照．

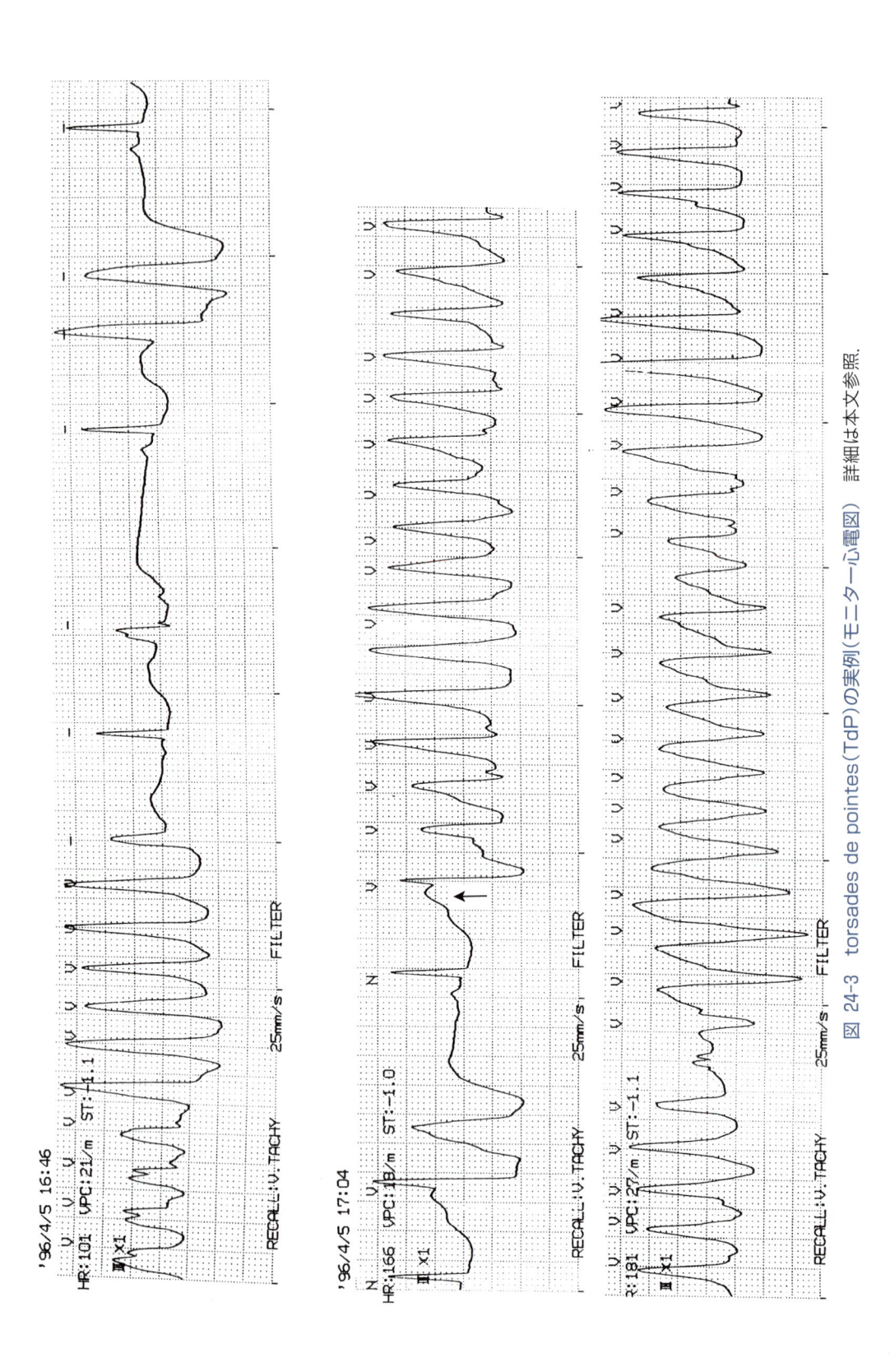

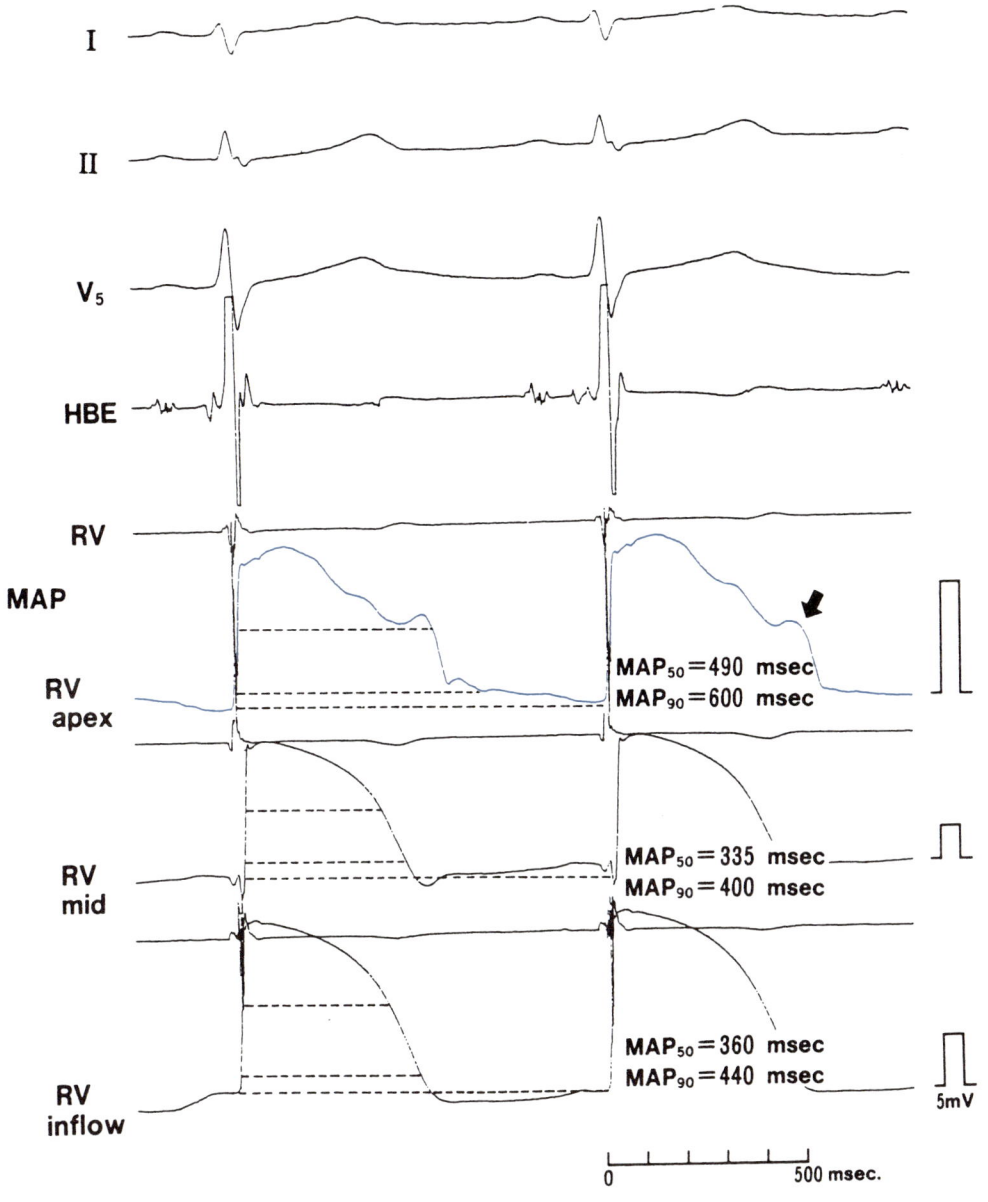

図 24-4 右室各部位における MAP 持続時間の不均一性　詳細は本文参照.

つ第 3 相の再分極相に EAD と思われる hump(矢印)を認めました．このように QT 延長症候群の心室再分極時間は空間的に不均一であることが特徴とされています．本症例では安静時に不整脈の自然発生や心室早期刺激法による頻拍の誘発を認めなかったため，イソプロテレノールの点滴静注を行いました(図 24-5)．この際，MAP カテーテルは右室流入路と心尖部の中間に留置され，この部位では安静時に明らかな異常を認めませんでした(a)．しかし，イソプロテレノールによる β 受容体刺激により，心電図の T 波形が著しく変化し MAP に EAD 様の hump が出現しています(b)．また，洞周期が短縮したにもかかわらず，MAP の持続時間が逆に延長しました．この反応は正常例では認められず，QT 延長症候群に特

198　V　QT延長症候群

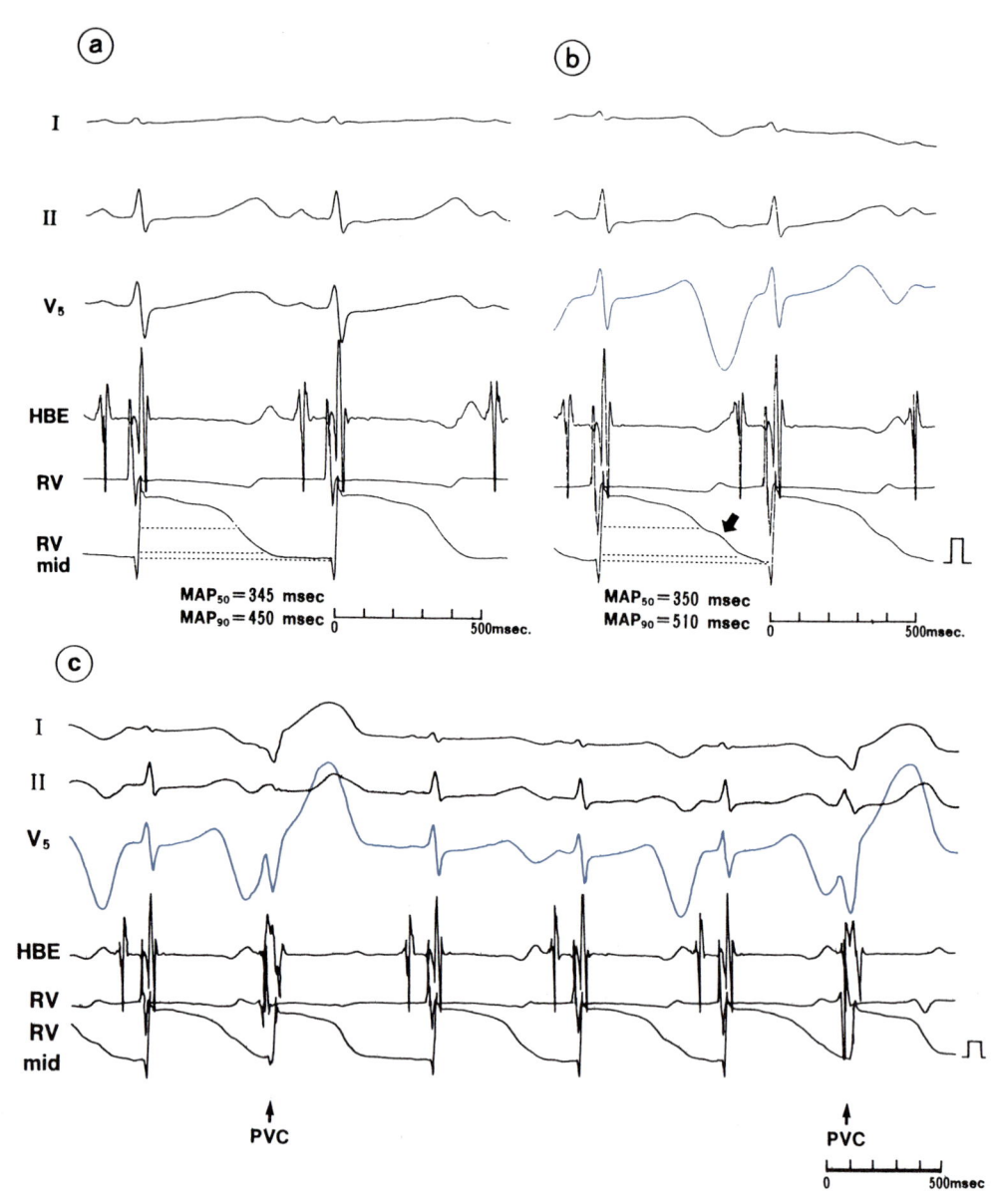

図 24-5　イソプロテレノール負荷　詳細は本文参照.

徴的な異常所見です[6]．さらに，T波形の心拍ごとの変化（ゆらぎ）に一致してPVCの出現を認めました(c)．イソプロテレノールを中止すると，15分後には上記の異常は消失しました（図24-6a）．引き続いてβ遮断薬のプロプラノロール（インデラル）を静注すると，徐拍化に伴いMAP持続時間は延長しましたが，心電図のT波は平坦化し，QTc時間は短縮しました（図24-6b）．

　本症例ではEPS時TdPを誘発できませんでしたが，以上の所見は運動や緊張時の失神発作が心室再分極異常の増悪，TdPの出現による可能性を示唆し，その予防にβ遮断薬が有効であることが推測されました．実際，検査終了後からプロプラノロール40 mg/日（分4）の内服を開始し，以後失神発作の再発を認めていません．もし，β遮断薬のみで失神発作を完全に予防できない場合にはどうしたらよいの

研修医

a

I

II

V$_5$

HBE

RV

RV mid

MAP$_{50}$ = 325 msec
MAP$_{90}$ = 400 msec

0　　　　500msec.

b

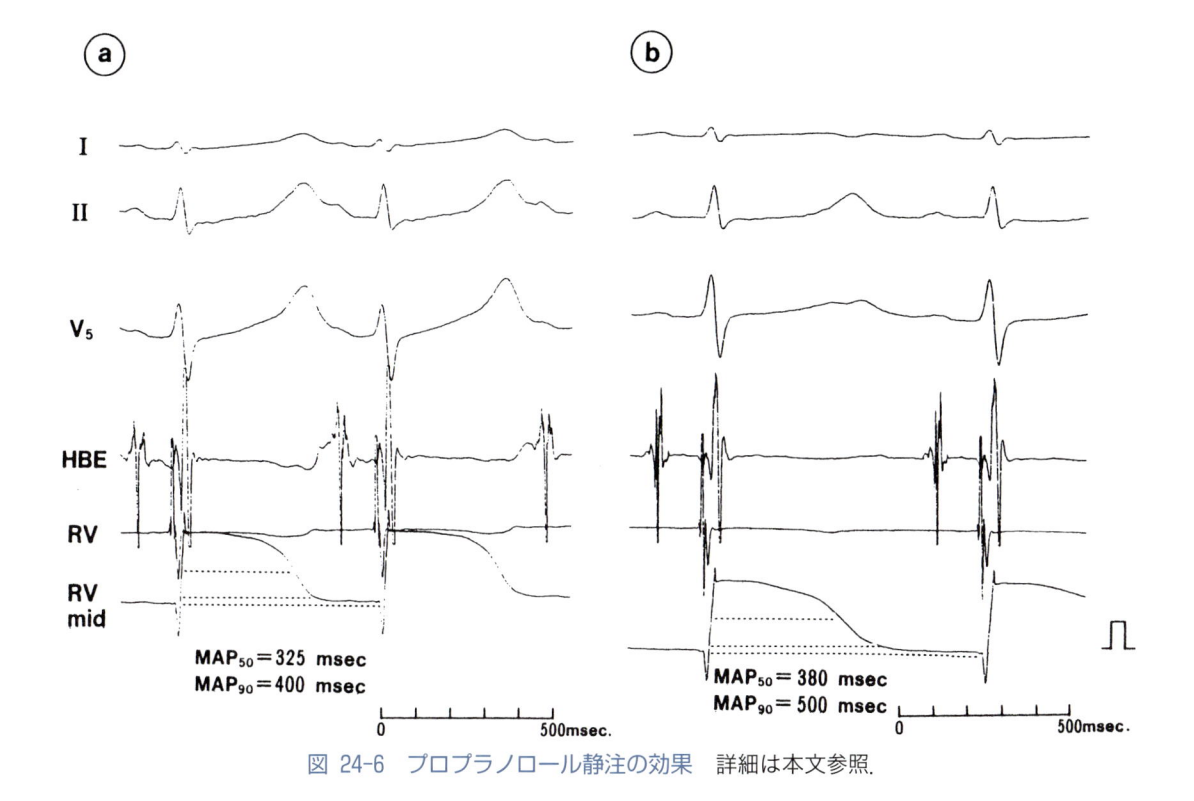

MAP$_{50}$ = 380 msec
MAP$_{90}$ = 500 msec

0　　　　500msec.

図 24-6　プロプラノロール静注の効果　詳細は本文参照.

ですか？

指導医　薬物としては，Ca^{2+}拮抗薬のベラパミル（ワソラン）やKチャネルオープナーが有効な場合もあるようです．また，特定のQT延長症候群にはメキシレチン（メキシチール）が奏効することが知られています（**SIDE MEMO 1** 参照）．非薬物治療としては，心臓への交感神経刺激をより完全に抑制することを目的とした左上胸部交感神経除去手術が有効な場合があることが報告されています[1,8]．また，ペースメーカによって徐脈を防止しながらβ遮断薬を投与することによって，はじめて失神発作が予防できる症例もあります．

▶**SIDE MEMO 1　QT延長症候群の分類と遺伝子・心筋イオンチャネル異常と臨床的特徴**　Keating ら[9]がRomano-Ward症候群の原因遺伝子座（11番染色体，11p15.5）を明らかにして以来，QT延長症候群の遺伝子異常とその結果としての心筋イオンチャネル異常が解明されてきている[10]．
　表24-1はその知見のまとめである[10]．現在，Romano-Ward症候群は原因遺伝子によりLQT1〜LQT10に分類されている．LQT1は緩徐活性化型の遅延整流K電流（I$_{Ks}$）をコードする *KCNQ1* 遺伝子の変異が原因で，I$_{Ks}$の抑制のため，再分極相が延長する．LQT2は急速活性化型の遅延整流K電流（I$_{Kr}$）をコードする *KCNH2* の変異によるもので，I$_{Kr}$の抑制の結果，第3相再分極の延長，QT延長が生じる．一方，LQT3は心臓Naチャネルをコードする *SCN5A* 遺伝子の変異が原因で，Naチャネルの不活性化の障害のため再分極相におけるNaチャネルの再開口をきたし，内向き電流が増加する結果，再分極遅延が生じる．Jervel and Lange-Nielsen症候群は *KCNQ1*，*KCNE1* 遺伝子の変異をホモ接合体でもつことが原因と考えられている．

表 24-1　QT 延長症候群の原因遺伝子とイオンチャネル機能(文献 10 から引用)

タイプ	遺伝子座	原因遺伝子	イオンチャネル
先天性 QT 延長症候群			
Romano-Ward 症候群			
LQT1	11 (11p15.5)	KCNQ1	$I_{Ks}(\alpha)$
LQT2	7 (7q35-36)	KCNH2	$I_{Kr}(\alpha)$
LQT3	3 (3p21-23)	SCN5A	$I_{Na}(\alpha)$
LQT4	4 (4q25-27)	ANK2	Na^+-K^+ ATPase, I_{Na-Ca}
LQT5	21 (21q22.1-22.2)	KCNE1	$I_{Ks}(\beta)$
LQT6	21 (21q22.1-22.2)	KCNE2	$I_{Kr}(\beta)$
LQT7	17 (17q23)	KCNJ2	I_{KI}
LQT8	12 (12p13.3)	CACNA1C	I_{Ca-L}
LQT9	3 (3p25)	CAV3	I_{Na}
LQT10	11 (11q23, 3)	SCN4B	I_{Na}
Jervell-Lange Nielsen 症候群			
JLN1	11 (11p15.5)	KCNQ1(homozygous)	$I_{Ks}(\alpha)$
JLN2	21 (21q22.1-22.2)	KCNE1(homozygous)	$I_{Ks}(\beta)$
後天性 QT 延長症候群			
	11 (11p15.5)	KCNQ1	I_{Ks}
	7 (7q35-36)	KCNH2	I_{Kr}
	3 (3p21-23)	SCN5A	I_{Na}

内耳にも KCNQ1 の遺伝子の発現が認められ，内リンパの組成が変化し，難聴をきたすと推測される．

　特発性 QT 延長症候群は以前，心臓交感神経支配における左右のインバランス(左優位)が原因と考えられてきたが，現在では遺伝子異常が再分極異常の主因とみなされており，自律神経系は重要な修飾因子として作用し，左右のインバランスは環境要因として関与すると考えられている．

　先天性 QT 延長症候群の遺伝子診断率は 50〜70% とされる．すなわち，患者あるいは家族構成員の半数以上で遺伝子型が同定される．遺伝子診断される患者における各遺伝子型の頻度は Romano-Ward 症候群の LQT1 が 40%，LQT2 が 30〜40%，LQT3 が 10% であり，LQT1, LQT2, LQT3 の 3 つの遺伝子型で 90% 以上を占める[10]．

　とくに頻度の多い LQT1, LQT2, LQT3 患者では遺伝子型と表現型(臨床的特徴)の関連が詳細に検討され[11]，遺伝子型特異的な心電図異常(T 波形態)，Torsades de Pointes の誘因，自然経過，予後，重症度の違いなどが明らかとなった．こうした成果をもとに，遺伝子型に基づいた生活指導，薬物治療，さらにはペースメーカや植え込み型除細動器などの非薬物療法も実践されつつある．小児の QT 延長症候群，とくに LQT1 では運動やストレスがきっかけで失神が起こることが多く，β遮断薬が第一選択薬となるが，LQT2, LQT3 への効果は少ないとされる．LQT3 は徐脈時に発症するため，ペースメーカ植え込みが Torsades de Pointes の予防に有効である可能性がある．また LQT3 は Na チャネルの不活性化の障害を原因とするため，メキシレチンが QT 間隔の短縮に有用とされる．心停止や心室細動などの心事故既往例に対しては植え込み型除細動器が不可欠である．

　また，薬物や電解質異常などを原因とする後天性(二次性)QT 延長症候群の一部の家系でも，LQT1, LQT2, LQT3 の原因遺伝子である KCNQ1, KCNH2, SCN5A の異常が報告されている[10]．

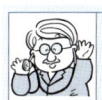

▶SIDE MEMO 2　遺伝性不整脈　1995 年以降，先天性 QT 延長症候群，Brugada 症候群，不整脈源性右室心筋症など，不整脈・突然死をきたす疾患(の一部)が遺伝子変異に起因することが次々に明らかにされ，現在でも不整脈の新たな原因遺伝子が次々と報告されている．表 24-2 は遺伝性不整脈，すなわち心筋イオンチャネルを制御する蛋白をコードする遺伝子の変異により電気生理学的異常や不整脈がもたらされる病態のまとめである[12]．

　QT 延長症候群(LQTS)は SIDE MEMO 1 で述べた通り，遺伝性不整脈のなかで最も遺伝子解析が進んでおり，遺伝子変異と表現型(臨床的特徴)の関連についても詳細に検討されている．

　Brugada 症候群は器質的心疾患を伴わない心室細動で，心電図右側胸部誘導(V1・V2)で不完全右脚ブロック型(rSr′型)QRS 波形と ST 上昇という特徴的所見を呈する病態である[13,14](症例 26 参照)．当初「持続性(persistent)ST 上昇」と記載されたが，ST 上昇は心室細動発作の前後に顕著となり，安定期にはほとんど正常化することも稀ではなく，またⅠ群抗不整脈薬の静注やムスカリン受容体刺激により増強し，逆にβ受容体刺激により軽減される所見からイオンチャネルの機能異常が示唆された[14]．その後，本症候群の家系で Na チャネルをコードする遺伝子である SCN5A の変異が報告されたが[15]，この遺伝子異常を伴う症例は 15〜25％にとどまる．QT 延長症候群と同様に複数の疾患遺伝子(例えば，K^+・Ca^{2+}チャネルをコードする遺伝子の変異)をもつ可能性や，イオン電流に間接的に影響を及ぼすトランスポータや受容体の遺伝子異常が存在する可能性もある．

　不整脈源性右室心筋症(ARVD/C)は右室の心筋変性(脂肪変性・線維化)，右室起源の不整脈を認め，心電図で右脚ブロック・T 波の逆転・post-excitation wave (Epsilon wave)を示す疾患であり(症例 21 参照)，本邦では冠動脈疾患によらない持続性心室頻拍の原因として重要である．ARVD/C は遺伝的に多様であり，これまで 3 つの原因遺伝子が同定されている(表 24-2)．

　カテコラミン誘発性多形性心室頻拍(CPVT)は運動中などカテコラミン濃度が上昇する際に，多形性心室頻拍，二方向性心室頻拍，心室細動などの致死的不整脈(図 24-7)を起こす病態で，10 歳前後に発症することが多い[16]．心室頻拍は細胞内 Ca^{2+} の上昇に伴う遅延後脱分極(DAD)による撃発活動が推測されているが，細胞内 Ca^{2+} の上昇はリアノジン受容体(RyR2)あるいは Calsequestrin 2(CASQ2)遺伝子異常による(表 24-2)．

　表 24-1・表 24-2 に挙げた病態のうち，SCN5A の異常によってもたらされる LQT3・Brugada 症候群・洞機能不全症候群・Lev-Lenegre 症候群は一括して Na チャネル病とも呼ばれている．

　以上の他にもいくつか重要な遺伝性不整脈があるが，詳しくはレビュー文献[12]を参照していただきたい．

　いずれにせよ将来，遺伝子変異や遺伝子多型と不整脈の関係がより詳細に明らかにされた上で，個々の患者の遺伝子解析を通じて不整脈の予測，ならびに薬物の効果・副作用の予測が可能になり，より効率的で安全性の高い医療が実現するかもしれない．こうした「オーダーメイド医療」を実践するために，今後遺伝子検査の重要度が増していくと思われる．

表 24-2 遺伝性不整脈（文献 12 から引用）

	遺伝子異常	染色体	蛋白（チャネル異常）		遺伝子異常	染色体	蛋白（チャネル異常）
1) QT 延長症候群	→ 表 24-1 参照.			7) Wolff-Parkinson-White 症候群	PRKAG2	7q24-q36	γ-2 regulatory subunit of PKA
2) Brugada 症候群				8) QT 短縮症候群	KCNQ1(KvLQT1)	11p15.5	IKs channel α-subunit
BrS1	SCN5A	3p21	INa channel α-subunit		?	?	?
BrS2	?	3p22-p25	?	9) 家族性心房細動	?	6q14-q16	?
3) 不整脈源性右室異形成					?	10q22-q24	?
ARVD/C1	?	14q24.3	?		KCNQ1(KvLQT1)	11p15.5	IKs channel α-subunit
ARVD/C2	RYR2	1q42	ryanodine receptor type2		Cx40	1p21	gap-junction channel, connexin 40
ARVD/C3	?	14q12	?		KCNE2(MiRP1)	21q21-q22	IKr channel β-subunit
ARVD/C4	?	2q32	?	10) 心房停止	Cx40	1p21	gap-junction channel, connexin 40
ARVD/C5	?	3p23	?		SCN5A	3p21	INa channel α-subunit
ARVD/C6	?	10p12-p14	?	11) 洞機能不全症候群	HCN4	15q24-q25	If channel
ARVD/C7	?	10q22	?		SCN5A	3p21	INa channel α-subunit
ARVD/C8	DSP	6p24	desmoplakin	12) Lev-Lenegre 症候群	SCN5A	3p21	INa channel α-subunit
Naxos	JUP	17q21	plakoglobin	13) 心室頻拍を伴う拡張型心筋症	ABCC9	12p12.1	SUR2A
ARVD/APC	?	14q24-terminal	?				
4) カテコラミン誘発性多形性心室頻拍							
CPVT1	RYR2	1q42	ryanodine receptor type2				
CPVT2	CASQ2	1p13-p21	calsequestrin				
5) Andersen 症候群	KCNJ2(Kir2.1)	17q23	IKl channel α-subunit				
6) Timothy 症候群	CACNA1A(Cav1.2)	12p13.3	ICa.L channel α-subunit				

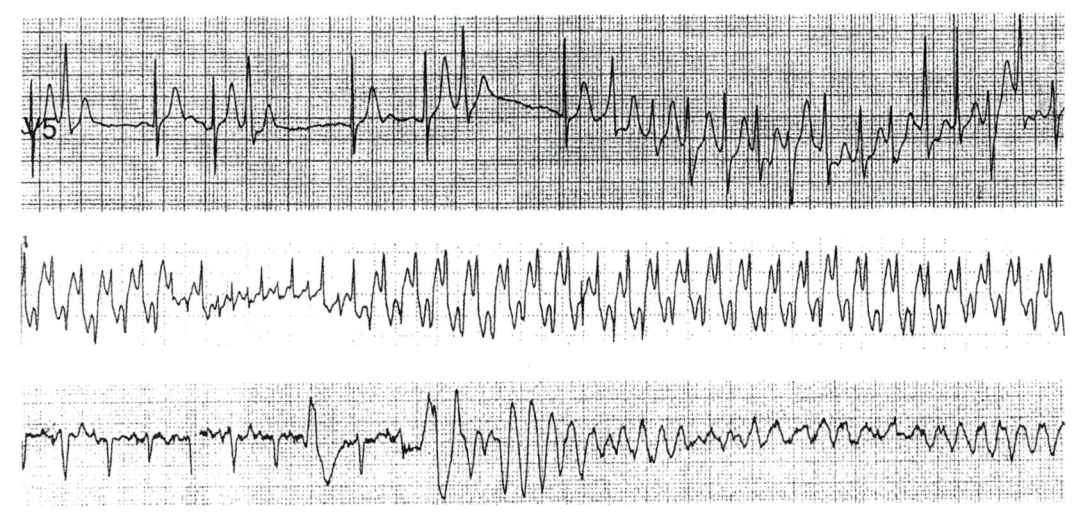

図 24-7 カテコラミン誘発性多形性心室頻拍の実例(文献 16 から引用)　上段は多形性心室頻拍,中断は二方向性心室頻拍,下段は心室細動で,いずれも運動負荷により誘発された.

文献

1) Moss AJ：Measurement of the QT interval and the risk associated with QTc interval prolongation：A review. Am J Cardiol 72：23B, 1993
2) Romano G, Gemme G, Pongiglione R：Aritmie cardiache rare dell'eta pediatrica, II. Accessi sincopali per fibrillazione ventricolare parossistica. Clin Pediatr 45：656-683, 1963
3) Ward OC：A new familial cardiac syndrome in children. J Ir Med Assoc 54：103-106, 1964
4) Jervell A, Lange-Nielsen F：Congenital deaf-mutism, functional heart disease with prolongation of Q-T interval and sudden death. Am Heart J 54：59, 1957
5) Bonatti V, Rolli A, Botti G：Monophasic action potential studies in human subjects with prolonged ventricular repolarization and long QT syndromes. Eur Heart J 6(Suppl. D)：131-179, 1985
6) Shimizu W, Ohe T, et al.：Early afterdepolarizations induced by isoproterenol in patients with congenital long QT syndrome. Circulation 84：1915-1923, 1991
7) 宇野恵子, 小川聡, 大木貴博, 他：Monophasic action potential 記録を用いて β 刺激薬による hump の出現を認めた Romano-Ward 症候群の 1 例. 心臓 24：1192-1198, 1992
8) Moss AJ, Schwartz PJ, Crampton RS, et al.：Heritable malignant arrhythmias：A prospective study of the long QT syndrome. Circulation 71：17-21, 1985
9) Keating M, et al.：Linkage of a cardiac arrhythmia, the long QT syndrome, and the Harvey ras-1 gene. Science 252：704, 1991
10) 循環器病の診断と治療に関するガイドライン(2005-2006 年度合同研究班報告). QT 延長症候群(先天性・二次性)と Brugada 症候群の診療に関するガイドライン. Circ J 71(Suppl IV)：1207-1253, 2007
11) Schwartz PJ, Priori SG, Spazzokini C, et al：Genotype-phenotype correlation in the long-QT syndrome：gene-specific triggers for life-threatening arrhythmias. Circulation 103：

89-95, 2001
12) 古川哲史：チャネル病(前編)心電図 25：13-25, 2005
13) Brugada P, Brugada J：Right bundle branch block, persistent ST segment elevation and sudden cardiac death：A distinct clinical and electrocardiographic syndrome. J Am Coll Cardiol 20：1391-1396, 1992
14) Miyazaki T, Mitamura H, Miyoshi S, et al：Autonomic and antiarrhythmic drug modulation of ST segment elevation in patients with Brugada syndrome. J Am Coll Cardiol 27：1061-1070, 1996
15) Chen Q, Kirsch GE, Zhang D, et al：Genetic basis and molecular mechanism for idiopathic ventricular fibrillation. Nature 392：293-296, 1998
16) 住友直方：若年者運動誘発性心室細動. JPN J ELECTROCARDIOLOGY 30(SUPPL 2)：S-2-5—S-2-11, 2010

25 運動中に心停止をきたした潜在性QT延長症候群

▶SIDE MEMO　QT延長・TdPをきたす疾患および薬物

症例は14歳，女性．生来健康で失神歴はなかった．1993年4月30日ハンドボール練習中に突然意識を消失し，心肺蘇生術を受けながら近医に搬送された．その際，心室細動(Vf)が認められたが，直流通電により洞調律に復した．同年7月精査目的で当科に転院となった．転院時の心電図を図25-1に示す．身体所見・胸部X線写真に異常を認めず，神経学的異常もなかった．血清K, Ca, Mgは正常，心エコー図検査では僧帽弁前尖の逸脱を認めたが，逆流はなかった．心臓カテーテル検査では，圧所見・心拍出量・冠動脈造影に異常を認めず，アセチルコリンによる冠攣縮誘発試験は陰性であった．家族歴として，兄が15歳時に突然死している．

診断・治療をめぐって

指導医　突然死蘇生例ですが，Vfをきたした成因が不明で，その精査のため当科に転院となった症例です．まず心電図(図25-1)を読んでください．

研修医　正常洞調律で，PQ間隔，電気軸とも正常です．デルタ波を認めず，左室肥大・心筋梗塞や右室負荷，心房負荷の所見もありません．ST-TおよびQT間隔にも明らかな異常はありません．正常範囲内と診断します．

指導医　これまでの検査所見から，顕性WPW症候群に伴う心房細動発作(症例14参照)や，器質的心疾患あるいは急性心筋虚血に伴うVfは否定的ですね．ところが以下の検査所見から，本症例が心室再分極異常を有することが示唆されました．

　図25-2は蘇生後4週目に行ったホルター心電図記録から，洞調律時の先行R-R間隔(横軸)と後続心拍のQTc間隔(縦軸)の関係をプロットした図です．心拍数60/分(R-R間隔1秒)前後のQTc間隔は正常範囲ですが，心拍数80/分(R-R間隔0.75秒)前後のQTc間隔は0.5秒を越え，明らかに延長しています．正常例では心拍数増加時のQTc間隔は安静(徐脈)時と変わらないか，やや短縮しますので(SIDE MEMO参照)，この反応は明らかに異常です．

　EPSでは洞機能・房室伝導は正常で，副伝導路や二重房室結節伝導路を示唆する所見も認めませんでした．また，右室心尖部・流出路からの三連発早期刺激や高頻度刺激，さらにイソプロテレノール(1μg/分)の点滴静注にても心室頻拍(VT)，Vfを誘発することはできませんでした．しかし，図25-3に示すように，右房および右室刺激後のpauseによって著しいQT間隔の延長とT(U)波の増高(矢印)を認めました．心周期が突然延長した場合に心室再分極時間が延長するのは

V QT延長症候群

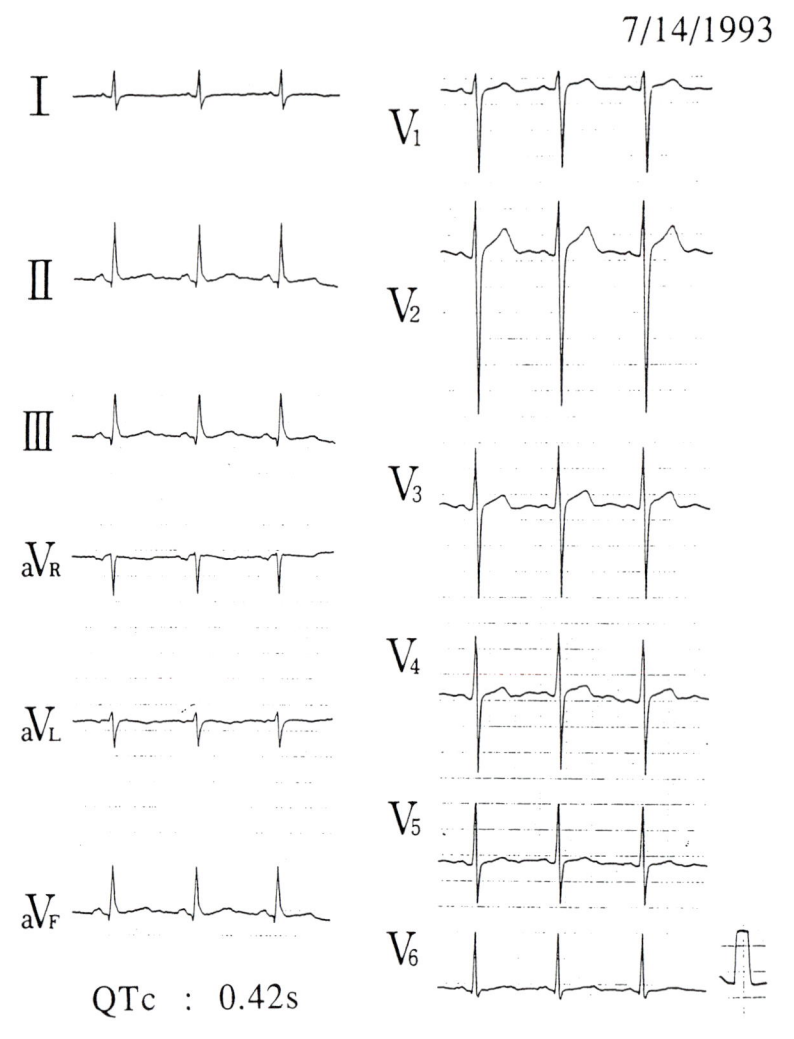

7/14/1993

QTc : 0.42s

図 25-1 転院時の心電図(文献4から引用,以下の図25-2〜4も同様)　詳細は本文参照.

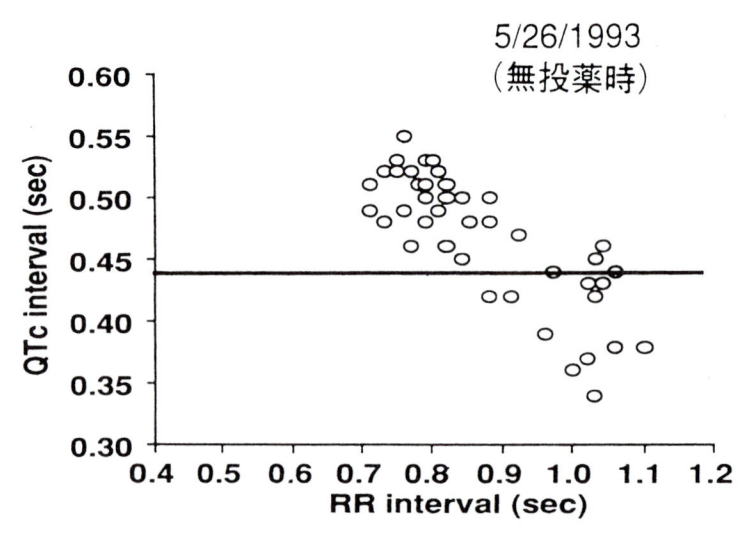

5/26/1993
(無投薬時)

図 25-2　洞調律時の先行R-R間隔(横軸)と後続心拍のQTc間隔(縦軸)の関係　詳細は本文参照.

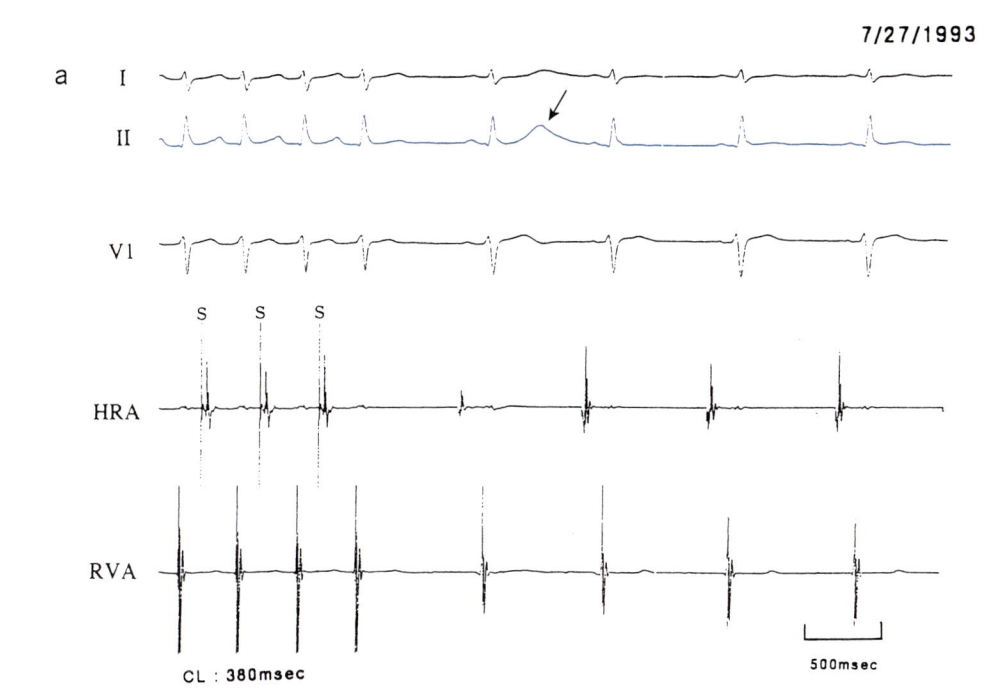

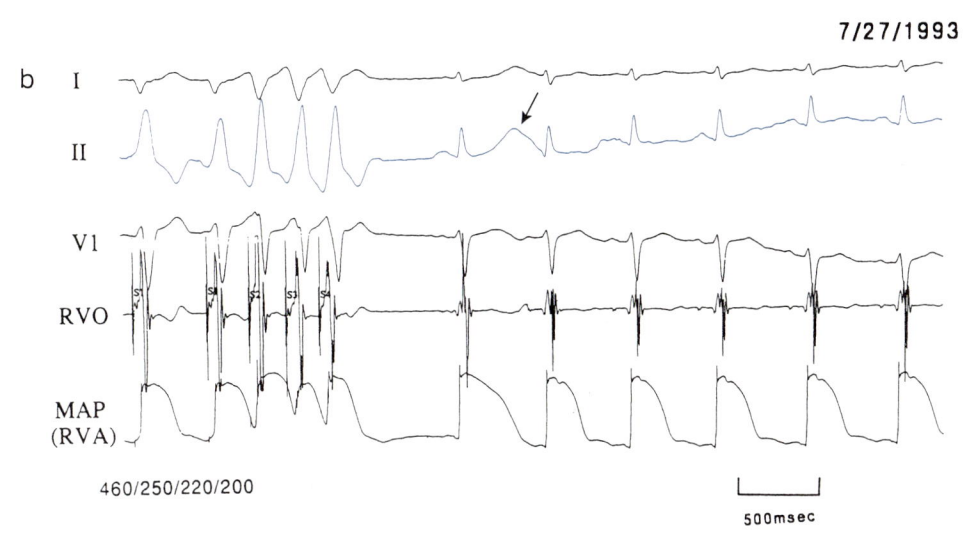

図 25-3 高位右房高頻度刺激(a)および右室流出路早期刺激(b)後の pause によって顕在化する QT 間隔の延長と T(U)波の増高(矢印)　詳細は本文参照.

生理的な反応ですが，この症例の QT(U) の変化は通常認められないほど顕著です．この心室再分極異常は先行刺激頻度が高くなるほど，あるいはイソプロテレノール点滴静注によって顕著となる傾向が認められました(図25-4).

　本症例の特徴をまとめると，安静時心電図は正常で，心拍数増加時に QTc 間隔が延長すること，また高頻度刺激後の pause によって一過性に顕著な QT(U) の異常が出現することです．この心室再分極異常を本症例の Vf の成因と仮定し，運動によって心拍数が増加した際に期外収縮が出現し，再分極異常が顕著となって

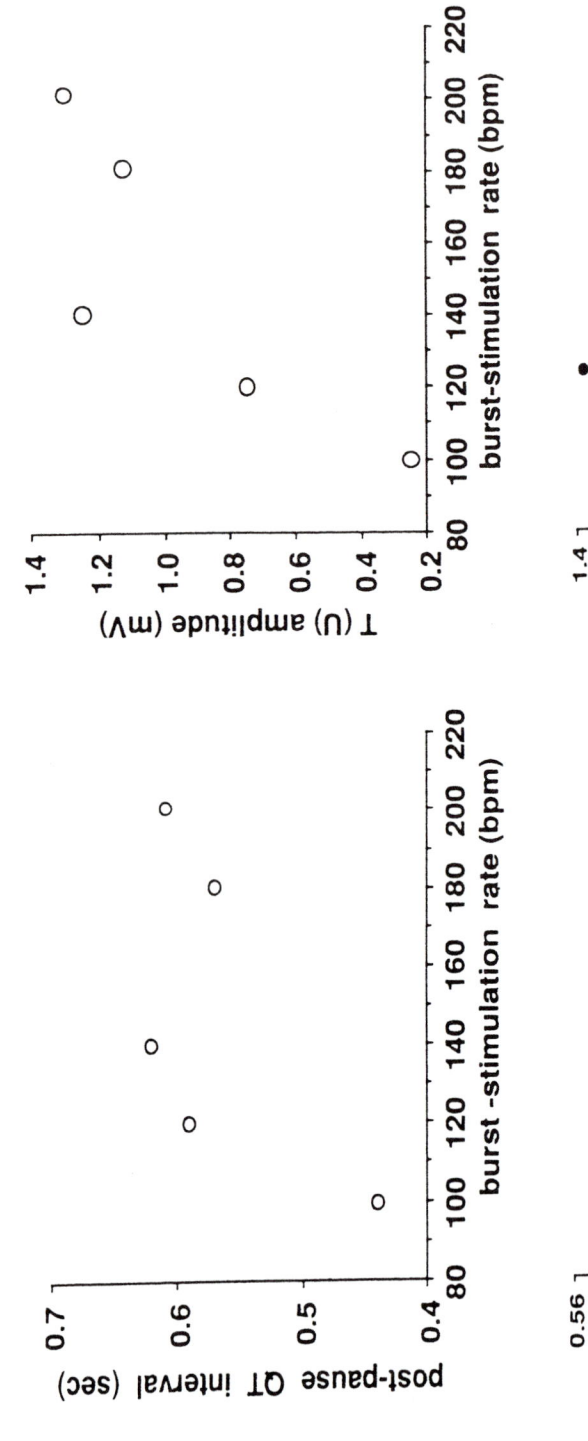

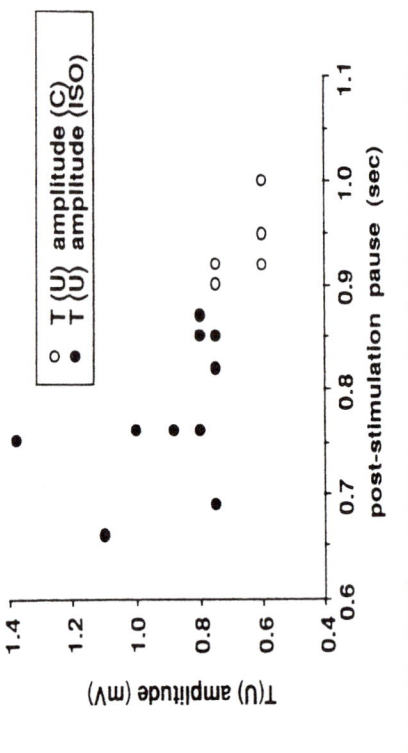

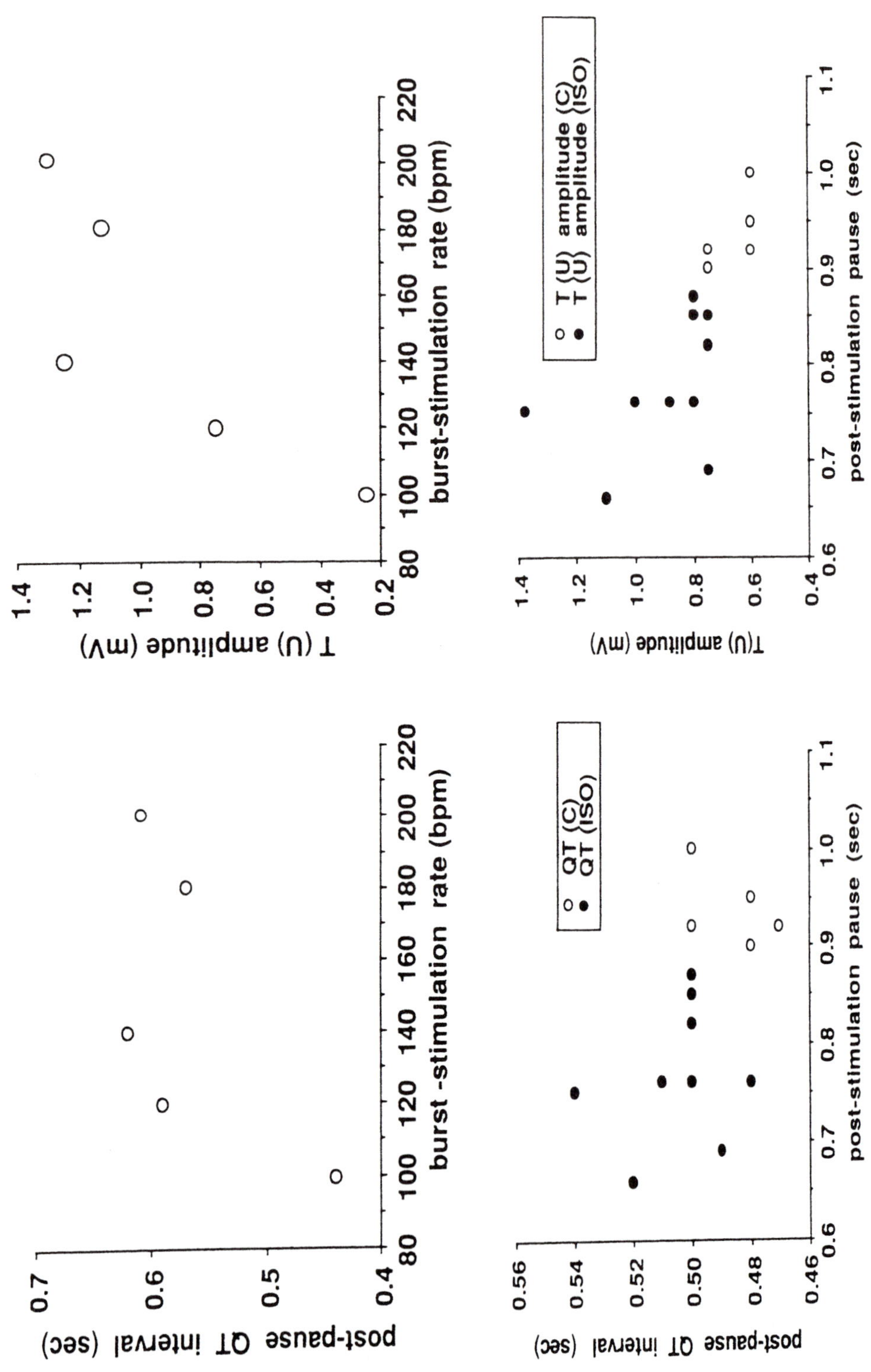

208　V　QT延長症候群

図 25-4　(上段)先行刺激頻度と pause 後の QT 間隔, T(U)波高との関係　(下段)イソプロテレノール(ISO)点滴静注前後の刺激後の pause 間隔と QT 間隔, T(U)波高との関係　詳細は本文参照.

研修医　VTあるいはVfが誘発された可能性を考えました．
この症例をどのような疾患と捉えたらよいですか？

指導医　家族性の潜在性QT延長症候群とでも呼ぶべき病態と考えます．実はこの後，妹にもEPSを施行し同様の異常所見を認めており，また兄が突然死していることから，家族性QT延長症候群の一亜型の可能性が考えられます．

　従来，家族性(先天性)QT延長症候群はadrenergic-dependent type，後天性QT延長症候群はpause-dependent typeと分類されていますが，両者の特徴をあわせもつ中間型(intermediate type)も知られています[1]．本症例は心拍数増加時にQTc間隔が延長し，高頻度刺激およびイソプロテレノール負荷によってQT(U)の異常が出現する点でadrenergic-dependent typeの特徴を有し，pause後にQT(U)の異常が顕著となる点でpause-dependent typeの特徴をも有し，intermediate typeに属する病態と考えられます．従来，先天性・後天性に分類されてきたQT延長症候群が別々の疾患単位ではなく，程度が異なるものの同じ再分極異常を共有する1つの疾患とする考え方もあります[1]．すなわち，従来先天性とされてきたQT延長症候群は心室再分極異常の程度が強いため早期にあるいは容易に診断され，また交感神経の賦活による内向きCa^{2+}電流の増加のみでtorsades de pointes (TdP)，Vfをきたすのに対し，後天性とされてきた症例は再分極異常の程度が軽いため，再分極を遅延させる薬物や徐脈などの条件が加わってはじめて不整脈をきたす，と考えることもできます(SIDE MEMO参照)．実際にQT延長症候群の遺伝子のcarrierであっても，安静時の心電図でQTc間隔が正常の例が6%存在するという報告もあります[2]．したがって，QT延長症候群のより正確な診断には遺伝子診断法の確立をまたなければなりません(症例24のSIDE MEMO参照)．

　本症例に対しては，家族性QT延長症候群の治療に準じ，運動制限を指示し，同時にβ遮断薬を投与して4年間以上経過観察していますが，現在まで心停止の再発はありません．突然死をより確実に予防するには植え込み型除細動器(ICD)の方がよい，という異論もあると思いますが，中学生の女子でICD植え込みに伴う心理的問題もあり，上記の方法を選択しました．

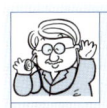

▶**SIDE MEMO　QT延長・TdPをきたす疾患および薬物**　QT間隔の延長，さらにはtorsades de pointes(TdP)をきたすことが報告された疾患および薬物を表25-1に列挙した．こうした病態あるいは薬物により失神，さらには心停止をきたすことがある，という認識は臨床医にとってきわめて重要である．

　表25-1に列挙した薬物は臨床でしばしば用いられるが，ここで大きな問題は，どのような患者がQT延長，TdPをきたしやすいのかを識別する臨床的方法が確立されていないことである．この意味でKadishらの報告[3]は貴重な示唆に富む．彼らは，Ⅰ A群抗不整脈薬によって多形性心室頻拍(TdP)を生じた症例に薬物中止後トレッドミル運動負荷試験を施行し，運動によってQTc間隔が延長することを認めた(図25-5)．一方，健常対照群のQTc間隔は運動によって変わらないか短縮することから，Ⅰ A群抗不整脈薬によって催不整脈をきたしやすい患者は，もともと潜在的に心室再分極の異常を有していた可能性が示唆された．

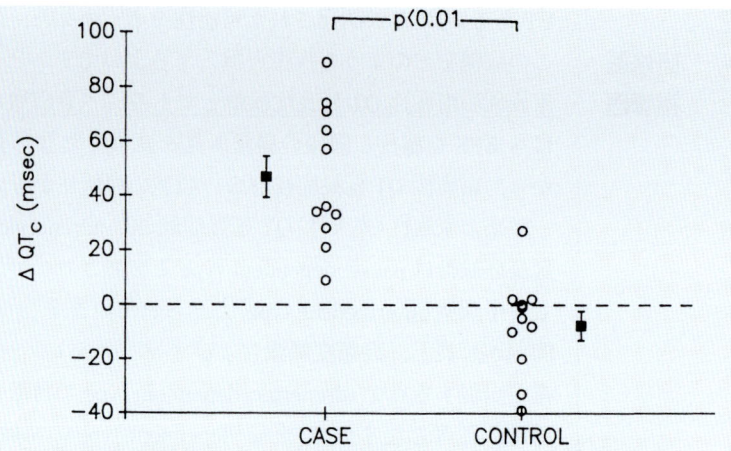

図 25-5 トレッドミル運動負荷試験における QTc 間隔の変化（文献 3 より引用） ⅠA 群抗不整脈薬によって多形性心室頻拍を生じた症例では，薬物中止後の運動負荷試験で QTc 間隔が平均 47 msec 延長したが，対照群 (CONTROL) では平均 8 msec 短縮し，両群間に有意差 (p＜0.01) が認められた．

本文でも述べた通り，従来先天性・後天性に分類されてきた QT 延長症候群が別々の疾患単位ではなく，程度が異なるものの同一疾患である可能性も考えられる．すなわち，後天性とされてきた症例は再分極異常の程度が軽いため，再分極を遅延させる薬物や徐脈などの条件が加わってはじめて不整脈をきたす，と考えることもできよう．実際，薬物誘発性 QT 延長症候群 (dLQTS) に関して本邦から興味深い報告が最近なされた．すなわち，dLQTS 患者群における *KCNQ1*, *KCNH2*, *SCN5A* などの遺伝子変異の頻度は先天性 QT 延長症候群群と差がなく (40% vs 52%)，イオンチャネルの機能的異常が軽微な潜在性 QT 延長症候群とみなすべきであるとするものである[5]．また，遺伝子変異ではないが，*KCNE1* の遺伝子多型（一塩基多型, single nucleotide polymorphism：SNP）である D85N の頻度が QT 延長症候群では健常人に比し有意に高頻度であることが報告されている (3.9% vs 0.81%)[6]．将来，薬物投与前にこうした患者をスクリーニングできるようになれば，薬物による重篤な催不整脈を回避できるかもしれない．

それまでは，表 25-1 に列挙された患者をみたり，薬物を投与する場合，TdP 発症

表 25-1 QT 延長・TdP をきたす疾患および薬物

1) 特発性
    家族性 (Romano-Ward 症候群, Jervell and Lange-Nielsen 症候群)
    散発性
2) 器質的心疾患 (心筋梗塞，心筋炎，僧帽弁逸脱症)
3) 徐脈 (完全房室ブロック，洞不全症候群)
4) 中枢神経障害 (クモ膜下出血，頭部外傷)
5) 電解質異常 (低 K 血症，低 Ca 血症，低 Mg 血症)
6) 低蛋白血症，低栄養
7) 薬物
    抗不整脈薬 (ⅠA 群，Ⅲ群)
    向精神薬 (フェノチアジン，三環系抗うつ薬)
    有機リン薬剤
    抗ヒスタミン剤
    H2-ブロッカー
    その他——エリスロマイシン，プロブコール，など

の可能性を念頭におき，適切に対処する態度が望まれる．例えば，徐脈や電解質異常があれば早期にその補正を行う，などの努力が大切である．また，もともとQT間隔が長めの症例には該当する薬物の投与を控えることである．どうしても必要な場合は，入院させて投与後の心電図モニターを行ったほうがよい．

文　献

1) Jackman WM, Friday KJ, Anderson JL, et al.：The long QT syndrome：A critical review, new clinical observation and a unifying hypothesis. Prog Cardiovasc Dis 31：115-171, 1988
2) Vincent GM, Timothy KW, Leppert M, et al.：The spectrum of symptoms and QT intervals in carriers of the gene for the long QT syndrome. N Engl J Med 327：846-852, 1992
3) Kadish AH, Weisman HF, Veltri EP, et al.：Paradoxical effects of exercise on the QT interval in patients with polymorphic ventricular tachycardia receiving type Ia anti-arrhythmic agents. Circulation 81：14-19, 1990
4) 好本達司, 宮崎利久, 馬場彰規, 他：潜在性QT延長症候群の心臓性急死蘇生例. 心臓 26：111-115, 1994
5) Itoh H, Sakaguchi T, Ding W-G, et al：Latent genetic backgrounds and molecular pathogenesis in drug-induced long-QT syndrome. Circ Arrhythmia Electrophysiol 2：511-523, 2009
6) Nishio Y, Makiyama T, Itoh H, et al：D85N, a KCNE1 polymorphism, is a disease-causing gene variant in long QT syndrome. J Am Coll Cardiol 54：812-819, 2009

Ⅰ　房室回帰性頻拍（AVRT）

Ⅱ　房室結節回帰性頻拍（AVNRT）

Ⅲ　心房頻拍

Ⅳ　心室頻拍（VT）

Ⅴ　QT延長症候群

Ⅵ　心室細動（Vf）

Ⅶ　洞不全症候群（SSS）

Ⅷ　房室ブロック（AVB）

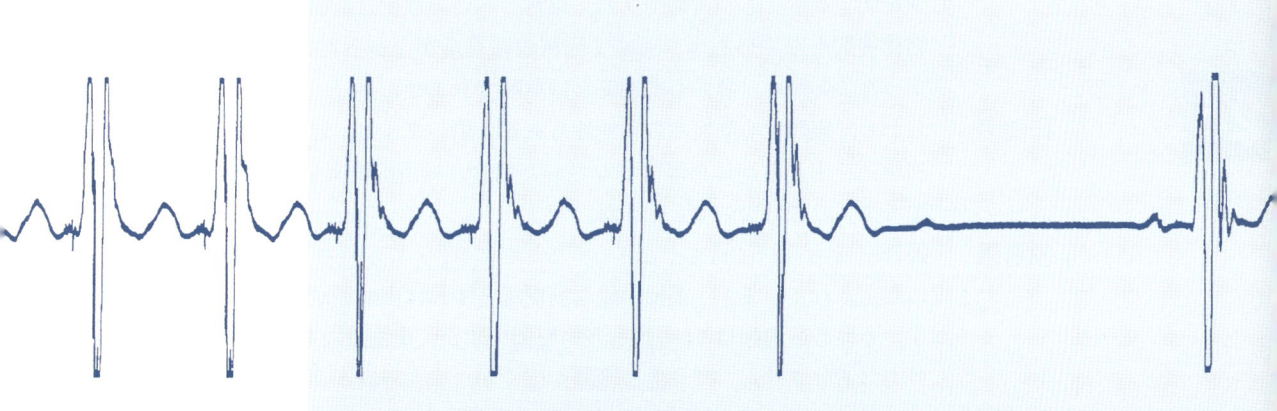

26 特発性Vf

▶SIDE MEMO　Brugada症候群と青壮年急死症候群

症例は38歳，男性．主訴は失神発作．32〜33歳時に計4回の失神発作があり，某病院に入院．夜間洞徐脈が認められたことから洞不全症候群と診断され，恒久的心室（VVI）ペースメーカが植え込まれた．36歳時に失神の再発のため同院に再入院，心房細動から心室細動（Vf）となり，直流通電により除細動された既往がある．

1993年7月27日（38歳），再度失神発作を生じたため当院救急外来に受診．心電図記録中にVfとなった．直流通電（200 J）により除細動された後に入院となった．Vf出現前に胸痛の自覚はなかったという．Vfの直前とVf出現時の心電図を図26-1に示す．

家族歴・入院時現症に特記すべき異常はなかった．常用薬もなかった．

入院後すぐに施行された心エコー図検査では左室収縮異常を認めず，左室・右室・心房径は正常，心筋肥大も認めなかった．入院後血清CPKおよびMB値の上昇を認めなかった．また，血清K，Ca，Mg値はいずれも正常範囲であった．

診断・治療をめぐって

指導医　これまでの経過から，この症例の病態をどう考えたらよいでしょうか？

研修医　救急外来でVfを生じる直前の心電図を見ると，V1，V2誘導でST上昇を認めますので，急性心筋梗塞を発症して間もなくVfを起こした可能性を第一に考えます．

指導医　たしかに急性心筋梗塞（冠閉塞）あるいは再灌流によるVfは必ず念頭において鑑別をすすめることが大切ですね．ただし，この症例は胸痛の自覚症状がなく，Vf発作後間もなくの心エコーにて局所収縮異常がなかったこと，CPKの上昇がなかったことから，急性心筋梗塞とは診断できません．

研修医　しかし，無痛性心筋梗塞の可能性もあると思いますし，冠閉塞がごく短時間で心筋壊死を生じる前に再灌流がなされた場合，局所収縮異常やCPKの上昇がなくてもよいのではないでしょうか．

指導医　図26-1をもう一度見てください．たしかにST上昇がみられますが，V1，V2誘導に限定されています．前壁中隔心筋梗塞とすれば虚血領域は小さいと考えられます．急性心筋虚血はVfの最も多い原因ですが，虚血になれば必ずVfが起こるわけではありません．Vfは虚血範囲が広くかつ虚血程度が高度な症例で起こりやすいとされています．

研修医　たとえ虚血範囲が狭くても，図26-1下段のように心室期外収縮（PVC）がR on Tの形で出現すればVfが誘発されてもおかしくないように思います．

症例26 特発性 Vf　215

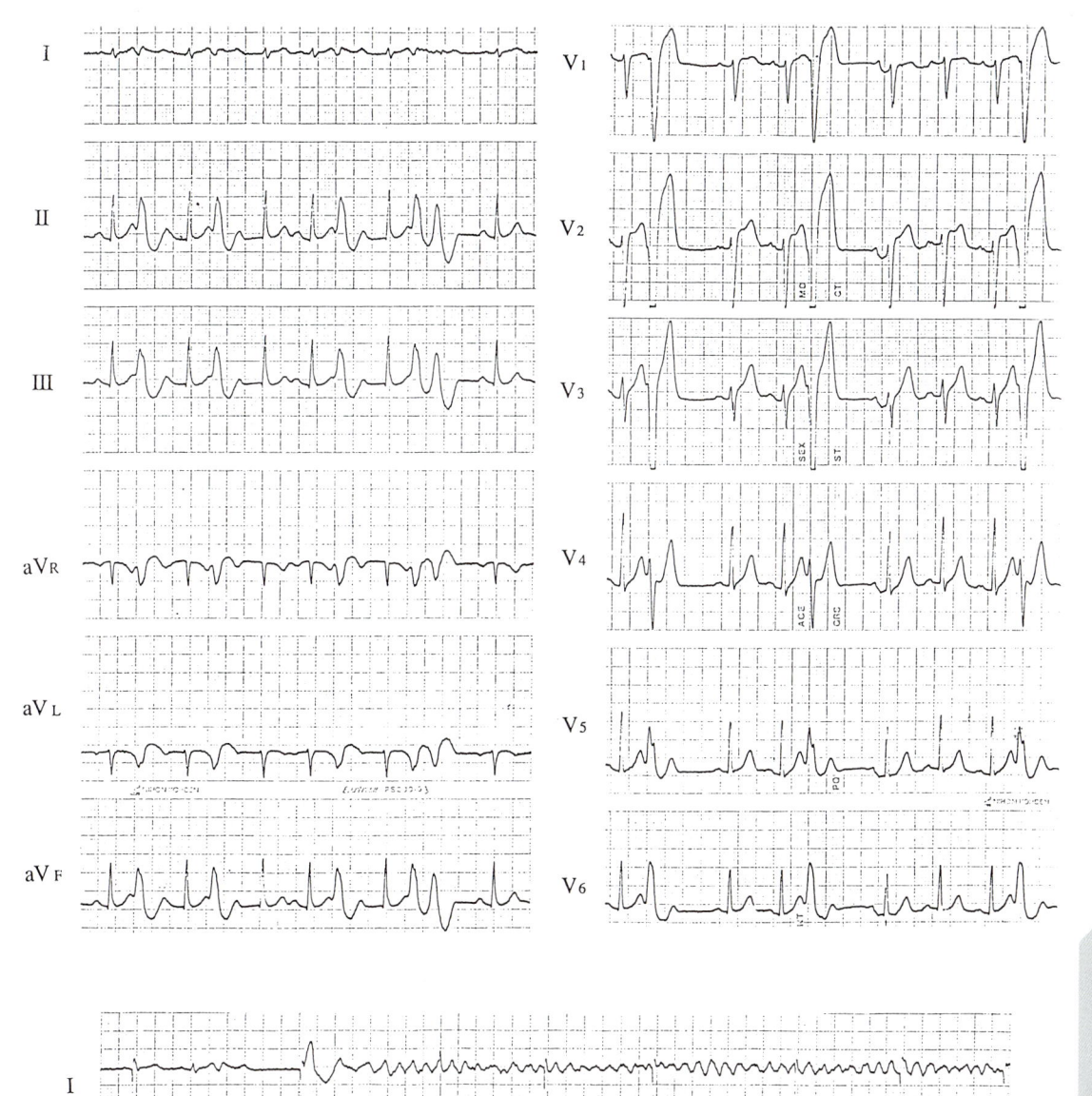

図 26-1　Vf 直前と Vf 出現時の心電図　詳細は本文参照.

指導医	それは重要な指摘ですね．この症例は洞不全症候群が疑われ VVI ペースメーカが植え込まれていました．PVC 後の代償性休止期による pause のためにペースメーカが作動し，心室ペーシング心拍の T 波の頂点の直後に PVC（*）が出現して Vf が生じています．T 波の頂点付近は相対不応期にあたり，興奮性の回復が心室の部位によって不均一なために不整脈が誘発されやすい時期で，心室受攻期と呼ばれています．興奮性回復の不均一性は洞調律時よりも心室ペーシング時に増強することが報告されています[1]．そこに PVC が発生すると，不均一な興奮伝導のためにリエントリー性不整脈が誘発されやすくなるのです． 　ところで，Vf 直前に多発していた PVC はどこから発生していますか？
研修医	PVC 波形は胸部誘導で左脚ブロックパターンですから右室起源，また I 誘導で深い S 波を認めることから電気軸は下方軸（右軸）で，興奮は上から下へ向かっています．したがって，この PVC は右室流出路起源と推測されます．
指導医	では，左冠動脈前下行枝閉塞による前壁中隔心筋梗塞の際に右室流出路は虚血になりますか？
研修医	自由壁への血流供給は右冠動脈（右室枝・円錐部枝）からなされるので，右室流出路の自由壁は虚血にはなりません．しかし，心室中隔面（前中隔）は虚血になり得ます．ですから，前壁中隔心筋梗塞が発症し，虚血になった右室流出路の心室中隔面から PVC が発生した可能性はあると思います．
指導医	以上の討論をまとめると，種々の状況から急性心筋梗塞の可能性は低いものの，比較的狭い範囲の前壁中隔心筋梗塞発症直後に右室流出路から PVC が多発し，心室ペーシング心拍時に PVC が R on T の形で出現したため Vf が誘発された可能性は除外できないということですね．そして，早期に再灌流されたために，収縮異常を残さず心筋逸脱酵素の上昇もなかった，と．
研修医	はい．
指導医	こうした可能性が除外できないので，臨床的には冠動脈造影検査が必要になります．しかし，本症例の冠動脈造影検査では狭窄病変を認めず，アセチルコリンの冠動脈内投与によるスパズム誘発試験も陰性でした．また，左室造影検査でも収縮異常を認めず，駆出率も 59％ と正常でした．この時点で急性心筋梗塞（冠閉塞）による Vf は否定的となりました． 　他に Vf の原因と考えられる病態はありませんか？
研修医	心エコーおよび心臓カテーテル検査にて異常がないので，肥大型心筋症（HCM），拡張型心筋症（DCM），心筋炎は否定的です．また，心電図で QT 延長がないので家族性 QT 延長症候群も否定的で，電解質異常による Vf も除外されます．
指導医	その他の鑑別診断はありませんか？
研修医	------．
指導医	最後に，特発性 Vf を忘れてはなりません．特発性 Vf は明らかな器質的心疾患や急性虚血・電解質異常・QT 延長症候群などによらない Vf の総称で，除外診断としてなされるものです．特発性 Vf にはいくつかの病型が知られています．すなわち，(1) 非発作時の心電図に異常が認められないもの[2]，(2) 右側前胸部誘導（V1〜V3）に ST 上昇（＋右脚ブロック）を認め，とくに Vf 発作の前後で ST 上昇が増強

するタイプ，すなわち Brugada 症候群[3-5]，(3) 短い連結期の心室期外収縮から始まる torsades de pointes から Vf へと移行するタイプ[6]，などです．

本症例は Brugada 症候群に該当すると思われます．図 26-2 を見てください．これは入院後の心電図ですが，V1, V2 誘導に Brugada 症候群に特徴的な ST 上昇が認められます．すなわち，高い J 点から弧を描いて下降し陰性 T 波に移行する coved 型 ST 上昇です．他に陽性 T 波で終わる saddle-back 型 ST 上昇も知られていますが(図 26-3)，Vf・失神発作の既往のある症例では前者を認めることが多いとされています[7]．

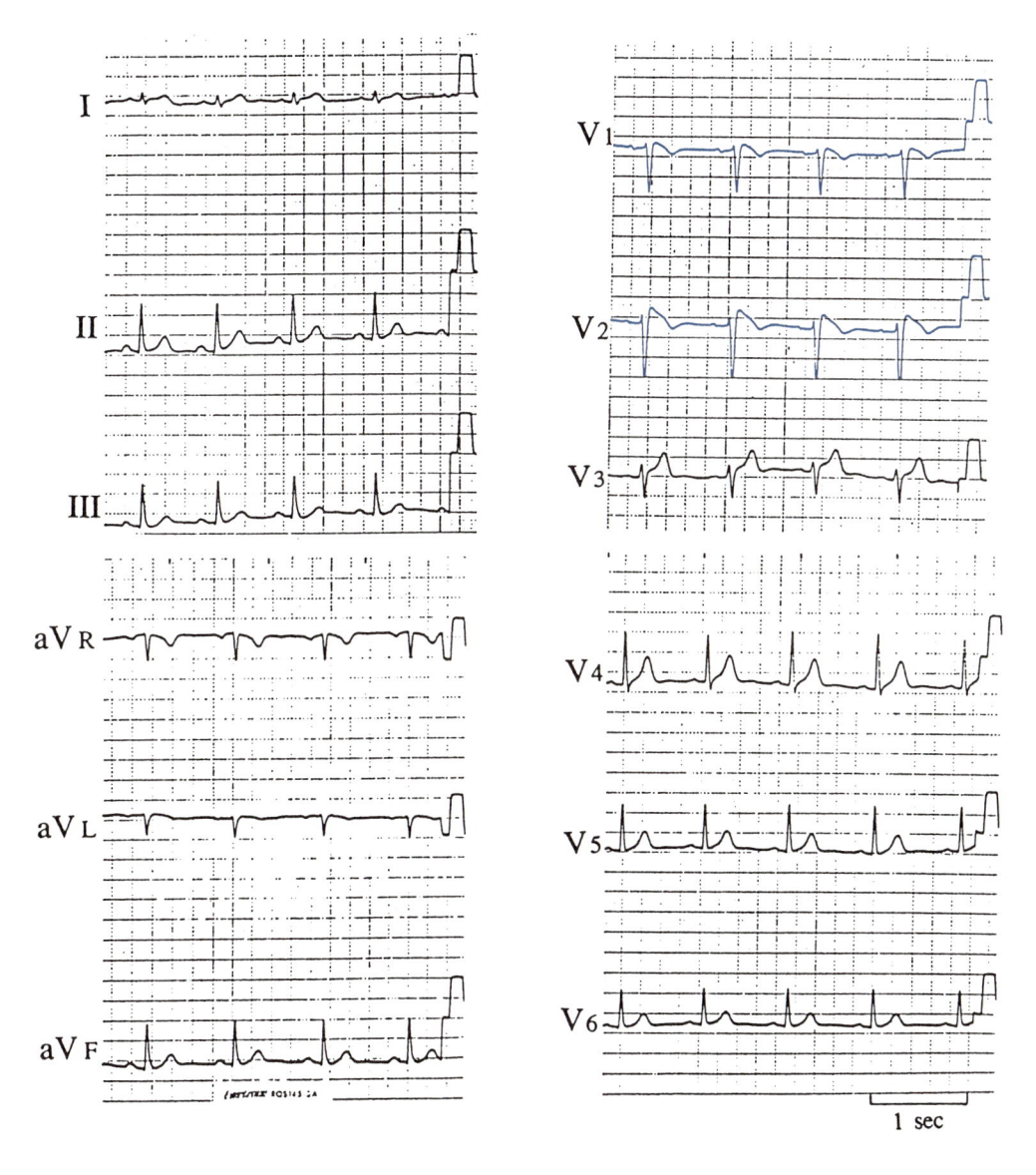

図 26-2 入院後の心電図　詳細は本文参照．

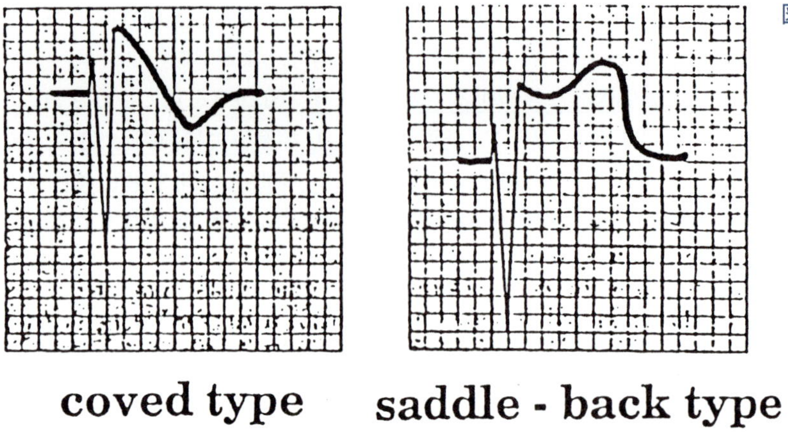

218　Ⅵ　心室細動（Vf）

図 26-3　coved 型と saddle-back 型の ST 上昇
詳細は本文参照.

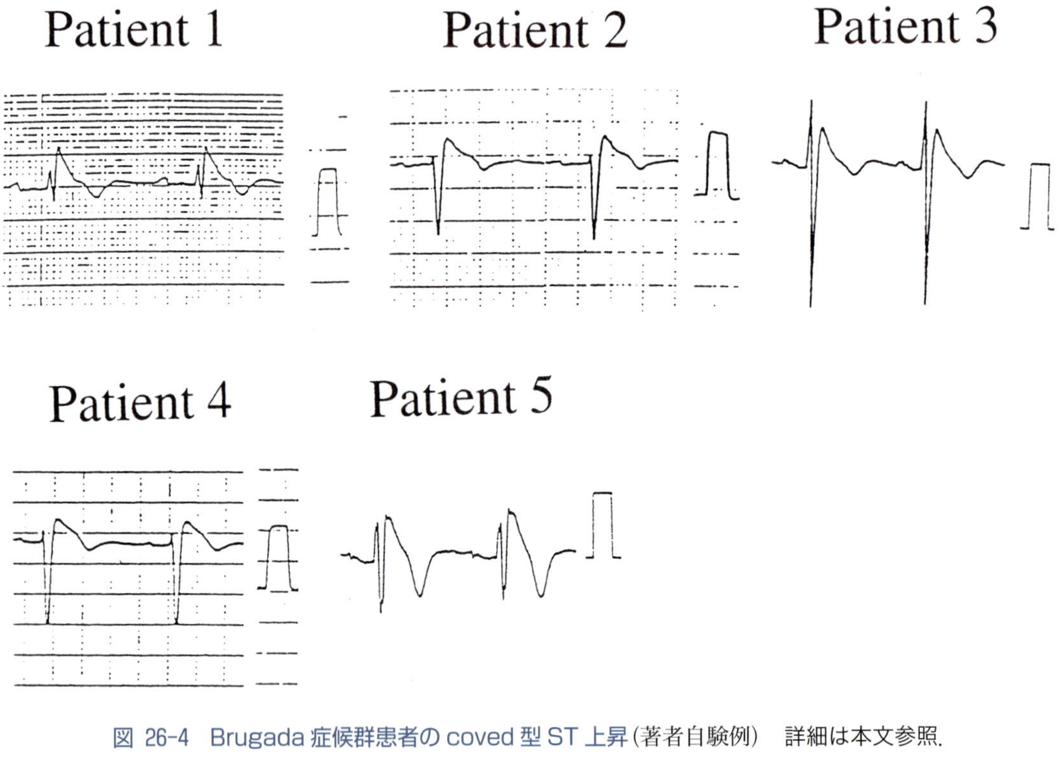

図 26-4　Brugada 症候群患者の coved 型 ST 上昇（著者自験例）　詳細は本文参照.

☞　　図 26-4 に我々が経験した Brugada 症候群の V1 あるいは V2 誘導心電図を示しました(本症例は図中 Patient 4).いずれの症例でも coved 型 ST 上昇が認められます.Brugada らの最初の報告ではこうした ST 上昇に加え,右脚ブロックも特徴的な心電図所見として挙げられていましたが,我々が経験した症例では必ずしも右脚ブロックと診断できない例も少なくありません.図 26-4 の Patient 2-4 では高い J 点からの ST 上昇のために右脚ブロック様に見えますが,右軸偏位や V5,V6 誘導における深い S 波を認めず(図 26-2 参照),右脚ブロックとは診断できません.

研修医　Brugada 症候群の ST 上昇の成因,ST 上昇と Vf との因果関係について説明してください.

指導医　ST 上昇の成因に関する定説はまだありませんが,我々が ST 上昇に及ぼす自律神経受容体刺激・遮断薬および抗不整脈薬の影響を検討した結果では,心室再分極時間や静止膜電位の空間的差異により ST 上昇をきたしている可能性が考えられました[4].すなわち,V1〜V3 に対応する右室流出路あるいは心室中隔に early repolarization ないし静止膜電位の浅い脱分極領域が存在し,周囲の膜電位との差で ST が上昇していると考えています.再分極時間や静止膜電位の空間的差異が大きければ心室受攻性が高まり,Vf が生じやすくなると考えられます.

　こうした異常はイオン・チャネル,とくに K^+ チャネルあるいは Na^+ チャネルの機能的異常によると推測されます.実際,1998 年本症候群の家系で Na チャネルをコードする遺伝子である *SCN5A* の変異が報告されました[8].しかし,この遺伝子異常を有する症例は 15〜25％にとどまり,詳細については今後の解明をまたなければなりません.

　一方,Brugada 症候群に合致する症例の剖検で,右室心筋および刺激伝導系を巻き込む心筋症の病理所見を認めたとする報告もなされています[9].

研修医　本症例では右室造影や心筋生検がなされていますか？

指導医　右室造影では右室拡大や収縮異常を認めず,心室中隔からの心筋生検でも異常なく,本症例を右室心筋症あるいは不整脈を伴う右室異形成(ARVD)と断定する根拠はありません.やはり機能的異常が想定されます.本症例の ST 上昇が日によって変動し,ほぼ正常の心電図所見を示すこともあるという事実も,固定化した心筋病変によるのではなく,イオン・チャネルの機能的異常による可能性を支持します.

　この意味で Brugada 症候群は家族性 QT 延長症候群(LQTS)と類似しているかもしれません.LQTS の本態は病理組織学的異常ではなく,$β$ 受容体や K^+ チャネルを調節する G 蛋白の遺伝的異常であると考えられています[10].こうした素因の上に交感神経刺激などの神経体液性因子が誘因となって,心電図異常・不整脈が増悪すると考えられます(症例 24 の **SIDE MEMO** 参照).

　Brugada 症候群の病態に関する議論はこれくらいにして,本症例の治療に移りたいと思います.どのように manage していったらよいですか？

☞　**研修医**　まず心臓電気生理学的検査(EPS)により薬効評価を行い,有効薬がみつかれば,その投与によって経過観察します.

220　VI　心室細動（Vf）

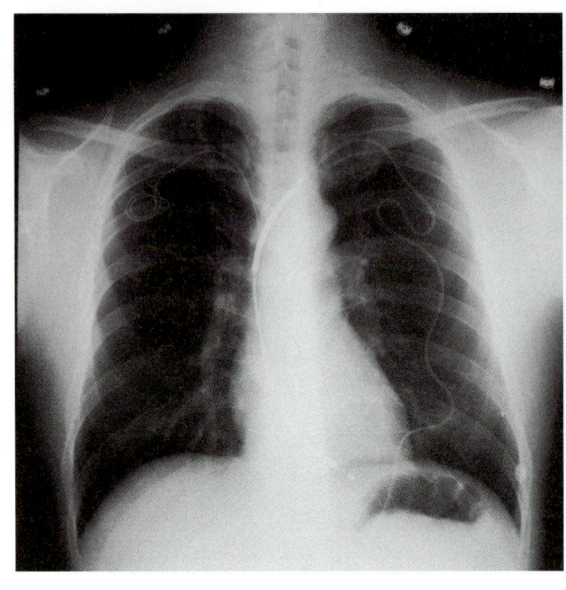

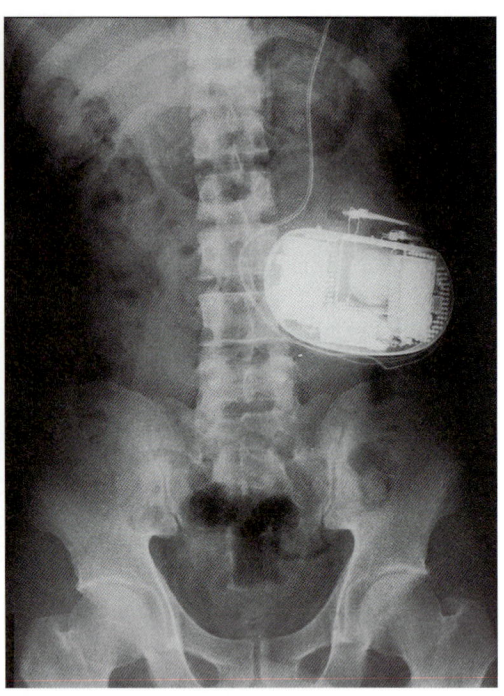

図 26-5　ICD 植え込み後の胸部・腹部 X 線写真　詳細は本文参照.

指導医　そうですね．このような症例に対してホルター心電図による薬効評価は困難ですので，まず EPS を行うべきでしょうね．実際，本症例に対し EPS を行い頻拍の誘発を試みましたが，残念ながら三連発早期刺激法，バースト刺激法，イソプロテレノール点滴静注負荷にても頻拍は誘発されず，薬効評価はできませんでした．ちなみに，本症例は以前某病院にて洞不全症候群が疑われペースメーカを植え込まれていますが，洞機能は正常でした．すなわち，補正洞結節回復時間（CSNRT）は 290 msec，洞房伝導時間（SACT）は 115 msec と，いずれも正常範囲内でした．また，房室伝導も正常でした．
　さて，以上のことが判った時点でどうしますか？

研修医　この症例は 38 歳と若く，Vf による突然死や失神発作による事故を防ぐために植え込み型除細動器（implantable cardioverter defibrillator：ICD）治療に踏み切るべきと考えます．

指導医　当時第三世代 ICD の治験が行われ当施設も参加していたので，本症例にも ICD を植え込み，また洞機能が正常であったのでペースメーカ本体を抜去しました（ICD の適応については，LECTURE 6 植え込み型カルディオバーター・除細動器（ICD）のガイドラインを参照）．
　図 26-5 は ICD（VENTAK PRX II）植え込み後の胸部・腹部 X 線写真，図 26-6 は術中の ICD 作動試験を示します．ICD の本体は腹壁に植え込まれ，それに接続された経静脈リードが右室心尖部に挿入されています．リード先端でセンシングとペーシングを行い，Vf が発生した場合，直流通電によって除細動するしくみになっています．ICD が適切に作動するか否かを確認する目的で，植え込み時に心

症例 26

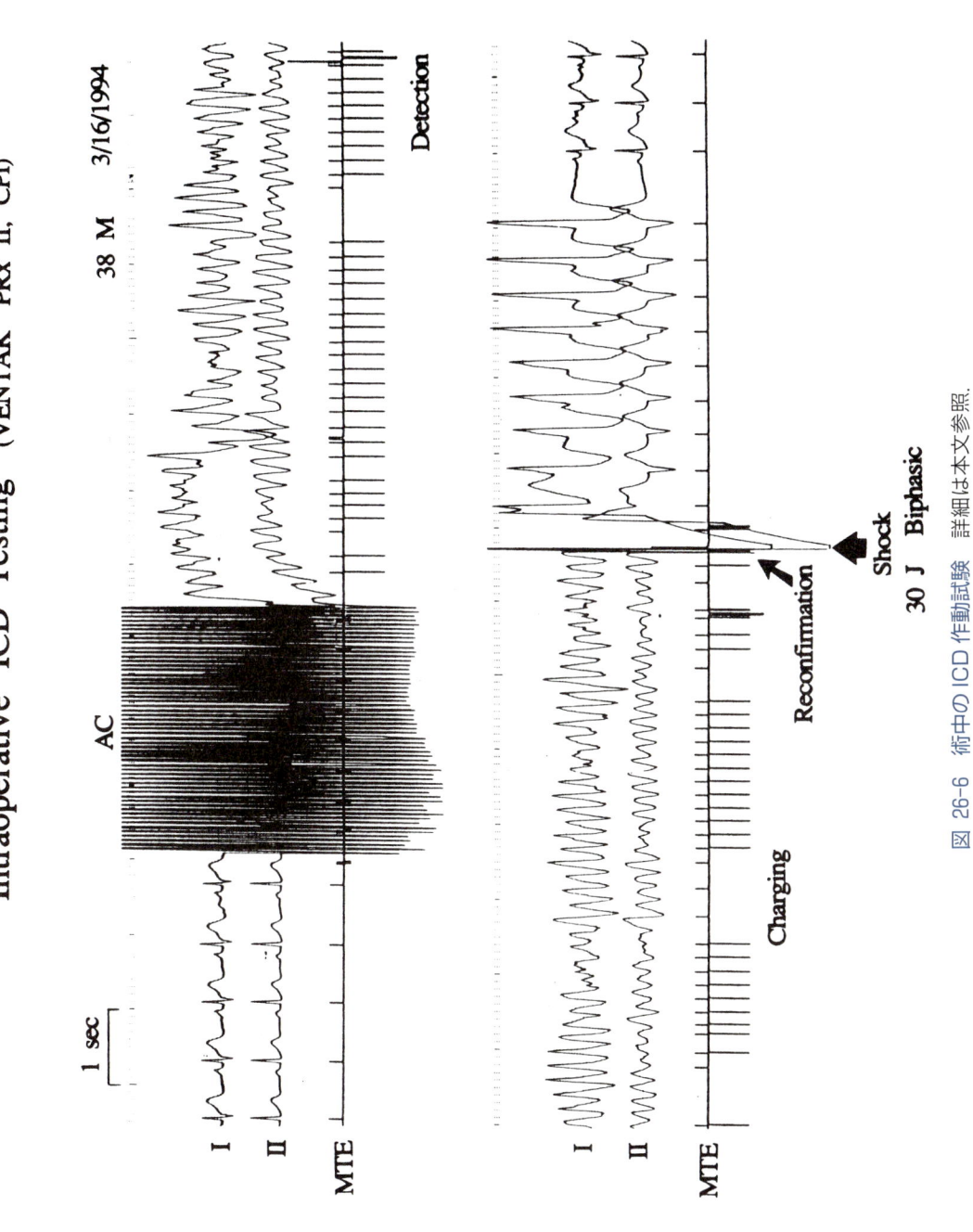

図 26-6 術中の ICD 作動試験 詳細は本文参照.

室に交流波を通電し Vf を起こします．ICD はこの Vf を直ちに診断し，プログラムされていた通り 30 J の直流通電を行い，Vf を除細動しています．

図 26-7 は植え込み後約 2 年 2 か月して Vf が再発し，ICD によって除細動された際の心内電位(ICEG：上段)と Vf 再発後の心電図変化(下段)を示しています．この時にも，Vf 再発直後に V1，V2 誘導で ST 上昇が認められました．

さらに図 26-8 を見てください．これは植え込みから 1 か月後に認められたエピソードを示しています．この時の多形性心室頻拍(VT)ないし Vf は約 12 秒後に自然停止し，通電が回避されています．本症例は失神発作を繰り返していましたが，このような一過性 VT/Vf がその原因であったことが推測されます．

このように ICD はこの症例を突然死から守るだけでなく，その電位記録・保持機能により Vf の発生様式についての知見を集積し，病態の理解や将来の薬物療

表 26-1 特発性心室細動における頻拍誘発率，治療，頻拍再発と ICD 治療成績

報告	対象例	VT/Vf 誘発	治療	経過観察	不整脈イベント
Viskin, 1992；Re(文献 2)	37 例；平均 36 歳	N. A.	N. A.	2 か月～14 年	9/37(25%)で 1 年以内に SCD/VT/Vf
Brugrada, 1992；MC(文献 3)	8 例；男 6，女 2；平均 29 歳	4/ 8(50%)	薬物 4，ICD2，薬物＋ICD2	1 か月～5 年	2/8(25%)で SCD/Vf；ICD shock 1/4(25%)
Roelke, 1992；SC	11 例；平均 26 歳	1/11(9%)	薬物 5，ICD6	平均 62 か月	3/11(27%)で SCD/Vf
Wever, 1993；SC	19 例；男 15，女 4；平均 33 歳	10/19(53%)	薬物 9，ICD10	平均 43 か月(5～85 か月)	7/19(37%)で SCD/Vf；ICD shock 5/10(50%)
Leenhardt, 1994；SC(文献 6)	14 例；男 7，女 7；平均 35 歳	2/14(14%)	薬物 10，ICD1，薬物＋ICD2	平均 63 か月(12～189 か月)	7/14(50%)で SCD/VT/Vf；ICD shock 3/3(100%)
Fan, 1994；MC	25 例；男 17，女 8；8～75 歳	13/25(52%)	全例 ICD	1 年	1 年以内に ICD shock 6/25(24%)
Priori, 1995；MC	登録 72 例	35/68(51%)	薬物 38，ICD28，薬物＋ICD3，無 3	平均 4.4 年(37 例)	12/37(32%)で失神/Vf
Wichter, 1995；SC	40 例；平均 44 歳	13/40(33%)	薬物 12，ICD19，無 9	平均 60 か月	11/40(28%)で SCD/VT/Vf；ICD shock 5/19(26%)
Nandemanee, 1995；SC(文献 14)	17 例；全例男；平均 26 歳	9/17(53%)	N. A.	1 年	2/17(12%)で SCD
Crijns, 1995；SC	10 例	N. A.	薬物 9，ICD1	平均 2.8 年	1/10(10%)で VT のみ
笠貫, 1995；SC	6 例；男 4，女 2；平均 36 歳	6/ 6(100%)	全例 ICD	平均 40 か月	ICD shock 2/6(33%)

VT/Vf 誘発：93/208(45%)　　不整脈イベント：62/224(28%)
ICD shock：22/67(33%)

Re：文献のレビュー，MC：多施設でのデータ，SC：単一施設でのデータ，N. A.：詳細不明，VT/Vf：持続性心室頻拍または心室細動，SCD：心臓突然死，ICD shock：ICD による適切な通電

症例 26 特発性 Vf 223

'96/5/27 17:44

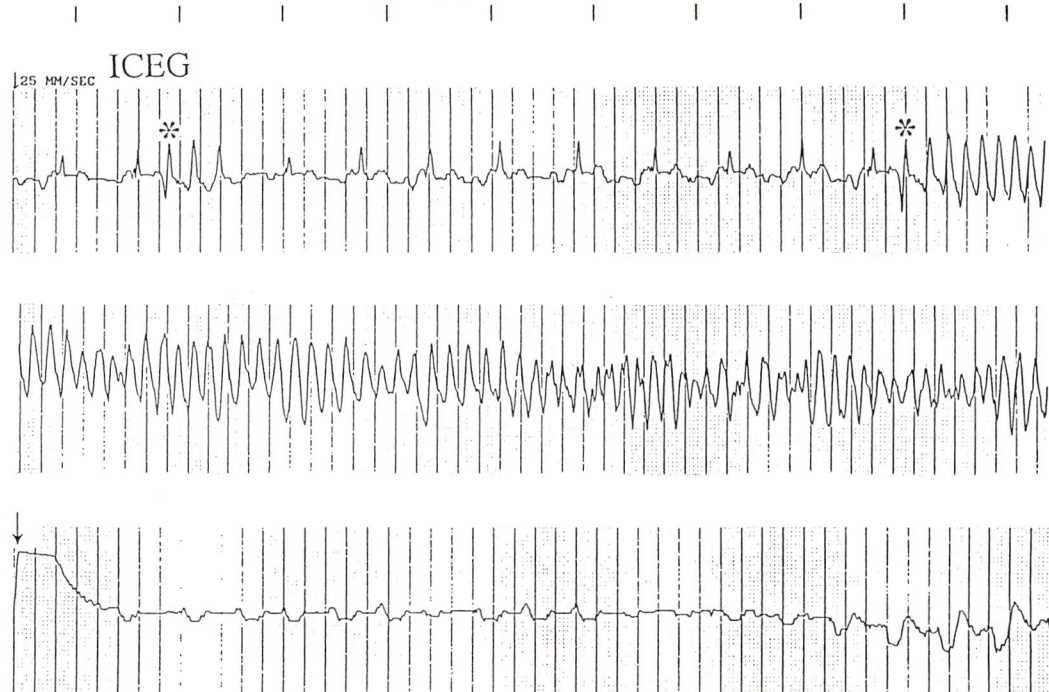

ICEG

30J Biphasic Shock

'96/5/27 19:14 '96/5/28 7:30

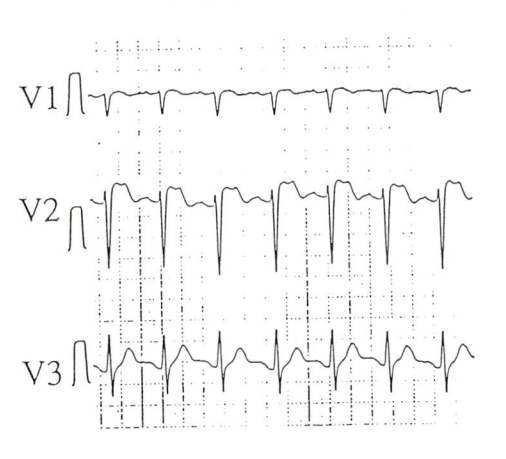

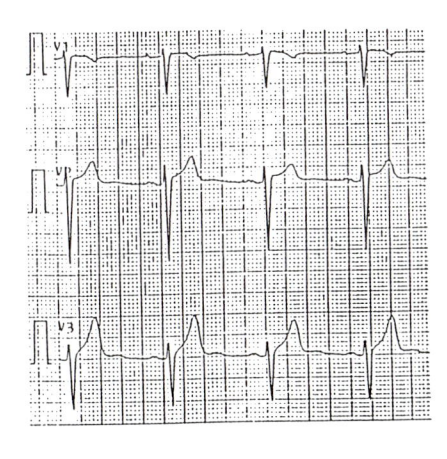

V1
V2
V3

図 26-7 Vf 再発の際の ICD による除細動時の心内電位（上段）と Vf 再発後の心電図変化（下段）　心室期外収縮（✻）をきっかけとして Vf が出現し，直流除細動により洞調律が回復した．詳細は本文参照．

224　Ⅵ　心室細動（Vf）

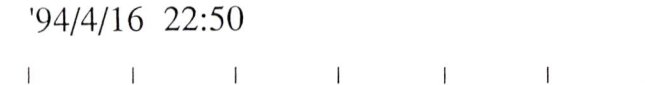

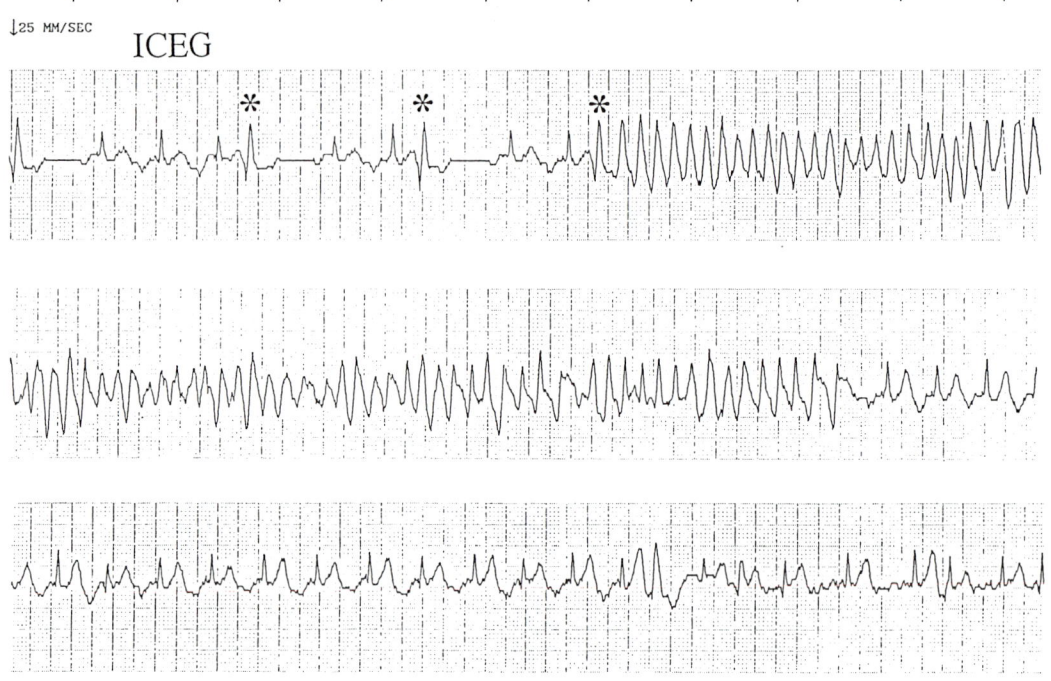

'94/4/16　22:50

ICEG

図 26-8　ICD 植え込み後 1 か月のエピソード　詳細は本文参照．

法，さらには非薬物療法に有益な情報をもたらすことが期待されます．
　表 26-1 は Brugada 症候群を含む特発性 Vf 症例における EPS での頻拍誘発率と治療成績を文献のレビューによってまとめたものです[11]．頻拍誘発率は全体で 45％と低く，薬効評価のむずかしさが示唆されます．経験的薬物療法，あるいは EPS による薬効評価による薬物治療，ICD 植え込み，あるいは無治療にて 1～5 年間経過観察した場合，心臓突然死，VT/Vf の再発，失神発作あるいは ICD の適切な通電などの重大な不整脈イベントの再発が 62/224（28％）に認められました．無投薬あるいは ICD 植え込みのみで経過観察された症例では 19/64（30％）で突然死，Vf 再発，あるいは ICD 通電が報告されています．
　すなわち，治療内容にかかわらず，特発性 Vf 症例のおよそ 30％前後に再発が認められたことになります．抗不整脈薬の投与によって長期予後を改善することのむずかしさが痛感されますし，特発性 Vf が 20～50 歳と働き盛りの青壮年に多いことを考慮すれば，ICD による突然死予防の意義が大きいことが理解できると思います．

症例 26

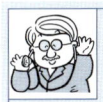

▶ SIDE MEMO　Brugada 症候群と青壮年急死症候群　1992 年 Brugada 兄弟らは，器質的心疾患や急性虚血・電解質異常・QT 延長症候群などによらない特発性心室細動例のうち，非発作時の心電図に右脚ブロック，右側胸部誘導（V1〜V3）の持続性 ST 上昇を示すサブグループを報告した[3]．

　この報告後，そうした心電図所見は Brugada 型心電図，失神発作・Vf を合併した症例は Brugada 症候群と呼ばれる[4,5]．しかしこの呼称は現時点では WPW 症候群のように確立されたものではなく，また Brugada 症候群が明確な電気生理学的異常をもつ疾患単位であるのか，潜在する右室心筋症の一表現型であるのか結論ができていない[12]．

　戸兵ら[13] は 22,027 人の心電図を調査し，Brugada 型心電図波形が 0.05% に認められたと報告している．陽性者 12 例中 4 例（33%）に失神の既往があり，内 3 例に Vf が確認された．この調査結果は Brugada 型心電図異常や Brugada 症候群はきわめて稀ではなく，人口 1 万人中それぞれ 5 人，1〜2 人の割合で存在することを示している．本症候群ではある時点で ST 上昇が消失する場合のあることを考慮すれば，実際の頻度はさらに高い可能性もある．

　表 26-2 は 1989 年度東京都監察医務院における心臓性突然死剖検例の基礎心疾患を示す．本邦においても虚血性心疾患（冠動脈疾患）が 75.5% と最多であるが，注目すべきは明らかな病理学的異常が認められない青壮年急死症候群が 12.0% を占めていた事実である．この中には Brugada 症候群や QT 延長症候群のような電気的異常による不整脈死が含まれている可能性がある．実際に，本邦の成人男性のポックリ病や東南アジアからの米国移民に多い夜間突然死症候群（sudden unexplained nocturnal death syndrome）の蘇生例のなかに Brugada 型心電図異常が認められたとする報告例もあり[14,15]，Brugada 症候群が青壮年急死症候群の重要な原因の 1 つである可能性が推測される．

　また近年，特発性心室細動症例の中に，下側壁誘導心電図（Ⅱ, Ⅲ, aVF, V4-V6）において QRS 波の直後にノッチが認められる患者が存在することが報告された[16]（図 26-9）．左室下側壁における早期再分極（early repolarization）の存在が示唆され，Brugada 症候群の類縁疾患と考えられている．Brugada 症候群と同様に男性に多く（72%）青壮年期に発症する（平均年齢 35±13 歳）が，人種的には白人に多い．

表 26-2　心臓性突然死の基礎疾患
（1989 年東京都監察医務院）

1）虚血性心疾患	545	(75.5%)
2）肥大型心筋症	58	(8.0%)
3）炎症性心疾患	11	(1.5%)
4）青壮年急死症候群	86	(12.0%)
5）乳幼児急死症候群	19	(2.6%)
6）その他	3	(0.4%)
計	722	(100 %)

226 Ⅵ 心室細動（Vf）

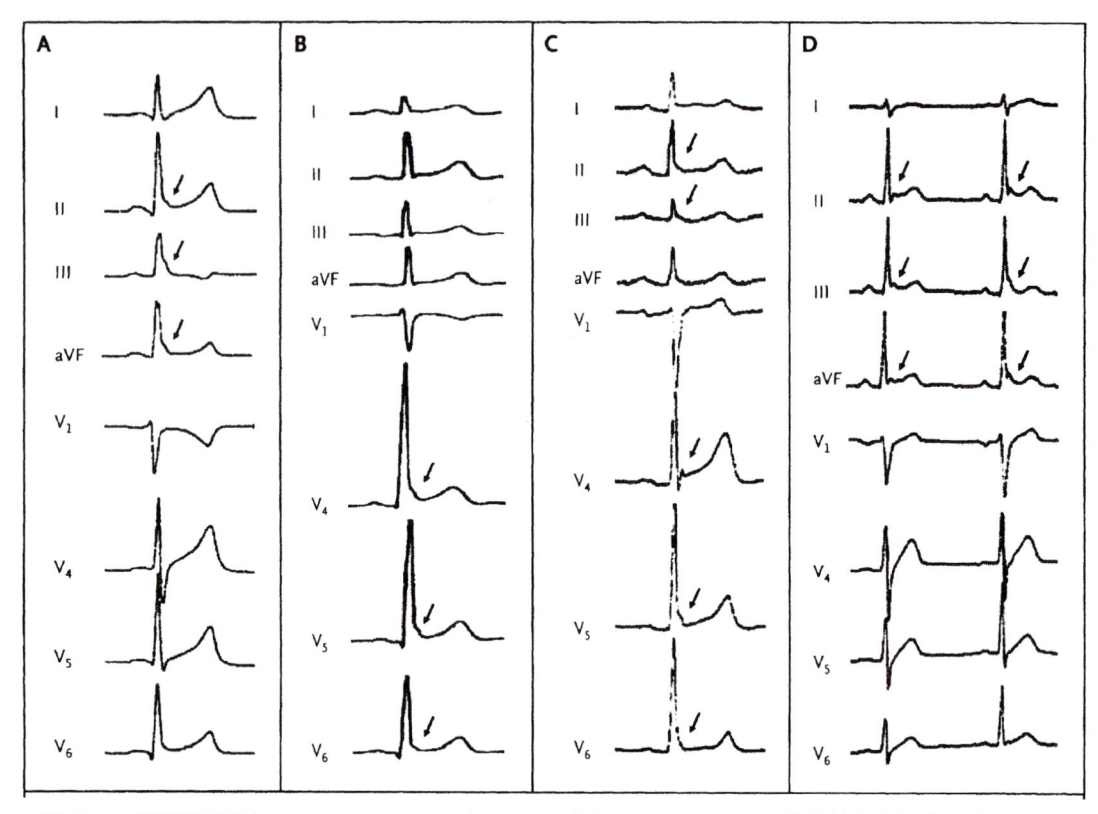

図 26-9 下側壁誘導（Ⅱ, Ⅲ, aVF, V4-V6）で QRS 直後にノッチを認める特発性心室細動症例の心電図
(Haïssaguerre M, Derval N, Sacher F, et al：Sudden cardiac arrest associated with early repolarization. N Engl J Med 358：2016-2023, 2008. Copyright ⓒ 2008 Massachusetts Medical Society. All rights reserved. Translated with permission.)［文献 16］

文　献

1) 古川佳子, 宮崎利久, 三好俊一郎, 他：異方性伝導による心室局所再分極時間の延長と空間的不均一性―イヌ生体位心でのマッピング法による検討. 心電図 17：181-189, 1997
2) Viskin S, Belhassen B：Idiopathic ventricular fibrillation. Am Heart J 120：661-671, 1990
3) Brugada P, Brugada J：Right bundle branch block, persistent ST segment elevation and sudden cardiac death：A distinct clinical and electrocardiographic syndrome. J Am Coll Cardiol 20：1391-1396, 1992
4) Miyazaki T, Mitamura H, Miyoshi S, et al.：Autonomic and antiarrhythmic drug modulation of ST segment elevation in patients with Brugada syndrome. J Am Coll Cardiol 27：1061-1070, 1996
5) 森博愛, 田岡雅世, 柴昌子, 他：Brugada 症候群. 日本医事新報 3726 号：11-14, 1995
6) Leenhardt A, Glaser E, Burguera M, et al：Short-coupled variant of torsade de pointes. A new electrocardiographic entity in the spectrum of idiopathic ventricular tachyarrhythmias. Circulation 89：206-215, 1994
7) 小川聡, 新博次, 春見建一, 他：右脚ブロック・右側胸部誘導（V1〜V3）ST 上昇をきたす症例の調査（中間報告）. 心臓 27：103-107, 1995

8) Chen Q, Kirsch GE, Zhang D, et al：Genetic basis and molecular mechanism for idiopathic ventricular fibrillation. Nature 392：293-296, 1998
9) Corrado D, Nava A, Buja G, et al.：Familial cardiomyopathy underlies syndrome of right bundle branch block, ST segment elevation and sudden death. J Am Coll Cardiol 27：443-448, 1996
10) Keating M, Dunn C, Atkinson D, et al：Linkage of a cardiac arrhythmia, the long QT syndrome, and the Harvey ras-1 gene. Science 252：704-706, 1991
11) 宮崎利久：特発性心室細動に対してICDは有効か？．循環器 Today 1：527-533, 1997
12) Scheinman MM：Is the Brugada syndrome a distinct clinical entity? J Cardiovasc Electrophysiol 8：332-336, 1997
13) 戸兵雄子, 中沢潔, 小沢敦, 他：右脚ブロックパターンとST上昇型心電図3疫学．心電図 15：223-226, 1995
14) 元木賢三, 辻村武文："いわゆる"ポックリ病からの生還例と思われる1例．心臓 22：1221-1226, 1990
15) Nandemanee K, Veerakul G, Nimmanit S, et al：Right bundle branch block and ST-elevation, an arrhythmogenic marker for sudden unexpected death syndrome in young Thai men. Circulation 92（suppl Ⅰ）：Ⅰ-335, 1995（abstract）
16) Haïssaguerre M, Derval N, Sacher F, et al：Sudden cardiac arrest associated with early repolarization. N Engl J Med 358：2016-2023, 2008

27 急性心筋梗塞に対する再灌流療法により生じたVf

▶SIDE MEMO　再灌流不整脈とは？

症例は67歳，男性．1990年2月，夜間に突然胸痛を自覚したため，救急車にて当院救急外来に受診．心電図でⅡ，Ⅲ，aVF誘導のST上昇と，Ⅰ，aVL誘導における鏡像変化が認められ，急性下壁心筋梗塞（AMI）の診断で緊急入院となった．なお，来院時心房細動と心拍数40/分前後の房室接合部性補充調律を認め，血圧は80 mmHg前後であった．硫酸アトロピン1 mgを静注したが房室ブロックが改善しないため，一時的心室ペーシングを行った．また，低血圧に対しドパミンの点滴静注を開始した．次いで冠動脈造影検査を施行，右冠動脈#1に完全閉塞を認めた（図27-1A）．右冠動脈内へのt-PA注入により血栓溶解療法を行ったところ，開始約5分後に突然心室細動（Vf）となった（図27-2）．Vfは直流通電により停止した．除細動後の右冠動脈造影で再疎通が確認された（図27-1B）．胸痛の出現から血栓溶解療法を開始するまでの時間は約90分間であった．その後心房細動，房室ブロックとも消失し，ペーシング・ドパミンを中止した．以後，順調に経過し退院した．退院時にはⅢ，aVF誘導に小さなQ波を認めるのみで，左室駆出率は57%と良好であった．

診断・治療をめぐって

指導医　右冠動脈近位部閉塞によるAMIに対して冠動脈内血栓溶解療法（PTCR）を行ったところ，Vfをきたした症例です．考えられるVfの成因をあげてください．

研修医　心筋虚血が遷延した結果Vfが生じた可能性と，再灌流によりVfをきたした可能性とが考えられますが，除細動後の造影で良好な再疎通が認められたので，再灌流による可能性のほうが高いと思います．

指導医　いわゆる再灌流不整脈（reperfusion arrhythmia）と考えられますね．再灌流不整脈はAMI発症後早期の再灌流や急速な再灌流ほど生じやすく，また広範囲かつ高度の虚血例で起こりやすいことが知られています．また，交感神経刺激状態で著しく増加することが報告されています[1]．

　この症例では最も重症なVfを認めましたが，その理由として，発症から再疎通までの時間が短かったこと，右冠動脈の残存狭窄病変が軽度で再灌流が比較的急速に起こった可能性，右冠動脈近位部の閉塞により虚血が比較的広範囲に及んでいた可能性，ドパミンを使用していたこと，房室ブロックのために心室ペーシング中であったこと，などが推測できます．

　近年AMI症例にdirect PTCAが行われるようになり，Vfの発生頻度が増加したという報告があります[2]（SIDE MEMO参照）．これは，血栓溶解療法に比し，

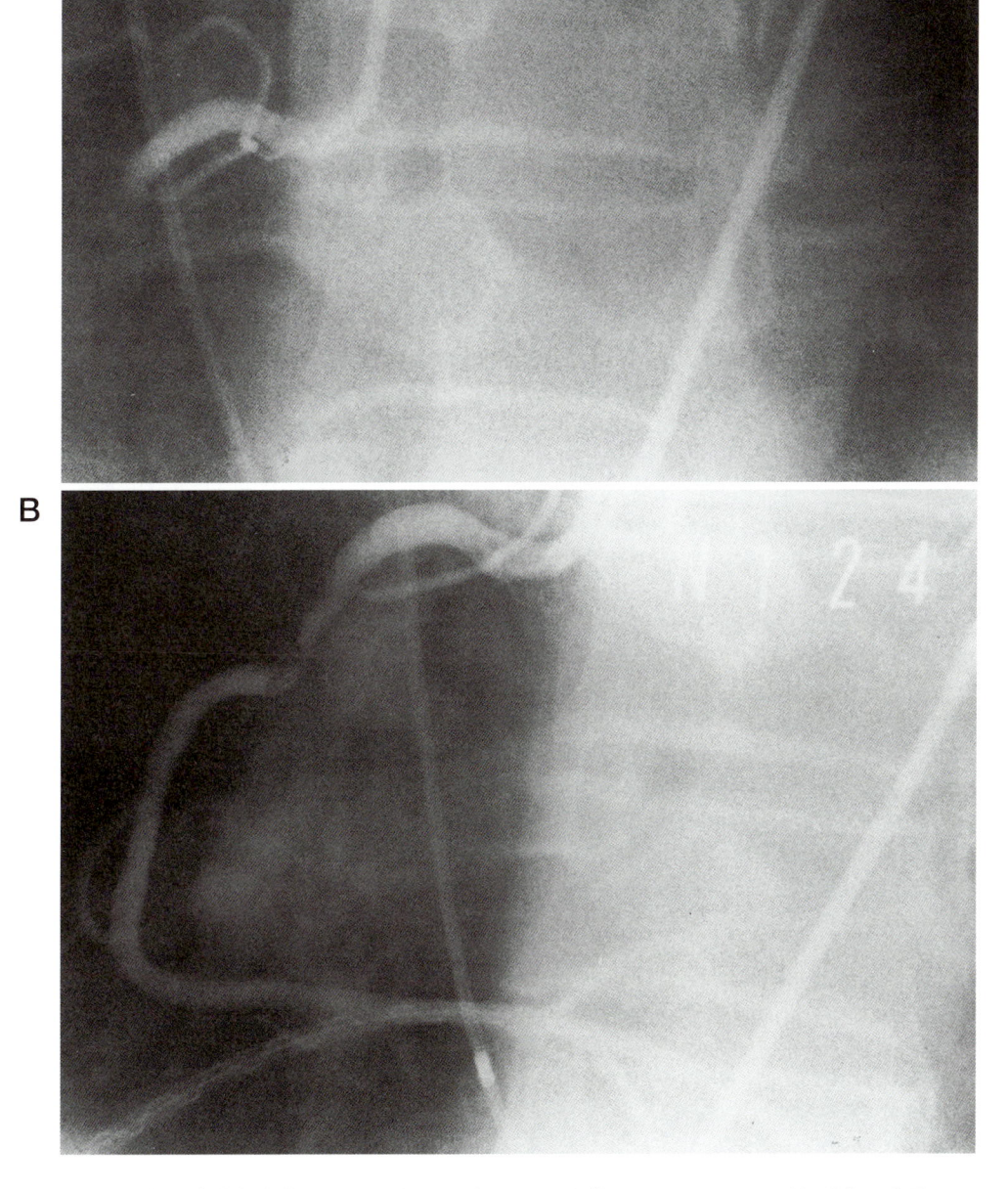

図 27-1 右冠動脈造影所見　A は血栓溶解療法 (PTCR) 前，B は PTCR・Vf 除細動後の造影．詳細は本文参照．

VI 心室細動（Vf）

REPERFUSION Vf

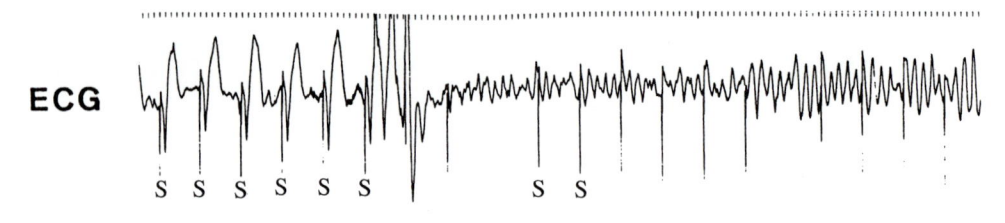

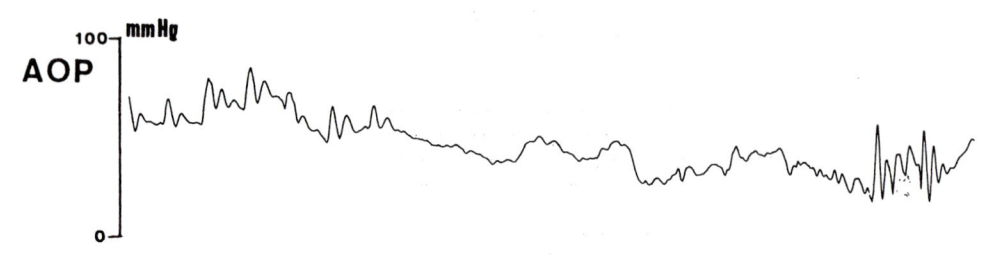

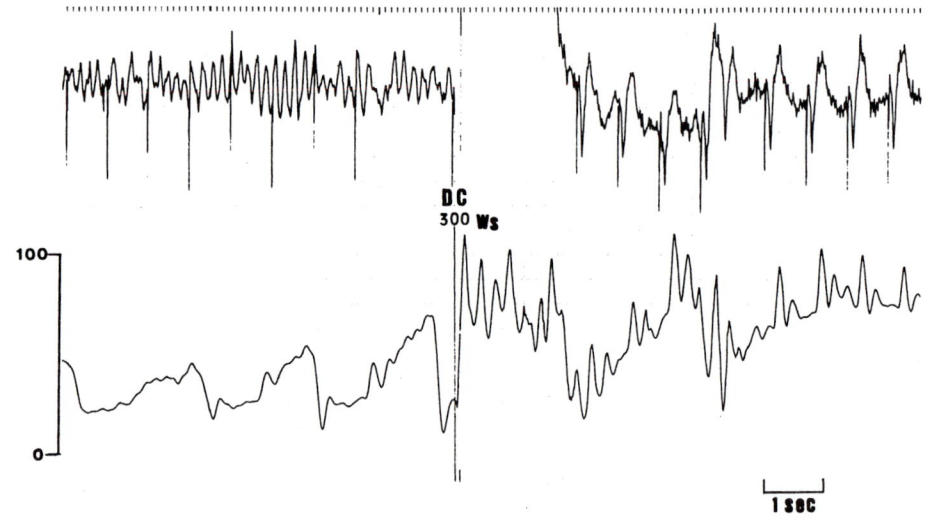

図 27-2 Vf 出現時と除細動時の心電図・動脈圧記録（連続記録） 房室ブロックのため右室ペーシング下に PTCR を施行中，Vf が出現した．Vf は 300 Ws の直流通電（DC）により停止した．図中 S はペーシングに伴うアーチファクトである．

症例 27

direct PTCA の方が急速かつ良好な再疎通が得られやすいためと考えられます．早期の再灌流は AMI 症例の左室機能の温存に有用とされていますが，重篤な再灌流不整脈の発生に注意が必要です．再灌流療法時には Vf が生じる可能性を念頭におき，直流除細動器・救急薬品などのスタンバイを怠ってはなりません．また，AMI 症例に血栓溶解剤を静注してから専門施設に搬送するような状況では，救急車内で心室頻拍（VT）/Vf・洞徐脈などの再灌流不整脈をモニターすることが必要です．

▶SIDE MEMO　再灌流不整脈とは？　閉塞冠動脈の再疎通は多くの患者において梗塞サイズを縮小して左室機能を温存し，ひいては生存率の改善に寄与すると考えられるが，時に再灌流障害(reperfusion injury)と呼ばれる現象を引き起こす．それは再灌流を契機に心筋壊死が生じる場合，細小血管障害による冠血流の低下・消失，再灌流不整脈，などである[3]．再灌流後に心電図ST再上昇を認めた場合，前2者の可能性を考えなければならないが，その予防法・対処法は確立されていない．しかし，再灌流不整脈は心電図モニターさえしっかりしていれば，対処することが可能である．

再灌流不整脈は頻脈性と徐脈性に分類される(表27-1)．頻脈性不整脈の発生機序は従来動物実験によって研究され，リエントリー，撃発活動(triggered activity)，自動能の亢進など種々のメカニズムによって出現することが知られている(図27-3参照)．徐脈性不整脈としては，とくに右冠動脈の血流再開の結果，Bezold-Jarish反射による洞徐脈が生じることがある．これは迷走神経反射であり，硫酸アトロピンの静注により改善が期待できる．

表27-1　再灌流不整脈

1) 心室細動(Vf)
2) 心室頻拍(VT)
3) 心室固有調律(AIVR)
4) 心室期外収縮(PVCs)の多発
5) 洞徐脈，房室ブロック(Bezold-Jarish反射)

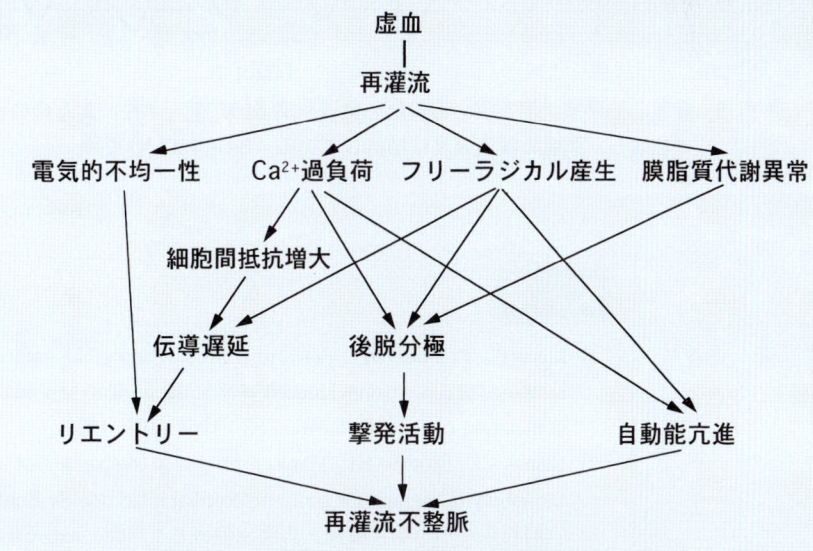

図27-3　再灌流不整脈の発生機序(文献3から引用)

本文でも述べたように，AMI症例にdirect PTCAが行われるようになってから，Vfの発生頻度が増加したという報告がある[2]．すなわち，Vf発生率はt-PAによる血栓溶解療法時の2.0%に対し，AMI発症後平均4時間のdirect PTCAにより6.7%の症例で認められ，急速な再灌流ほどVfを合併しやすいことが示唆される．AMI以外に，冠攣縮性狭心症の発作時ならびにその緩解時にもVT/Vfが発生することがある(図27-4参照)．こうした症例は突然死のリスクが高いため，持続性Ca^{2+}拮抗薬や硝酸薬による発作予防がきわめて重要である．

再灌流不整脈として，心室固有調律の亢進(図27-5参照)もしばしば認められる．これは洞調律とほぼ等頻度で出現する不整脈で，Vfに移行する危険性が低いため通常治療対象とならないが，再灌流の指標の1つと考えられている．

図 27-4 冠攣縮性狭心症の発作時ならびに寛解時に認められた VT　ST 上昇に伴いショートラン型 VT が頻発している(心電図連続記録の 1 行目後半から 3 行目途中). また, ST 上昇が消失した直後(*)から約 1 分半にわたり VT が出現している. 後者の VT は再灌流不整脈と考えられる. SIDE MEMO 参照.

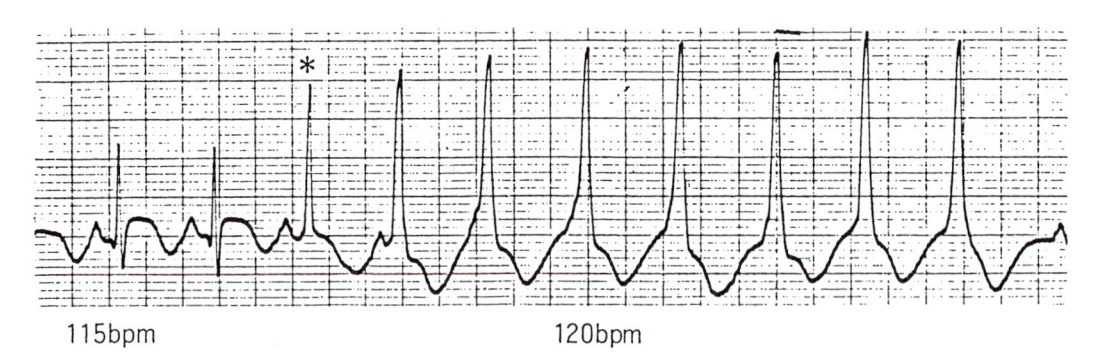

図 27-5 急性心筋梗塞症例で認められた心室固有調律の亢進　洞性興奮との融合収縮のかたち(*)で出現し, 両者の興奮頻度は拮抗している. SIDE MEMO 参照.

文　献

1) Miyazaki T, Zipes DP：Pericardial prostaglandin biosynthesis prevents the increased incidence of reperfusion-induced ventricular fibrillation produced by efferent sympathetic stimulation in dogs. Circulation 82：1008-1019, 1990
2) Grines CL, Browne KF, Marco J, et al.：A comparison of immediate angioplasty with thrombolytic therapy for acute myocardial infarction. N Engl J Med 328：673, 1993
3) 宮崎利久, 小川聡：虚血・再灌流障害と不整脈. nanoGIGA 2：816-822, 1993

Ⅰ 房室回帰性頻拍（AVRT）

Ⅱ 房室結節回帰性頻拍（AVNRT）

Ⅲ 心房頻拍

Ⅳ 心室頻拍（VT）

Ⅴ QT 延長症候群

Ⅵ 心室細動（Vf）

Ⅶ 洞不全症候群（SSS）

Ⅷ 房室ブロック（AVB）

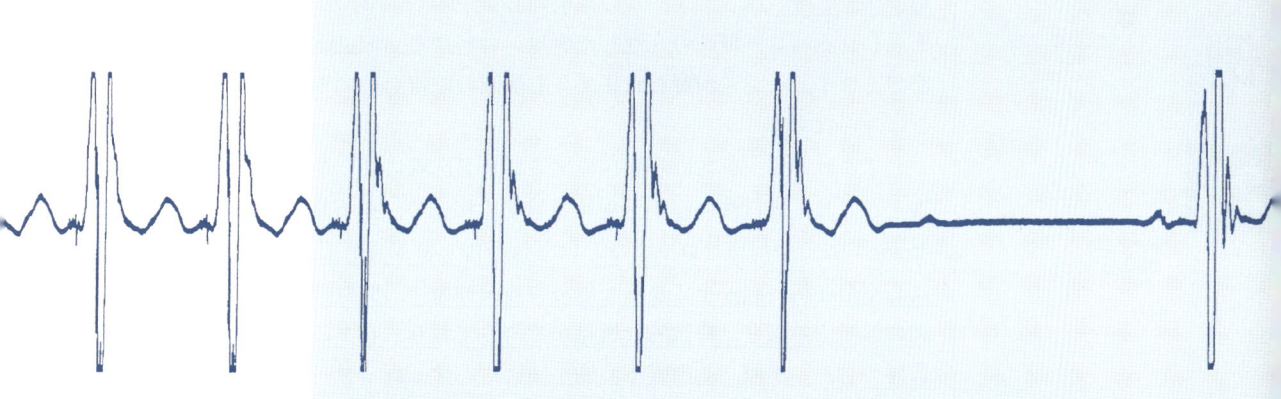

28 失神発作をきたしたSSS

▶SIDE MEMO　SSSの成因と分類

症例は43歳，男性．主訴は失神．1986年夏頃から労作時呼吸困難を自覚していた．1987年9月自宅で突然失神し，当科救急外来に搬送された．受診時にはすでに意識が回復していたが，精査加療目的で入院となった．入院時の心電図を図28-1に，断層心エコー所見を図28-2に示す．

診断・治療をめぐって

指導医　図28-1の心電図を読んでください．

研修医　肢誘導の最初の3拍には洞性P波を認めますが，その後P波は消失し徐脈(50/分)になっています．徐脈時のQRS波形は変化していませんので，洞停止と房室接合部性補充調律と診断します．

指導医　もう1つ注目すべき心電図所見はQRSの低電位差です．次に，断層心エコー所見を読んでください．

研修医　左室の壁厚が2cm前後に肥大しています．内腔は小さく，求心性肥大の所見です．また，後壁心膜腔にエコーフリースペースを認め，心囊液貯留が疑われます．

指導医　この症例には求心性肥大をきたす高血圧の既往や肥満を認めず，また典型的な肥大型心筋症(HCM)のエコー所見でもありません．何より，HCMや高血圧性心臓病としては心電図の低電位差が矛盾しますね．こうした症例をみた場合，二次性心筋疾患を疑うべきです．この症例の心室中隔や後壁にはアミロイド沈着によると思われるエコー輝度の亢進した所見，いわゆるgranular sparklingが認められ，心アミロイドーシスが疑われます．心囊液の貯留も心アミロイドーシスではしばしばみられます．

　心アミロイドーシスは心筋へのアミロイド沈着により左室の拡張および収縮障害をきたし，進行性の心不全症状を呈する疾患で，洞不全症候群(sick sinus syndrome：SSS)や房室ブロックをしばしば合併します(SIDE MEMO参照)．本症例は心不全症状，洞停止によると思われる失神発作，典型的な心エコー所見，心電図の低電位差など，特徴的な所見がそろっており，心アミロイドーシスの診断は容易でした．実際，心内膜下心筋生検にて心アミロイドーシスと確定診断がつきました．

　洞停止は入院後も持続し，補充調律時は40〜50/分でした．もともと正常な心機能の例であれば，この程度の心拍数では無症状と思いますが，本症例は低心機

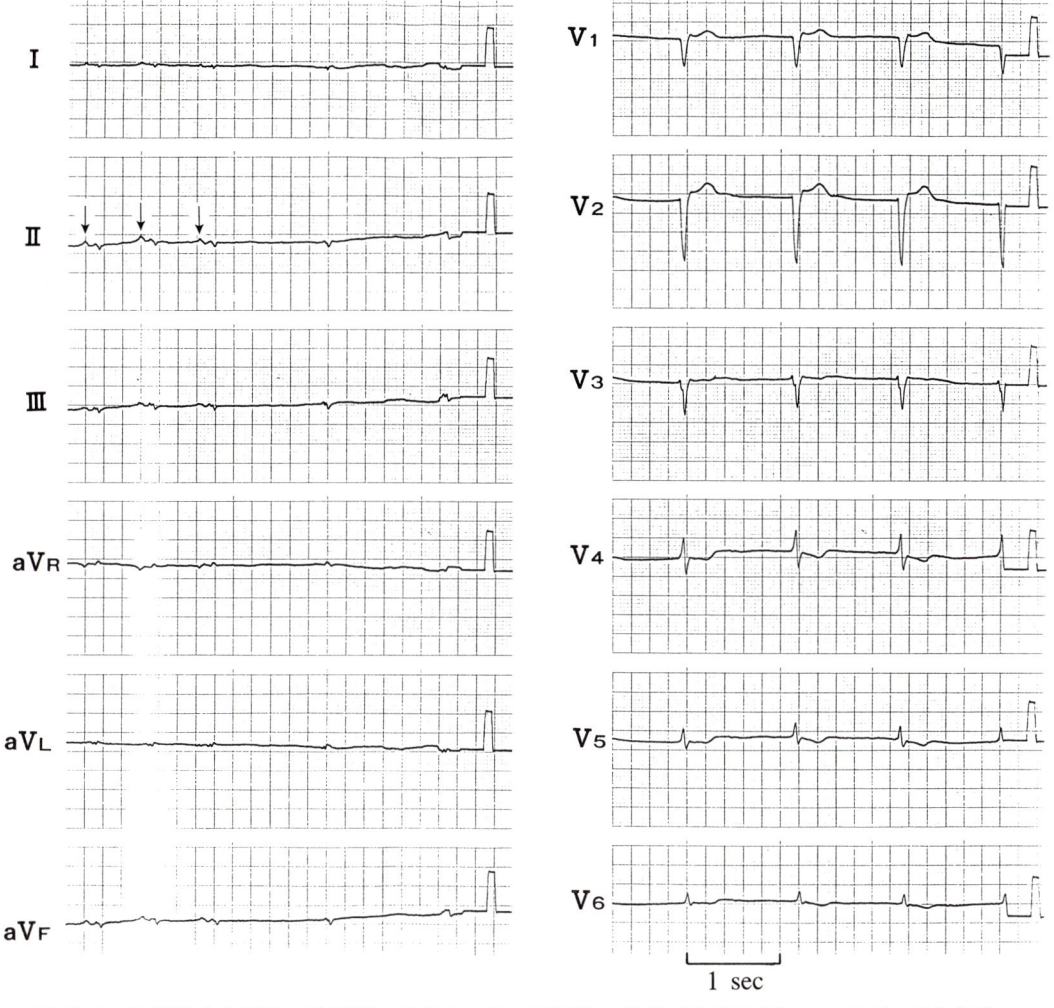

図 28-1　入院時の心電図　肢誘導の最初の3拍には洞性P波（矢印）が先行しているが，それ以後，洞停止となっている．

能であり，労作に伴い失神発作が再発する可能性が考えられたため，DDDペースメーカの植え込みを行いました．その後，失神発作はありませんでしたが，心不全が進行し約2年後に死亡しました．このような症例の洞機能障害に対する薬物療法は困難で，まずうまくいきません．心アミロイドーシスの予後は不良ですが，限られた期間にせよペースメーカ治療によって心機能を少しでも改善する治療は有意義と考えられています[1]．

▶SIDE MEMO　SSSの成因と分類　洞不全症候群（sick sinus syndrome：SSS）は洞結節の機能障害を示唆する心電図所見を示す症例を包括する名称である．成因により器質的（内因性）と機能的（外因性）に分類され，また病態により急性と慢性とに分類しうるが，このうち慢性，器質的障害を洞不全症候群と呼ぶことが多い．慢性的な洞機能障害を惹起する疾患として，冠閉塞，心膜炎，心筋症，フリードライヒ失調症，進行性筋ジストロフィー，膠原病，心手術，悪性腫瘍，アミロイドーシス，ヘモクロマトーシスなどが知られているが[2]，個々の症例

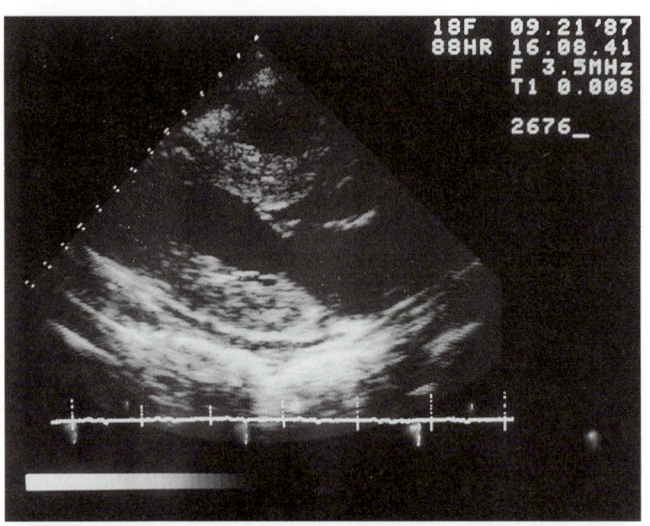

図 28-2 断層心エコー所見
(上段)胸骨左縁長軸像,
(下段)短軸像.
詳細は本文参照.

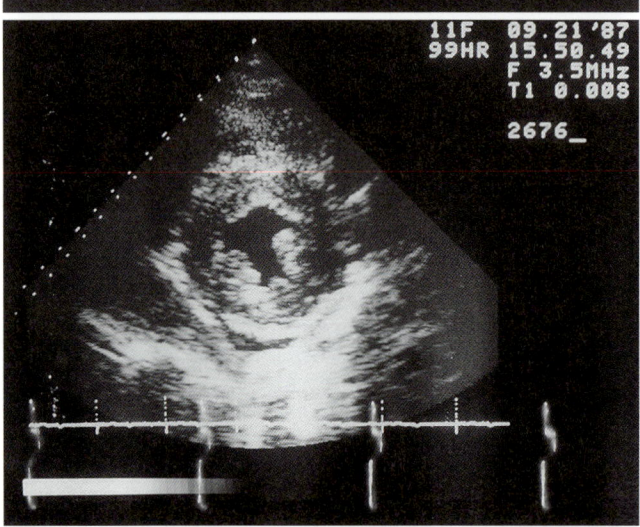

についてその成因を明らかにすることは多くの場合困難であり，90％以上の症例は特発性と診断されているのが実情である．こうした症例では，原因不明の局所性線維症，脂肪浸潤による洞結節細胞数の減少が基礎にあると考えられている[2,3]．また，洞結節と同様の病理学的変化が房室結節や心室内刺激伝導系にも存在し，房室・心室内伝導障害を伴う例もある(いわゆる binodal disease, sick conduction system syndrome)．

心電図所見による洞不全症候群の臨床的分類としては Rubenstein ら[4]による分類法(表 28-1)がしばしば用いられている．洞不全症候群の主な症状は脳虚血症状(失神，けいれん，眩暈など)，心不全症状であるが，最も重要な失神発作はⅠ型に比し，Ⅱ型，Ⅲ型に多い傾向がある[4]．また，Ⅲ型では心房細動，心房粗動，心房頻拍などの頻脈による動悸，胸痛などの症状もしばしばみられる．

表 28-1 Rubenstein による洞不全症候群の分類(文献 4 から引用)

Ⅰ型	著しい洞徐脈(心拍数<50/分)
Ⅱ型	洞停止あるいは洞房ブロックがあり，房室結節性あるいは心室性補充調律を伴う
Ⅲ型	徐脈・頻脈症候群

文献

1) Eriksson P, Olofsson BO：Pacemaker treatment in familial amyloidosis with polyneuropathy. PACE 7：702, 1984
2) Ferrer MI：The sick sinus syndrome. Circulation 47：635, 1973
3) 上田慶二, 大川真一郎：洞不全症候群. 心臓電気生理学（早川弘一・比江嶋一昌編集），南江堂, 1988, pp63-90
4) Rubenstein JJ, Schulman CL, Yurchak PM, et al.：Clinical spectrum of the sick sinus syndrome. Circulation 46：5, 1972

29 失神発作を繰り返したSSS

▶SIDE MEMO　pacemaker syndrome

症例は 23 歳，女性．主訴は失神．1995 年 1 月発熱，多発性関節痛が出現，蛋白尿，血清抗核抗体陽性，補体価(C4)低値などから全身性エリテマトーデス(SLE)と診断され，プレドニゾロンの投与が開始された．同年 7 月失神発作が出現，意識は数分間で自然に回復した．失神発作はその後 3 回再発し，うち 1 回の発作時には脈拍数が 30/分前後であったことが医療関係者によって確認されている．非発作時の心電図にも洞徐脈が認められ，洞不全症候群(SSS)の疑いにて当科に入院となった．

診断・治療をめぐって

指導医　失神発作を繰り返す SLE 患者ですが，失神時の心電図記録が得られていません．この症例にどう対処しますか？

研修医　失神発作のうち 1 回で脈拍数が 30/分と少ないことが確認されており，徐脈による Adams-Stokes 発作が疑われます．また，非発作時にも洞徐脈が認められ，失神時には高度の徐脈であった可能性が高く，SSS と診断してよいと思います．したがって，ペースメーカの植え込みが必要と考えます．

指導医　たしかに膠原病は SSS を合併することがあり(症例 28 の SIDE MEMO 参照)，発作の状況や非発作時の心電図所見からも SSS が強く疑われます．しかし，失神時の心電図記録が得られていないので，ペースメーカを植え込む前に，迷走神経の緊張や神経反射によらない内因性の洞機能障害があるか否かを確認した方がよいと思います．その意味で EPS の適応であり，さらに神経調節性失神(neurally-mediated syncope)を除外する必要があります．

　表 29-1 は本症例の EPS 所見です．EPS 開始時に心拍数 34/分の洞徐脈であったため，硫酸アトロピン 1.5 mg を静注してから検査しました．まず本症例の洞周期(心拍数)と薬物に対する反応を評価してください．

研修医　ベースラインは 34/分の著しい洞徐脈で，アトロピン静注による迷走神経遮断後にも心拍数は 58/分までしか増加せず，さらにイソプロテレノールの点滴静注による交感神経β刺激でも 80/分にとどまっており，洞自動能の低下が示唆されます．

指導医　Jose らは薬理学的自律神経遮断による内因性心拍数(intrinsic heart rate：IHR)の評価法を提唱しています[1,2]．これはプロプラノロール 0.2 mg/kg の静注(1 mg/分の速度で)と 10 分後のアトロピン 0.04 mg/kg の静注(2 分間)により，交感神経および迷走神経の影響を遮断して内因性の洞自動能を評価する方法です．IHR は加

表 29-1 本症例の洞機能および房室伝導機能

	基準値	ベースライン	アトロピン静注後	ISP 点滴静注
SCL	600〜1000 msec	1765	1040	750
SNRT	1500 msec 以下	—	4800	1960
CSNRT	500 msec 以下	—	3760	1210
SACT	150 msec 以下	—	20	—
AH	150 msec 以下	—	160	160
HV	55 msec 以下	—	40	40
AVBCL	450 msec 以下	—	670	600
AVN-ERP	430 msec 以下	—	630	480

略号：ISP＝イソプロテレノール（1 μg/分），SCL＝洞周期，SNRT＝洞結節回復時間，CSNRT＝補正洞結節回復時間，SACT＝洞房伝導時間（Narula 法），AH＝AH 間隔，HV＝HV 間隔，AVBCL＝房室ブロック周期，AVN-ERP＝房室結節有効不応期．

齢に伴い低下しますが，次の式から年齢に応じた IHR のおおまかな正常値（IHRp）を予測できます[1,2]．

$$\text{IHRp}\,(/\text{分})=118.1-(0.57\times\text{年齢})$$

本症例は 23 歳で，IHRp は 105/分と計算されます．しかし，アトロピンを投与した段階での心拍数は 58/分にとどまり，プロプラノロールを投与すれば心拍数はさらに低下することが予測され，IHR の低下は明らかです．

また，EPS における洞自動能の評価法として，overdrive suppression test があります[3]．これは高位右房に高頻度刺激を加え，刺激中止後の洞結節回復時間（sinus node recovery time：SNRT）をみる方法です．刺激頻度を変えながら高頻度刺激を反復して，おのおのの刺激頻度での SNRT と，SNRT から刺激前の洞周期を引いた補正洞結節回復時間（corrected SNRT：CSNRT）を計測し，最長の SNRT および CSNRT から洞自動能の障害の程度を評価します．本症例の SNRT および CSNRT はアトロピン投与後でも 4800，3760 msec と延長を示し，洞自動能の低下が証明されました（図 29-1）．もう１つの洞機能の指標である洞房伝導時間（SACT）[4,5] は正常であり，洞自動能の低下が本症例の SSS の本態と考えられました．また，はじめて房室ブロックを生じる心房刺激周期（AVBCL）が，アトロピン静注後でも 670 msec（90/分）（図 29-2），イソプロテレノール投与下でも 600 msec（100/分）と長く，かつ房室結節の順行性有効不応期も延長しており，本症例は洞機能障害のみならず房室結節伝導機能の低下を合併した，いわゆる binodal disease であることが判明しました．

一方，head-up tilt 試験はベースラインおよびイソプロテレノール投与下でも陰性で，神経調節性失神の可能性は低いと考えられました．

以上の病歴と検査成績から，結婚前の若い女性ですが，ペースメーカを植え込むべきと判定しました．この症例に対して最適のペーシングモードは？

研修医 洞不全症候群のみであれば AAI モードでよいのですが，房室伝導機能低下を合併しているので，DDD モードを選択すべきと考えます．

指導医 VVI モードでも失神発作を予防することはできますが，できるだけ生理的な血行

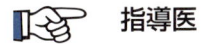

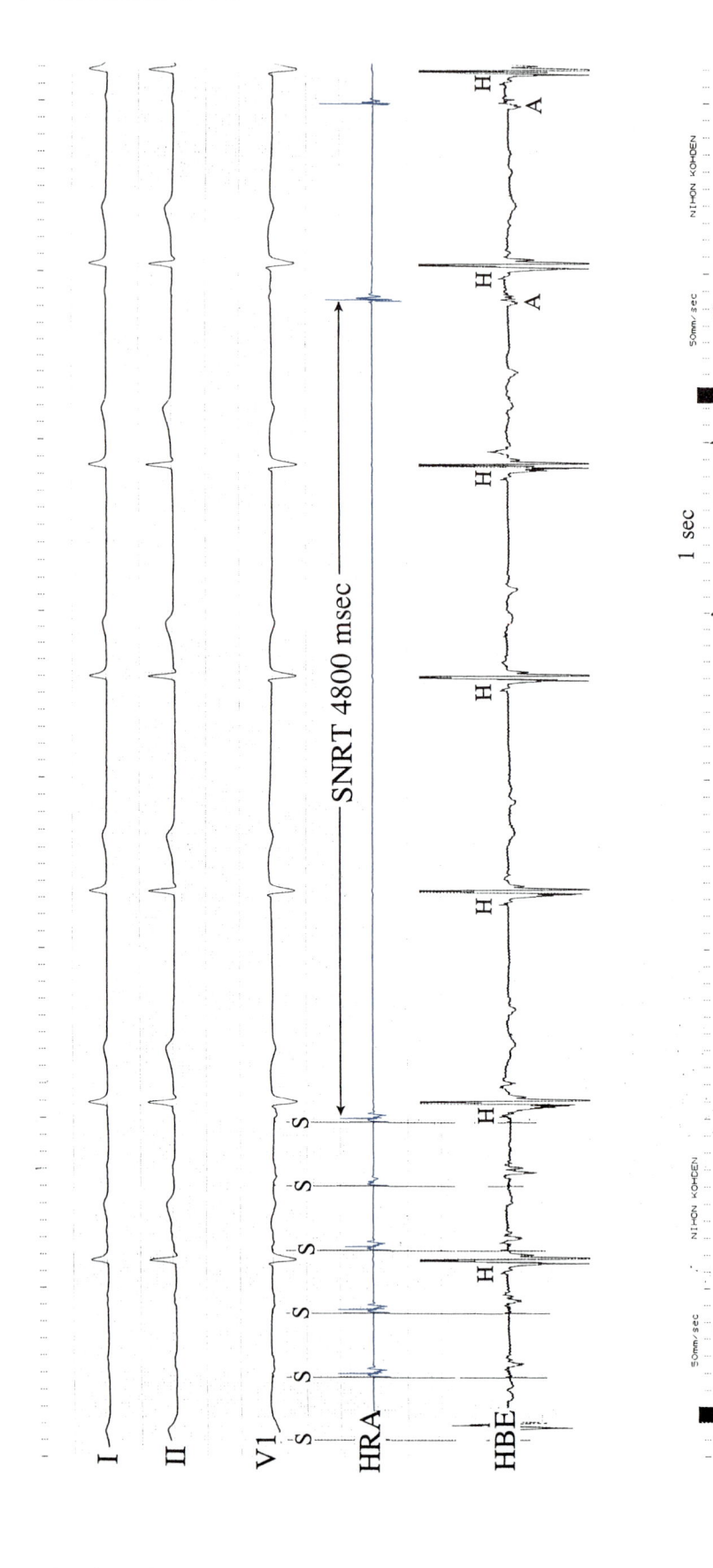

図 29-1　overdrive suppression test（硫酸アトロピン 1.5 mg 静注後）　高位右房（HRA）に高頻度刺激（160/分）を 15 秒間加えた。最後の刺激による心房興奮から最初の洞性興奮が回復するまでの時間（洞結節回復時間, SNRT）は 4800 msec と著しく延長しており、その間、房室接合部性の補充調律となっている。

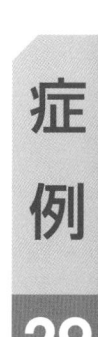

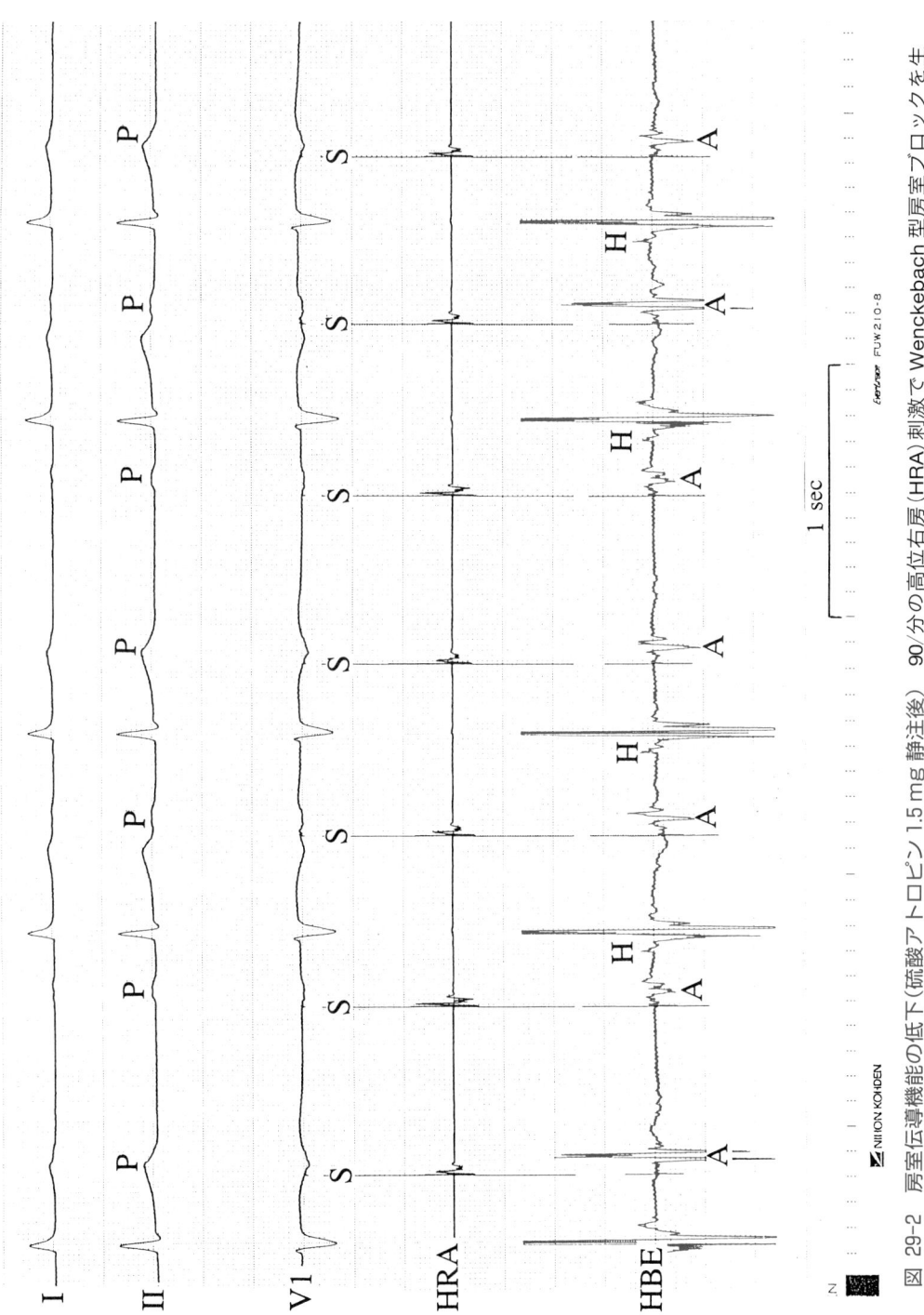

図 29-2 房室伝導機能の低下（硫酸アトロピン 1.5 mg 静注後） 90/分の高位右房（HRA）刺激で Wenckebach 型房室ブロックを生じている．すなわち，His 束心電図（HBE）において AH 間隔の延長に続いて AH ブロックをきたし，体表面心電図では PQ 間隔の延長後に QRS の脱落を生じている．

動態を保ち，pacemaker syndrome[6,7]（SIDE MEMO 参照），心房細動や血栓塞栓症[8]を防止する観点から，DDD モード，さらには DDDR（rate-responsive）モードが望ましいと思われます．実際，本症例に対して DDDR モードの恒久的ペースメーカを植え込み，その後順調に経過しています．

> ▶SIDE MEMO　pacemaker syndrome　心室ペースメーカ植え込み後に，逆行性室房伝導に伴い，眩暈，易疲労感，浮腫，労作時呼吸困難などの心不全症状をきたす症例のあることが報告され，pacemaker syndrome と呼ばれている[6,7]．こうした症例では，逆行性伝導に伴い房室弁閉鎖時（心室駆出期）に心房収縮が起こり，cannon A 波ならびに心房内血液の静脈系への逆流が生じていることが確認されている[7]（図 29-3～図 29-5）．
>
> 　pacemaker syndrome は逆行性伝導が存在する症例のすべてにみられるわけではなく，心筋梗塞，心筋症，高血圧性心疾患，弁膜症などの器質的心疾患を有し，心予備力の低下した症例において認められる．すなわち，心房のブースターポンプ機能が心拍出量の維持に重要な役割を担う症例では，心室ペーシングにより生理的な心房-心室関係が消失し，さらに逆行性伝導に伴う cannon A 波，心房内血液の静脈系への逆流により肺毛細管圧・静脈圧の上昇と心拍出量の低下が起こる，と考えられる．こうした血行動態異常は心房ペーシング，あるいは心房-心室順次（DDD）ペーシングへの変更によりすみやかに改善する[7]（図 29-4，図 29-5）．心室ペースメーカ植え込み後に明らかな誘因なしに心不全症状を呈する症例をみた場合，pacemaker syndrome の可能性を考えて対処することが望まれる．

文　献

1) Jose AD：Effect of combined sympathetic and parasympathetic blockade on heart rate and cardiac function in man. Am J Cardiol 18：476, 1966
2) Jose AD, Collison D：The normal range and determinants of the intrinsic heart rate in man. Cardiovasc Res 4：160, 1970
3) Mandel WJ, Hayakawa H, Danzig R, et al.：Evaluation of sino-atrial node function in man by overdrive suppression. Circulation 44：59, 1971
4) Strauss HC, Saroff AL, Bigger JT Jr., et al.：Premature atrial stimulation as a key to the understanding of sinoatrial conduction in man：Presentation of data and a critical review of the literature. Circulation 47：86, 1973
5) Narula OS, Shantha N, Vasquez M, et al.：A new method for measurement of sinoatrial conduction time. Circulation 58：706, 1978
6) 三井利夫，須磨幸蔵，鰐淵康彦，他：Pacemaker syndrome. 日本胸部外科学会誌 18：422, 1970
7) 宮崎利久，小川聡，谷正人，他：長期心室ペーシング中に心不全を発症した洞不全症候群の 3 症例．心電図 5：235, 1985
8) Hofgartner F, Maier B, Eisele R, et al.：Pacemaker therapy for the sick sinus node syndrome. Does the atrially involved pacemaker system lower the frequency of atrial fibrillation and thromboembolic complications as well as motality? Dtsch Med Wochenschr 119：1683, 1994

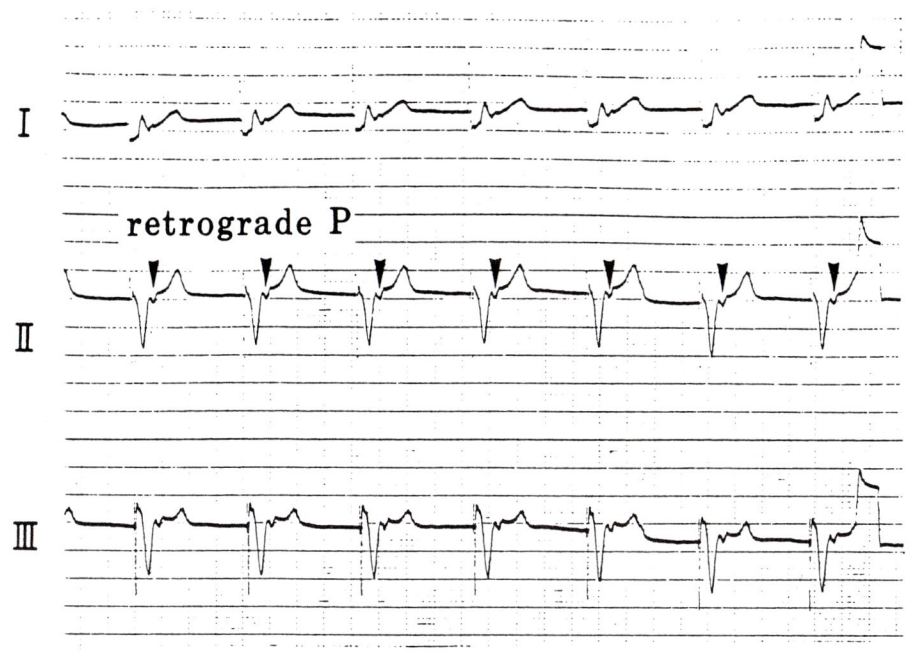

図 29-3 pacemaker syndrome をきたした洞不全症候群患者(65歳,男性)に認められた逆行性 P 波

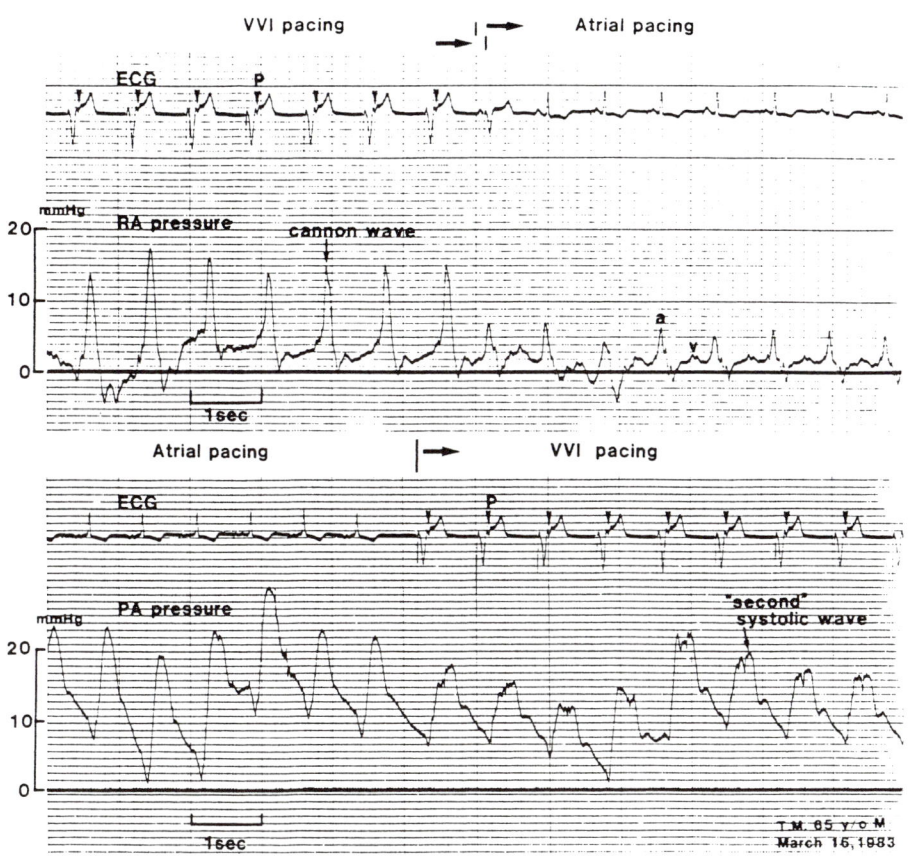

図 29-4 VVI ペーシング時の逆行性 P 波に伴う右房の cannon A 波(上段)と,肺動脈圧の"second" systolic wave(下段)と,心房ペーシングによる消失(図 29-3 と同一例)

244　Ⅶ　洞不全症候群（SSS）

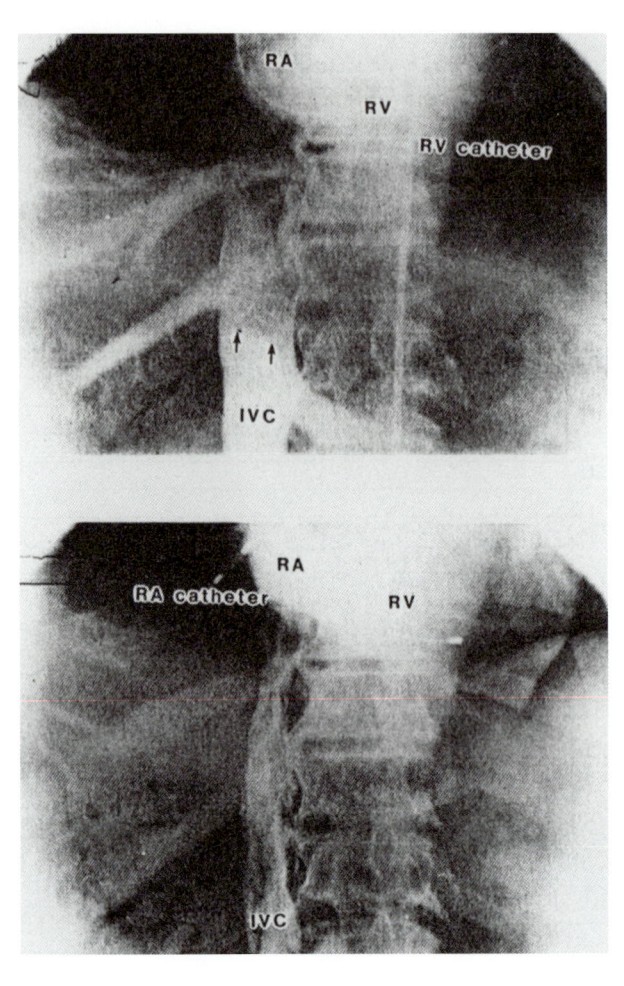

図 29-5　下大静脈造影所見（図 29-3 と同一例）　（上段）右室ペーシング時には心室駆出期に下大静脈への逆流（矢印）が認められ，肝静脈・腎静脈も造影されている．造影用のカテーテルは画面よりも下位に留置されている．（下段）右房ペーシングに変更すると，逆流は消失，下大静脈径は縮小し，右房（RA）・右室（RV）は良好に造影されている．

症例 29

I　房室回帰性頻拍(AVRT)

II　房室結節回帰性頻拍(AVNRT)

III　心房頻拍

IV　心室頻拍(VT)

V　QT延長症候群

VI　心室細動(Vf)

VII　洞不全症候群(SSS)

VIII　房室ブロック(AVB)

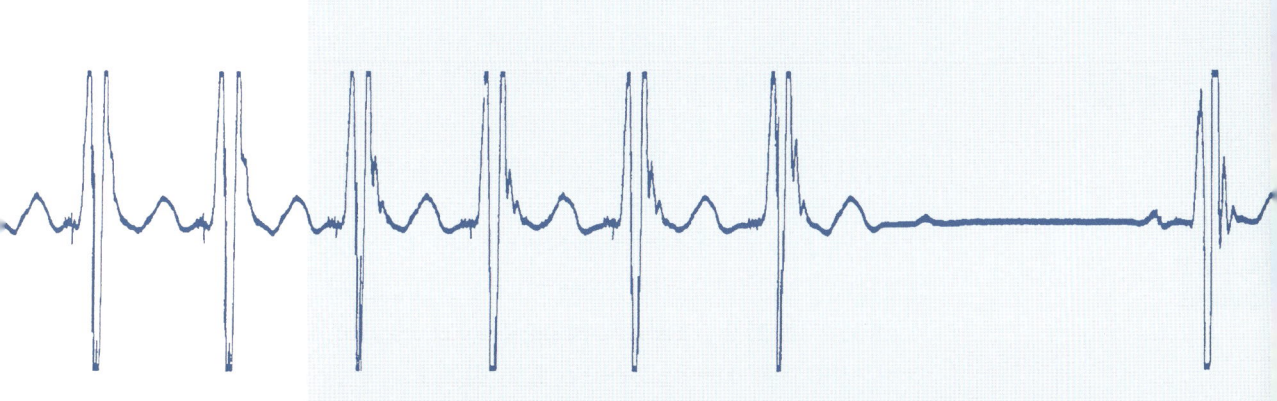

30 迷走神経遮断により改善を認めた高度房室ブロック

▶SIDE MEMO　房室結節伝導の特徴と自律神経系の影響

症例は 17 歳の男性で高校のサッカー選手．健康診断にて高度房室ブロックを指摘され，EPS 目的で当科に入院となった．自覚症状はなく，胸部 X 線写真の心胸郭比は 0.42 と正常で，心エコー図検査でも異常は認めなかった．

診断・治療をめぐって

指導医　図 30-1 は EPS における安静時の記録です．これを読んでください．

研修医　3 拍目の心房興奮（P）は心室へ伝わっていますが，1 拍，2 拍，4 拍目はブロックされており，補充調律が 1.28 秒間隔（47/分）で出現しています．

指導医　1 拍のみのブロック（第 2 度）ではなく，2 拍連続してブロックされ，しかも完全（第 3 度）房室ブロックではありません．このような場合を高度房室ブロック（advanced atrioventricular block）と呼びます．ブロックの部位は？

研修医　His 束心電図（HBE）で心房波（A）の後に His 束興奮がみられないので，His 束より上位，すなわち房室結節でのブロックと考えます．

指導医　補充調律はどこから出ていますか？

研修医　補充調律の心室波の前に His 束興奮がみられるので，His 束または房室結節から出ていると考えます．

指導医　心電図は右脚ブロック波形を呈しており，補充調律は一見心室（脚以下）から出ているように見えますが，実際は His 束またはそれより上位ですね．

以上から，ブロックの部位は房室結節内（A–H ブロック）で，His 束付近から 47/分前後の補充調律が出ている高度房室ブロックと診断できます．問題はこのブロックが房室結節の器質的（内因性）障害によるものか，迷走神経緊張などの外因性因子によるものか，あるいは両者が併存しているか，です．この点は今後の方針決定に重要です．

そこで，交感神経 β 受容体刺激薬であるイソプロテレノール（ISP，1 μg/分の点滴静注）と，迷走神経遮断薬の硫酸アトロピン（1 mg 静注）に対する反応をみました（図 30-2，図 30-3）．ISP 投与中高度房室ブロックは消失しましたが，第 1 度ブロック（PQ 間隔 0.23 秒）がみられます（図 30-2）．また，80/分の右房刺激にて Wenckebach 型第 2 度房室ブロックを認めました．ISP を中止しアトロピンを投与すると，心拍数は 105/分まで増加しましたが，この際 AH 間隔が短縮し，第 1 度ブロックは消失しました（図 30-3）．また，130/分までの右房刺激で 1 : 1 の房室

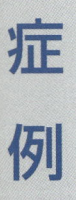

症例30 迷走神経遮断により改善を認めた高度房室ブロック 247

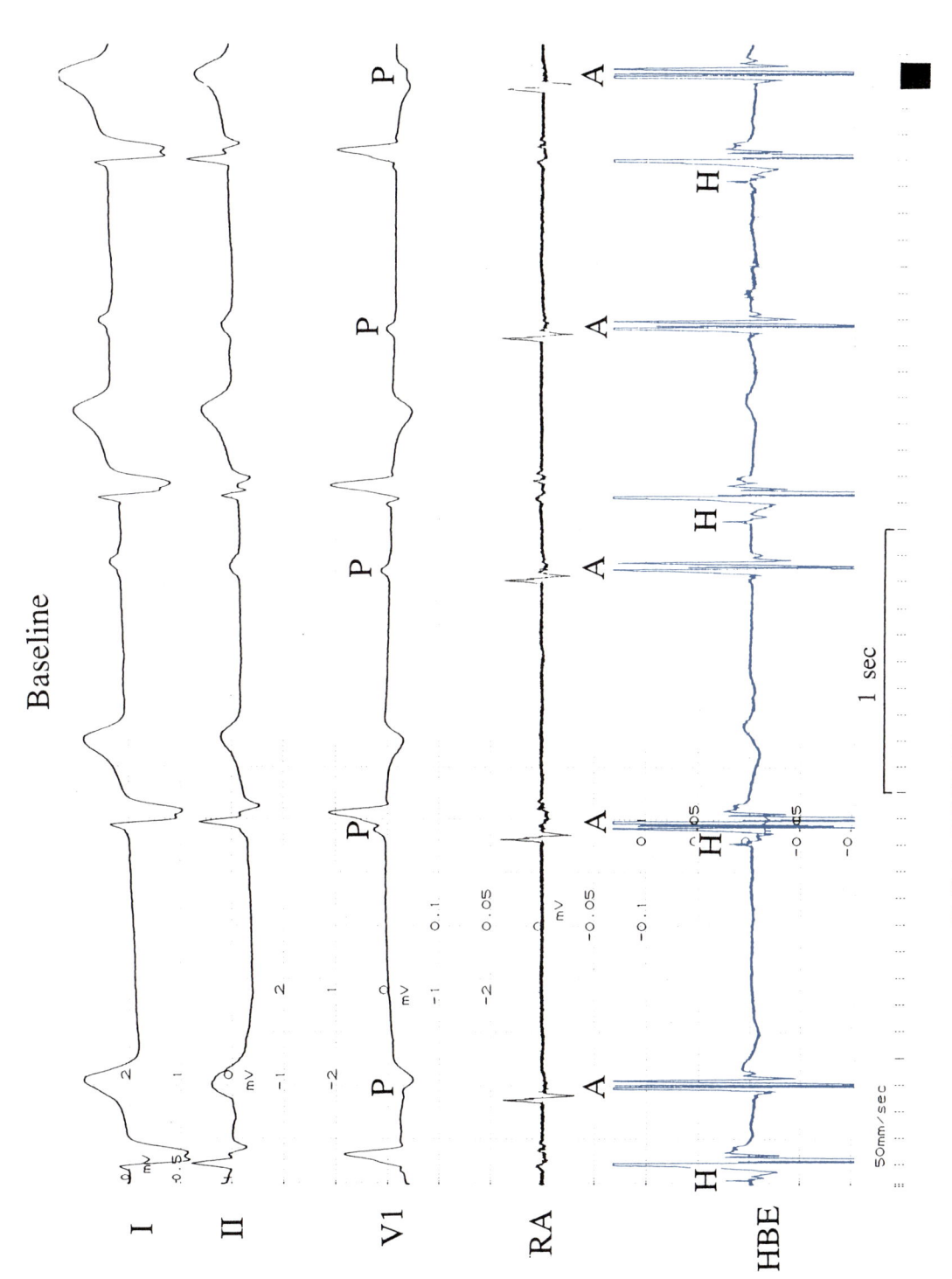

図 30-1 安静時の心電図・心内電位記録 詳細は本文参照.

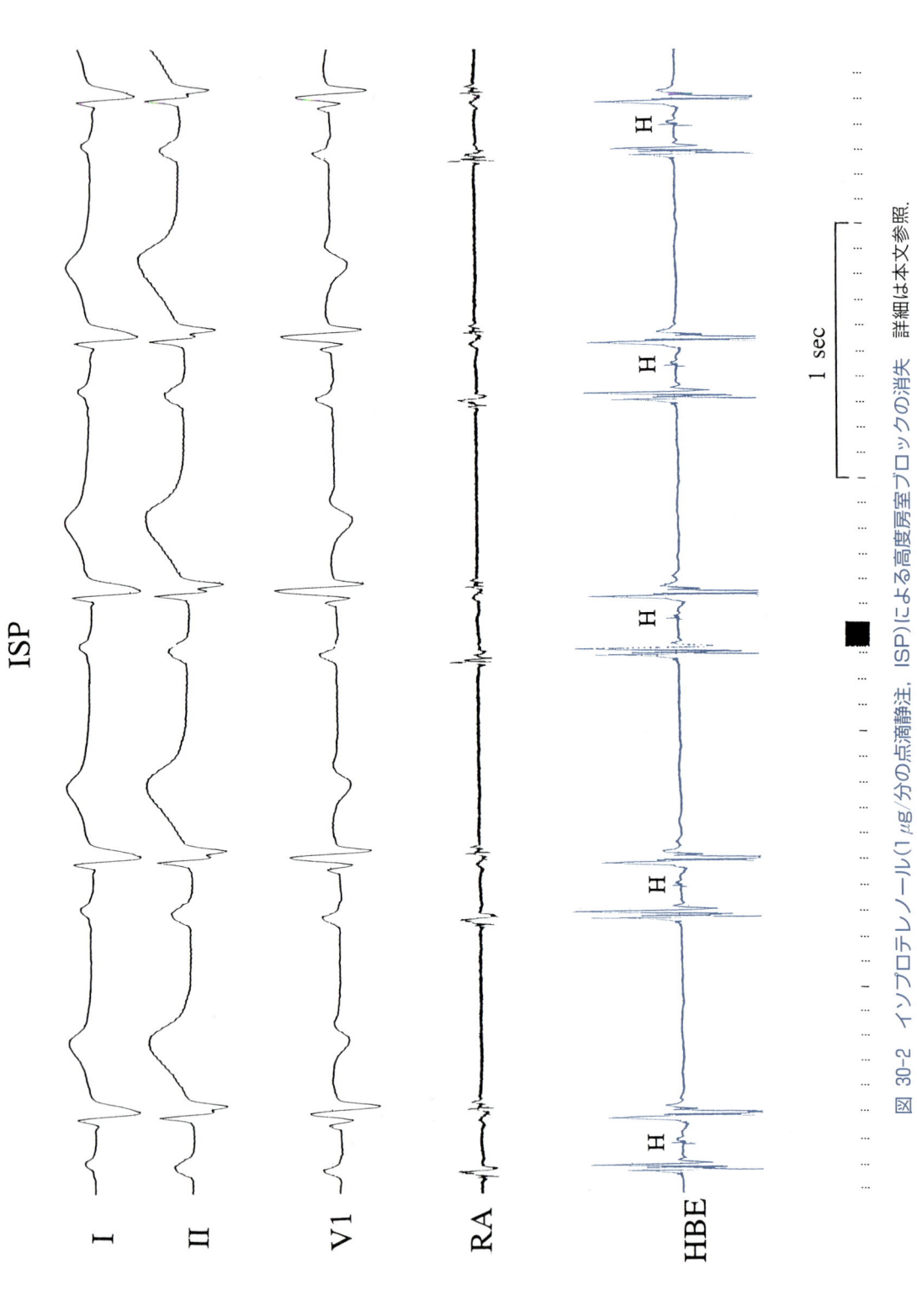

248　VIII　房室ブロック（AVB）

図 30-2　イソプロテレノール（1 μg/分の点滴静注．ISPによる高度房室ブロックの消失．詳細は本文参照．

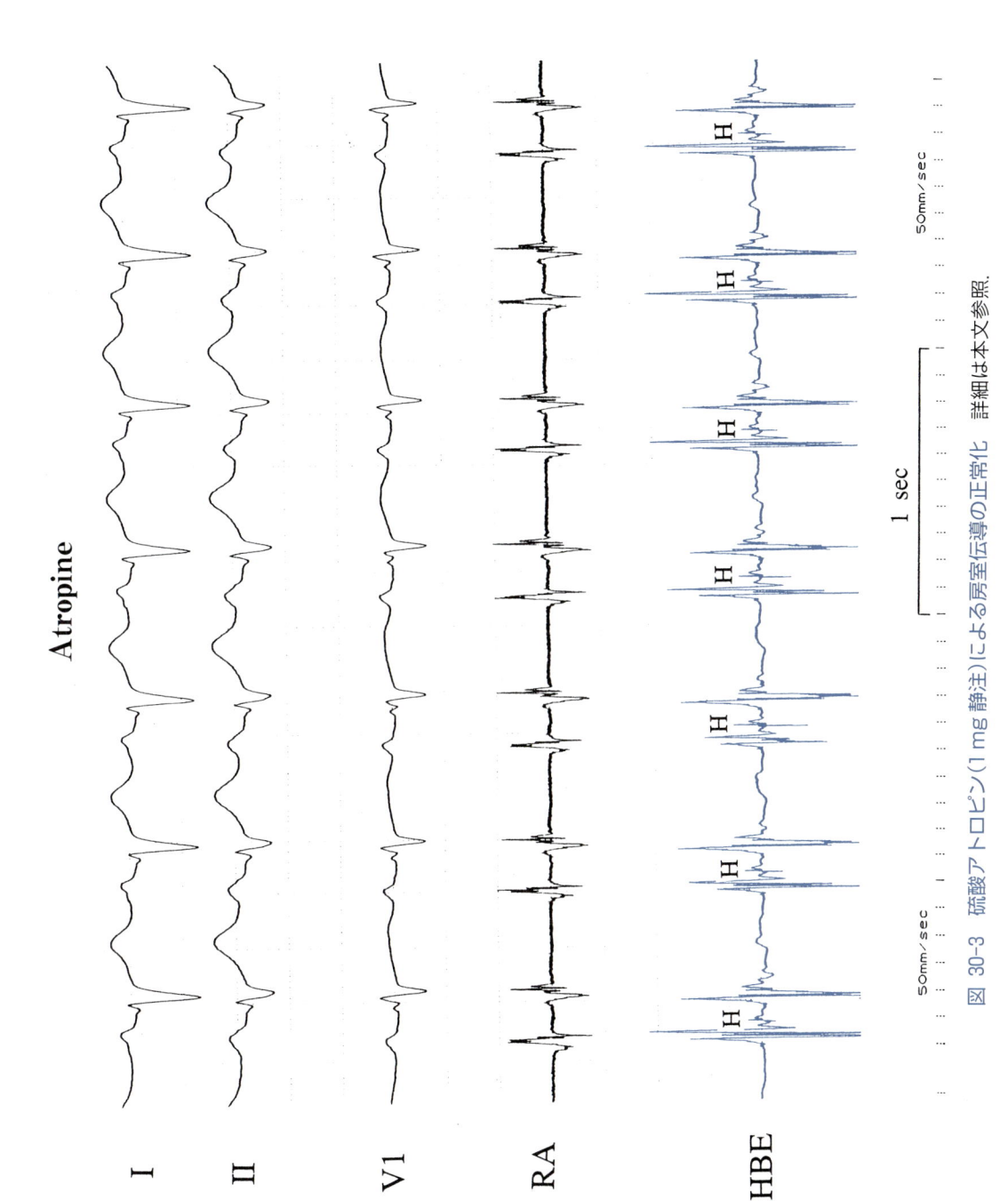

症例30 迷走神経遮断により改善を認めた高度房室ブロック   249

図 30-3 硫酸アトロピン(1 mg 静注)による房室伝導の正常化 詳細は本文参照．

伝導が認められ，房室結節伝導はほぼ正常化しました．

この所見は，迷走神経緊張あるいはアセチルコリンに対する反応性の亢進によって高度房室ブロックが起こっていたことを示唆します．内因性障害が存在する可能性は除外できませんが，少なくとも高度の障害はなさそうです．さらに，EPS 後トレッドミル運動負荷試験を行いましたが，同様の成績でした．すなわち，運動開始後高度房室ブロックは消失し，心拍数が 160/分以上まで増加した際にも 1：1 の房室伝導が認められました．

この症例は臨床的に Adams-Stokes 発作や心不全症状はなく，また心拡大を認めず，サッカー選手として活躍中であることからも心予備力は十分にあると考えられます．したがって現時点ではペースメーカ植え込みの適応ではないと判断し，無治療で経過観察することにしました．その後 2 年以上無症状です．

第 2 度以上の房室ブロック例に対するペースメーカの適応は臨床症状と伝導障害部位の 2 つの面から検討を要します．本症例のような A-H ブロックでは臨床症状や心負荷の所見がないかぎりペースメーカを植え込まずに経過をみてよいと思います．これに対し，His 束内(BH)ブロックや脚-Purkinje(H-V)ブロックは，症状の有無にかかわらずペースメーカの適応と考えられています[1]．

▶SIDE MEMO　房室結節伝導の特徴と自律神経系の影響　心筋や Purkinje 線維から記録される活動電位が急激な立ち上がりの脱分極(fast response)を示すのに対し，洞結節や房室結節のそれはゆるやかな立ち上がりの slow response を示す．前者に関与するイオンチャネルは Na チャネルであり，後者は Ca チャネルである．伝導速度は活動電位の立ち上がり相(0 相)の勾配によって規定され，前者で速く後者で遅い．ヒトの房室結節は 6×4×1.5 mm 前後の小さな組織であるが，心房興奮がこの組織を伝導するのにおよそ 100 msec 前後の時間を要する．したがって，おおまかな伝導速度は 5 cm/sec 前後と計算され，His 束(4 m/sec)や心筋(1 m/sec)と比べると，きわめて遅い．

房室結節の伝導はベラパミル(ワソラン)やジルチアゼム(ヘルベッサー)などの Ca^{2+} 拮抗薬によって抑制され，逆に細胞内 cyclic AMP 濃度を高める交感神経 β 受容体刺激(カテコラミン)によって促進され，伝導速度は増加し不応期は短縮する．β 遮断薬はカテコラミンの作用に拮抗し，伝導を抑制する．また，迷走神経刺激(アセチルコリン)やアデノシン(ATP)により Ca チャネル活性が低下し，房室結節伝導は抑制される．交感神経刺激の伝導促進作用は迷走神経刺激によって拮抗され，減弱する．言い換えると，迷走神経刺激の効果は β 刺激の存在下でより増強する．この現象は accentuated antagonism[2] と呼ばれる．

房室結節や洞結節には交感神経および迷走神経線維が心筋や Purkinje 線維におけるよりも密に分布しているため，自律神経系による修飾・変調作用がより顕著に現れることになる．

文　献

1) 中田八洲郎：房室ブロック．心臓電気生理学(早川弘一・比江嶋一昌編集)，南江堂，1988，pp91-117
2) Levy MN：Sympathetic-parasympathetic interactions in the heart. Circ Res 29：437, 1971

31 房室伝導障害を合併した サルコイドーシス

▶SIDE MEMO　サルコイドーシスに伴う心病変と不整脈

症例は 39 歳，男性．サルコイドーシスにて当院内科・眼科に通院していたが，それまで認めなかった心電図異常(図 1)を指摘され，精査目的で 1996 年 8 月当科に入院となった．なお，これまでに失神・眩暈や呼吸困難などの症状を自覚したことはない．胸部 X 線検査では両側肺門リンパ節の腫脹(BHL)がみられ，心エコー図検査では軽度の左室肥大(壁厚 13 mm)を認めた．

診断・治療をめぐって

指導医　図 31-1 の心電図を読んでください．

研修医　R-R 間隔が変動し，2 種類の P 波形がみられるので，ペースメーカの移動(wandering pacemaker)と診断します．いずれの P 波形のときでも，PQ 時間は 0.26〜0.28 秒と延長しており，1 度房室ブロックがあります．また，V1 誘導は RSR′ パターンで QRS 幅が 0.12 秒以上あるので，完全右脚ブロックと診断します．

指導医　サルコイドーシスは発疹，ブドウ膜炎，リンパ節・肺病変や心病変をきたすことのある全身性疾患です．心臓では心室中隔や自由壁に非乾酪性肉芽腫病変を起こすことがあります．とくに中隔基部に好発し，しばしば His 束およびそれ以下での房室伝導障害を合併しやすいとされています[1]．

　本症例もこの 1 年以内に 1 度房室ブロックおよび完全右脚ブロックが出現したため，サルコイドーシスによる刺激伝導系の異常が疑われました．こうしたケースでは無症状であっても精査が必要です．そこで EPS により伝導障害部位とその程度を検討することにしました．図 31-2 を読んでください．

研修医　AH 時間は 100 msec 前後で正常ですが，His 束波(H)は通常みられる鋭いスパイク波ではなく，40 msec 前後と幅広くなっており，His 束部における伝導障害があると考えます．また，His 束波の起始部から QRS の起始部までの HV 時間も 110 msec と著明に延長し，左脚以下の伝導障害もあると考えます．

指導医　心サルコイドーシスによる房室伝導障害の報告に一致する所見ですね．図 31-3 は硫酸アトロピン 1 mg を静注した後の高位右房(HRA)ペーシングの所見です．130/分の刺激で 2:1 房室ブロックが起こっており，房室伝導機能の低下が認められます．ブロック時の His 束興奮は不明瞭で，ブロック部位は判然としません．いずれにせよ，HV 時間が 100 msec 以上に延長した症例の過半数は 14 か月以内に第 2 度または第 3 度の房室ブロック(BH ブロックまたは H-V ブロック)をき

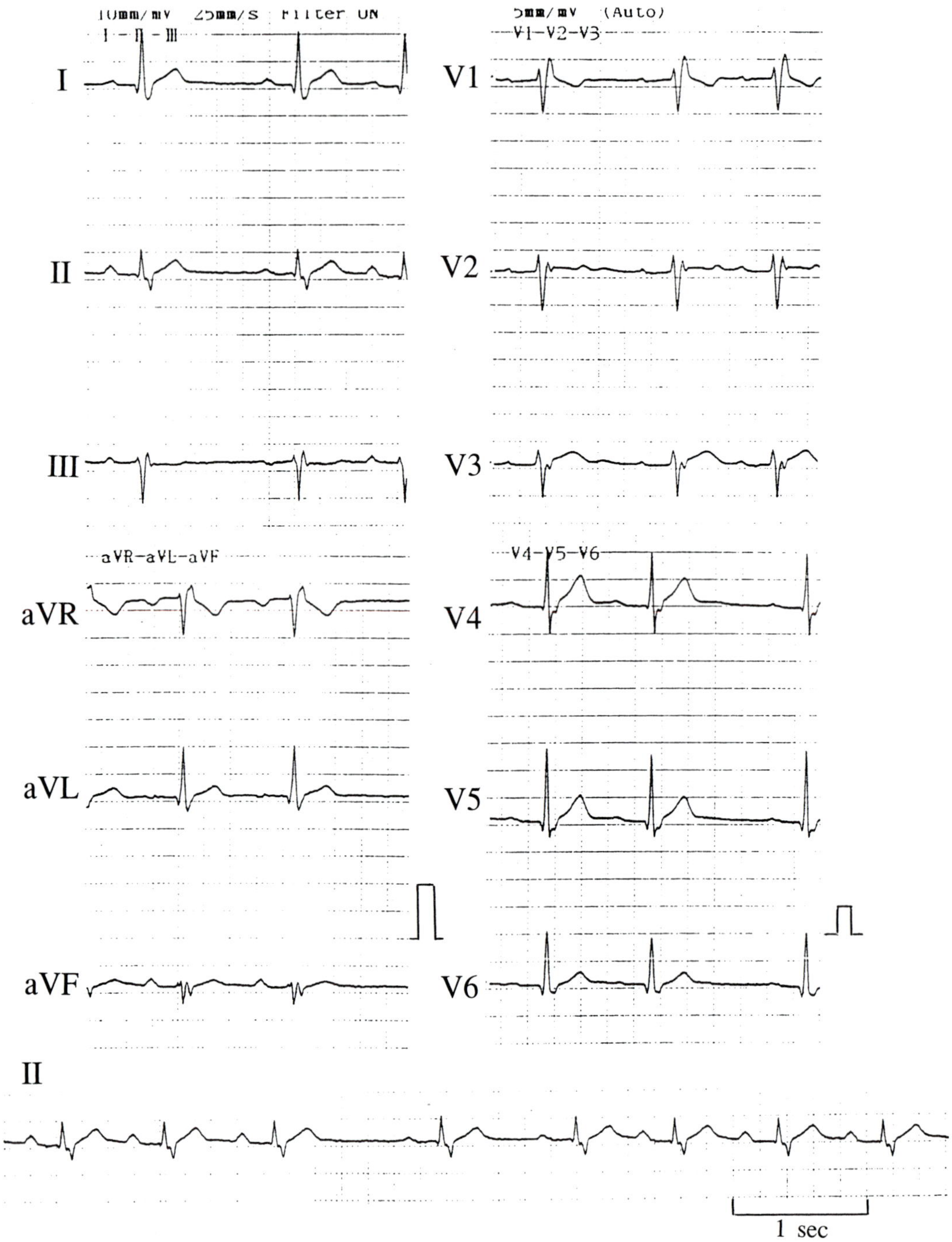

VIII 房室ブロック（AVB）

図 31-1 入院時の心電図　詳細は本文参照.

症例 31

症例31　房室伝導障害を合併したサルコイドーシス　253

図 31-2　安静時の His 束心電図（HBE）　詳細は本文参照.

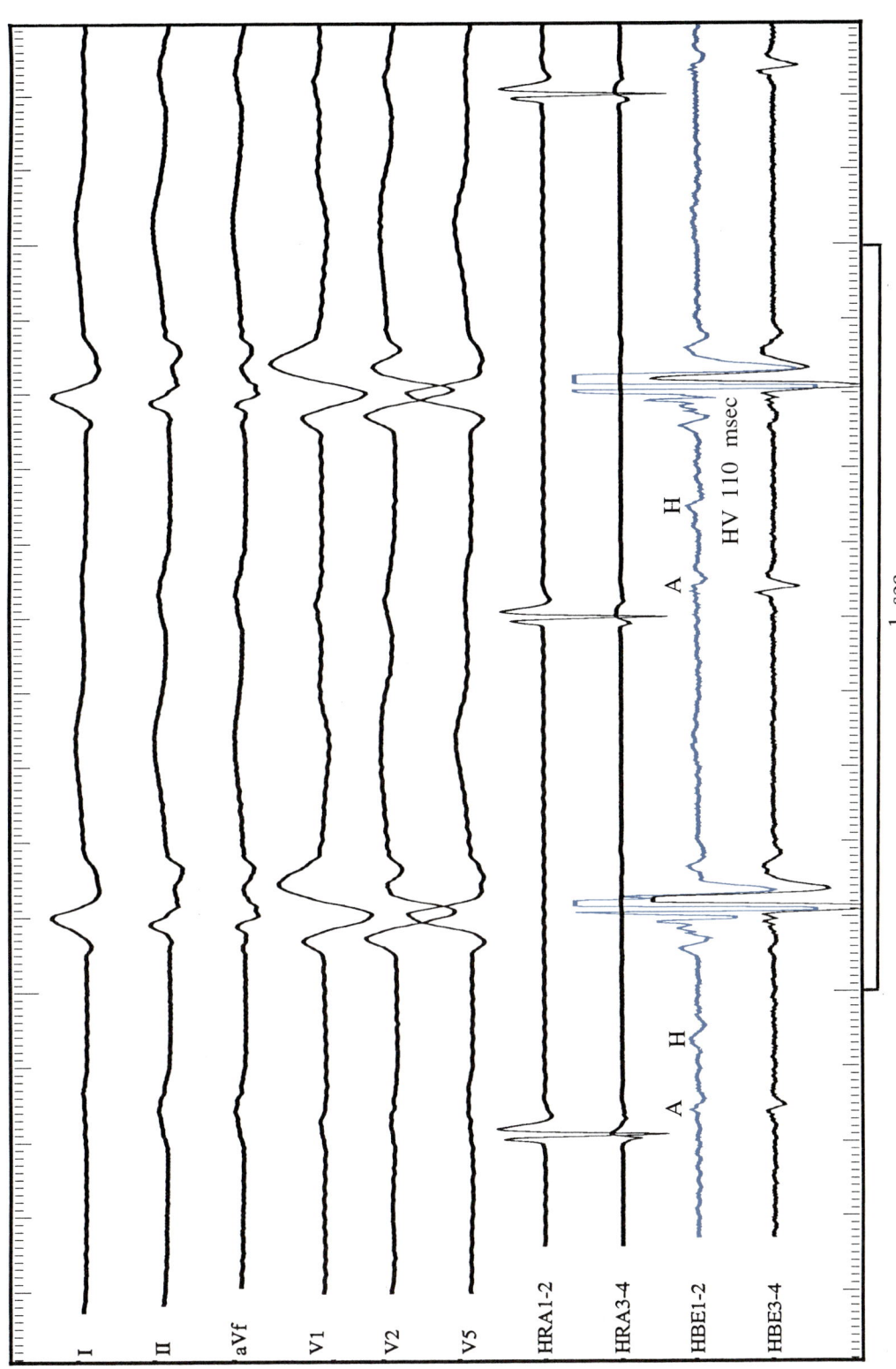

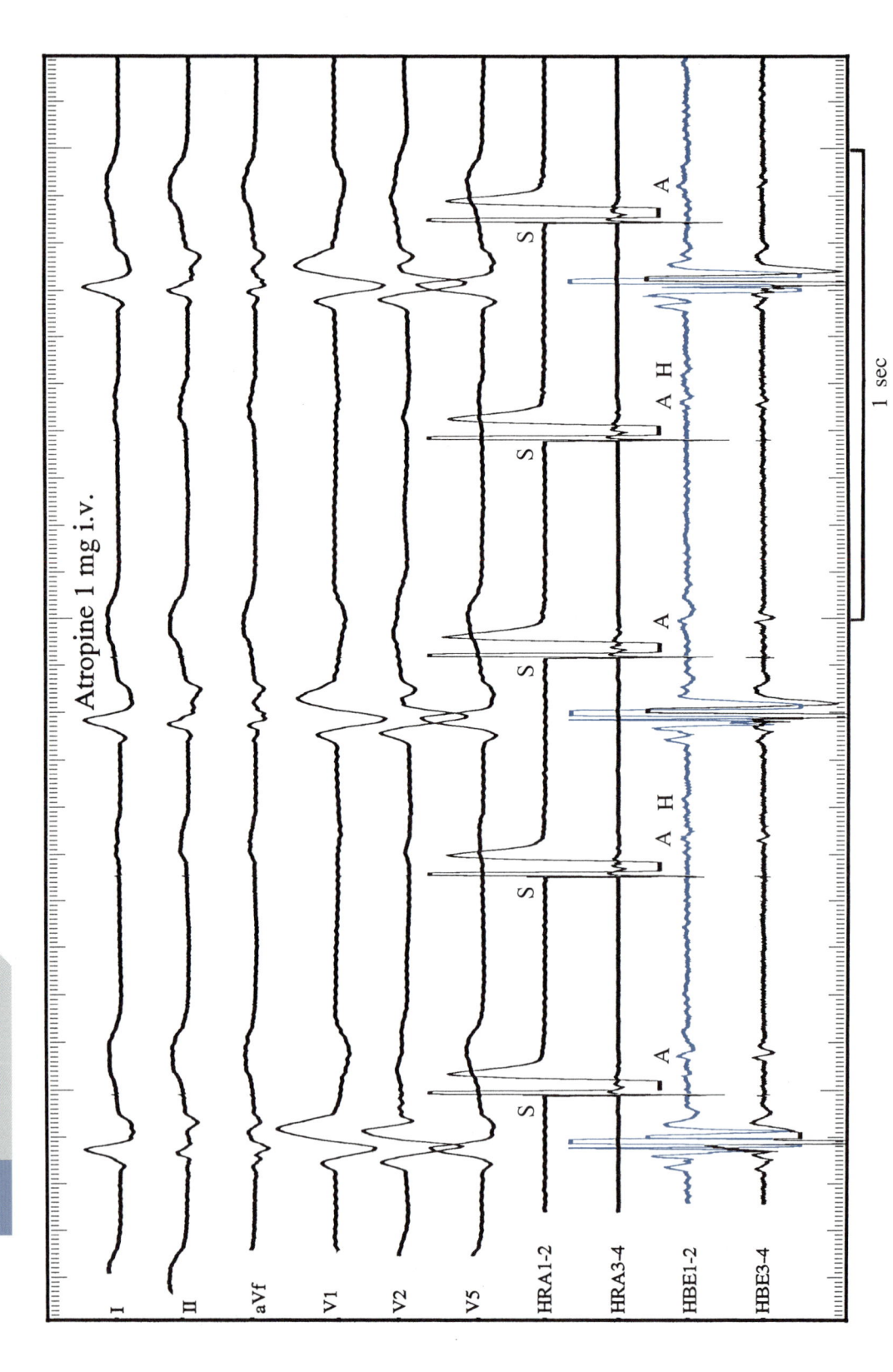

254　Ⅷ　房室ブロック（AVB）

図 31-3　高位右房（HRA）ペーシング（130/分）時に認められた2：1房室ブロック　詳細は本文参照．

たすと報告されています[2]．本症例は無症状であり，Class Ⅱ の適応に相当しますが，臨床経過や基礎疾患を考慮し，DDD ペースメーカを植え込みました（LECTURE 7 参照）．

▶SIDE MEMO　サルコイドーシスに伴う心病変と不整脈　サルコイドーシスの非乾酪性肉芽腫病変は心室中隔の基部や自由壁に好発し，さらに細い冠動脈にも病変が認められることが多い．結果として，心室のびまん性あるいは局所性の収縮異常や心室瘤をきたす[1]．こうした病変の結果，His 束以下での伝導障害・房室ブロックがしばしば合併する．さらに，広範囲の病変を基盤として持続性心室頻拍（VT）が認められることも少なくない[3]．

図 31-4 は心・眼・皮膚の病変を合併したサルコイドーシス症例（59 歳，女性）に認められた VT である．VT は右脚ブロック・下方軸波形を呈し，左室基部由来と推測される．実際，同症例は左室前壁基部に大きな心室瘤を有しており，この周囲から発生した VT と考えられた．

心病変を合併したサルコイドーシス患者は，それまで無症状であっても房室ブロックを発症したり，VT が生じ突然死することも稀ではない[1,3]．

房室伝導障害を合併した症例に対してはペースメーカ治療が有用であるが，VT はしばしば薬物抵抗性であり，植え込み型除細動器（ICD）が必要な場合もある[3]．

文　献

1) Sharma OP, Maheshwari A, Thaker K：Myocardial sarcoidosis. Chest 103：253, 1993
2) Josephson ME：Clinical Cardiac Electrophysiology：Techniques and Interpretations. Lea & Febiger, Malvern, Pennsylvania, 1993, p. 140
3) Winters SL, Cohen M, Greenberg S, et al.：Sustained ventricular tachycardia associated with sarcoidosis：Assessment of the underlying cardiac anatomy and prospective utility of programmed ventricular stimulation, drug therapy and an implantable antitachycardia device. J Am Coll Cardiol 18：937, 1991

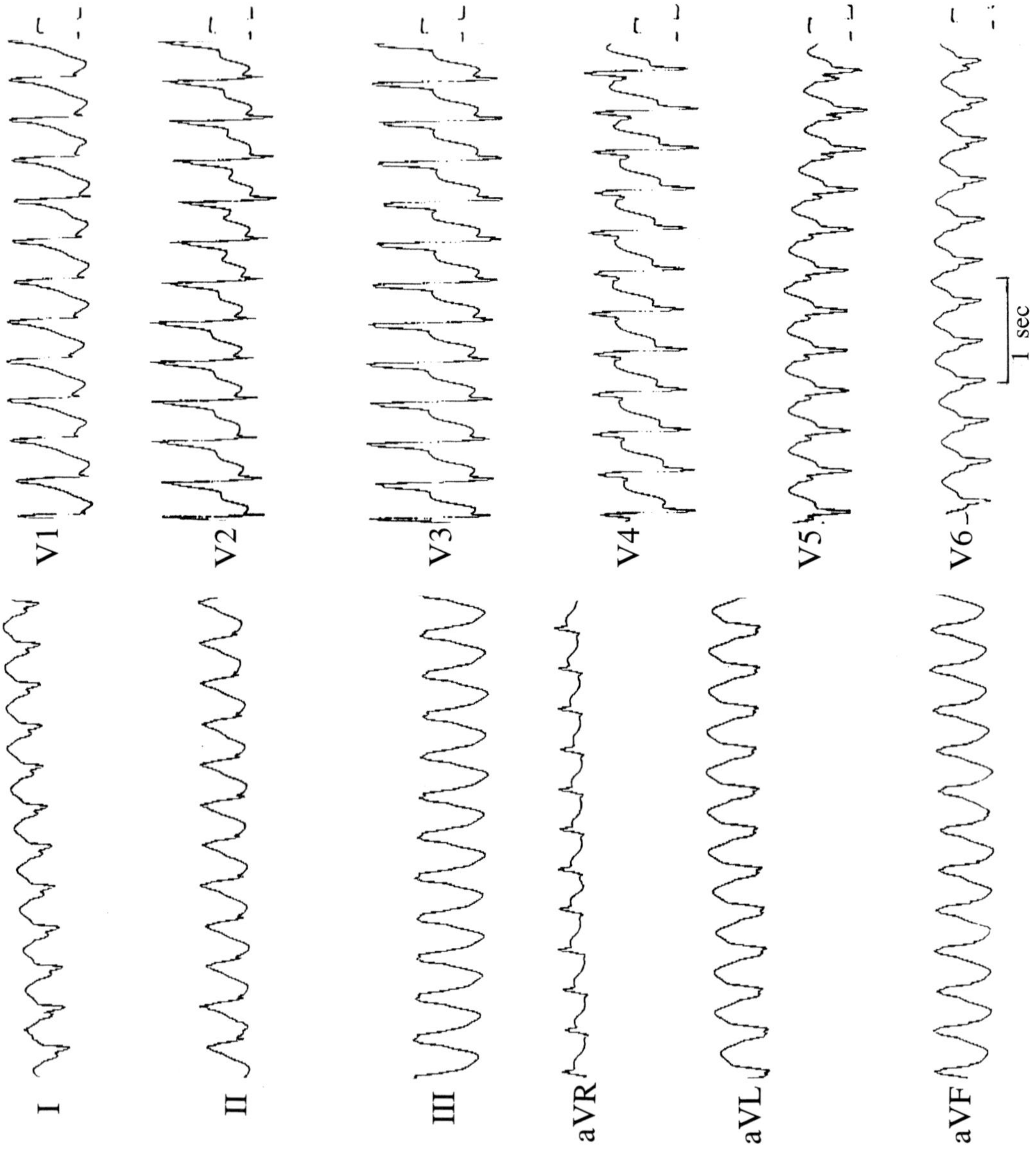

256　Ⅷ　房室ブロック（AVB）

図 31-4　サルコイドーシス患者（59歳、女性）に認められた VT（155/分）　詳細は SIDE MEMO 参照．

症例 31

付録 LECTURES

1 動悸の鑑別診断
2 失神の鑑別診断
3 心臓電気生理学的検査(EPS)のガイドライン
4 高周波カテーテル・アブレーションのガイドライン
5 頻拍の停止法：薬物・直流通電・抗頻拍ペーシング
6 植え込み型カルディオバーター・除細動器(ICD)のガイドライン
7 恒久的ペースメーカ植え込みのガイドライン
8 心臓再同期療法のガイドライン
9 不整脈のメカニズムと抗不整脈薬療法
　　―Sicilian Gambitによる病態生理学的アプローチを中心に
10 不整脈・突然死と自律神経系

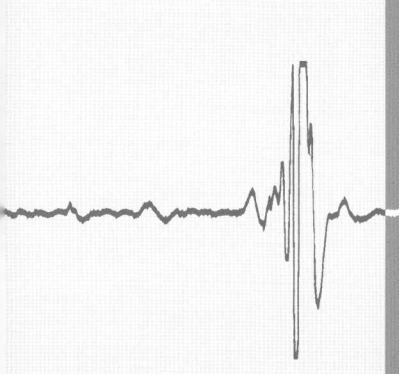

LECTURE 1 動悸の鑑別診断

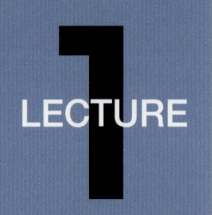

動悸(palpitation)は心拍動に伴う不快な自覚症状である．この際，心拍動は速かったり，強くゆっくりであったり，あるいは脱落したり早期に出現する拍動として自覚される．動悸は頻拍症，期外収縮，徐脈，弁の逆流に伴う一回心拍出量の増加，あるいは心過動状態（高心拍出量）などの種々の病態で生じる[1]．期外収縮はそれ自体よりも期外収縮後の強い心拍動が自覚されることが多い．健常人でも，運動，感情興奮，ストレス，あるいはコーヒーや喫煙（ニコチン）などによって動悸が生じる．不安神経症や過換気症候群患者では正常洞調律や洞性頻脈であっても，強くかつ厄介な動悸を伴うことがある．また，高血圧や冠動脈疾患に対しCa^{2+}拮抗薬・α遮断薬などが投与されている患者では，起立性低血圧による反射性交感神経緊張によって動悸を自覚することがあることも忘れてはならない．

患者が動悸を自覚している時に受診すれば，その際の身体所見や心電図所見などにより原因の診断は比較的容易であるが，動悸がおさまった後に受診した場合には問診（病歴聴取）を糸口にして鑑別診断をすすめなければならない（図 L1-1）．

1）速い心拍動の動悸発作

速く規則的な動悸は洞性頻脈，発作性上室頻拍，心房粗動の2:1伝導，心室頻拍（VT）などで認められる．規則性がなく速い心拍動の病歴は心房細動の診断を示唆するが，房室伝導様式がさまざまに変化する心房粗動，心房頻拍，あるいは期外収縮の連発でもこうした動悸をきたしうる．

動悸が突然始まり，突然終わる場合，発作性頻拍症，心房粗動あるいは細動によることが示唆され，反対に徐々に生じ，徐々に消失する場合，洞性頻脈あるいは不安状態が示唆される．ただし，洞性頻脈でも突然に始まることがあり，逆に運動中に出現した上室頻拍，VTでは動悸が徐々に始まったように自覚されることもある．一方，頻拍による交感神経系の緊張の結果，頻拍が停止した後にも洞性頻脈が続き，患者は頻拍が突然停止したことを自覚できないこともある．

動悸が息ごらえなどの迷走神経刺激法によって停止する場合，頻拍回路に房室結節が含まれていると考えられ，副伝導路を介する房室回帰性頻拍（AVRT）あるいは房室結節回帰性頻拍（AVNRT）が示唆される．

動悸が自覚されるためには，左室機能が十分に良好でなければならない．器質的心疾患のない特発性VTや上室頻拍患者は動悸を自覚するが，著しい左室機能低下を伴う心筋梗塞後のVT患者では動悸の訴えのない例の方が多い[2]．したがって，動悸がなかったからといって頻拍症を除外することはできない．

患者が不整脈による動悸を自覚している最中に受診すれば，心電図を記録することで即座に診断できる．これに対し，自覚症状がないときに受診した場合，過換気症候群，洞性頻脈，不安神経症，あるいは異常なし，と誤診されやすい[2]．
　頻拍発作時の12誘導心電図は上室性不整脈と心室性不整脈との鑑別に有用であり，また上室頻拍の種類を診断する手助けとなる．非発作時の心電図が正常であっても，頻拍症を除外することはできない．特発性 VT，AVNRT，あるいは AVRT を伴う潜在性 WPW 症候群では非発作時の心電図に異常を認めないことが多いので注意を要する．
　ホルター心電図検査は頻繁に動悸発作がある患者の診断には有用であるが，ごくたまにしか発作がない患者には診断能力が低い．この欠点を補うものとして発作時心電図の電話電送システム[3]やイベント記録方式がある．最近では，自分で心電図を記録できる携帯型心電計が市販されている．
　病歴から頻拍症が強く疑われる患者の診断には心臓電気生理学的検査法(EPS)が最も確実かつ迅速な方法である[2]．同時にこの方法により薬効評価やカテーテル・アブレーション治療も可能である（症例3,6,8参照）．規則的な頻拍症の多くは高周波カテーテル・アブレーション法により治癒が期待できるため（LECTURE 4）参照)，動悸を訴える患者の鑑別診断，動悸発作時の心電図記録，EPS 検査の重要性を認識しなければならない．

2) ゆっくりした心拍動の動悸

　ゆっくりとした心臓調律に伴う動悸は房室ブロックあるいは洞機能不全によることが多い．これらの徐脈性不整脈が動悸あるいは失神などの自覚症状と対応し，しかも心筋虚血や神経反射などの一過性の原因によらない場合，ペースメーカの適応である．
　神経調節性失神(neurally-mediated syncope)でも徐脈がみられる．診断にはhead-up tilt(HUT)試験が有用である．迷走神経遮断作用を有するジソピラミド(リスモダン)，あるいはβ遮断薬が奏効することがあるが，心抑制反応(徐脈)が高度でDDDペースメーカが必要な症例もある．

3) 労作に伴う動悸

　激しい身体労作時の動悸は健常人でも自覚されるが，軽労作で生じる動悸は心不全患者，あるいは心房細動，貧血，甲状腺機能亢進症，さらには運動へのフィットネスがわるい場合に認められる．労作による心筋酸素消費の増加に伴い心筋虚血が誘発され，動悸が自覚されることもある．狭心痛を伴う場合その診断は容易であるが，無痛性のこともあり注意を要する．ホルター心電図検査やトレッドミル運動負荷試験が診断の手助けとなる．

4) 頸部拍動を伴う動悸

　頸部の拍動感を伴う強い心拍動の自覚は慢性の大動脈弁閉鎖不全症の存在を示唆する．理学的所見として de Musset 徴候，上下肢の血圧差の増大(Hill 徴候)，拡

張期逆流性心雑音などが認められ，診断は容易である．

5) その他の動悸

恒久的 VVI ペースメーカ植え込み後に動悸や労作時呼吸困難を訴える症例がある．心機能が正常に保たれている場合には稀であるが，基礎心疾患を有する患者で症状を訴える場合，心室ペーシング時の室房伝導あるいは洞調律と心室ペーシングによる房室解離による血行動態の悪化 (pacemaker syndrome) の可能性を疑ってみる必要がある．この場合，DDD ペースメーカへの変更により改善が期待できる (症例 29 の SIDE MEMO 参照)．

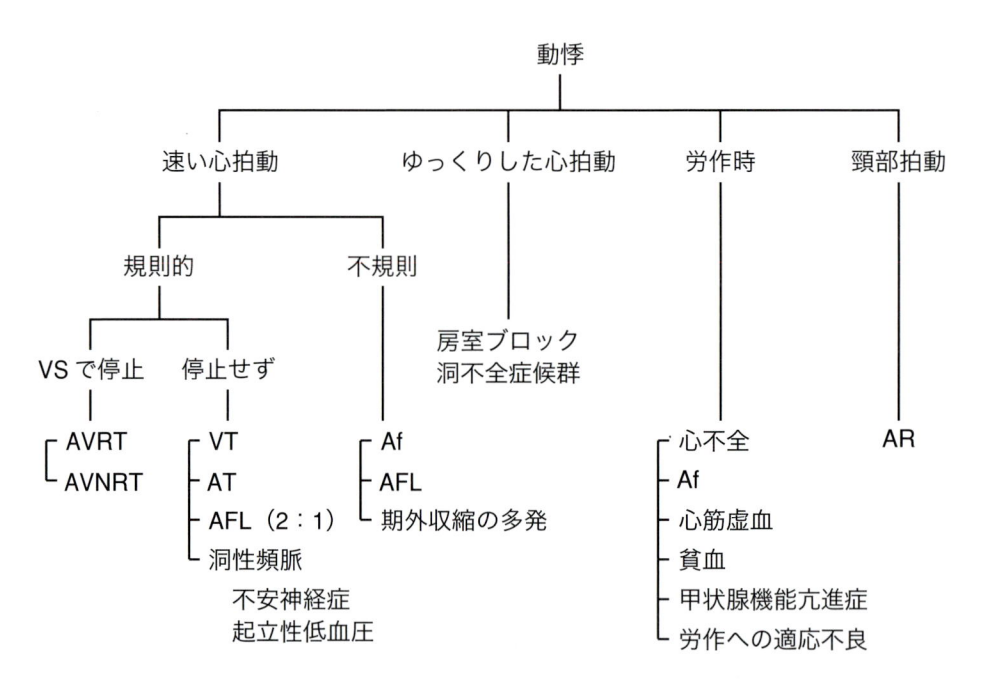

```
                          動悸
        ┌───────────┬──────────┬────────┐
     速い心拍動    ゆっくりした心拍動  労作時   頸部拍動
    ┌────┴────┐          │          │        │
   規則的   不規則      房室ブロック             AR
  ┌──┴──┐      │        洞不全症候群
VSで停止 停止せず   Af         
  │      │     AFL      
 AVRT    VT   期外収縮の多発    心不全
 AVNRT   AT                   Af
         AFL（2：1）            心筋虚血
         洞性頻脈              貧血
         不安神経症            甲状腺機能亢進症
         起立性低血圧          労作への適応不良
```

図 L1-1　動悸の鑑別診断　略号：VS＝迷走神経刺激法，AR＝大動脈弁閉鎖不全，AVRT＝房室回帰性頻拍，AVNRT＝房室結節回帰性頻拍，VT＝心室頻拍，AT＝心房頻拍，AFL＝心房粗動，Af＝心房細動

文　献

1) Braunwald E：Examination of the heart, 1. The history-Palpitation. in Heart Disease, 4th edition, ed. by Braunwald E, W. B. Saunders, Philadelphia, 1992, p8-9
2) Brugada P, Gursoy S, Brugada J, et al.：Investigation of palpitation. Lancet 341：1254-1258, 1993
3) 島田恵，赤石誠，朝倉恵子，ほか：心電図電送と24時間対応，応答を組み合せた新しい診断対応システムの有用性．Jpn J Cardiol 27：211-217, 1996

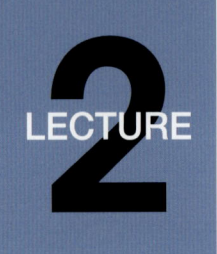

LECTURE 2　失神の鑑別診断

失神(syncope)は，意識が消失し姿勢の制御ができなくなるものの自然に回復する一過性の病態と定義され，心臓性失神，神経調節性失神(neurally mediated syncope：NMS)，起立性低血圧，神経疾患に伴う失神，その他に分類されている[1]．前3者では，心拍出量の低下，血圧の低下，あるいは徐脈などによって脳の虚血・意識消失をきたすのに対し，神経疾患のてんかんなどでは脳の虚血を伴わない場合がある．失神という用語を全脳の虚血による一過性の意識障害に限定して用いるべきという主張もみられるが[2]，本稿では失神を広義に捉え表 L2-1 のように分類した．

1) 失神の頻度

失神の原因として臨床的に最も頻度の高いものは NMS で全体の 1/3 以上を占め，ついで心臓性失神，起立性低血圧が多く，ともに 10% 前後を占める[1]．失神は病院を受診する患者の主訴として比較的多く，米国では救急外来受診患者の約 3%，全入院患者の 1〜6% を占める[1]．また，Framingham Study[3] によれば，男性の 3%，女性の 3.5% が一生のうちで最低 1 回は失神を経験し，その約 1/3 は再発性である．失神例を無治療で経過観察するとその 30% が 2〜3 年以内に再発する．器質的心疾患を合併する失神例の死亡率および突然死発生率は対照群や心疾患をもたない失神例に比して高く，1 年間の死亡率は 18〜33% に達する[1]．また，とくに高齢者では失神によって重大な外傷をきたすことがある．したがって，失神例の診療においては，心疾患の有無を評価し，失神の原因の鑑別診断を迅速にすすめることが大切である．

2) 失神の鑑別診断のすすめかた

失神例の評価の第一段階は病歴を詳細に聴取し，十分な理学所見をとることである．とくに失神の目撃者から状況を聴取することが最も重要である．これによって約半数の症例で失神の原因を推測できる．表 L2-2 に発作時・発作後の状況，理学所見，あるいは基本的な検査(心電図・胸部 X 線)所見から推測される失神の原因を列挙した．病歴聴取および心疾患の有無の検討によってその後の検査計画が自ずときまり，診断確定に近づくことができる．

12 誘導心電図は失神中に記録されれば診断価値がきわめて高いが，発作後に受診した場合には診断価値が低くなる．しかし，Q 波，QT 間隔の延長，心室早期興奮などがあれば，失神の原因として心筋梗塞や頻脈性不整脈[心室頻拍(VT)，

表 L2-1　失神の分類と原因疾患

1) 心肺疾患による失神
   (a) 徐脈性不整脈(洞不全症候群，房室ブロック)
   (b) 頻脈性不整脈(上室頻拍，心室頻拍，torsades de pointes，特発性心室細動など)
   (c) 急性心筋梗塞・狭心症
   (d) 弁膜疾患(大動脈弁狭窄症，僧帽弁狭窄症，肺動脈弁狭窄症など)
   (e) 閉塞性肥大型心筋症
   (f) 心膜疾患(心タンポナーデ)
   (g) 肺塞栓症
   (h) 原発性肺高血圧症
   (i) その他(心房粘液腫など)
2) 血管疾患による失神
   (a) 急性大動脈解離
   (b) 椎骨脳底動脈不全
   (c) 鎖骨下動脈盗血症候群
3) 神経調節性失神(neurally mediated syncope：NMS)
   (a) 血管迷走神経性失神(vasovagal syncope)
   (b) 特定の状況での失神(situational syncope)
   (c) 頸動脈洞過敏症候群(carotid sinus syncope)
4) 起立性低血圧による失神
   (a) 原発性(特発性，Shy-Drager症候群，Parkinson病など)
   (b) 二次性(糖尿病，アミロイドーシス，アルコール中毒，自己免疫疾患など)
   (c) 薬物性(α遮断薬・Ca拮抗薬・硝酸薬などの血管拡張薬，抗うつ薬など)
5) 神経疾患による失神
   (a) てんかん
   (b) 一過性脳虚血発作(TIA)
   (c) 片頭痛
6) その他の疾患に伴う失神
   　低血糖，過呼吸症候群，消化管出血，クモ膜下出血，アナフィラキシー，ヒステリーなど

torsades de pointes，房室回帰性頻拍あるいは偽性心室頻拍]の可能性が示唆される(症例14, 24参照)．胸部誘導で右脚ブロック様所見とST上昇が認められれば一過性の心室細動による失神発作が疑われる(症例26参照)．心電図やホルター心電図検査で徐脈性不整脈が認められれば，それによる失神が疑われる(症例28, 29参照)．

　胸部X線検査で縦隔の拡大がみられれば，急性大動脈解離を疑う．また，心電図異常や胸部X線における心陰影の拡大，理学所見における心音の異常・心雑音が認められれば，心疾患の存在を疑ってさらに検査をすすめる．この場合，心エコー図検査をルーチンに施行すべきである．心エコーにて心筋梗塞・拡張型心筋症が疑われ，加算平均心電図にて伝導遅延を示すlate potentialが認められれば，VTによる失神が強く疑われる．大動脈弁狭窄症，僧帽弁狭窄症，肺動脈弁狭窄症などの弁膜疾患や閉塞性肥大型心筋症，心タンポナーデの所見が認められれば，それらによる失神の可能性が高い．右心負荷(肺高血圧)の所見があれば，肺塞栓症や原発性肺高血圧症を疑ってさらに検査をすすめる．

　心疾患を有しVTが疑われる失神例，心室早期興奮を認めるが失神発作時の心

表 L2-2　臨床所見から推測される失神の原因

臨床所見	失神の原因
身体労作に伴う失神	大動脈弁狭窄症・肺高血圧・肺塞栓症・僧帽弁狭窄症・閉塞性肥大型心筋症・冠動脈疾患・神経調節性失神
体位変換時の失神	心房粘液腫
動悸の既往・QT延長・心室早期興奮	頻脈性不整脈
血圧低下を伴わない徐脈	徐脈性不整脈
上下肢の血圧差・縦隔拡大	大動脈解離
腕の運動に伴う失神	鎖骨下動脈盗血症候群
疼痛・不快感・皮膚が暖かくなる感覚（warmth）後の失神，長時間立位時の失神	血管迷走神経性失神
排尿，咳，嚥下，排便中または直後の失神	situational syncope
頭位変換時・襟を締めた状況での失神	頸動脈洞過敏症候群
起立時の失神	起立性低血圧
前兆（aura），発作後の軽度の意識障害・代謝性（乳酸）アシドーシス，舌の咬傷	てんかん
眩暈，構語障害，複視などの脳幹部症状が随伴する失神	一過性脳虚血発作・椎骨脳底動脈不全・鎖骨下動脈盗血症候群
頭痛後の失神	クモ膜下出血
皮膚の紅潮	アナフィラキシー
糖尿病治療中	低血糖

電図が記録されていない症例，あるいは徐脈性不整脈が失神の原因として疑われるもののその際の心電図記録が得られず因果関係が確実ではない場合，心臓電気生理学的検査（EPS）の適応である．EPS で著しい血行動態の悪化を伴う頻脈（性）不整脈が誘発されたり，高度の洞機能異常や房室伝導異常が証明されれば，診断がより確実になるのみならず，治療法の選択や予後の評価に有用である．失神例での EPS 陽性率は 50％前後であるが，心疾患例に限った場合の陽性率はこれよりも高く，非心疾患例では低い傾向にある[4]．

　病歴，理学所見，一般検査から血管疾患や神経疾患による失神が疑われる場合には，CT，MRI，脳波検査（EEG），さらには侵襲的な血管造影検査を行い診断を確実にする．EEG にてスパイクや鋭波が記録されればてんかんの可能性が高い．しかし，発作後の受診の場合 EEG が正常のことも多いので，てんかんが疑われる例ではくりかえし検査すべきである．

　心血管疾患や神経疾患を認めず，起立性低血圧も否定的な症例では NMS の可能性が最も高い．NMS の診断には頭部挙上ティルト試験（head-up tilt test：HUT）が有用である．HUT は図 L2-1 に示す機序によって血管迷走神経性失神を再現す

ると考えられている[1]．HUT は足踏み台付きの傾斜台(ティルトテーブル)を用いて，心電図および血圧の監視下に通常 80 度の傾斜で 10〜25 分間の傾斜負荷を行うもので，低血圧あるいは徐脈を認め失神あるいはその前駆症状が出現すれば陽性と判定する．この場合，体位を仰臥位にもどすことにより，心拍数と血圧はすみやかに正常に復帰する．血管迷走神経性失神を再現するための HUT の感度は 82%，特異度は 88% 前後である[5]．もし低血圧・徐脈が誘発されない場合，イソプロテレノールの点滴静注を併用する($1\ \mu g$/分から開始し，必要があれば $3\sim5\ \mu g$/分まで増量)．この β 刺激薬により左室収縮力，メカノ受容体刺激が増すことによって誘発率が高まり診断感度は増加するが，偽陽性例も増えて特異度は低下する．また，HUT の際，頸動脈洞圧迫試験を行うことによって頸動脈洞過敏症候群の診断感度が増加する．片側ずつ 5〜10 秒間圧迫し，R-R 間隔＞3 秒の徐脈，あるいは収縮期血圧下降＞50 mmHg(あるいは＞30 mmHg で失神を伴う)を認めた場合，陽性と判定する．

　HUT および EPS 検査が普及したことによって，失神の原因疾患の診断率が 60% 前後から 76% まで向上したことが報告されている[6]．さらに近年，埋め込み型心電図検査が可能になり，HUT・EPS 検査を組み合わせる従来法と比較し，埋め込み型ループ・レコーダー検査の診断率が有意に高いことが報告された[7]．これはループ・レコーダー(Reveal, Medtronic 社製，$62\times19\times8$ mm, 30 g)を局所麻酔下に胸部皮下に埋め込み，局所の心電図を 42 分間まで繰り返し記録する方法である．失神発作が起こった場合，失神から回復した患者または家族・知人などがアクチベータを用いて心電図記録をフリーズし，ペースメーカ・プログラマーを用いて心電図を再生し，診断に供する．診断が確定し治療方針が立てば，ルー

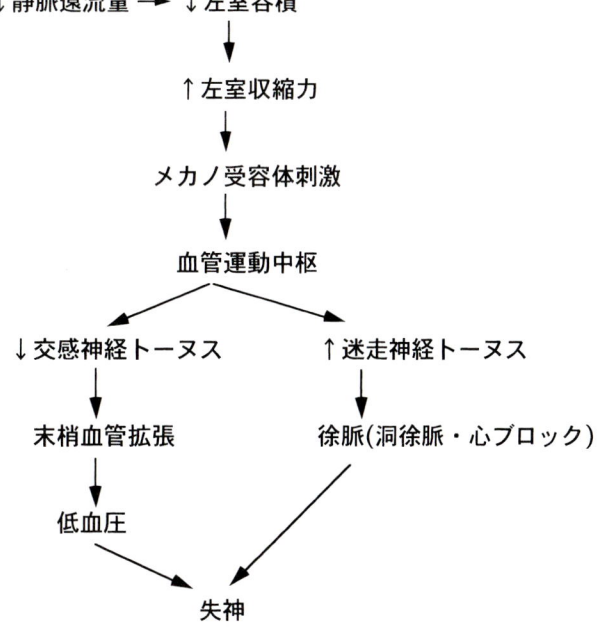

図 L2-1　HUT によって血管迷走神経性失神が誘発されるメカニズム(文献 1 から引用)

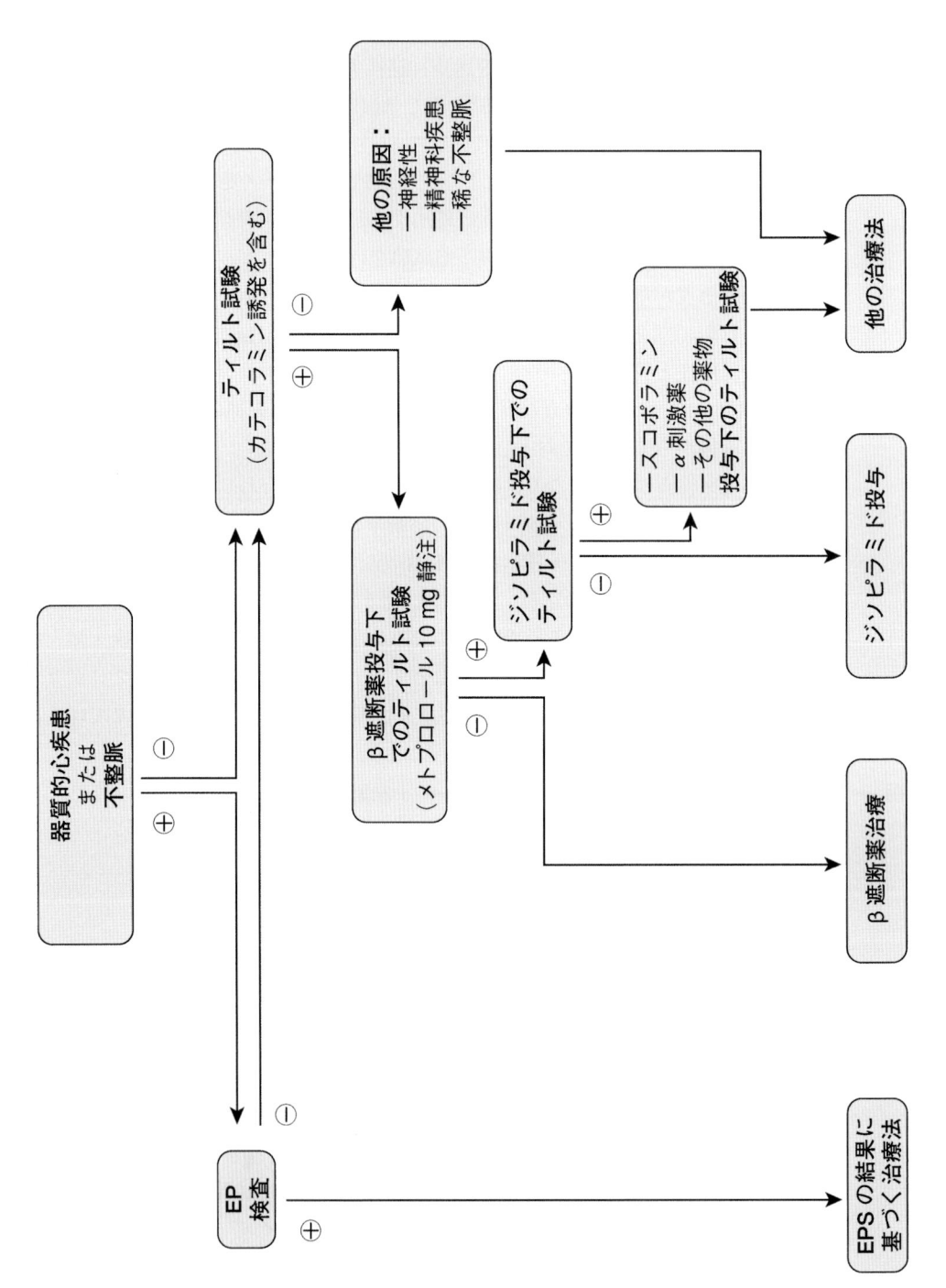

図 L2-2 病歴，理学所見，一般検査によっても失神の原因が不明な症例に対するアプローチ法（文献 5 から引用）

プ・レコーダーは抜去する．この方法を用いると従来法に比し，とくに徐脈・心停止の診断率が向上したという（40% vs 8%）[7]．わが国でも2010年から埋め込み型心電図検査が保険償還されるようになったため，今後この方法が普及し，失神の原因疾患の診断率がさらに向上することが期待される．

3）失神例の治療

　失神の再発を予防するための治療の成否は，いかに正確に原因を推定するかにかかっている．心臓性失神のうち，重症の弁膜疾患や閉塞性肥大型心筋症に対しては原疾患に対する治療が失神の予防につながることが期待できる．重症の冠動脈疾患に対しては，可能であれば冠血行再建を行う．このような症例では治療選択に迷うことはないが，問題は病歴，理学所見，および一般検査によっても失神の原因が不明な症例に対するアプローチ法である．図L2-2はこうした症例に対するミネソタ大学のガイドライン[5]を示す．

　このガイドラインはきわめて簡明であり，器質的心疾患を有するかまたは不整脈による失神が疑われる例に対してはまずEPSを，いずれでもない例にはHUTを施行し，治療方針を決定するというものである．前者においてEPS陽性であれば，それに対する薬物療法，カテーテル・アブレーション，あるいは植え込み型除細動器（ICD）治療を選択し，陰性の場合はHUTを施行する．後者でHUT陽性であればβ遮断薬を投与下にHUTを再検し，陰性が確認されればβ遮断薬の慢性投与を行う．依然陽性であれば，ジソピラミド（450 mg/日，分3），その他の薬物療法を行う．ジソピラミドはその陰性変力作用によりメカノ受容体刺激を減じ，また抗コリン作用によって迷走神経興奮の影響を減じてNMSを予防すると考えられている[8]．後者でHUT陰性の例に対しては他の原因を検索し，治療法を決定する．HUT・EPS検査ともに陰性の場合，先に述べた埋め込み型心電図検査を考慮すべきであろう．

文献

1) Kapoor WN：Syncope and hypotension. In Heart Disease (5th edition), edited by Braunwald E, WB Saunders, Philadelphia, 1997, pp. 863-876
2) 堀進悟：失神．まちがいやすい疾患の鑑別ノート-循環器科編，医薬ジャーナル社，1997, pp. 131-136
3) Savage DD, Corwin L, McGee DL, et al.：Epidemiologic features of isolated syncope：The Framingham Study. Stroke 16：626-629, 1985
4) Akhtar M, Shenasa M, Denker S, et al.：Role of cardiac electrophysiologic studies in patients with unexplained recurrent syncope. PACE 6：192-201, 1983
5) Asso A, Remole S, Benditt DG：失神の評価．臨床心臓電気生理学マニュアル（小川聡監訳），医学書院MYW，1994, pp64-74
6) Sra JS, Anderson AJ, Sheikh SH, et al.：Unexplained syncope evaluated by electrophysiologic studies and head-up tilt testing. Ann Intern Med 114：1013, 1991
7) Krahn AD, Klein GJ, Yee R, et al.：Randomised assessment of syncope trial.

Conventional diagnostic testing versus a prolonged monitoring strategy. Circulation 104：46-51, 2001
8) Milstein S, Buetikofer J, Lesser J, et al.：Usefulness of Disopyramide for prevention of upright tilt induced hypotension-bradycardia. Am J Cardiol 65：1339-1344, 1990

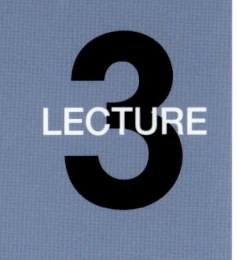

LECTURE 3 心臓電気生理学的検査（EPS）のガイドライン

EPSは徐脈性・頻脈性不整脈の評価と治療方針を決定するために行われる．末梢血管から複数の電極カテーテルを心臓へ挿入し，通常の頻脈性不整脈の検査では高位右房，His束，冠状静脈洞（左房），右室から電位を記録する（症例14の図14-6(D)参照）．

徐脈性不整脈（洞不全症候群，房室ブロック）に対しては洞機能および房室伝導能を評価する．洞機能評価法には高頻度心房刺激後の洞結節回復時間（sinus node recovery time：SNRT）の測定（overdrive suppression test），および洞房伝導時間（sino-atrial conduction time：SACT）の測定法がある（症例29参照）．房室ブロックの症例ではHis束心電図記録によりブロックの部位が結節内（A-Hブロック），His束内（BHブロック），His束下（H-Vブロック）のいずれであるかを診断できる（症例30参照）．また，心房連続刺激法により房室伝導能を定量的に評価し，障害の程度と部位を知ることができる．

頻脈性不整脈に対してはプログラム電気刺激法（programmed electrical stimulation：PES）により頻拍を誘発し，頻拍の発生機序の検討（リエントリーか非リエントリー機序か），発生部位や興奮旋回路の同定，薬効評価などがなされる．最近ではEPSと高周波カテーテル・アブレーション（LECTURE 4参照）が1回のセッションで行われることが多くなっている．

以下にEPSの適応となる病態を，ACC/AHA Task Force Reportのガイドライン[1]のClass I（有益であるという根拠があり，適応であることが一般に同意されている）の適応に準拠しつつ列挙する．

1）洞不全症候群

症状の原因として洞機能不全が疑われるものの，種々の検査後にも症状と徐脈性不整脈との因果関係が確実ではない場合．

2）房室ブロック

(1) His束以下でのブロックが疑われる有症候性患者．
(2) 第2度または3度房室ブロックに対しペースメーカが植え込まれた後にも症状がある患者，あるいは症状の原因として他の不整脈が疑われる患者．

3）心室内伝導障害

症状の原因が不明の心室内伝導障害症例．

4) 持続性 narrow QRS 頻拍（発作性上室頻拍）

(1) 発作回数の多い，あるいは血行動態悪化を伴う narrow QRS 頻拍で，薬物抵抗性の患者．あるいは適切な治療法（薬物，カテーテル・アブレーション，外科手術）を選択するために EPS が必要な症例．
(2) 薬物療法よりも根治治療を希望する患者．

5) 持続性 wide QRS 頻拍

心電図から wide QRS 頻拍の成因（心室頻拍か脚ブロック・心室内変行伝導を伴う上室頻拍か）が不明な場合，および正しい診断が患者管理に必要な場合．

6) WPW 症候群

(1) カテーテル・アブレーション，外科手術の前評価．
(2) 心停止あるいは原因不明の失神発作の既往歴を有する心室早期興奮患者．
(3) 適切な治療法の選択のために EPS が有用と思われる場合．

7) 原因不明の失神

失神発作を有する器質的心疾患患者で，種々の検査後にも失神の原因が不明の場合．

8) 心停止蘇生例

(1) 急性心筋梗塞によらない心停止蘇生例．
(2) 発症後 2 日以上経過した急性心筋梗塞患者で急性虚血の所見なしに心停止をきたした症例．

9) 原因不明の動悸

(1) 脈拍数の増加が医療関係者によって確認されたが，心電図による記録ができなかった症例．
(2) 失神前に動悸を自覚した患者．

10) 薬効評価

(1) 持続性心室頻拍あるいは心停止蘇生例で，とくに心筋梗塞の既往がある場合．
(2) 房室結節回帰性頻拍患者，房室回帰性頻拍・心房細動発作を合併した WPW 症候群患者で長期的な薬物療法を予定する場合．

11) 植え込み型除細動器（ICD）症例

(1) ICD 植え込み前，植え込み時，および退院前の評価．
(2) ICD 植え込み後の患者で，病態あるいは治療に変化（変更）があった場合．
(3) ペースメーカと ICD とが植え込まれた症例で，両者の相互作用の検討が必

要な場合.

　本邦の循環器病の診断と治療に関するガイドライン[2]では以上の適応以外に，ペーシング治療の有効性確認を目的としたEPSのClass Iの適応として，神経調節性失神，閉塞性肥大型心筋症におけるペーシング療法の有効性を一時的ペーシングによって確認する場合，が挙げられている.

　また，Class IIa(有益であるとする意見が多いもの)として，1)徐脈性心房細動に対するペーシング療法の有効性を一時的ペーシングによって評価し，ペースメーカ植え込みの適応を決定する場合，2)心不全症例における両室ペーシング療法(心臓再同期療法，LECTURE 8参照)の有効性を一時的ペーシングによって確認する場合，が挙げられている.

　さらに，リスク評価を目的としたEPSのClass Iの適応として，上述した7)，8)以外に，左室機能低下を有する器質的心疾患に伴う非持続性心室頻拍，失神の既往あるいは突然死の家族歴のあるBrugada症候群，症状のないWPW症候群で，突然死の家族歴があるか，危険度の高い職業に従事している場合，が挙げられている.

文　献

1) Zipes DP, DiMarco JP, Gillette PC, et al.：ACC/AHA Task Force Report. Guidelines for clinical intracardiac electrophysiological and catheter ablation procedures. Circulation 92：673-691, 1995
2) 循環器病の診断と治療に関するガイドライン(2005年度合同研究班報告). 不整脈の非薬物治療のガイドライン(2006年改訂版)日本循環器学会ホームページ掲載：1-38

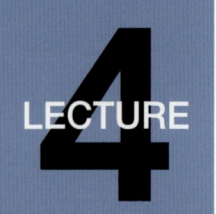

LECTURE 4　高周波カテーテル・アブレーションのガイドライン

カテーテル・アブレーション法は頻拍症の発生源あるいはその興奮旋回路の一部をカテーテル先端電極と背部に貼付した対極板との間での通電により焼灼することによって頻拍症の根治を目指す治療法である．この治療法は，頻脈性心房細動患者において房室ブロックの作成を目的とした房室結節の焼灼がなされたことに始まる[1,2]．当初用いられた直流通電法は組織破壊力は大きいものの，通電中の高い電場の形成と温度および圧上昇（衝撃波），さらにはスパーク発生などのために重篤な合併症（死亡，血圧低下，急性肺水腫，脳血管障害，心タンポナーデ，心膜炎など）が稀ならず認められた[3]．

このためより安全なエネルギー源として高周波が用いられるようになった[4]．高周波による組織傷害は熱発生によるものであり，組織温度が50℃以上になると不可逆性の変化（凝固懐死）が生じる．高周波通電法は直流通電と対照的に焼灼範囲が小さいものの境界鮮明な病変が得られ，通電に伴う疼痛が少ないため静脈麻酔を必要とせず，くり返し通電できる利点がある．

当初，WPW症候群に対する高周波副伝導路アブレーションの成績は芳しくなかったが[5]，先端電極長が4mmと表面積が大きく，先端部分を手元操作によって曲げられる電極カテーテル（large-tip, deflectable catheter）が開発されてから成績が向上した[6-8]．さらに，房室結節回帰性頻拍や心房粗動に対する根治手術の成果[9-11]を踏まえ，これに代わる治療法として高周波カテーテル・アブレーション法が普及しつつある[12-16]．一部の心室頻拍に対しても有効な治療法であることが報告されている[17]．1992年以降，米国では年間1万件以上のアブレーション治療がなされている[18]．

以下に高周波カテーテル・アブレーションの適応となる病態と治療手技・成功率・合併症について，ACC/AHA Task Force Reportのガイドライン[19]のClass Iの適応に準拠して概説する．一般にこのガイドラインは，薬物治療抵抗性の場合，薬物に忍容性がない場合，あるいは長期の薬物治療を希望しない場合をClass I（一般的なコンセンサスが得られている）適応とし，薬物治療に反応し，忍容性があり，患者がアブレーション治療よりも薬物治療を好む場合をClass III（適応外）としている．Class IIは選択肢の1つであるが，一般的なコンセンサスは得られていない場合である．

1）心室レートコントロール不良

心房性不整脈，ことに心房細動（Af）時の心室レートコントロールが薬物投与後にも不良な症例は，房室接合部アブレーションの適応である．完全房室ブロック作成の成功率は90％以上である．この場合，恒久的心室ペースメーカ（VVI, VVIR）

の植え込みが必要となる．合併症は2％以下，手技に関連した死亡例は0.1％前後と推測されている．直流通電法と比べると少ないが，遠隔期の突然死も報告されている．これは，房室接合部アブレーションが心機能低下例に適用されることが多いことと関係している可能性もある．

遅伝導路(slow pathway)領域，すなわちKoch三角の後方から中部のアブレーションにより，完全房室ブロックを作らずにAfの心室レートを抑制する方法も報告されている[20]．

2) 房室結節回帰性頻拍（AVNRT）

AVNRTは房室結節二重伝導路を基盤として発生する頻拍で，興奮旋回路の一部は心房筋まで及ぶと考えられている．すなわち，速伝導路(fast pathway)は低位右房前中隔付近まで，遅伝導路(slow pathway)は冠状静脈洞開口部付近(Koch三角の底部)まで及んでいる．このうちの一方の伝導路の一部を焼灼すればAVNRTを根治できるが，速伝導路(前方)アプローチ法は10％前後に完全房室ブロックを合併するため，最近では遅伝導路(後方)のアブレーション法が好んで行われる(症例6〜9参照)．正常の心房-心室関係(PQ間隔)を維持するうえでも，速伝導路を温存したほうがよい．通常型であれ稀有型であれ，slow pathway potential(Asp)を指標として遅伝導路を焼灼することによりAVNRTを根治でき，成功率は96％前後と高い．再発率は5％前後，合併症発生率は1％前後である[18]．

3) 心房頻拍（AT）・心房粗動（AFL）

NASPE surveyではAT・AFLは一緒に扱われ，成功率は75％，合併症は0.81％である[18]．通常型AFLは三尖弁輪後壁から下大静脈右房開口部間の解剖学的峡部(isthmus)を線状に焼灼し，両方向性伝導ブロックを作成すれば治癒する[15,16](症例13参照)．ATに対しては通常，最早期興奮部位に通電する．

洞結節領域から発生する洞結節リエントリー性頻拍やinappropriate sinus tachycardiaも，高周波カテーテル・アブレーションによって根治できる場合がある(症例10参照)．

AT・AFLは時に発作性Afを合併するが，こうした症例に対するAT・AFLのアブレーションはClass IIの適応である．

4) 副伝導路を介する房室回帰性頻拍（AVRT）・偽性心室頻拍（pseudo VT）

心室早期興奮を伴う発作性Af，すなわち偽性心室頻拍を合併したWPW症候群は，心室細動へ移行するリスクがあるため議論の余地のない適応である(症例14参照)．最近ではAVRTに対しても第一選択の治療法となっている(症例1〜4参照)．無症状の心室早期興奮は一般にアブレーションの適応外であるが，強度の運動を行うスポーツ選手，人命を預かるジェット機のパイロット・職業運転手などはClass IIの適応に挙げられている[19]．

房室弁輪部でのマッピングによって，房室副伝導路(Kent束)の心室付着部あるいは心房付着部に通電し，副伝導路伝導を離断する．前者を弁下部あるいは心

室アプローチ法といい，後者を弁上部あるいは心房アプローチ法という．成功率は副伝導路の局在によって多少異なり，左自由壁の場合は91%，中隔副伝導路で87%，右自由壁の場合82%である[18]．合併症として心タンポナーデ・心膜炎，弁損傷，房室ブロック，肺・全身の塞栓症，心筋梗塞など重篤なものも報告されている．合併症は全体として2.1%，死亡例も0.2%に認められている[18]．頻拍の再発率は8%前後である．

Mahaim線維(atriofascicular accessory pathway)を介するAVRTを有する早期興奮症候群に対しては，右房前-側壁に存在するMahaim線維の心房端の焼灼がなされる．

5) 心室頻拍(VT)

持続性単形性VTが適応となる．特発性VTの成功率が85%と比較的高いのに対し，心筋梗塞や心筋症に合併したVTの成功率は54%と低く，全体では71%，合併症は3%と報告されている[18]．また，器質的心疾患を有し心機能が低下した症例に認められるVTは単一ではなく，複数存在することが多い．このうち1つのVTのアブレーションが成功したとしても，抗不整脈治療が不要になるわけではないので，アブレーションは補助的治療法の1つと考えたほうがよい．こうした症例に対しては，アミオダロンなどの薬物治療あるいは植え込み型除細動器(ICD)を第一選択とすべきであろう．

カテーテルアブレーションのよい適応と考えられるVTは次の通りである．
(1) 特発性VT：右室流出路起源のVT(左脚ブロック-右軸波形)および左室後中隔領域起源のVT(右脚ブロック-左軸波形)(症例22および症例23参照)．
(2) 脚リエントリー性VT：一般に右脚を順伝導し，左脚を逆伝導する興奮旋回によって生じるVTであり，右脚への高周波通電により根治できる．
(3) 不整脈を伴う右室異形成(ARVD)患者のVT(症例21参照)．

本邦の循環器病の診断と治療に関するガイドライン[21]では上記以外のClass Iの適応として，単源性心室期外収縮が多形性心室頻拍あるいは心室細動の契機となっている場合，植え込み型除細動器植え込み後に除細動通電が頻回に作動し，薬物療法が無効または副作用のため使用不能な心室頻拍，が挙げられている．

また症例15のような発作性心房細動はClass IIa(有益であるとする意見が多いもの)として挙げられている．すなわち，1)症状またはQOLの低下を伴う薬物治療抵抗性または副作用のため薬物が使用不能な発作性心房細動，2)パイロットなど職業上制限となる場合，である．

文献

1) Gallagher JJ, Svenson RH, Kasell JH, et al.：Catheter techniques for closed-chest ablation of the atrioventricular conduction system：a therapeutic alternative for the

treatment of refractory supraventricular tachycardia. N Engl J Med 306：194-200, 1982
2) Scheinman MM, Morady F, Hess DS, et al.：Catheter induced ablation of the atrioventricular junction to control refractory supraventricular arrhythmias. JAMA 248：851-855, 1982
3) Evans GT, Scheinman MM, Zipes DP, et al.：The Percutaneous Cardiac Mapping and Ablation Registry：Final summary of results. PACE 11：1621-1626, 1988
4) Huang SKS：Use of RF energy for catheter ablation of the endomyocardium：A prospective energy source. J Electrophysiol 1：78-91, 1986
5) Borggrefe M, Budde T, Podczeck A：High frequency alternating current ablation of an accessory pathway in humans. J Am Coll Cardiol 10：576-582, 1987
6) Calkins H, Sousa J, El-Atassi R, et al.：Diagnosis and cure of the Wolff-Parkinson-White syndrome or paroxysmal supraventricular tachycardia during a single electrophysiologic test. N Engl J Med 324：1612-1618, 1991
7) Jackman WM, Wang X, Friday KJ, et al.：Catheter ablation of accessory atrioventricular pathways (Wolff-Parkinson-White syndrome) by radiofrequency current. N Engl J Med 324：1605-1611, 1991
8) Calkins H, Langberg J, Sousa J, et al.：Radiofrequency catheter ablation of accessory atrioventricular connections in 250 patients：Abbreviated therapeutic approach to Wolff-Parkinson-White syndrome. Circulation 85：1337-1346, 1992
9) Ross DL, Johnson DC, Denniss AR, et al.：Curative surgery for atrioventricular junctional ("AV nodal") reentry tachycardia. J Am Coll Cardiol 6：1383-1392, 1985
10) Fujimura O, Guiraudon GM, Yee R, et al.：Operative therapy of atrioventricular node reentry and results of an anatomically guided procedure. Am J Cardiol 64：1327-1332, 1989
11) Klein GJ, Guiraudon GM, Sharma AD, et al.：Demonstration of macroreentry and feasibility of operative therapy in the common type of atrial flutter. Am J Cardiol 57：587-591, 1986
12) Goy JJ, Fromer M, Schlaepfer J, et al.：Clinical efficacy of radiofrequency current in the treatment of patients with atrioventricular node reentrant tachycardia. J Am Coll Cardiol 16：418-423, 1990
13) Jackman WM, Beckman KJ, McClelland JH, et al.：Treatment of supraventricular tachycardia due to atrioventricular nodal reentry by radiofrequency catheter ablation of slow pathway conduction. N Engl J Med 327：313-318, 1992
14) Haïsaguerre M, Gaita F, Fischer B, et al.：Elimination of atrioventricular nodal reentrant tachycardia using discrete slow potentials to guide application of radiofrequency energy. Circulation 85：2162-2175, 1992
15) Feld GK, Fleck RP, Chen PS, et al.：Radiofrequency catheter ablation for the treatment of human type I atrial flutter：identification of a critical zone in the reentrant circuit by endocardial mapping techniques. Circulation 86：1233-1240, 1992
16) Cosio FG, Lopez GM, Goicolea A, et al.：Radiofrequency ablation of inferior vena cava-tricuspid valve isthmus in common atrial flutter. Am J Cardiol 71：705-709, 1993
17) Klein LS, Shih H-T, Hackett FK, et al.：Radiofrequency catheter ablation of ventricular tachycardia in patients without structural heart disease. Circulation 85：1666-1674, 1992
18) Scheinman MM：Patterns of catheter ablation practice in the United States：results of the 1992 NASPE survey. PACE 17：873-875, 1994
19) Zipes DP, DiMarco JP, Gillette PC, et al.：ACC/AHA Task Force Report. Guidelines for

clinical intracardiac electrophysiological and catheter ablation procedures. Circulation 92：673-691, 1995
20) Williamson BD, Man KC, Daoud E, et al.：Radiofrequency catheter modification of atrioventricular conduction to control the ventricular rate during atrial fibrillation. N Engl J Med 331：910-917, 1994
21) 循環器病の診断と治療に関するガイドライン（2005年度合同研究班報告）．不整脈の非薬物治療のガイドライン（2006年改訂版）日本循環器学会ホームページ掲載：1-38

LECTURE 5　頻拍の停止法：薬物・直流通電・抗頻拍ペーシング

頻脈性不整脈の停止方法には迷走神経刺激法，薬物，抗頻拍ペーシング，直流通電などがある．迷走神経刺激法あるいは薬物にて停止しない場合，あるいは意識消失，血圧低下，心不全，動悸・胸痛などの強い自覚症状を伴う場合，迅速に頻拍を停止する必要があり，直流通電の適応である．もう少し時間的余裕がある場合，ペーシングカテーテルを右室あるいは右房に挿入し，抗頻拍ペーシングによって停止をはかる方法もある．通常オーバードライブペーシング（overdirve pacing）法が用いられる．これは頻拍の興奮頻度よりも 30〜60/分ほど高い頻度でペーシングし，刺激をリエントリー回路の興奮間隙（excitable gap）に侵入させ頻拍を停止する方法であり，心室頻拍（VT）や房室回帰性頻拍（AVRT）・房室結節回帰性頻拍（AVNRT）の停止に有用である（症例 17，図 17-2 参照）．ただし，VT を加速（acceleration）することがあるので，カルディオバーター・除細動器のバックアップなしに行ってはならない．

　直流通電法は頻拍停止率のきわめて高い有効な方法であるが，意識が保たれている場合には全身麻酔が必要であり，やや煩雑である．著者は，短時間作用型のバルビタール系静脈内麻酔薬であるチオペンタール（ラボナール）を好んで用いる．通常投与量は 3 mg/kg とされるが，頻脈性不整脈による血行動態悪化を伴う患者にこの量を投与すると呼吸抑制をきたすことがあるので，まず 1〜2 mg/kg を静注し反応をみるのがよい．呼吸が抑制された場合，アンビューバッグによる補助呼吸を行う．呼名に対する反応がなくなったら，パドルを胸骨柄と心尖部付近の胸壁に密着するように押し当て，通電（discharge）する．心室受攻期（T 波の頂点付近）に通電すると心室細動（Vf）が誘発されることがあるので，Vf 以外の頻拍に直流通電を行う場合，これを避けるために QRS 同期モードにて通電することを忘れてはならない．表 L5-1 に各種頻脈性不整脈の停止に要する直流通電エネルギーを示す．200 J 以上の直流通電により心筋障害が発生することがあるので，Vf 以外は有効とされるエネルギーの範囲内で少な目の量から開始する．以下に個々の不整脈の停止法と注意点について述べる．

1）心房細動（Af）・心房粗動（AFL）

　頻脈の場合，まずジギタリス，ベラパミル，β遮断薬などによりレートコントロールを行う．心不全を合併していればジギタリスが安全である．甲状腺機能亢進症による心房細動であれば，β遮断薬が第一選択である．発症後 2 日以内であれば，さらに IA 群・IC 群抗不整脈薬の静注あるいは内服により除細動・粗動を試み，停止しなければ電気的除細動・除粗動を行う．Af は 100 J から，AFL は 20 J

表 L5-1 頻脈性不整脈の停止に要する直流通電エネルギー

不整脈	エネルギー設定
心房細動 (Af)	100-200 J
心房粗動 (AFL)	20-100 J
上室頻拍 (PSVT)	20-50 J
心室頻拍 (VT)	50-200 J
心室細動 (Vf)	200-360 J

から開始する．

2日間以上持続するAfに対して抗凝固療法を行わずに除細動を行った場合，3.4％に血栓塞栓症が生じたと報告されている[1]．したがって，2日間以上持続するAf患者に対しては，ワルファリンによる抗凝固療法を2〜3週間以上行って新鮮血栓の形成を予防したうえで除細動を行う．また，首尾よく洞調律が回復した後にも血栓塞栓症のリスクが持続するため，4〜6週間は抗凝固療法を継続したほうがよい．一方，除粗動に伴う血栓塞栓症はきわめて稀であり，抗凝固療法は必要ないとされている[1]．

短い不応期の副伝導路を有する顕性WPW症候群患者にAfを生じた場合，不規則かつ高度の頻脈，すなわちpseudo VTあるいはpre-excited Afをきたす(症例14の図14-1参照)．この頻脈はVfへ移行する危険性があるため，迅速な治療が必要である．意識が保たれていれば，副伝導路を介する房室伝導の抑制と除細動効果を期待して，IA群抗不整脈薬，すなわちプロカインアミド(アミサリン)，ジソピラミド(リスモダン)，シベンゾリン(シベノール)を静注する．ジギタリス，ベラパミルは副伝導路を介する房室伝導を促進し頻脈を増悪する可能性があるため，禁忌である．血行動態の悪化が著しい場合，直流通電(100 Jから開始)による除細動を行う．

2) 上室頻拍 (PSVT)

まず迷走神経刺激法(Valsalva法，頸動脈洞マッサージ)を試みる．停止しない場合，ATP(アデホス)を10-20 mg急速静注またはベラパミル5-10 mgの静注により房室結節伝導を抑制することによって停止させる．ジギタリスは効果発現まで時間がかかる．AVRTはIA群・IC群抗不整脈薬の静注により副伝導路を介する室房伝導を抑制することによっても停止できる．以上の方法で停止できない場合，直流通電(20 Jから開始)あるいは抗頻拍ペーシングを行う．

3) VT

持続性VTの停止にはIB群抗不整脈薬であるリドカイン(50-100 mgを1分かけて静注)・メキシレチン(メキシチール：1A＝125 mgを5分かけて静注)，あるいはIA群薬のプロカインアミド(10 mg/kgを30-60分かけて点滴静注)を用いる．薬物で停止しない場合，直流通電(50-200 J)あるいは抗頻拍ペーシングを選択する．血行動態悪化が著しい場合，直ちに直流通電を行う．

4) Vf

心肺蘇生術を行いながら，200-360 Jの直流通電を行う．もし最初の通電でVfが停止しない場合，2回目およびそれ以降の通電は最大出力で行うべきである．

除細動できない場合，リドカイン 100 mg あるいはエピネフリン 0.5-1 mg 静注の併用が奏効することがある．

文 献

1) Arnold AZ, Mick MJ, Mazurek RP, et al.：Role of prophylactic anticoagulation for direct current cardioversion in patients with atrial fibrillation or atrial flutter. J Am Coll Cardiol 19：851, 1992

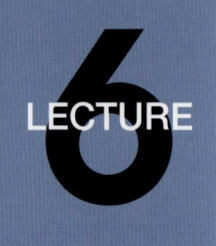

LECTURE 6 植え込み型カルディオバーター・除細動器(ICD)のガイドライン

　<u>頻脈性心室性不整脈</u>は心臓突然死の主要な原因である．実際，院外心停止から蘇生された患者にEPSを行うと，16%に心室細動(Vf)，27%に持続性心室頻拍(VT)が誘発され[1]，これらの頻拍症が心停止の原因となったことが推測される．こうした患者では心臓突然死の再発が高率に認められるため，EPSの薬効評価によって予防効果のある抗不整脈薬を選択する方法がとられてきた[1]．しかし，誘発抑制効果を認めた薬物の投与を行った場合でも不整脈の再発あるいは突然死が稀ではない[1-3]．ある研究[2]では，有効薬投与群における1年，2年，3年間の突然死発生率はそれぞれ17%，25%，34%と高率であった．対照的に，同様な患者に植え込み型カルディオバーター・除細動器(implantable cardioverter defibrillator：ICD)を植え込んだ場合の1年，3年間の突然死発生率は2%，5%と低率であり[4]，ハイリスク患者の突然死予防にICD治療が有用であることが示唆されていた．最近ではさらに，<u>AVID 試験[5]</u>においてICD治療と薬物治療のlast resort(最後の手段)と考えられているアミオダロンを中心とする薬物治療の生存率に及ぼす影響が無作為割り付け試験により前向きに検討され，<u>ICDがアミオダロンよりも高い生存率をもたらすことが示された</u>(症例19，<u>SIDE MEMO</u>参照)．

　この間ICDの技術的進歩とそれに伴う植え込み術の改善が認められたこともあり，ICD治療の適用範囲が拡大されるにいたった．技術的進歩としては，除細動のみならず，<u>低出力通電によるVTの停止(cardioversion)や抗頻拍ペーシング機能および徐脈に対するバックアップペーシング機能，テレメトリー機能などを併せもつプログラム可能な装置(第三世代以降)</u>が開発され，第四世代ICDではさらに装置の軽量化がはかられペースメーカサイズに近づきつつある．第五世代ICDはデュアルチャンバー植え込み型除細動器であり，心房電極を付加することにより心房細動や心房粗動，洞頻脈に対する不適切作動の頻度を減らすことが可能になった．また，<u>DDDペーシングが可能なため心機能低下に対する血行動態的有用性が高まった</u>．心内膜リードシステムを用いたICDの非開胸式植え込み術が普及してきたことも，ICD治療の普及に寄与している．この術式の手術死亡率は0.7%と，従来の開胸式心外膜リードシステムの4.1%に比して有意に低く，かつVT/Vfに対して98%以上の高い停止効果をもつことが報告された[6]．植え込み後1年間の生存率は心内膜リードシステムで93.1%，開胸式心外膜リードシステムで87.8%と，前者で有意に高いことが証明された．これは主として，前者の手術死亡率が低いことによる．

　図L6-1に心内膜リードシステムを用いたICD(第四世代)を非開胸的に胸壁に植え込んだ症例の胸部X線写真を示す．植え込みの際にはICDの作動試験が必須であるが，これについては症例26の図26-7を参照されたい．以下にICDの現時点における適応について概説する．

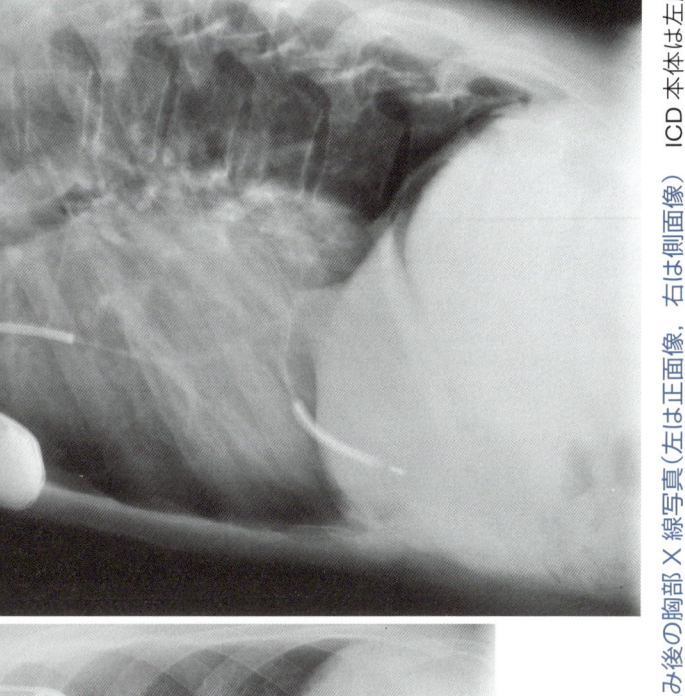

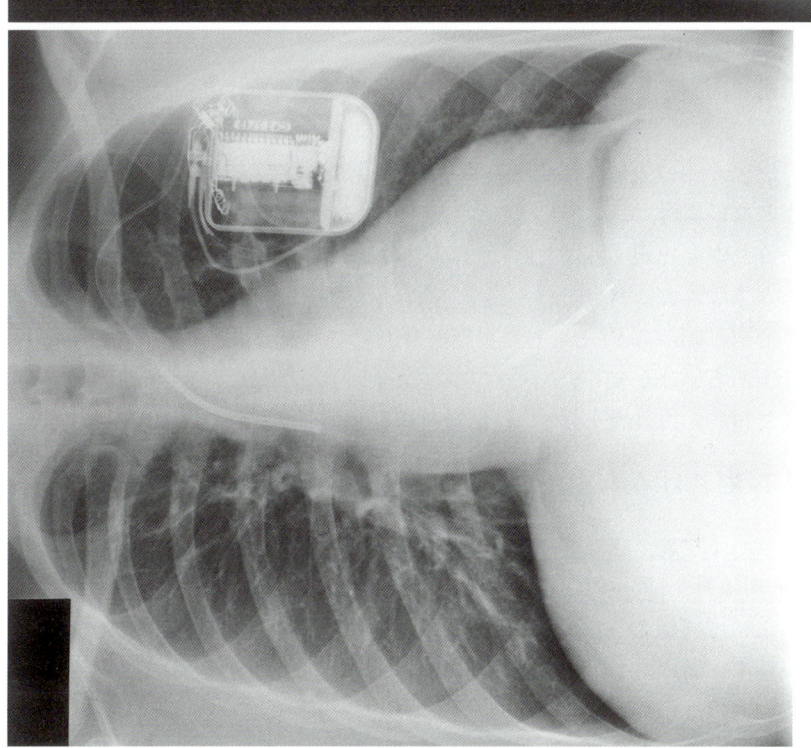

LECTURE 6 植え込み型カルディオバーター・除細動器(ICD)のガイドライン 281

図 L6-1 第四世代 ICD(CPI 社製 Ventak Mini)植え込み後の胸部 X 線写真(左は正面像,右は側面像) ICD 本体は左胸壁に植え込まれ,左鎖骨下静脈から挿入された静脈リードの先端は右室心尖部に留置されている.心室頻拍に対する抗頻拍ペーシングおよび徐脈時のバックアップペーシングは先端電極でなされ,心室頻拍および心室細動に対する直流通電は上大静脈と右室内のコイル電極(太まった部分)の間,ならびに ICD 本体と右室内のコイル電極の間でなされる.

1) NASPE（北米心臓ペーシング電気生理学会）のガイドライン[7]

このガイドラインでは3つのクラスに分類されている．Class I は ICD 治療の適応，Class II は ICD が治療のオプションとなりうるが一般的合意をみていないもの，Class III は ICD 治療が一般的に正当化されていないもの，である．

▶ Class I の適応

（1）自然発生の持続性 VT あるいは Vf が1回以上証明され，しかも EPS/ホルター心電図検査によって抗不整脈治療の効果の判定，予測ができない場合．EPS にて誘発されず，ホルター検査上治療効果の判定が可能なほどの不整脈発生を認めない場合もこのカテゴリーに入る．

（2）EPS あるいは非侵襲的検査によって選択した抗不整脈薬の投与にもかかわらず，VT あるいは Vf が再発する場合．

（3）自然発生の VT あるいは Vf 例で，忍容性がないかコンプライアンス不良のため抗不整脈薬治療に限界がある場合．

（4）自然発生の持続性 VT あるいは Vf 例で，最良と思われる薬物投与下あるいは外科的治療，カテーテル・アブレーション施行後にも，自然発生のものと同じ持続性 VT あるいは Vf が依然として誘発される場合．

▶ Class II の適応

原因不明の失神発作を認める患者で，EPS にて VT あるいは Vf が誘発され，抗不整脈薬治療が無効か，忍容性あるいはコンプライアンスが不良の場合．

▶ Class III の適応

（1）可逆性心筋虚血/心筋梗塞，薬物中毒，電解質異常による持続性 VT あるいは Vf．

（2）原因不明の失神発作を反復する例で，EPS にて持続性 VT あるいは Vf が誘発されない場合．

（3）繰り返し出現する VT 例（著者注：バッテリーの早期消耗が起こってしまうことが予測される場合）．

（4）心房細動から Vf となった早期興奮患者で，副伝導路の順行性伝導に対し外科手術あるいはカテーテル・アブレーションがなされるべき症例．

（5）外科的，内科的，あるいは精神科的見地から禁忌がある場合．

2) 本邦における ICD の適応と施設基準（表 L6-1）

突然死ハイリスク群に対する ICD 治療の有用性が明らかとなり，本邦においても 1996 年 4 月 1 日から ICD の保険適応（償還）が認められた[8]．適応は NASPE の Class I とほぼ同様であるが，現時点では，厚生大臣が定める施設基準に適合し都道府県知事に届け出た保険医療機関において植え込まれる場合にしか保険算定が認められていない．

本邦の循環器病の診断と治療に関するガイドライン[9]では，上記の Class II の適応のうち，器質的心疾患に伴う原因不明の失神の場合は Class I として扱っている．また，Brugada 症候群で，1) 心停止蘇生例，2) 自然停止する心室細動または多

表 L6-1 本邦における ICD の適応と施設基準

▶適　応
ア　血行動態が破綻する心室頻拍または心室細動の自然発作が1回以上確認され，ICD 以外の治療法の有効性が心臓電気生理学的検査およびホルター心電図検査によって予測できない．
イ　血行動態が破綻する心室頻拍または心室細動の自然発作が1回以上確認され，有効薬が見つからないものまたは有効薬があっても認容性（著者注：忍容性の誤りと思われる）が悪いために服用が制限される．
ウ　すでに十分な薬物療法や心筋焼灼術などの手術が行われているにもかかわらず，心臓電気生理学的検査によって血行動態が破綻する心室頻拍または心室細動が繰り返し誘発される．

▶施設基準
(1) 循環器科および心臓血管外科を標榜している病院である．
(2) 心臓電気生理学的検査を年間 50 例以上実施している．なお，このうち 5 例以上は心室性頻拍性不整脈症例に対するものである．
(3) 開心術または冠動脈大動脈バイパス移植術を合わせて年間 50 例以上実施しており，かつ，ペースメーカ移植術を 10 例以上実施している．
(4) 循環器科および心臓血管外科の常勤医師数がそれぞれ 2 名以上である．
(5) 所定の研修を終了している常勤医師数が 2 名以上である．
(6) 当該手術を行うために必要な次に掲げる検査などが当該保険医療機関内で常時実施できるよう必要な機器を備えている．
　ア　血液学的検査
　イ　生化学的検査
　ウ　画像診断

形性心室頻拍が確認されている場合，先天性 QT 延長症候群で，心停止蘇生例，または心室細動が臨床的に確認されている場合，Class I の適応としている．

文　献

1) Poole J, Mathison T, Kudenchuk P, et al.：Longterm outcome in patients who survived out of hospital ventricular fibrillation and undergo electrophysiology studies. J Am Coll Cardiol 16：657-665, 1990
2) Swerdlow CD, Winkle RA, Mason JW：Determinants of suvival in patients with ventricular tachyarrhythmias. N Engl J Med 24：1436-1442, 1983
3) 宮崎利夫，小川聡：頻拍症の自然歴-持続性心室頻拍．頻拍症 (杉本恒明監修，相澤義房・井上博編集)，西村書店，1996, pp435-447
4) Winkle RA, Mead H, Ruder M, et al.：Long-term outcome with the automatic implantable cardioverter-defibrillator. J Am Coll Cardiol 13：1353-1361, 1989
5) The Antiarrhythmics versus Implantable Defibrillators (AVID) Investigators：A comparison of antiarrhythmic-drug therapy with implantable defibrillators in patients resuscitated from near-fatal ventricular arrhythmias. N Engl J Med 337：1576-1583, 1997
6) Zipes DP, Roberts D, The Pacemaker-Cardioverter-Defibrillator Investigators：Results of the international study of the implantable pacemaker cardioverter-defibrillator. A comparison of epicardial and endocardial lead systems. Circulation 92：59-65, 1995
7) Lehmann MH, Saksena S：Implantable cardioverter defibrillators in cardiovascular

practice：Report of the Policy Conference of the North American Society of Pacing and Electrophysiology. PACE 14：969-979, 1991
8) 診療点数早見表，医学通信社，1998, pp328, 459-460
9) 循環器病の診断と治療に関するガイドライン（2005年度合同研究班報告）．不整脈の非薬物治療のガイドライン（2006年改訂版）日本循環器学会ホームページ掲載：1-38

LECTURE 7 恒久的ペースメーカ植え込みのガイドライン

恒久的ペースメーカ治療は徐脈性不整脈による脳虚血症状(眩暈,失神など),心不全症状,あるいは血栓塞栓症の予防と,運動耐容能の改善を目的とする.1958年に最初のペースメーカが植え込まれてから50年以上が経過し,現在では確立された治療法となっている.しかし,心拍数変動機能(rate-adaptive pacing),バッテリー寿命の延長,ペーシングリードの改良などの技術的進歩は現在もなお続いている.将来的には徐脈性不整脈に対するDDDペーシング機能に加え,心室細動・心室頻拍や心房細動に対する抗頻拍機能(除細動・カルディオバージョン機能)を備えた機種が登場し,重症心疾患患者の徐脈および頻脈性不整脈を1つの機器で包括的に治療することも可能になるかもしれない.

本稿では徐脈性不整脈に対する恒久的ペースメーカ植え込みの適応とペースメーカコード,各種病態における最適のペーシングモードについて解説する.

1) 恒久的ペースメーカ植え込みの適応

最も一般的なガイドラインは,ACC/AHAの合同委員会によるものである[1].このガイドラインは徐脈性不整脈と脳虚血・心不全症状との関連を最も重視し,因果関係が明らかな場合を症候性徐脈(symptomatic bradycardia)と呼び,ペースメーカ植え込みの適応(Class I)としている.さらに,(1)患者の肉体的,精神的状態および予後,(2)徐脈により悪化する基礎心疾患の有無,(3)自動車の運転,(4)医療機関から遠隔地に居住するか・一人暮しか,(5)心臓の補充収縮・房室伝導を抑制する薬物を投与する必要性,(6)補充調律の心拍数が少ない,(7)脳血流が減少したときに脳卒中を起こしうる脳血管疾患の合併,(8)患者あるいは家族からの要求,などの因子についても考慮して適応を決定すべきである,としている.勧告はClass I(恒久的ペースメーカを植え込むことに一般的合意が得られているもの),Class II(治療のオプションとなりうるが一般的合意をみていないもの),Class III(ペースメーカ植え込みの必要がないとの一般的合意が得られているもの)に分けられている.各Classに該当する主な徐脈性不整脈は次の通りである.

▶ Class I
(1) 症候性の完全房室ブロック
 (持続性/間欠性あるいはブロックの部位を問わない)
(2) 無症状であるが,心拍数(心室レート)<40/分あるいは3秒以上の心停止を認める完全房室ブロック
(3) 脚ブロックを合併した心筋梗塞後の持続性の高度・完全房室ブロック

(症状の有無を問わない)
(4) 症候性の Mobitz II 型および Wenckebach 型第 2 度房室ブロック
(2 枝あるいは 3 枝ブロックを合併した Mobitz II 型房室ブロックは無症状でも)
(5) 症候性の洞不全症候群
(必要不可欠で他に選択の余地のない薬物療法の結果生じた場合を含む)
(6) 症候性の頸動脈洞過敏症候群(carotid sinus syncope)

▶Class II
(1) 無症状の完全房室ブロック(ブロック部位を問わない)で心拍数(心室レート)≧40/分の場合
(2) 無症状の Mobitz II 型第 2 度房室ブロック
(3) His 束以下での伝導障害による無症状の第 1 度房室ブロック
(4) 失神を伴う 2 枝, 3 枝ブロックで, 失神が完全心ブロックによると断定できない場合
(5) HV 時間の著しい延長(>100 msec), あるいはペーシングにより H-V ブロックを認める 2 枝, 3 枝ブロック
(6) 心拍数<40/分の洞不全症候群で, 徐脈と症状の関連が明確ではない場合

▶Class III
(1) 無症状の第 1 度房室ブロック
(2) 無症状の Wenckebach 型第 2 度房室(A-H)ブロック
(3) 無症状で房室ブロックを認めないヘミブロック
(4) 無症状, あるいは徐脈と症状が無関係の洞不全症候群

さらに, 本邦の循環器病の診断と治療に関するガイドライン[2]では, Class I の適応として, 閉塞性肥大型心筋症(HOCM)を挙げている(**症例 20** 参照). すなわち, 有意な圧較差(安静時≧30 mmHg;誘発圧較差≧50 mmHg)があり, 圧較差に基づく症状により生活の質の低下をきたす HOCM で, 症状と圧較差が関連しており, 薬物療法が無効か副作用のため使用不能か, 手術療法が不適切な場合である.

また, Class IIa(有益であるという意見が多いもの)として, 神経調節性失神で反復する失神発作があり, head-up tilt 試験により心拍抑制反応が認められる場合, 心抑制反応を伴う嚥下性失神などの失神で, 著しく生活が制限される場合, が挙げられている.

2) ペースメーカコード

ペースメーカコードはペースメーカ機能を表現するための国際規約であり, NASPE/BPEG generic pacemaker code[3]が代表的なものである(表 L7-1). I〜Vの 5 つの範疇からなり, 第 1 文字(I)はペーシング部位, 第 2 文字(II)はセンシング部位, 第 3 文字(III)はセンシングの反応を示す. センシングの反応には抑制反応(inhibition)と同期反応(triggering)があり, 前者は自己興奮をセンシングした部位へペースメーカからの刺激を抑制し, 後者はセンシングした信号, すなわち P 波,

QRS波により刺激を出す反応である．以上の3文字で本質的な機能が表現される．第4文字(IV)と第5文字(V)は付加機能を表しているが，R(後述)という文字以外は実際には表示されないことが多い．心拍数変動機能(R：rate-adaptive pacing)は身体活動に応じてペーシングレート(最小心拍数)を変化させる機能であり，洞機能の低下がある症例などにおいて運動耐容能の改善をはかる場合に重要な付加機能である．この場合センサーとして，本体に組み込まれている圧電性結晶(ピエゾクリスタル)が用いられることが多く，身体活動に伴う振動を検出し，それに比例してペーシングレートを増やす．心室再分極(QT)時間や呼吸数もセンサーとして用いられることもあるが，後者では補助リードが必要である．現時点では大部分のペースメーカは抗頻拍機能を備えていない．

例えばDDDRというコードは，心房および心室の二心腔でペーシングとセンシングを行い，抑制・同期の両反応を示し，心拍数変動機能を備えているペースメーカを表す．図L7-1はDDDRペースメーカ植え込み後の胸部X線写真を示す．ペースメーカ本体は左胸壁に置かれ，それに接続された2本のリードが左鎖骨下静脈から挿入され，心房リードは右心耳に，心室リード(矢印)は右室心尖部に留置されている．図L7-2にDDDペーシングの心電図を示す．

3) 最適のペーシングモード

図L7-3は個々の症例における最適のペーシングモードを決定するためのアルゴリズムである[5]．このアルゴリズムでは，(1)房室伝導機能，(2)心房の調律・不整脈の有無，および(3)労作時の自己調律反応，などから最も生理的なペーシングモードを決定する．

房室伝導機能が正常の洞不全症候群に対してはAAI(R)を選択し，心房が洞調律によって興奮している房室ブロックに対してはDDD(R)を選択する．発作性に心房性頻脈性不整脈を認める房室ブロック・洞不全症候群に対しては植え込み後に洞調律や房室伝導を抑制する薬物を投与しなければならない状況を想定して

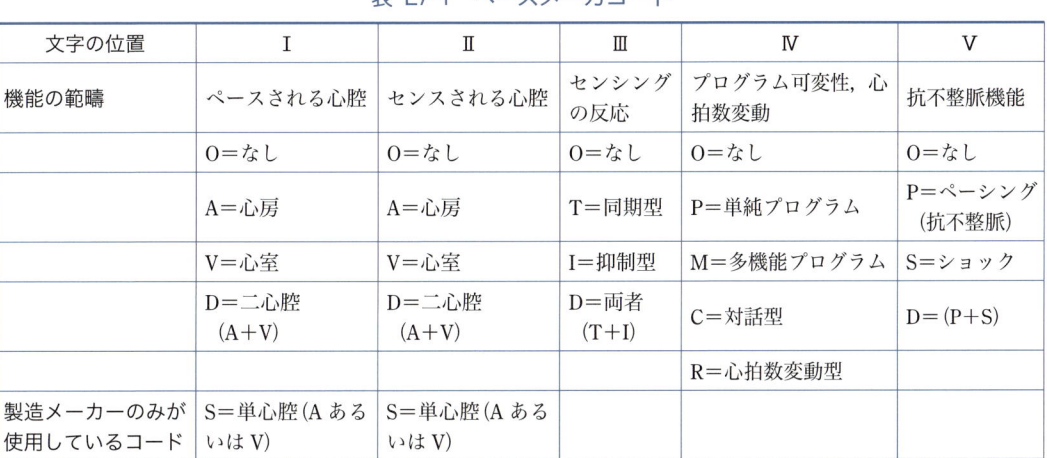

表 L7-1　ペースメーカコード

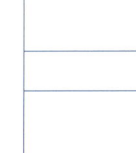

文字の位置	I	II	III	IV	V
機能の範疇	ペースされる心腔	センスされる心腔	センシングの反応	プログラム可変性，心拍数変動	抗不整脈機能
	O＝なし	O＝なし	O＝なし	O＝なし	O＝なし
	A＝心房	A＝心房	T＝同期型	P＝単純プログラム	P＝ペーシング(抗不整脈)
	V＝心室	V＝心室	I＝抑制型	M＝多機能プログラム	S＝ショック
	D＝二心腔(A+V)	D＝二心腔(A+V)	D＝両者(T+I)	C＝対話型	D＝(P+S)
				R＝心拍数変動型	
製造メーカーのみが使用しているコード	S＝単心腔(AあるいはV)	S＝単心腔(AあるいはV)			

North American Society of Pacing and ElectrophysiologyおよびBritish Pacing and Electrophysiology Groupによる．文献4から引用．

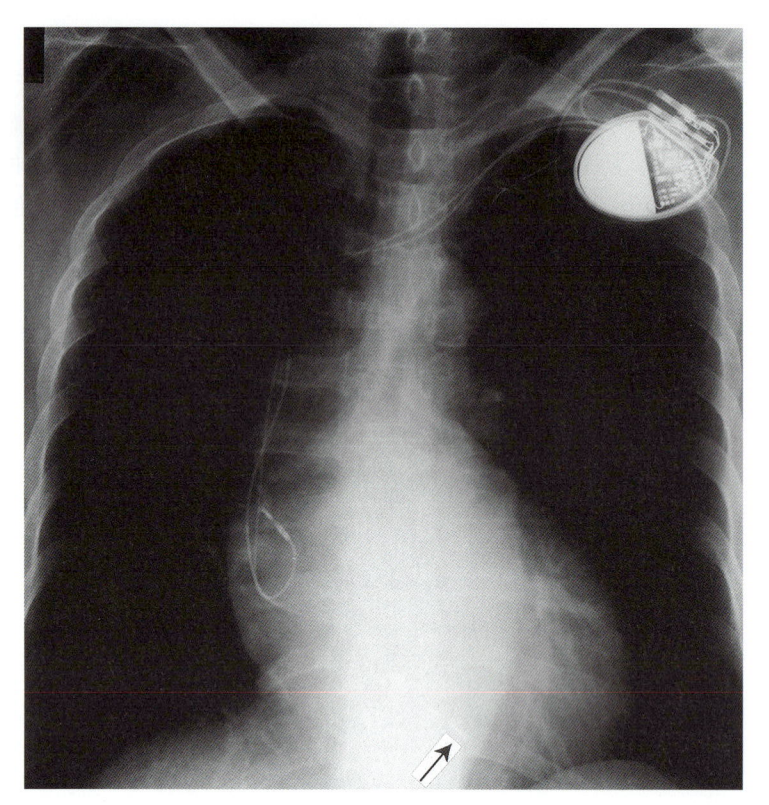

図 L7-1 DDDR ペースメーカ植え込み後の胸部 X 線写真　詳細は本文参照.

DDDR を選択する．また心房性不整脈が出現した場合，DDIR への自動モード変更がなされるようにプログラムしておく．持続性心房細動を合併した完全房室ブロックに対しては VVIR を選択する．

　その他，徐脈のみならず血圧低下をきたす混合型頸動脈洞過敏症候群および血管迷走神経性失神で薬物抵抗性の場合，DDI ペースメーカにより症状の改善が認められたという報告がある[6]．また，閉塞性肥大型心筋症に対して，AV 間隔を短く設定した DDD ペーシングにより，心室中隔の奇異性運動を起こし左室流出路閉塞を軽減できることが報告されている(症例 20 参照)．

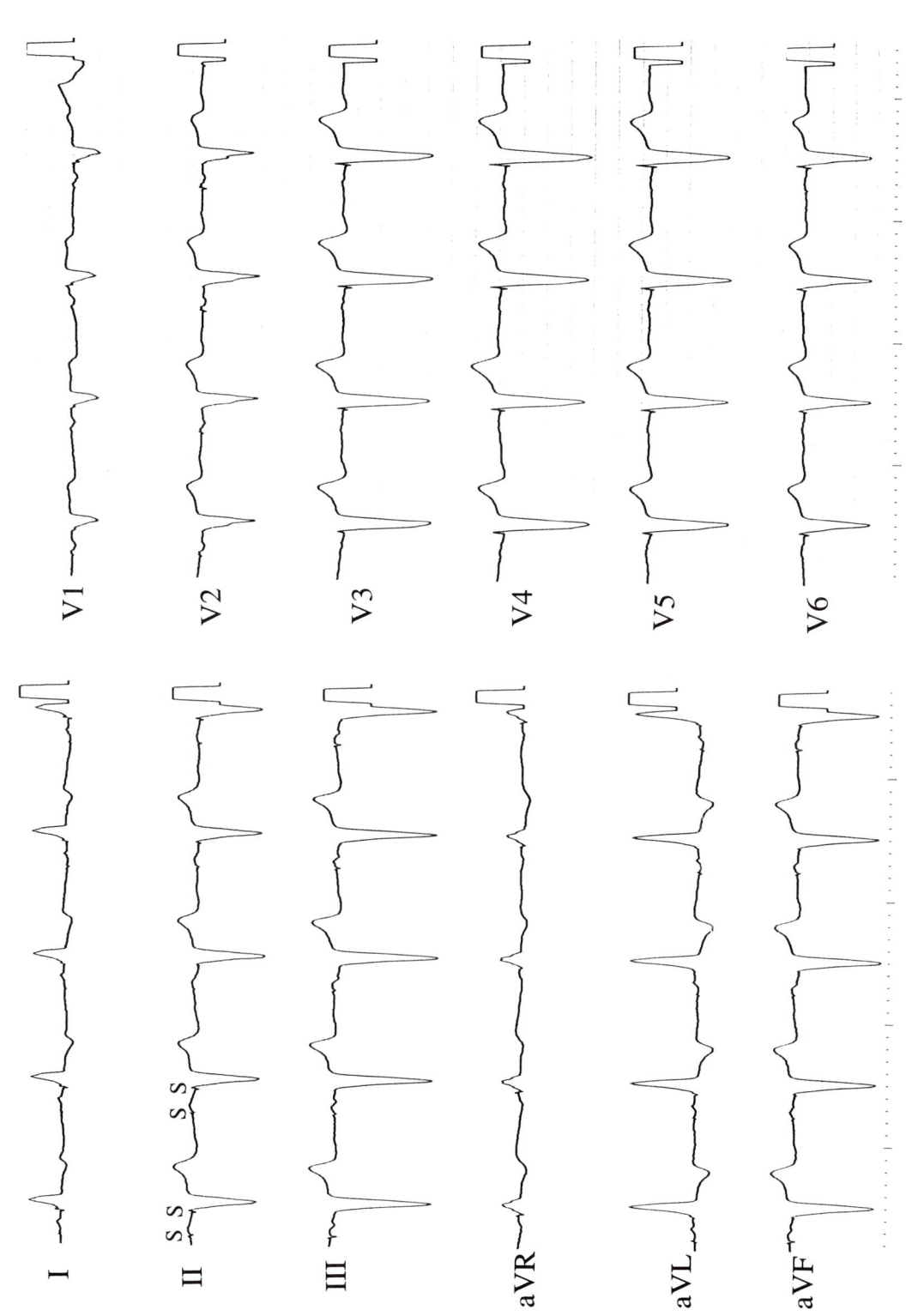

図 L7-2 DDDペーシングの心電図(完全房室ブロック症例) 最小心拍数60/分，心房−心室間隔(A−V interval) 180 msec で刺激(S)を出している．

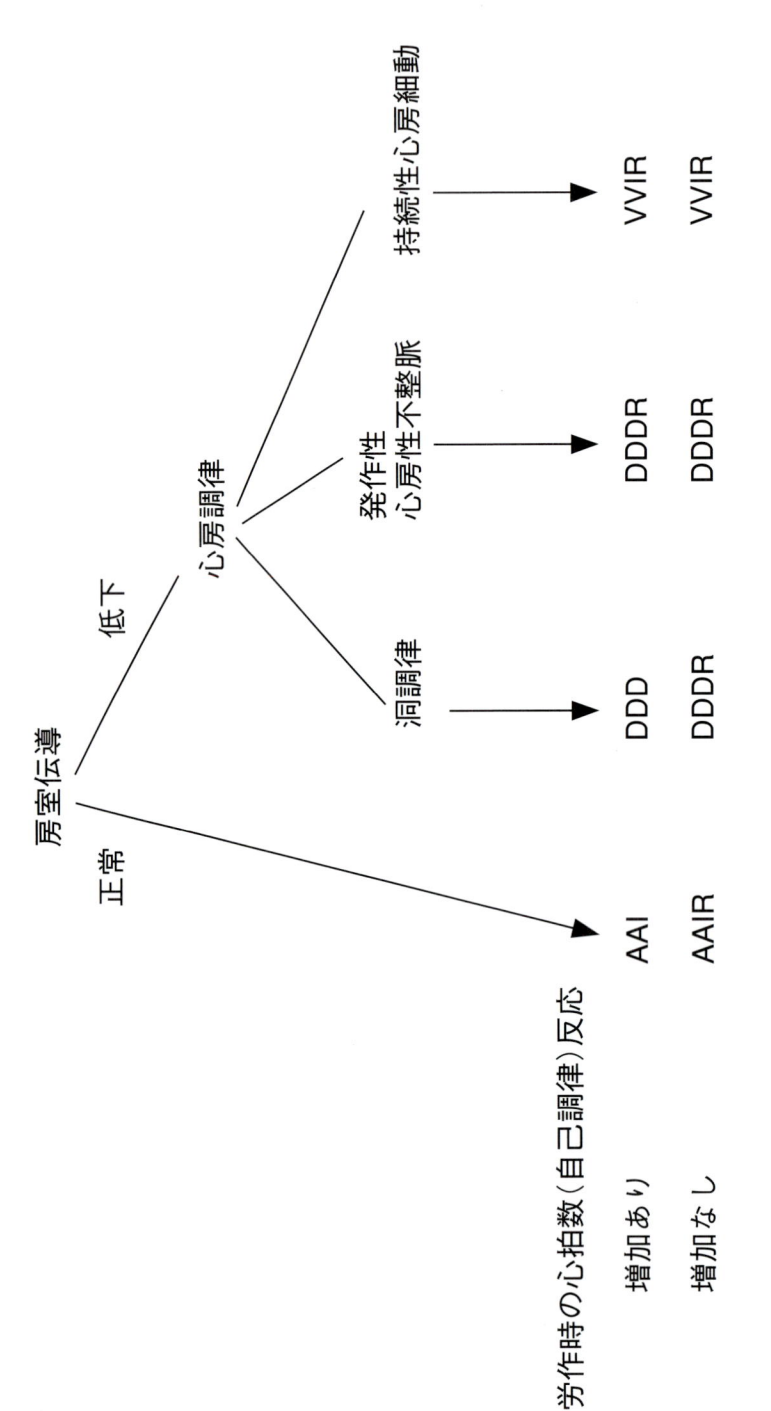

図 L7-3 最適のペーシングモードを決定するためのアルゴリズム（文献5から一部改変して引用） 詳細は本文参照．

文献

1) Dreifus LS, Gillette PC, Fisch C, et al.：Guidelines for Implantation od Cardiac Pacemakers and Antiarrhythmic Devices. A report of the American College of Cardiology/American Heart Association Task Force on Assessment of Diagnostic and Therapeutic Cardiovascular Procedures (Committee on Pacemaker Implantation). J Am Coll Cardiol 18：1, 1991
2) 循環器病の診断と治療に関するガイドライン（2005年度合同研究班報告）．不整脈の非薬物治療のガイドライン（2006年改訂版）日本循環器学会ホームページ掲載：1-38
3) Bernstein AD, Camm AJ, Fletcher R, et al.：The NASPE/BPEG generic pacemaker code for antibradyarrhythmia and adaptive-rate pacing and antitachyarrhythmia devices. PACE 10：794, 1987
4) Barold SS：単心腔，二心腔ペースメーカ：電気生理学，ペーシングモード，プログラム法．臨床心臓電気生理学マニュアル（小川聡監訳），医学書院 MYW, 1994, pp215-253
5) Griffin JC：The optimal pacing mode for the individual patient：The role of DDDR. In New Perspectives in Cardiac Pacing 2 (edited by Barold SS, Mugica J), Mt. Kisco, N. Y., Futura, 1991, p. 325
6) Sutton R, Ingram A, Clarke M：DDI pacing in the treatment of sick sinus, carotid sinus, and vasovagal syndromes. PACE 11：827, 1988

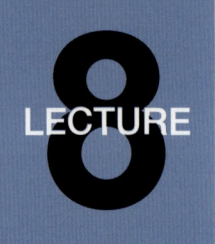

LECTURE 8　心臓再同期療法のガイドライン

心臓再同期療法(cardiac resynchronization therapy：CRT)は心室内伝導障害・低心機能症例に対して主として両室ペーシングにより左室収縮の非同期性を改善することによって心機能・予後を改善することを意図した治療法である[1-3]．また，心機能低下例では心臓突然死をきたすことが稀ではなく，その多くは心室細動によると考えられることから，両室ペーシング機能付き植え込み型除細動器(CRT-D)が開発され，これにより生命予後がさらに改善することが示されている[4]．本邦でも2004年にCRTの保険適用が認められ，さらに2006年にはCRT-Dが保険償還を受け，以後急速に普及しつつある．現時点でCRTは適切な内科的治療後にも高度心不全(NYHA Ⅲ-Ⅳ度)を呈する症例が適応となるが，最近の報告[5,6]では軽度ないし中等度心不全例(NYHA Ⅱ度/Ⅰ度で心不全の既往あり)に対しても，心機能を改善し，心不全による入院のリスクを減らすことが示されている．

本稿ではCRTによる心機能改善のメカニズム，適応基準について解説する．

1) CRTによる心機能改善のメカニズムと両室ペーシングの実際

心筋梗塞後，拡張型心筋症などの器質的心疾患では，しばしば心室内伝導障害を合併する．とくに左脚ブロックでは心電図のQRS幅が延長するにつれ左室収縮の同期性が失われる．すなわち，左室自由壁の収縮が心室中隔壁に比し相対的に遅延する．もともと左室収縮能が低下した病態にこのような非同期性が加わると，血行動態はさらに悪化する．

CRTは心室内伝導障害を合併した低心機能症例に対して，左室収縮の非同期性を改善させるために開発された治療法であり，現在主として両室ペーシングが行われている[7](図L8-1)．すなわち，右室心尖部と左室側壁基部を同時に刺激することにより，左室自由壁と心室中隔の収縮の同期性を回復させる．これにより左室収縮機能が改善し，僧帽弁逆流を合併している例では，前乳頭筋，後乳頭筋収縮の同期性が回復することによって，逆流が軽減される可能性が考えられる．

左室ペーシング用には，経静脈的アプローチによりリード先端を冠状静脈洞から左室心外膜側壁，あるいは後壁の枝まで進め，刺激閾値の低い部位に留置する方法が一般的である[7]．この方法による合併症として，冠状静脈洞の解離・破裂，冠状静脈洞リードによる大胸筋，横隔膜などの心外刺激がそれぞれ数％に認められる．また，リード先端の位置移動によるペーシング不全が4～6％に認められ，この場合はリードの再留置が必要となる．

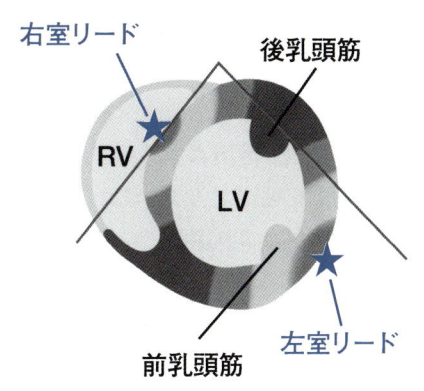

図 L8-1 両心室ペーシングのシェーマ
（文献 7 から引用）

表 L8-1 心臓再同期療法（CRT）の適応基準（文献 7 から引用）

高度心不全	適切な内科的治療が行われているにもかかわらず，NYHA Ⅲ-Ⅳ度
左室収縮の非同期性	QRS 幅≧130 msec
左室収縮能低下	LVEF≦35％
基本調律	正常洞調律か遅い心室応答，あるいは完全房室ブロックを伴った心房細動

2）CRT の適応基準

表 L8-1 に CRT の適応基準を示す[7]．本邦の循環器病の診断と治療に関するガイドライン[8]では，十分な薬物治療を行っても改善しない NYHA クラスⅢないしクラスⅣの慢性心不全で，左室駆出率が 35％以下，QRS 幅が 130 msec 以上の心室内伝導障害を有する場合を Class Ⅰ の適応としている．また，NYHA クラスⅢないしクラスⅣの慢性心不全で，左室駆出率が 35％以下，かつ徐脈に対するペーシング療法の適応がある場合も Class Ⅰ の適応に加えている．同じく，NYHA クラスⅢないしクラスⅣの慢性心不全で，左室駆出率が 35％以下，かつ右室ペーシングが行われていて，両室ペーシングにより心機能の改善が期待できる場合を，Class Ⅱa の適応としている．

<u>CRT の効果を予測するうえで，左室収縮の非同期性の評価が重要であるが，現時点でも最も簡便かつ有用な指標は QRS 幅である</u>．当初，心エコーや MRI によって左室収縮の非同期性を評価する試みがなされたが，現在ではその有用性に否定的な見解が多い．

基礎心疾患では虚血性，非虚血性いずれにも CRT は有効であるが，拡張型心筋症などの非虚血性疾患例により有効であるとする報告もみられる[6]．当初，右脚ブロックに対する CRT の効果は疑問視されていたが，現在では右脚ブロック例でも CRT の効果が期待できると考えられている．

実際に左脚ブロックを伴う高度心不全例の多く(7割前後)はCRTによって軽快するが，改善しない例も存在する．QRS幅以外にresponderとnon-responderを予測・識別する評価法が確立されていないことが，残された問題点である．

　基本調律が洞調律であれば，至適AV間隔を設定することにより，CRTのより高い効果を期待できる．また，心房細動であっても薬物あるいはカテーテルアブレーションにより徐拍化できていれば，CRTを適用できる．

文　献

1) Cazeau S, Leclercq C, Lavergne T, et al：Effects of multisite biventricular pacing in patients with heart failure and intraventricular conduction delay. N Engl J Med 344：873-880, 2001
2) Abraham WT, Fisher WG, Smith AL, et al：Cardiac resynchronization in chronic heart failure. N Engl J Med 346：1845-1853, 2002
3) Cleland JG, Daubert JC, Erdmann, et al：The effect of cardiac resynchronization on morbidity and mortality in heart failure. N Engl J Med 352：1539-1549, 2005
4) Bristow MR, Saxon LA, Boehmer J, et al：Comparison of Medical Therapy, Pacing, and Defibrillation in Heart Failure (COMPANION) Investigators：Cardiac resynchronization therapy with or without an implantable defibrillator in advanced chronic heart failure. N Engl J Med 350：2140-2150, 2004
5) Linde C, Abraham WT, Gold MR, et al：Randomized trial of cardiac resynchronization in mildly symptomatic heart failure patients and in asymptomatic patients with left ventricular dysfunction and previous heart failure symptoms. J Am Coll Cardiol 52：1834-1843, 2008
6) Satton MJ, Ghio S, Plappert T, et al：Cardiac resynchronization induces major structural and functional reverse remodeling in patients with New York Heart Association class I/II heart failure. Circulation 120：1858-1865, 2009
7) 小林義典：両心室ペーシング(CRT)．リズム オブ ザ ハート創刊号．p4-5, 2004年
8) 循環器病の診断と治療に関するガイドライン(2005年度合同研究班報告)．不整脈の非薬物治療のガイドライン(2006年改訂版)日本循環器学会ホームページ掲載：1-38

LECTURE 9

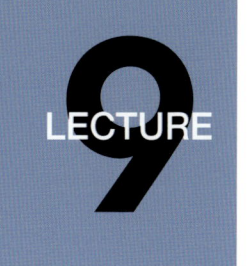

不整脈のメカニズムと抗不整脈薬療法
——Sicilian Gambitによる病態生理学的アプローチを中心に

この数十年間の**不整脈**に関する基礎研究と心臓電気生理学的検査（EPS）の普及により，臨床で遭遇する不整脈のメカニズムが次々に解明されてきた．同時に多くの不整脈治療薬が開発され，不整脈の病態・治療に関する知識量は膨大なものとなり，個々の臨床医がそれらを整理し理解することはほとんど不可能になっている．そうした現状において，不整脈メカニズムと薬物に関する最新かつ膨大な知識を統合して，実際の治療に役立つ新しい体系を作ろうとする試みが Sicilian Gambit である[1,2]．

本稿では，不整脈のメカニズムと薬物療法について Sicilian Gambit による病態生理学的アプローチを中心に概説する．

1) 心臓の電気現象

図 L9-1 左に心房筋および心室筋細胞，右に洞結節細胞の静止電位と活動電位の形成に関与するイオンチャネルと電流を示す．両者の主な相違点は，(1) 洞結節（および房室結節）細胞がペースメーカ電流（I_f）により自動能，すなわち第4相（拡張期）脱分極を示すのに対し，心房・心室筋では原則として自動能が認められない，(2) 心房・心室筋の活動電位の立上り（第0相）が Na 電流（I_{Na}）によるのに対し，洞結節・房室結節細胞では Ca 電流（I_{Ca}）によって第0相が形成され，I_{Na} を欠く，(3) 心房・心室筋の静止電位に関与する内向き整流 K 電流（I_{K1}）が洞結節ではみられない，ことである．

活動電位の第0相には I_{Na} あるいは I_{Ca} が関与し，その立上り速度は伝導速度を規定する．したがって，Na チャネル遮断薬（Vaughan Williams 分類の I 群薬，表 L9-3 参照），Ca チャネル遮断薬（同 IV 群薬）はそれぞれ心房・心室筋，洞結節・房室結節の伝導性・興奮性を抑制する．

活動電位のプラトーの維持には I_{Ca} が重要である．とくに L 型 Ca 電流（I_{Ca-L}）は比較的浅い膜電位で活性化され，持続時間の長い大きな電流である．

再分極の重要な規定因子は外向き電流である．主なものは一過性外向き電流（I_{to}），遅延整流外向き K 電流（I_K），内向き整流 K 電流（I_{K1}），ATP 感受性 K 電流（$I_{K(ATP)}$），アセチルコリン感受性 K 電流（$I_{K(ACh)}$）などである．このうち，心室筋の再分極に寄与する主要なものは I_{to} と I_K である．I_{to} は Purkinje 細胞・心外膜下心筋の再分極の初期急速相に寄与する．I_{to} は2つのコンポーネントからなり，I_{to1} はヒトを含めさまざまな種の心房筋，心室筋，および房室結節に認められ，4-aminopyridine によってブロックされる．一方，I_{to2} は Ca 感受性であり，心房筋，心室筋

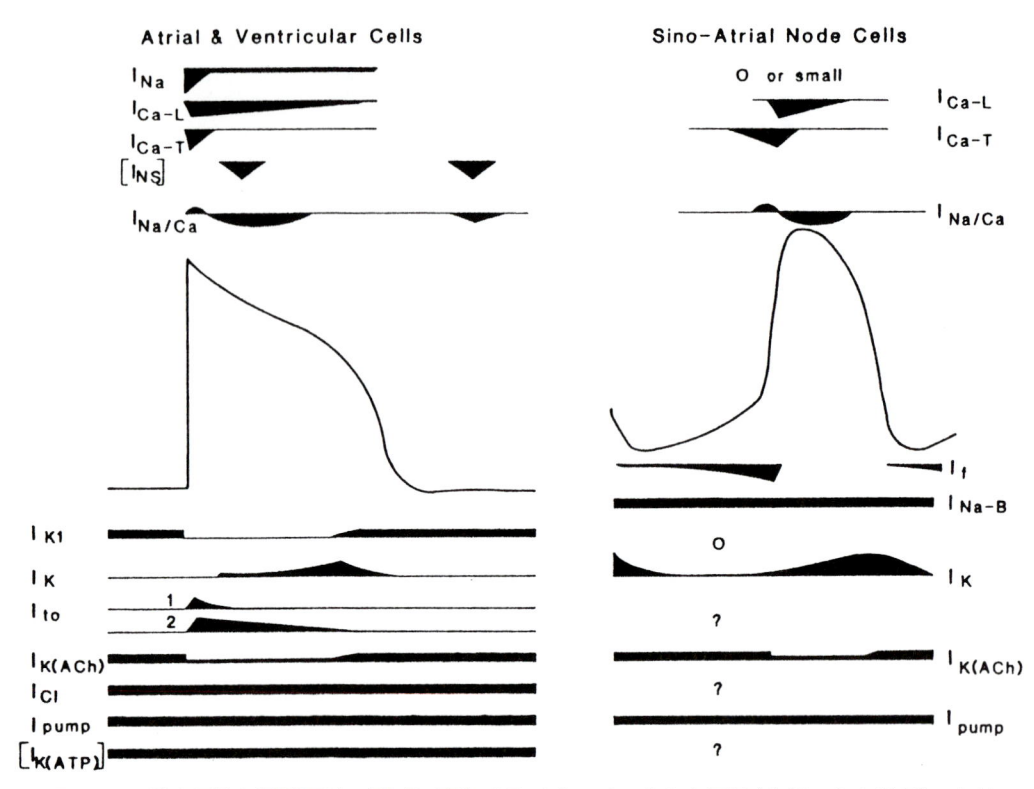

図 L9-1　静止電位と活動電位の形成に関与するイオンチャネルと電流（文献 1 から引用）　左は心房筋および心室筋細胞，右は洞結節細胞を表す．各チャネルあるいはイオン輸送系を通る電流の時間経過が太い実線で表示されている（I_{Cl}, I_{pump}, $I_{K(ATP)}$ は活動電位発生中の変化が小さいため，その存在は均一な実線で示されている）．イオン電流の相対的な大きさは正確に表現されてはいない．各基線の下方は内向き電流を，上方は外向き電流を意味する．[ ]で示した I_{NS} および $I_{K(ATP)}$ は病的条件下のみで活性化されることを示す．(?) は洞結節細胞にこれらのチャネルが存在するか否かの十分な実験根拠が現時点までに得られていないことを示す．詳細は本文参照．略号：I_{Na}＝Na 電流；I_{Ca-L}＝L 型 Ca 電流；I_{Ca-T}＝T 型 Ca 電流；I_{NS}＝陽イオン非選択性電流；$I_{Na/Ca}$＝Na/Ca 交換電流；I_{K1}＝内向き整流 K 電流；I_K＝遅延整流 K 電流；I_{to1}＝電位依存性 Ca 非感受性一過性外向き電流；I_{to2}＝Ca 感受性一過性外向き電流；$I_{K(ACh)}$＝アセチルコリン感受性 K 電流；I_{Cl}＝Cl 電流；I_{pump}＝Na/K ポンプ電流；$I_{K(ATP)}$＝ATP 感受性 K 電流；I_f＝ペースメーカ電流；I_{Na-B}＝Na 背景電流．

および Purkinje 細胞に認められる．I_K は再分極の後半に重要であり，I_{K1} は静止電位を K^+ の平衡電位近くに保つ役割を担っている．$I_{K(ACh)}$ は主として心房筋に認められる内向き整流特性を示す外向き電流であり，ムスカリン M_2 受容体刺激，アデノシン受容体刺激および PTX 感受性 G 蛋白によるシグナル伝達に依存している．$I_{K(ATP)}$ は心筋虚血・低酸素時に活性化される電流である．I_{NS} は細胞内 Ca 濃度によって開口する陽イオン非選択性電流であり，$I_{K(ATP)}$ とともに病的条件下のみで活性化される．Cl 電流（I_{Cl}）は β 受容体刺激によって増加し，再分極を加速する．Na/Ca 交換電流（$I_{Na/Ca}$）は 3 個の Na^+ に対し 1 個の Ca^{2+} を交換する．Na/K ポンプ電流（I_{pump}）は 3 個の Na^+ を汲み出し，2 個の K^+ を汲み込むポンプであり，正味外

向きの電流系である．

　自律神経系は交感神経 β および α 受容体，ならびにムスカリン M_2 受容体を介してこれらのイオンチャネルの活性化に影響を与え，心臓の電気現象・不整脈の重要な修飾因子となる (LECTURE 10 を参照)．

2) 不整脈のメカニズム (表 L9-1・L9-2, 図 L9-2・L9-3)

　不整脈の発生機序として，(1) 自動能 (automaticity)，(2) 撃発活動 (triggered activity)，(3) リエントリー (reentry)，(4) その他が知られている (表 L9-1)．

　自動能によるものには，正常自動能の亢進，すなわち図1右に示す第4相脱分極の亢進と，浅い膜電位からの脱分極誘発性異常自動能が知られている．

　撃発活動は早期後脱分極 (EAD) によるものと，遅延後脱分極 (DAD) によるものとがある (図 L9-2)．リエントリーは Na 電流依存性リエントリー (Na^+-dependent reentry) と Ca^{2+} 電流依存性リエントリー (Ca^{2+}-dependent reentry) とに分けられているが，前者が主である．前者はさらに一次性の伝導低下によって成立し，長い興奮間隙 (excitable gap) をもつもの (図 L9-3A)，不応期不均一性によって成立し，短い興奮間隙のリエントリー (図 L9-3B)，きわめて短い興奮間隙の細動 (図 L9-3C) に分類される．

　臨床で遭遇する不整脈のうち，そのメカニズムがほぼ解明されているものを表 L9-2 に示す．このうち，図 L9-3A をメカニズムとする臨床不整脈の代表例が持続性単形性心室頻拍および type I の心房粗動であり，図 L9-3B の代表例は多形性心室頻拍，図 L9-3C は心房細動および心室細動である．表 L9-2 に列挙されている不整脈の多くは呈示した症例の中で論じられているので，本文を参照していただきたい．

3) 受攻性因子と薬物の標的分子に基づく不整脈治療薬の選択 (表 L9-1・2, 図 L9-4)

　Sicilian Gambit による病態生理学的アプローチの第1歩は不整脈の受攻性因子 (vulnerable parameters) を明らかにすることである．受攻性因子はそれぞれの不整脈の成立に不可欠で，薬物により修飾が可能なパラメーターであり (表 L9-1・L9-2)，直接的な証明はむずかしくとも，心電図の解析や EPS などによってかなりの精度をもって明らかにできる．

　標的分子 (target molecules) は不整脈治療薬が作用し，その機能を変化させるイオンチャネル，イオンポンプ，受容体，細胞内情報伝達制御物質などである．受攻性因子が明らかになれば，自ずと標的分子が決まり，適切な薬物選択が可能となる (表 L9-1・L9-2)．従来から広く用いられてきた Vaughan Williams の分類 (表 L9-3) は各群の薬物の電気生理学的作用を比較的簡潔に表現しているという長所をもつが，交感神経 α 受容体，アデノシン A_1 受容体，ムスカリン M_2 受容体，Na/K ポンプ電流などへの作用が問題にされておらず，またそうした作用をもつ薬物がとりあげられていなかった．こうした欠点を補うべく Sicilian Gambit で提唱されたものが図 L9-4 の不整脈治療薬のプロフィールである．この表では薬物を分類せず，個々の薬物のもつ種々の作用が "spread sheet" 方式により示され，他の

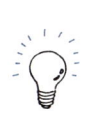

表 L9-1 不整脈のメカニズムと受攻性因子・標的分子（文献1から引用）

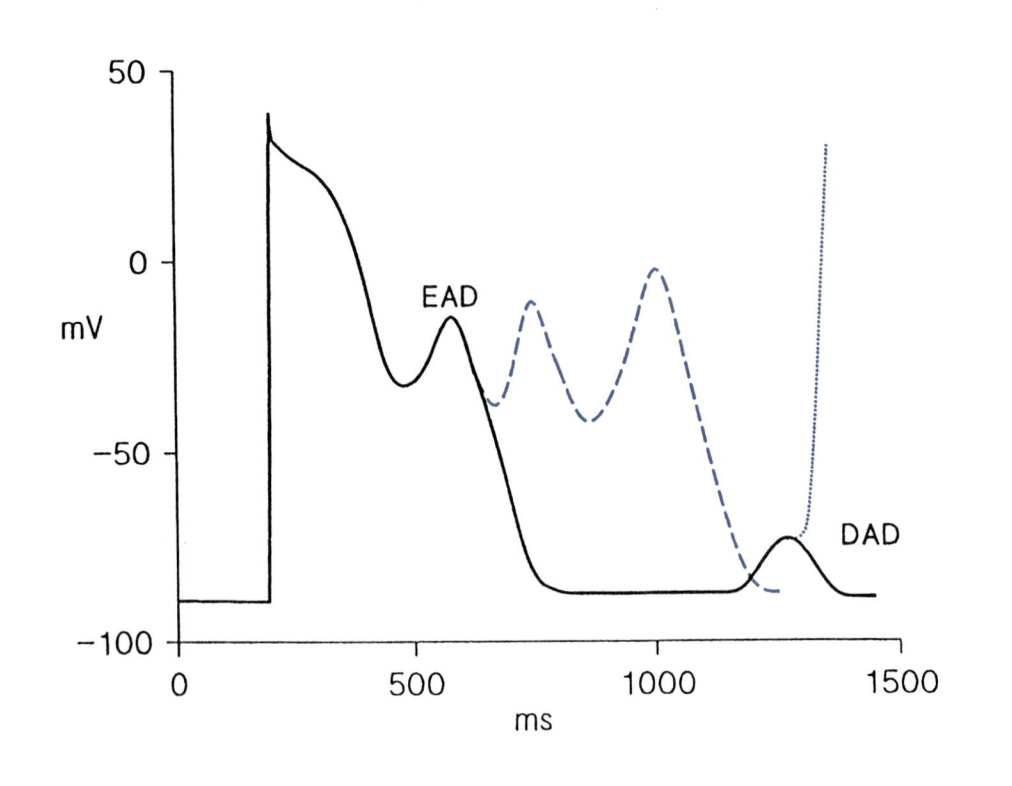

不整脈のメカニズム	受攻性因子（抗不整脈効果）	薬物の標的分子
1. 自動能（Automaticity）		
正常自動能の亢進	第4相脱分極（抑制）	I_f ; I_{Ca-T}（ブロック） $I_{K(ACh)}$（活性化）
異常自動能	最大拡張期電位（過分極） 第4相脱分極（抑制）	I_{K1} ; $I_{K(ACh)}$（活性化） I_{Ca-L} ; I_{Na}（ブロック）
2. 撃発活動（Triggered activity）		
早期後脱分極（EAD）	活動電位持続時間（短縮） EAD（抑制）	I_K（活性化） I_{Ca-L} ; I_{Na}（ブロック）
遅延後脱分極（DAD）	Ca 過負荷（減負荷） DAD（抑制）	I_{Ca-L}（ブロック） I_{Ca-L} ; I_{Na}（ブロック）
3. リエントリー		
Na^+依存性リエントリー		
長い興奮間隙	興奮性と伝導（抑制）	I_{Na}（ブロック）
短い興奮間隙	有効不応期（延長）	I_K（ブロック）
Ca^{2+}依存性リエントリー	興奮性と伝導（抑制）	I_{Ca-L}（ブロック）
4. その他		
Reflection	興奮性（抑制）	I_{Na} ; I_{Ca-L}（ブロック）
副調律（Parasystole）	第4相脱分極（抑制）	I_f（ブロック）

図 L9-2　早期後脱分極（EAD）・遅延後脱分極（DAD）を示す活動電位のシェーマ（文献1から引用）　破線は EAD および DAD からの撃発活動を示す．

表 L9-2 臨床不整脈のメカニズムと受攻性因子に基づく治療薬の選択（文献1から引用）

臨床不整脈	メカニズム	受攻性因子	代表的治療薬
IST	正常自動能の亢進	第4相脱分極（抑制）	β遮断薬 Naチャネル遮断薬
特発性VTの一部	同上	同上	同上
異所性心房頻拍	異常自動能	最大拡張電位（過分極） 第4相脱分極（抑制）	M₂アゴニスト Caチャネル遮断薬・ Naチャネル遮断薬
心室固有調律の亢進	同上	第4相脱分極（抑制）	Caチャネル遮断薬
Torsades de pointes	撃発活動 （EAD）	活動電位持続時間（短縮） EAD（抑制）	β刺激薬・迷走神経 遮断薬（心拍数↑） Caチャネル遮断薬・ Mg²⁺・β遮断薬
ジギタリス不整脈	撃発活動 （DAD）	Ca過負荷（減負荷） DAD（抑制）	Caチャネル遮断薬 Naチャネル遮断薬
カテコラミン誘発VT	同上	Ca過負荷（減負荷） DAD（抑制）	β遮断薬・アデノシン ・Caチャネル遮断薬
心房粗動（type I）	Na⁺依存性リエントリー （長い興奮間隙）	伝導と興奮性（抑制）	Naチャネル遮断薬*
AVRT	同上	伝導と興奮性（抑制）	Naチャネル遮断薬*
持続性単形性VT	同上	伝導と興奮性（抑制）	Naチャネル遮断薬
心房粗動（type II）	Na⁺依存性リエントリー （短い興奮間隙）	不応期（延長）	Kチャネル遮断薬
心房細動	同上	不応期（延長）	Kチャネル遮断薬
多形性VT	同上	不応期（延長）	キニジン，プロカインア ミド，ジソピラミド
脚リエントリーVT	同上	不応期（延長）	キニジン，プロカインア ミド，ジソピラミド
心室細動	同上	不応期（延長）	ブレチリウム
AVNRT	Ca²⁺依存性リエントリー	伝導と興奮性（抑制）	Caチャネル遮断薬
AVRT	同上	伝導と興奮性（抑制）	Caチャネル遮断薬
ベラパミル感受性VT	同上	伝導と興奮性（抑制）	Caチャネル遮断薬

略号：IST＝inappropriate sinus tachycardia, VT＝心室頻拍, AVRT＝房室回帰性頻拍, AVNRT＝房室結節回帰性頻拍.
*リドカイン，メキシレチンを除く．

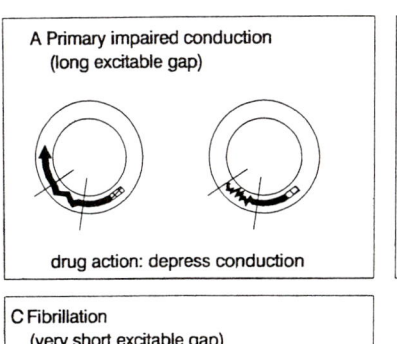

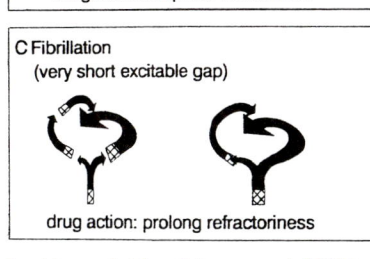

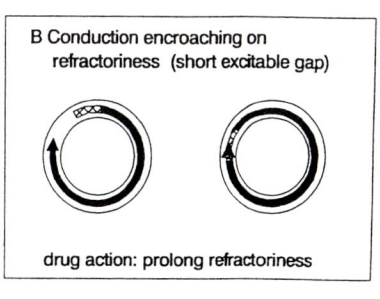

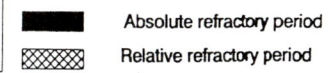

図 L9-3 リエントリーのシェーマと薬物による停止法（文献1から引用） 詳細は本文参照．

DRUG	CHANNELS Na Fast	CHANNELS Na Med	CHANNELS Na Slow	CHANNELS Ca	CHANNELS K	CHANNELS I_f	RECEPTORS α	RECEPTORS β	RECEPTORS M_2	RECEPTORS A1	PUMPS Na-K ATPase	CLINICAL EFFECTS Left ventricular function	CLINICAL EFFECTS Sinus Rate	CLINICAL EFFECTS Extra-cardiac	CLINICAL EFFECTS PR interval	CLINICAL EFFECTS QRS width	CLINICAL EFFECTS JT interval
Lidocaine	○											→	→	⊘			↓
Mexiletine	○											→	→	⊘			↓
Tocainide	○											→	→	●			↓
Moricizine	●											↓	→	○		↑	
Procainamide		Ⓐ		⊘								↓	→	●	↑	↑	↑
Disopyramide		Ⓐ		⊘					○			↓	→	⊘	↑↓	↑	↑
Quinidine		Ⓐ		⊘			○		○			→	↑	⊘	↑↓	↑	↑
Propafenone		Ⓐ			⊘							↓	↓	○	↑	↑	
Flecainide			Ⓐ		○							↓	→	○	↑	↑	
Encainide			Ⓐ									↓	→	○	↑	↑	
Bepridil	○			●	⊘							?	↓	○			↑
Verapamil	○			●			⊘					↓	↓	○	↑		
Diltiazem				⊘								↓	↓	○	↑		
Bretylium					●		◨	◨				→	↓	○			↑
Sotalol					●			●				↓	↓	○	↑	↑	
Amiodarone	○			○	●		⊘	⊘				→	↓	●		↑	
Alinidine					⊘	●						?	↓	●			
Nadolol								●				↓	↓	○	↑		
Propranolol	○							●				↓	↓	○	↑		
Atropine									●			→	↑	⊘	↓		
Adenosine										□		?	↓	○	↑		
Digoxin									□		●	↑	↓	●	↑		↓

Relative potency of block: ○ Low ⊘ Moderate ● High A = Activated state blocker I = Inactivated state blocker
□ = Agonist ◨ = Agonist/Antagonist

図 L9-4 Sicilian Gambit による不整脈治療薬のプロフィール（文献 1,2 から引用）詳細は本文参照.

表 L9-3　抗不整脈薬の Vaughan Williams 分類と本邦で発売されている薬物

Vaughan Williams 分類	本邦で発売されている薬物
Class I (Na チャネル抑制)	
IA：第0相(伝導)の抑制，再分極の遅延	キニジン(キニジン)
	プロカインアミド(アミサリン)
	ジソピラミド(リスモダン)
	シベンゾリン(シベノール)
	ピルメノール(ピメノール)
IB：第0相の抑制は軽微，再分極の短縮	リドカイン(リドカイン)
	メキシレチン(メキシチール)
	アプリンジン(アスペノン)
IC：第0相の著しい抑制，再分極への作用は軽度	プロパフェノン(プロノン)
	フレカイニド(タンボコール)
	ピルジカイニド(サンリズム)
Class II (交感神経遮断)	プロプラノロール(インデラル)
	その他
Class III (再分極遅延)	アミオダロン(アンカロン)
Class IV (Ca チャネル抑制)	ベラパミル(ワソラン)
	ジルチアゼム(ヘルベッサー)
	ベプリジル(ベプリコール)

薬物は一般名と商品名(カッコ)を示す．

薬物との類似点，相違点が詳しくわかるように表示されている．Na チャネル遮断薬はチャネルに対する結合・解離動態から fast, intermediate, slow kinetic drugs の3種類に分けられ，チャネルの状態親和性から活性化チャネル遮断薬(A)と不活性化チャネル遮断薬(I)に分類されている．また，個々の薬物の心機能への影響や心外性副作用，心電図波形への影響なども言及されている．

　Sicilian Gambit による病態生理学的アプローチ法は結局，個々の症例において不整脈の受攻性因子を明らかにし，治療薬の標的分子を認識したうえで最も有効かつ安全な停止あるいは予防薬を選択する方法ということができよう．このアプローチが経験的薬物療法と比べてどの程度の臨床的メリットをもつかは現時点では明らかにされておらず，複雑すぎるという批判もある．また，従来の経験的治療においても不整脈のメカニズムが考察されたうえで薬物が選択されていたはずである，という反論もあろう．しかし，こうしたアプローチが徹底すれば，治療の効率と質が向上し，治療に伴う副作用を軽減できるかもしれない．

文　献

1) Task Force of the Working Group on Arrhythmias of the European Society of Cardiology：The Sicilian Gambit：A new approach to the classification of antiarrhythmic drugs based on their actions on arrhythmogenic mechanisms. Circulation 84：1831-1851, 1991
2) 抗不整脈薬療法：Sicilian Gambit による新しい病態生理学的アプローチ(小川聡訳)，医学書院，1995

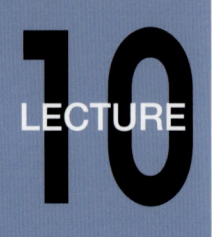

LECTURE 10 不整脈・突然死と自律神経系

頻脈性不整脈は自動能，撃発活動(triggered activity)，リエントリーによって発生し(LECTURE 9 参照)，徐脈性不整脈は伝導ブロックあるいは自動能の低下によって発生する．不整脈の発生基盤(substrate)としては，解剖学的には梗塞，線維化，副伝導路，二重房室結節伝導路など，電気生理学的には伝導遅延(遅延電位)や QT 延長などが重要である．不整脈はこうした基盤に，自律神経系，運動やストレス，心筋虚血，電解質異常，薬物など種々の誘因が加わることによって発生する．なかでも自律神経系は重要な誘因・修飾因子であり，他の因子との相互作用と相俟って不整脈および心臓突然死の発生に少なからぬ影響を与える．

本稿では，不整脈・突然死の発生に及ぼす自律神経系の影響とその電気生理学的背景[1,2]について概説する．

1) 不整脈・突然死の発生に及ぼす自律神経系の影響

表 L10-1 に自律神経刺激によって発生率が増加する不整脈の代表例を示す．交感神経刺激の最も重要な影響は心室細動(Vf)および突然死の発生率を高めることである．動物実験によれば，急性虚血による心室細動閾値の低下は交感神経刺激により増強し，Vf の発生頻度が増加する．さらに，再灌流による Vf の発生頻度も交感神経刺激によって増加する[3]．臨床的にも，心臓突然死の発生頻度は急性心筋梗塞の発症と同様，交感神経の活動性が高まり副交感神経の活動が低下する朝 7 時から増加し，午前 11 時にピークとなり，迷走神経緊張が高まる深夜から早朝に低いという日内変動を示す[4]．一方，心筋梗塞後の突然死の頻度は β 遮断薬の投与によって減少する[5]．β 遮断薬は急性虚血を予防するのみならず，心筋梗塞後の除神経に基づく不整脈発生を抑制し，突然死を予防する可能性がある[6]．逆に，心筋梗塞後に心拍変動あるいは圧受容体反射機能検査によって迷走神経機能の低下が示唆される症例では慢性期の死亡率および突然死の発生率が高いという臨床成績[7,8]から，副交感神経活動は突然死の抑制に寄与していることが推測される．

また，家族性 QT 延長症候群(Romano-Ward 症候群，Jervel and Lange-Nielsen 症候群)患者は運動，感情興奮あるいは驚愕などの交感神経緊張状態で torsades de pointes や失神を起こしやすいことはよく知られている(**症例 24 参照**)．

持続性心室頻拍(VT)の発生は自律神経系によって大きく修飾されることは少ないが，交感神経刺激が抗不整脈薬の薬効を減じることによって間接的に VT の

表 L10-1　自律神経刺激によって発生率が増加する不整脈

1) 交感神経刺激により促進される不整脈
　・心室細動および突然死(虚血・再灌流)
　・torsades de pointes(家族性 QT 延長症候群)
　・運動誘発性(アデノシン感受性)特発性心室頻拍
　・カテコラミン誘発性多形性心室頻拍(CPVT)
　・房室結節回帰性頻拍
　・房室回帰性頻拍
　・一部の心房頻拍*
　・一部の発作性心房細動
　・一部の期外収縮
2) 迷走神経刺激で促進される不整脈
　・特発性心室細動(Brugada 症候群)
　・一部の発作性心房細動
　・一部の期外収縮
　・一部の洞徐脈・洞房ブロック
　・一部の房室ブロック(A-H ブロック)

*アデノシン感受性心房頻拍・洞結節回帰性頻拍・inappropriate sinus tachycardia

発生を促進する可能性が報告されている．すなわち，心筋梗塞後の持続性 VT に対するキニジンの誘発抑制効果は，エピネフリンの点滴静注によって拮抗される[9]．これは，キニジンの心室不応期延長効果がエピネフリンによって減弱ないし消失することによる．例外的に，交感神経刺激により誘発される特発性 VT が知られている．この VT は右室流出路から発生することが多く，β 受容体刺激，高頻度ペーシング負荷によって誘発され，アデニル酸シクラーゼの活性化を抑制するアデノシン A_1 受容体あるいは迷走神経刺激(ムスカリン M_2 受容体刺激)によって停止することから，アデノシン感受性 VT とも呼ばれ，cyclic AMP の生成を介する細胞内 Ca^{2+} の増加によって生じる撃発活動と考えられている(症例 22 の SIDE MEMO 参照)．運動により誘発される小児の不整脈にカテコラミン誘発性多形性心室頻拍(CPVT)がある(症例 24 の SIDE MEMO 2 参照)．

　上室頻拍(PSVT)の誘発は，交感神経系刺激あるいは迷走神経遮断により促進されることが多い．この修飾効果はとくに房室結節回帰性頻拍(AVNRT)，房室回帰性頻拍(AVRT)で顕著に認められ(症例 4，7 参照)，またアデノシン感受性心房頻拍(症例 12 参照)，洞結節回帰性頻拍および inappropriate sinus tachycardia(症例 10 参照)でもみられる．また，ベラパミルによって誘発が抑制された PSVT 例の約半数で，少量のエピネフリンの点滴静注によって PSVT が再び誘発されたという報告もみられる[10]．これはベラパミルの房室結節の伝導抑制効果がエピネフリンにより減弱あるいは消失するためである．逆に，I 群あるいは IV 群抗不整脈薬と β 遮断薬の併用投与は PSVT の再発予防にきわめて有効である[11]．

　自律神経緊張と密接に関連して発生する発作性心房細動も時に経験される．これには，交感神経緊張すなわち運動や情動によって生じやすいものと，運動後あるいは安静時など迷走神経緊張に伴って生じやすいものとがある．前者では β 遮

表 L10-2　交感神経刺激の電気生理学的作用

1) 直接的な電気生理学的作用
    1) 正常自動能および異常自動能を高める．
    2) 細胞内 Ca^{2+} 濃度を上昇させ，撃発活動を誘発する．
    3) 不応期の不均一な短縮によってリエントリーの成立を容易にする．
    4) 虚血時および非虚血時の細動閾値を下げ，細動発生を容易にする．
    5) 副伝導路や房室結節の伝導を促進し，概して上室性頻拍の発生および維持を容易にする．
2) 間接的な作用
    1) 心筋虚血を誘発あるいは増悪し，不整脈を生じやすくする．
    2) $β_2$ 受容体を介して血清 K^+ 濃度を下げ，不整脈を生じやすくする．
    3) 抗不整脈薬の薬効を修飾する．
        (a) IA 群・III 群抗不整脈薬の不応期延長効果を減弱する．
        (b) IC 群薬の伝導抑制効果を増強し，催不整脈をもたらす．
        (c) IV 群薬の房室結節伝導抑制効果を減弱する．

断薬，後者ではムスカリン受容体遮断作用をもつジソピラミドやアセチルコリン感受性 K チャネル($I_{K(ACh)}$)を抑制する I 群抗不整脈薬(ピルメノール，シベンゾリン，キニジン)の予防効果が期待できるかもしれない．しかし，心房細動の発症状況に一定の傾向のない症例も多い．

以上のように，交感神経刺激は概して頻脈性不整脈の発生を促進し，副交感神経系は抑制的に作用する．例外は迷走神経誘発性の発作性心房細動(症例 15 参照)と特発性心室細動(Brugada 症候群[12,13]，症例 26 参照)で，夜間から早朝にかけて発症しやすい傾向が認められる．

2) 電気生理学的背景

表 L10-2 は交感神経刺激の電気生理学的作用に関する実験的研究および臨床研究の知見をまとめたものである．これらの作用によって，交感神経系は頻脈性不整脈のメカニズム，すなわちリエントリー，撃発活動，自動能亢進のすべてを促進する．副交感神経系(アセチルコリン)の電気生理学的作用は交感神経系の作用に拮抗することによる(後述)．

自律神経系の電気生理学的作用は交感神経 β および α 受容体，ならびにムスカリン M_2 受容体を介して心臓のイオンチャネルの活性化を修飾することによる．すなわち，神経終末から遊離された神経伝達物質が受容体に結合し，その結果，細胞内セカンドメッセンジャーシステムを介してイオンチャネルの活性化が修飾され，電気的変化が生じる[14]．

図 L10-1 は β 受容体を介する効果発現のプロセスのシェーマである．

β 受容体刺激は GTP 調節蛋白(Gs)を介して adenylyl cyclase-cAMP を活性化する．これが cAMP 依存性 protein kinase を活性化し，Ca チャネルのリン酸化を促し，結果として L 型 Ca チャネルの活性を高める．この作用は活動電位プラトーの延長をもたらすが，β 刺激は同時に遅延整流 K チャネル(I_K)および一過性外向きチャネル(I_{to})の電流を増加させるために心筋の活動電位持続時間(不応期)は短

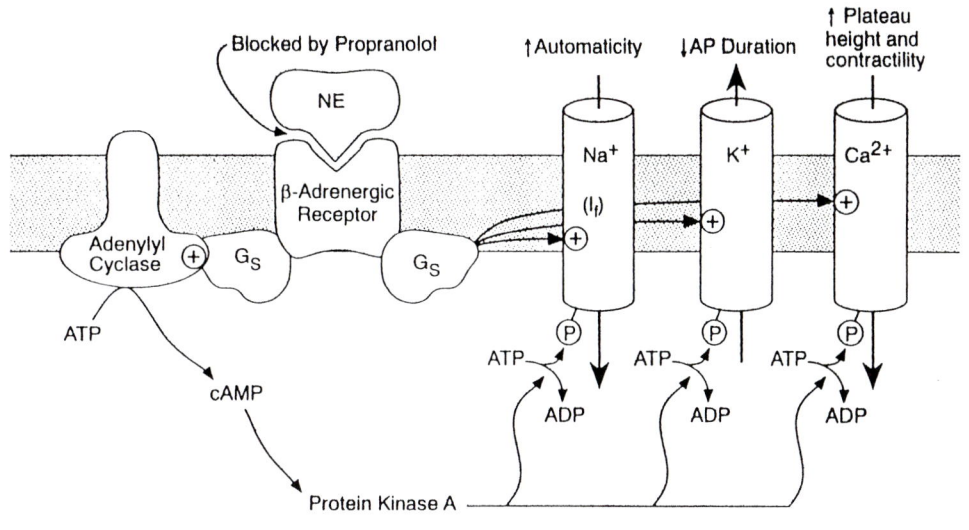

図 L10-1 心筋 β 受容体を介する交感神経刺激の電気生理学的効果発現のプロセス（文献 14 から．John Wiley and Sons より許可を得て転載）　詳細は本文参照．

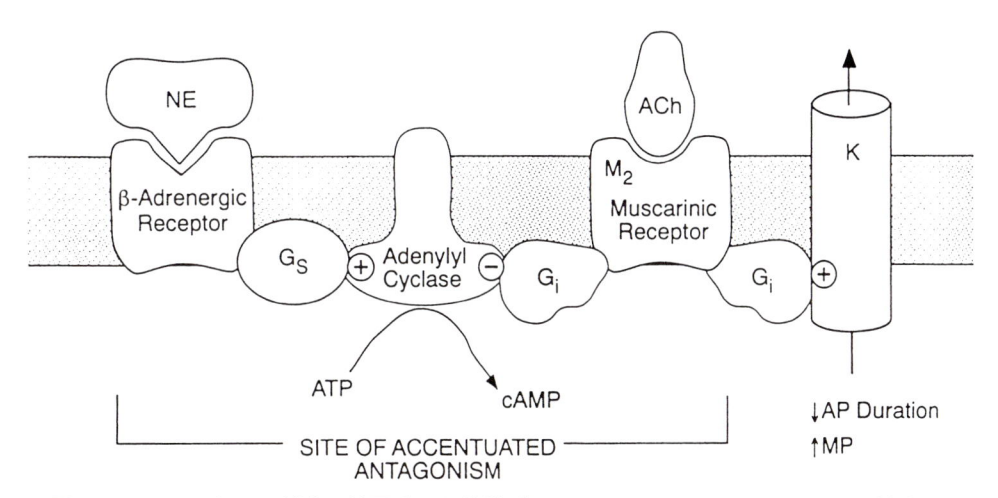

図 L10-2 ムスカリン刺激の効果発現を特徴づける accentuated antagonism（文献 14 から引用）　詳細は本文参照．

縮する．β刺激はまたペースメーカ電流(I_f)を増し自動能を亢進させる．さらに，Na/K ポンプを刺激して膜電位を過分極する．これは Na/K ポンプが 3 個の Na^+ を汲み出し，2 個の K^+ を汲み込む正味外向きの電流系であることによるとされる．

　β刺激による心筋再分極時間の不均一な短縮はリエントリー性不整脈を誘発することがありうる．またβ刺激により L 型 Ca 電流ならびに細胞内 Ca^{2+} が増加する結果，遅延・早期後脱分極(DAD・EAD)からの撃発活動が誘発される．EAD はまた再分極の延長と不均一性の増加をもたらし，リエントリー性不整脈を誘発するかもしれない．

　近年α受容体作用についても関心がもたれ，解明がすすんでいる．正常心筋の

α受容体刺激はβ刺激と逆に I_{to} および I_K を抑制して再分極を延長する．一方，急性虚血時のα受容体刺激は虚血心筋の再分極時間の短縮を促進する[15]．

　心臓におけるムスカリン受容体の主なサブタイプは M_2 である．M_2 受容体は心房筋に多く存在するが，心室筋では少ない．したがって，ムスカリン作用は心房筋において顕著であるが，心室筋では軽度と考えられる．心房筋における M_2 刺激はアセチルコリン感受性 K チャネル（$I_{K(ACh)}$）を活性化して活動電位持続時間を短縮する．この作用は迷走神経緊張による心房細動の発生に関与していると考えられている．

　交感神経刺激あるいはβ受容体刺激のない状態では，アセチルコリンは心室筋の再分極過程に対してほとんど影響を与えない．わずかに Purkinje 細胞を過分極させ自動能を抑制する作用が知られるのみである．一方，β刺激が加わり cAMP レベルが高まった状態ではその効果が増強される．すなわち，β刺激による Gs 蛋白を介する再分極の短縮はムスカリン刺激による Gi 蛋白を介する作用によって拮抗され，減弱する（図 L10-2）．言い換えると，心室再分極過程へのムスカリン刺激の効果はβ刺激の存在下で増強される．この現象は accentuated antagonism と呼ばれ，迷走神経系の作用発現を特徴づける重要な現象である．

文　献

1) 宮崎利久：自律神経と不整脈の関係は．循環器 NOW-NO. 8 不整脈，南江堂，1995 年，pp84-86
2) 宮崎利久：自律神経と不整脈．不整脈診療 No. 9，1997，pp12-15
3) Miyazaki T, Zipes DP：Pericardial prostaglandin biosynthesis prevents the increased incidence of reperfusion-induced ventricular fibrillation produced by efferent sympathetic stimulation in dogs. Circulation 82：1008, 1990
4) Muller JE, Ludmer PL, Willich SN, et al.：Circadian variation of in the frequency of sudden cardiac death. Circulation 75：131, 1987
5) Beta Blocker Heart Attack Trial Research Group：A randomized trial of propranolol in patients with acute myocardial infarction. 1. Mortality results. JAMA 247：1707, 1982
6) Inoue H, Zipes DP：Results of sympathetic denervation in the canine heart：Supersensitivity that may be arrhythmogenic. Circulation 75：877, 1987
7) Kleiger RE, Miller JP, Bigger JT Jr., et al.：Decreased heart rate variability and its association with increased mortality after acute myocardial infarction. Am J Cardiol 59：256, 1987
8) LaRovere MT, Specchia G, Mortara A, et al.：Baroreflex sensitivity, clinical correlates, and cardiovascular mortality among patients with a first myocardial infarction. A prospective study. Circulation 78：816, 1988
9) Morady F, Kou WH, Kadish AH, et al.：Antagonism of quinidine's electrophysiologic effects by epinephrine in patients with ventricular tachycardia. J Am Coll Cardiol 12：388, 1988
10) Morady F, Kou WH, Kadish AH, et al：Epinephrine-induced reversal of verapamil's electrophysiologic and therapeutic effects in patients with paroxysmal supraventricular tachycardia. Circulation 79：783, 1989

11) 宮崎利久, 新村健, 井上詠：電気生理学的検査による発作性上室性頻拍への薬効評価と有効薬剤の慢性効果. 心臓 24：1233, 1992
12) Brugada P, Brugada J：Right bundle branch block, persistent ST segment elevation and sudden cardiac death. A distinct clinical and electrocardiographic syndrome. J Am Coll Cardiol 20：1391, 1992
13) Miyazaki T, Mitamura H, Miyoshi S, et al：Autonomic and antiarrhythmic drug modulation of ST segment elevation in patients with Brugada syndrome. J Am Coll Cardiol 27：1061, 1996
14) Rosen MR, Jeck CD, Steinberg SF：Autonomic modulation of cellular repolarization and of the electrocardiographic QT interval. J Cardiovasc Electrophysiol 3：487, 1992
15) 宮崎利久, 伊藤清治, 古川佳子, 他：虚血・再灌流不整脈と自律神経系. 心電図 17：121, 1997

和文索引

あ

アーチスト　92
アスペノン　120, 301
アセチルコリン　178, 188, 216, 250
　──感受性Kチャネル　304, 306
アセトアルデヒド　76
圧受容体反射　32, 135, 149
圧電性結晶　287
アップストリーム治療　120
アデノシン　90, 109, 174, 188, 250
　──A₁受容体　109, 303
　──感受性　86
　──感受性心室頻拍（VT）　86, 178
アテノロール　80, 155
アデホス　37, 48, 90, 188, 278
アトロピン　53, 80, 228, 231, 238, 246, 248, 251
　──静注　238, 240, 241
アプリンジン　120, 301
アミオダロン　120, 142, 150, 153, 167, 301
アミサリン　28, 36, 37, 95, 108, 185, 278, 301
アミノフィリン　178
アルコール　76
アンカロン　120, 301
アンジオテンシン受容体遮断薬　120

い

息ごらえ　19, 40, 258
異型狭心症　134
異常自動能　298
異所性心房興奮波（P'）の極性　17
異所性心房頻拍　11, 76, 80, 299
イソプロテレノール　28, 48, 53, 75, 83, 89, 179, 197, 205, 238, 246, 248, 265
　──による副伝導路の伝導促進　30
一塩基多型　210
一時的心室ペーシング　228
1度房室ブロック　251
一方向性伝導ブロック　6
一過性上大静脈症候群　75
一過性外向き電流（チャネル）　295, 304
一過性脳虚血発作　264
遺伝子
　──型　200
　──検査　201
　──診断法　209
　──多型　210
遺伝性QT延長症候群　194
遺伝性不整脈　201, 202
イノシン　90
イベント記録方式　259
インデラル　174, 198, 301

う

植え込み型（カルディオバーター・）除細動器　142, 154, 220, 255, 280
右脚ブロック　293
　──左軸偏位型　185
右室　269
右室心筋症　174
右室ペーシング　293
右室流出路起源の特発性VT　174
内向き整流K電流　295
埋め込み型心電図検査　265, 267
埋め込み型ループ・レコーダー検査　265

え・お

エドロホニウム　109, 178
エピネフリン　278, 303
塩酸ピルジカイニド　120
エントレインメント現象　143
オーダーメイド医療　201
オーバードライブペーシング　37, 277

か

解剖学的峡部　143, 273
解剖学的リエントリー　96
拡大一括両側肺静脈隔離術　122
拡張型心筋症　151
拡張期逆流性心雑音　259
加算平均心電図　135, 149, 263
過常伝導　20, 25
加速　277
家族性QT延長症候群　194, 302
下大静脈弁　93
活性化チャネル遮断薬　301
活動電位　295
　──の立上り　295
カテーテル・アブレーション
　──治療　75, 170, 185
　──法　272
カテコラミン　132, 250
　──誘発（性）心室頻拍（VT）　174, 178, 299
　──誘発性多形性心室頻拍　201, 202, 303
　──誘発性頻拍　86
下部共通路　53, 58
カルディオバージョン　132, 185
カルベジロール　92

和文索引

冠血行再建術　134
間欠性 WPW 症候群　11, 25
冠状静脈洞　269
緩徐活性化型の遅延整流 K 電流　199
緩徐伝導領域　103, 167
緩徐伝導路　143
完全右脚ブロック　251
完全房室ブロック　285
カンデサルタン　120
冠動脈内血栓溶解療法　228
冠動脈バイパス手術　134
冠攣縮性狭心症　231, 232

き

期外収縮　258
偽性心室頻拍・心室細動　105, 273
キニジン　301, 303, 304
機能的脚ブロック　15, 83
機能的リエントリー　96
脚-Purkinje (H-V) ブロック　250
脚枝間リエントリー性心室頻拍　96
脚リエントリー性心室頻拍(VT)　13, 274, 299
逆行性 P 波　243
逆行性過剰伝導　23
逆行性心房興奮波(P')の極性　15
逆行性の房室結節伝導　48
逆方向性房室回帰性頻拍(AVRT)　2, 108
急性心筋梗塞　228
急速活性化型の遅延整流 K 電流　199
峡部　94, 103
鋸歯状　94
　——波　92
起立性低血圧　259, 262

く・け

駆出率　149

経食道心エコー検査　122
携帯型心電計　259
頸動脈洞
　——圧迫試験　265
　——過敏症候群　264, 286, 288
　——マッサージ　86, 178, 278

稀有型 AVNRT　46, 54, 60, 64
外科的副伝導路離断術　36
撃発活動　11, 82, 86, 89, 178, 195, 201, 231, 298
血管迷走神経性失神　288
血栓塞栓症　95
減衰伝導特性　60
顕性 WPW 症候群　2, 15, 107, 278
原発性肺高血圧症　263

こ

高位右房　269
　——早期刺激　40
交感神経
　——緊張　117
　——刺激　32, 302
抗凝固療法　128, 278
抗血小板薬　128
高周波　272
　——カテーテル・アブレーション(法)　3, 96, 112～116, 170, 185, 272
　——通電　6
甲状腺機能亢進症　259
後天性(二次性)QT 延長症候群　200
高度房室ブロック　246
高頻度心房刺激　269
抗頻拍ペーシング　143, 277
興奮間隙　96, 277
興奮波長　96
後脱分極　86
混合型(発作性心房細動)　117

さ

再灌流障害　231
再灌流不整脈　135, 228, 231
最小心拍数　287
最適のペーシングモード　287, 290
左脚ブロック　132, 294
鎖骨下動脈盗血症候群　264
左室下側壁における早期再分極　225
左室駆出率　137
左室ペーシング　292
左室流出路圧較差　155
サルコイドーシス　251
サンリズム　95, 120, 301

し

ジギタリス　46, 277
　——不整脈　299
ジゴキシン　92, 109
ジゴシン　92
施設基準　282
持続性心室頻拍(VT)　137, 163, 255, 280, 302
持続性心房細動　121
持続性単形性心室頻拍(VT)　274, 299
ジソピラミド　28, 80, 92, 95, 105, 108, 120, 163, 259, 278, 301, 304
失神　19, 262
失神発作　105
室房伝導　23
　——曲線　20
自動能　298
　——の亢進　75, 231
ジピリダモール　89, 178
ジベノール　95, 108, 278
シベンゾリン　95, 108, 278, 304
受攻性因子　297, 298
手術治療　163
純 Na チャネル遮断薬　120
症候性徐脈　285
上室頻拍　11, 12, 76, 303
　——の機序別内訳　11
静脈麻酔　108
　——薬　37
除細動　95
除粗動　95
徐脈　258
徐脈性不整脈　285
自律神経系　297, 299, 302
ジルチアゼム　70, 250, 301
心アミロイドーシス　234
心過動状態　258
心筋生検　151
神経調節性失神　238, 259, 262, 286
心原性ショック　132
心原性脳塞栓　128
心室アプローチ法　273
心室期外収縮　214
心室固有調律　231, 232
　——の亢進　299
心室細動(Vf)　134, 146, 195, 201, 214, 228, 280, 299, 302

心室早期刺激　55, 64, 65
心室中隔
　　──切除術　155
　　──の奇異性運動　156, 159
心室内伝導障害　292
心室内変行伝導　12, 76, 83
心室頻拍　132, 155, 258, 277
心室分裂電位　137
心室ペーシング　242
心室瘤　255
進出ブロック　122
心臓移植　154
心臓再同期療法　271, 292
心臓性失神　262
心臓電気生理学的検査　3, 70, 259, 264
心臓突然死　146, 280
心タンポナーデ　15, 263
心停止　146
心電図の電話電送システム　259
心内膜下心筋生検　234
心内膜リードシステム　280
進入ブロック　122
心肺蘇生術　146, 278
心拍数変動機能　285, 287
心拍変動　135, 149
心拍抑制反応　286
心ブロック　134
心房エコー　48
心房期外収縮　117
心房細動　258, 259, 272, 277, 299
心房-心室順次(DDD)ペーシング　242
心房粗動　33, 92, 259, 277, 299
　　──の2:1伝導　258
心房内リエントリー性頻拍　76, 80
心房粘液腫　264
心房頻拍　11, 70, 76, 83, 89, 258
心房ペーシング　242
心抑制反応　259

す・せ

スパズム誘発試験　216

静止電位　295
正常自動能　298
青壮年急死症候群　225
正方向性房室回帰性頻拍(AVRT)　2, 22, 28, 108

潜在性QT延長症候群　209, 210
潜在性WPW症候群　11, 12, 20, 259
線状のブロックライン　103
全身性エリテマトーデス　238
先天性QT延長症候群　201, 283

そ

早期興奮症候群　36
早期後脱分極　195, 298, 305
僧帽弁
　　──狭窄症　263
　　──置換術　155
　　──のSAM　159
塞栓症　15
速-遅型AVNRT　54, 60
速伝導路　41, 53, 61, 84, 273
粗動波　92

た

第0相　295
大動脈解離　264
大動脈内バルーンポンプ　132
大動脈弁
　　──狭窄症　263
　　──閉鎖不全症　259
第4相(拡張期)脱分極　295
ダウンストリーム治療　120
多形性心室頻拍(VT)　134, 136, 155, 194, 201, 299
単相性活動電位　195
タンボコール　95, 301

ち

遅延後脱分極　89, 201, 298, 305
遅延整流(外向き)K電流(チャネル)　295, 304
遅延電位　166, 302
チオペンタール　37, 108, 277
遅伝導路　53, 84, 273
　　──の選択的アブレーション　43
直流除細動器　36
直流通電　37, 132, 146, 151, 277

つ

椎骨脳底動脈不全　264

通常型AVNRT　41, 53
　　──の頻拍回路の局在　41
通常型心房粗動　94
通常型房室結節回帰性頻拍　41

て

デアミナーゼ　90
低血糖　264
低出力通電　143
低心機能　292
低電位差　234
ティルト試験　266
テノーミン　80, 155
デルタ波　2, 28, 36, 105, 107
　　──の極性　15
てんかん　264
電気軸　70
伝導遅延　6, 25, 166, 302
伝導ブロック　25

と

動悸　258
洞機能評価法　269
洞機能不全(症候群)　201, 259, 269
同期反応　286
洞結節
　　──回復時間　239, 269
　　──リエントリー(回帰)性頻拍　70, 80, 273, 303
　　──領域　75
洞自動能　238
　　──の評価法　239
洞徐脈　238
洞性頻脈　70, 258
洞停止　234
頭部挙上ティルト試験　264
洞不全症候群　234, 235, 286
洞房伝導時間　239, 269
特発性心室細動(Vf)　214, 216, 222
特発性心室頻拍(VT)　178, 185, 258, 274, 299, 303
突然死　153, 302
ドパミン　228
ドプラー心エコー法　155
トロンボテスト　129

な・に

内因性心拍数　238
内因性の洞機能障害　238

二次性 QT 延長症候群　200
二次性心筋疾患　234
2：1房室ブロック　55, 251
日中型(発作性心房細動)　117
二方向性心室頻拍　201

の・は

脳虚血症状　285

肺静脈隔離法　122
肺塞栓症　263
肺動脈弁狭窄症　263
ハイブリッド薬　120
ハイリスク患者　280
ハイリスク群　116
バックアップペーシング　280
バルビタール系静脈内麻酔薬　274

ひ

ピエゾクリスタル　287
非持続性 VT　155
ヒス-プルキンエ系の過常伝導　26
非対称性中隔肥大　159
左上胸部交感神経除去手術　199
ピメノール　92, 301
表現型(臨床的特徴)　200
標的分子　297, 298
ピルジカイニド　95, 301
ピルメノール　92, 301, 304
貧血　259
頻拍症　258

ふ

フェニレフリン　135
不活性化チャネル遮断薬　301
復元周期　75
副交感神経
　――活動　302
　――機能　135
副調律　298

副伝導路
　――焼灼　6
　――のアブレーション　20, 32
　――の逆行性過剰伝導　24, 27
　――の伝導に及ぼす自律神経系の影響　32
　――の部位診断　15
　――の房室過常伝導　25
　――部位　17
　――離断　116
　――を介する室房伝導　6
不整脈源性右室心筋症　201
不整脈治療薬のプロフィール　300
不整脈の発生基盤　302
不整脈を伴う右室異形成　163, 274
プラトー　295
フレカイニド　70, 95, 301
プロカインアミド　28, 36, 37, 95, 108, 185, 278, 301
プログラム電気刺激法　269
プロノン　301
プロパフェノン　301
プロプラノロール　163, 174, 178, 180, 198, 301
ブロプレス　120
分界稜　93, 94

へ

閉塞性肥大型心筋症　155, 263, 286, 288
ペーシングレート　287
ペースメーカ
　――コード　286, 287
　――の移動　251
　――電流　295, 305
ベプリコール　120, 301
ベプリジル　120, 301
ベラパミル　48, 86, 89, 90, 92, 109, 155, 178, 182, 199, 250, 278, 301
　――感受性　185
　――感受性心室頻拍(VT)　185, 299
　――静注による頻拍の停止　88
ペルサンチン　89
ヘルベッサー　250, 301

ほ

房室回帰性頻拍　2, 12, 22, 106, 108, 258, 277, 303
房室解離　149
房室結節
　――回帰性頻拍　11, 40, 42, 48, 55, 258, 273, 277, 303
　――内ブロック　246
　――二重伝導路　41, 48, 53, 273
房室接合部
　――アブレーション　272
　――性補充調律　234
　――頻拍　43, 44
房室伝導　23
　――曲線　20, 40
　――障害　251
房室副伝導路　2, 105, 273
房室ブロック　70, 76, 259, 269
　――を生じる心房刺激周期　239
補充調律　246
補正洞結節回復時間　239
ポックリ病　225
発作性上室頻拍　19, 60, 258
発作性心房細動　105, 106, 117, 274, 303
　――の自然経過　121
発作性頻拍症　19, 40
ホルター心電図　83
　――検査　84, 117, 259

ま・み・む

マクロリエントリー　93
慢性心房細動　121

右横隔神経麻痺　75

ムスカリン M_2 受容体　109
　――遮断作用　120
ムスカリン刺激　306
ムスカリン受容体刺激　201

め

迷走神経
　――緊張　117, 250
　――刺激法　40, 86, 178, 250, 258, 277, 278, 303

――遮断　80
メキシチール　142, 151, 199, 278, 301
メキシレチン　142, 151, 163, 199, 200, 278, 301
メトプロロール　70

や

夜間型（発作性心房細動）　117
夜間突然死症候群　225
薬効評価　269, 280
薬物誘発性 QT 延長症候群　210
薬理学的自律神経遮断　238

ゆ・よ

融合収縮波形　96
融合波形　107
有効不応期　4, 25

抑制反応　286

ら・り

ラボナール　37, 108, 277
リエントリー　75, 231
　――機序　4
リスモダン　28, 80, 92, 105, 120, 163, 259, 278, 301
リセット　96
リドカイン　163, 185, 278, 301
利尿薬　132
硫酸アトロピン　49, 228, 231, 238, 240, 246, 248, 251
両室ペーシング（療法）　271, 292
　――機能付き植え込み型除細動器　292
両側肺門リンパ節の腫脹　251
臨床的意義　25

れ・わ

レートコントロール　95

ワソラン　48, 92, 109, 155, 182, 199, 250, 301
ワルファリン　128, 278
　――・ナイーブ　129

Ⅰ群抗不整脈薬　120, 201
ⅠA群抗不整脈薬　33, 46, 95, 108, 277
ⅠB群抗不整脈薬　278
ⅠC群抗不整脈薬　33, 46, 95, 108, 120, 150, 277
Ⅱ群薬　46
Ⅲ群薬　108, 120
Ⅳ群薬　46, 120

欧文索引

A

A 型顕性 WPW 症候群　107
A₁ 受容体　90
aborted sudden death　146
acceleration　143, 277
accentuated antagonism　250, 306
ACE 阻害薬　120, 151
ACTIVE-W　128
Adams-Stokes 発作　238
adenosine-sensitive VT　178
adrenergic-dependent type　209
advanced atrioventricular block　246
Af　105, 272, 277
AFL　33, 92, 273, 277
A-H 間隔　41
A-H ブロック　55, 246, 250, 269
AMI　228
antidromic AVRT　2, 108
arrhythmogenic right ventricular dysplasia　163
ARVC　174
ARVD　163, 274
　　——の臨床像　166
ASH　159
Asp　41, 42, 50, 273
AT　11, 76, 83, 273
ATP　37, 48, 55, 86, 90, 109, 174, 180, 188, 250, 278
ATP-1　143
ATP 静注による頻拍の停止　87
atrial flutter　92
atriofascicular accessory pathway　274
atrioventricular reciprocating（＝re-entry）tachycardia　2
automaticity　298
AV delay　156, 159

AVBCL　239
AVID 試験　143, 154, 280
AVNRT　11, 40, 42, 48, 55, 60, 64, 258, 273, 277, 299, 303
AVRT　2, 12, 17, 31, 106, 108, 258, 277, 299, 303

B

B 型顕性 WPW 症候群　2
Bezold-Jarish 反射　231
BH ブロック　250, 251, 269
BHL　251
binodal disease　236, 239
Brugada 症候群　201, 217, 225, 282, 304

C

Ca 拮抗薬　259
Ca チャネル　250
Ca 電流　295
Ca^{2+} 依存性リエントリー　298
Ca^{2+} 拮抗薬　258
CABG　134
cannon A 波　242, 243
cardiac resynchronization therapy　292
cardioversion　280
carotid sinus syncope　286
CARTO system　122
CAST　150
CCU　132
CHADS₂ スコア　128
Cl 電流　296
common type　92
　　——AVNRT　41
concealed entrainment　96, 103, 143, 167, 168, 188, 189
constant fusion　96

cooling down 現象　82
corrected SNRT　239
Coumel 現象　15
coved 型 ST 上昇　217, 218
CPVT　201, 303
crista terminalis　93
critical slow conduction zone　167
CRT　292
　　——の適応基準　293
CRT-D　292
CSNRT　239

D

d-ソタロール　150
d,l-ソタロール　142, 143, 151
D85N　210
DAD　89, 201, 298, 305
DCM　151
DDD ペーシング
　　——の急性効果　156
　　——の慢性期効果　156, 159
DDD ペースメーカ　235, 255
　　——療法　155, 159
DDD モード　242
DDDR モード　242, 287
de Musset 徴候　259
delayed potential　166
direct PTCA　132, 135, 228
dLQTS　210

E

EAD　195, 298, 305
early after-depolarizations　195
early repolarization　219
EAT　11, 80, 82
ectopic atrial tachycardia　11, 80
EEPVI　122
enhanced AV nodal conduction　60

entrainment mapping　94
entrainment without fusion　96, 103, 167
entrainmentの診断基準　96
entrainment現象　93, 96, 102, 167
EPS　3, 40, 70, 259, 264, 266
　　──における上室頻拍の鑑別診断　65
　　──の薬効評価　163
Epsilon wave　165, 166
ESVEM試験　143, 151
Eustachian ridge　93
excitable gap　96, 277

F・G

fast kinetic drug　301
fast pathway　41, 53, 61, 84, 273
fast response　250
FPW　53
fractionated potential　137, 141

gap現象　25
granular sparkling　234

H

H-A間隔　41
HBE　253
head-up tilt test(試験)　259, 264
Hill徴候　259
His束　58, 269
　　──興奮　13
　　──心電図(記録)　37, 137, 188, 253, 269
　　──内(BH)ブロック　250
　　──波(H)　251
HOCM　155, 286
hump　197
HUT　264
　　──試験　259
HV時間　251
H-Vブロック　250, 251, 269

I

IABP　132
IART　11, 76, 80
I_{Ca}　295
I_{Ca-L}　295
I_{Ca-T}　296

ICD　142, 154, 220, 255, 280
　　──作動試験　220, 221, 280
　　──治療成績　222
I_{Cl}　296
I_f　295, 305
IHR　238
IHRp　239
I_K　295, 304
$I_{K(ACh)}$　109, 304, 306
$I_{K(Ado)}$　109
I_{K1}　295
I_{Kr}　199
I_{Ks}　199
immediate PTCA　135
implantable cardioverter defibrillator　220, 280
I_{Na}　295
I_{Na-B}　296
$I_{Na/Ca}$　296
inappropriate sinus tachycardia　11, 70, 273, 303
inhibition　286
I_{NS}　296
intermediate kinetic drug　301
intermediate type　209
intraatrial reentrant tachycardia　11, 76
intrinsic heart rate　238
I_{pump}　296
ISP　28, 48, 53, 179
IST　11, 70, 299
　　──のカテーテル・アブレーション治療　75
isthmus　94, 103, 273
I_{to}　295
I_{to1}　295
I_{to2}　295

J・K

Jervell and Lange-Nielsen症候群　194, 199, 302
jump現象　41, 53

KCNE1　210
KCNH2　199, 210
KCNQ1　199, 210
Kent束　2, 105, 273
Koch三角　41, 50, 273

L

L型Ca電流(I_{Ca-L})　295
large-tip, deflectable catheter　272
Lassoカテーテル　126
late potential　135, 149, 263
Lev-Lenegre症候群　201
long R-P′頻拍　46, 60, 61, 64, 80, 83
　　──の鑑別診断　60
low → high sequence　61
lower common pathway　53, 58
LP　149

M

Mahaim線維　274
MAP　89, 195
maximal preexcitation波形　107
Maze手術　122
mitral isthmus VT　137, 143
MobitzⅡ型第2度房室ブロック　286

N

Naチャネル　250
　　──病　201
Na電流　295
Na背景電流　296
Na^+依存性リエントリー　298
Na/Ca交換電流　296
Na/Kポンプ　305
　　──電流　296
narrow QRS頻拍　48
NavX system　122
neurally mediated syncope　238, 259, 262
NMS　262
non-responder　294

O

ordered reentry　96
ORS波の直後にノッチ　225
orthodromic AVRT　2, 22, 108
overdrive pacing　75, 277
overdrive suppression　75, 81
　　──test　239, 240, 269

P

P on T パターン　117
pacemaker syndrome　242, 243, 260
palpitation　258
parasystole　298
pause-dependent type　209
peeling back 現象　59
perfect pace map　174
permanent form of junctional reciprocating tachycardia　60
PES　269
phase 4 block　25
PJRT　60
post-excitation wave　166
pre-excited Af　105, 106, 278
primary VF　134
programmed electrical stimulation　269
progressive fusion　96
pseudo-r′　48, 49
pseudo VT・Vf　105, 278
PSVT　11, 303
PTCA　134
PTCR　228
PT-INR　129
Purkinje potential　188
PVC　214
PVS　55, 64, 65

Q

QRS 同期モード　37, 277
QRS 幅　293
QT 延長をきたす疾患および薬物　209, 210
QT 時間（QTc）　194
QTc 間隔　205, 209

R

R on T　214
random reentry　96
rate-adaptive pacing　285, 287
rate-responsive モード　242
reflection　298
regular wide QRS 頻拍の鑑別診断と対処法　36
reperfusion arrhythmia　228
reperfusion injury　231
reperfusion VF　230
responder　294
Reveal　265
Romano-Ward 症候群　194, 199, 302
Rubenstein らによる分類法（洞不全症候群）　236

S

SACT　239, 269
saddle-back 型 ST 上昇　217
SCN5A　199, 201, 210, 219
"second" systolic wave　243
Sicilian Gambit　295
sick conduction system syndrome　236
sick sinus syndrome　234, 235
single nucleotide polymorphism　210
sino-atrial conduction time　269
sinus node recovery time　239, 269
sinus node reentrant tachycardia　11
situational syncope　264
SLE　238
slow kinetic drug　301
slow pathway　41, 84, 273
—— potential　41, 42, 50, 273
slow response　188, 250
SNP　210
SNRT　11, 80, 239, 269
SPW　53
SSS　234, 235
ST 再上昇　231
substrate　302
sudden unexplained nocturnal death syndrome　225
SWORD 試験　150
symptomatic bradycardia　285
syncope　262

T

T 型 Ca 電流（I_{Ca-T}）　296
T 波の変形　195
target molecules　297
TdP　194, 196
TdP をきたす疾患および薬物　209, 210
torsades de pointes　194, 196, 299, 302
t-PA　228
triggered activity　11, 82, 178, 195, 231, 298
triggering　286
T(U) 波の増高　205
type A WPW 症候群　28, 36
type B WPW 症候群　15
type Ⅰ（心房粗動）　92
type Ⅱ（心房粗動）　92

U・V

uncommon type　92

Valsalva 法　86, 178, 278
Vaughan Williams 分類　95, 108, 301
Vf　105, 134, 146, 195, 214, 228, 278, 280, 302
Vf 直前と Vf 出現時の心電図　215
VT　132, 137, 149, 155, 255, 258, 277, 280
VT に特異的な所見　137, 149, 172, 182
vulnerable parameters　297

W

wandering pacemaker　251
warming up 現象　82
wave length　96
Wenckebach 型（第 2 度）房室ブロック　241, 286
wide QRS 頻拍　12, 33, 83, 132, 138, 147, 149, 151, 152, 155, 163, 164, 172, 182, 188
wide QRS 頻拍が VT であることを支持する所見　172
WPW 症候群の心房受攻性　111
WPW（Wolff-Parkinson-White）症候群　2, 105

α遮断薬　258
α受容体刺激　306
β遮断薬　32, 86, 155, 174, 200, 209, 259, 277, 302, 303
β受容体刺激　201, 304

EPカンファレンス
症例から学ぶ不整脈・心臓電気生理　第2版　定価(本体6,800円＋税)

1998年10月5日発行　第1版第1刷
2011年2月10日発行　第2版第1刷Ⓒ

著　者　宮崎　利久
　　　　みやざき　とし　ひさ

発行者　株式会社 メディカル・サイエンス・インターナショナル
　　　　代表取締役　若松　博
　　　　東京都文京区本郷1-28-36
　　　　郵便番号113-0033　電話(03)5804-6050

印刷：三報社印刷/表紙装丁：トライアンス

ISBN 978-4-89592-662-1　C 3047

JCOPY 〈(社)出版者著作権管理機構　委託出版物〉
本書の無断複写は著作権法上での例外を除き禁じられています．
複写される場合は，そのつど事前に，(社)出版者著作権管理機構
(電話 03-3513-6969, FAX 03-3513-6979, info@jcopy.or.jp)の
許諾を得てください．